Hermann-Josef Weidinger

Guter Morgentip vom Kräuterpfarrer

Hermann-Josef Weidinger

Guter Morgentip vom Kräuterpfarrer

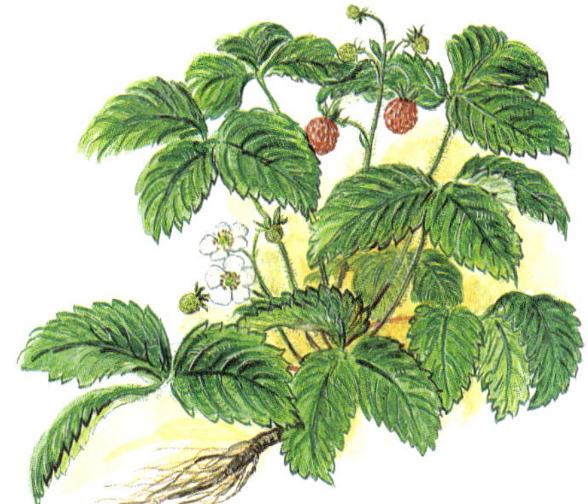

NP

VERLAG NIEDERÖSTERREICHISCHES PRESSEHAUS
St. Pölten – Wien

6. Auflage 2002

Illustrationen:
Adolf Blaim, Messern

Umschlagfoto:
Sebastian Kreit OPraem, Geras

Umschlaggestaltung:
Atelier Rendl, Wien

Layout
Hans Schaumberger, Wien

Satz und Reproduktion:
Niederösterreichisches Pressehaus Druck- und Verlagsgesellschaft mbH
A-3100 St. Pölten, Gutenbergstraße 12

Druck und Bindearbeit:
Mohndruck Graphische Betriebe, Gütersloh

ISBN 3 85326 965 6

Das werdende Jahr
25. Dezember bis 24. Juni

DEIN ERSTER SCHRITT

Ein Traum wird Wirklichkeit

Wer träumt ihn nicht, seinen Traum?

Hell und hoffnungsvoll.

Ohne Aufschub und unaufhaltsam, vom Lichtstrahl ewigen Werdens beseelt, baust du deine Brücke. In der Sehnsucht nach dem Frieden. In der Sehnsucht nach dem Leben.

Kühn geschwungen sind dieser Brücke Konturen. Gewagt nicht selten ihr Linienzug. Wechselhaft, die Richtung ändernd. Vom Ufer des Erfolges zum Ufer der Enttäuschung.

Und dennoch liegt etwas in ihr, das fasziniert, begeistert. Verbindet Kontinente menschlichen Sehnens, menschlicher Hoffnung. Im wiederkehrenden Wechsel von Morgenrot und Abendwind, von Morgensturm und Abendröte.

Der Rauhreif des Ungeists versengt nicht selten dein Erblühen.

Du raffst dich wieder auf, beginnst von vorn.

Aus welkender Hoffnung sprießen zarte Triebe.

Wellenschlag und Windesstille vereinen sich auf dem anscheinend begrenzten Fleckchen irdischen Seins.

So regt sich in jedes Menschen Seelengrund tiefe Sehnsucht. Nach dem Frieden des Herzens. Nach dem Leben in Fülle.

Durch deines Erwartens zweiflügeliger Tür schreiten zwei Gestalten.

Düster, verhüllt in dunkler Vermummung die eine.

Segensgoldfarbig, wie güldene Tropfen der Sonne entfallen die andere.

Verzagtheit und Mut sind ihre Namen.

Sie gehen ein und aus. Die eine reicht der andern die Schnalle.

Unablässig dreht sich dabei in festverankerten Angeln der Zeiten Wende. Steht niemals still. Durchbricht doch immer wieder meines Ichseins Samenhülle ein neuer Keim. Schlummernd im Dunkel meiner Tiefe Stille.

Dynamisch geballt trägt er des Ganzen Art in sich.

Sucht nach Form und Gestalt.

Erahnt ewiger Weisheit festgelegten Plan. In Rhythmus und Harmonie. Beständig im Wechsel und Werden begriffen. Was die engen Grenzen menschlichen Träumens wuchtig-gewaltsam überschreitet. In undenkbarer Vielfalt und Buntheit.

Da bleibt selbst die bizarrste Phantasie auf halber Strecke liegen. Denn nur wer in des Meisters Werkstatt blickt, erschaut der Wirklichkeit pures Sein.

Ein Werden im Kommen.

Ein Fruchten im Vergehen.

Eben wieder ein neues Werden.

Ich will es versuchen – und bleibe doch nur ein Stümper –, im Reigen der Tage den Kreislauf des Jahres zu zeichnen. Im werdenden Jahr. Im fruchtenden Jahr. Anschaulich sichtbar gemacht. In zwei Hälften geteilt, die einander ergänzen, als Einheit gedacht.

Gemeinsam nur gelten. Als Ganzheit der Zeit. Bedingt durch der Weltenuhr Pendelschlag. Ausgelöst durch der Planeten geregeltes Zusammenspiel.

Des Jahres geschlossener Kreis.

Schritt für Schritt bloß zu erreichen. Eben Tag für Tag. In diesem Buch. Als Morgentip, damit dein Tag guten Aufwind hat.

Trink mit aus dieser Schale der Unzerbrechlichkeit.

Hülle dich ein in die Wärme deines Herzens.

Werde selber zum einladenden Tor, durch das die Zeit tritt, zur Ewigkeit wird. Und du mit ihr.

Laß dich überraschen vom Traum der Wirklichkeit.

Alles wird wahr, wenn du es erhoffst, fest es willst.

Friede und Fülle des Lebens bleiben dann nicht mehr ein leeres Sehnen. Denn ...

Dein Traum erfüllt sich.

Der Ungeist zerbröckelt.

Du wanderst zwischen Blumen, die wildschön wachsen und leuchten. In des Herren Eden.

Atmest Vertrauen. Denn ...

Sehnsucht nach Leben ist Sehnsucht nach Frieden.

Frieden findest du nur in den Auen Gottes. Von dort kommt die Morgenluft des aufsteigenden Tages.

Das Jetzt ist keine Träumerei mehr. Ist inneres Feuer, das die Hülle der Gleichgültigkeit verzehrt. Ist festverankerte Wirklichkeit. Die Realität: Daß ...

Mit Christus das Jahr wächst.

Wir mit Christus hineinwachsen in unser ewiges Jahr.

Ein Jahr des Heiles.

Das ist unser Leben.

Die Erde bleibt nicht stehen

Wir leben in einer Wirklichkeit.

Und in einer Wechselhaftigkeit zugleich.

Mit den Füßen auf dem Boden. Im wahrsten Sinne des Wortes.

Unsere Erde ist die meine, ist die deine.

Sie bewegt sich, bleibt nicht stehen.

Dreht sich alle 24 Stunden um die eigene Achse.

Kehrt in diesem Zeitpunkt dorthin wieder zurück, von wo sie ausging.
So wird der Tag. Jeder Tag. Unser Tag.
Die Erde ist nicht allein auf der Welt.
Sie bewegt sich in 365 Tagen, 5 Stunden, 48 Minuten und 46 Sekunden einmal um die Sonne.
So entsteht das Jahr. Jedes Jahr. Unser Jahr. Das alle vier Jahre als Ausgleich zum Schaltjahr wird.
Jahr und Tag sind die Zeit. Unsere Zeit.
Unterteilt und eingeteilt in Monat, Woche, Tag, Stunde, Minute und Sekunde.
Der Augenblick ist das Jetzt, das uns zur Verfügung steht.
Es spiegelt sich in der Weltenuhr wider.
Dort wird die Zeit gemessen. Oben am Himmel. Das ist heute so. Und war vor vielen Tausenden von Jahren nicht anders.
Darum schau hinauf zum Himmel.
Von dort wieder herab zur Erde, auf der du lebst. Und du lebst mit. Im Rhythmus der Zeit.
Lebst deinen Tag. Dein Jahr. Deine Zeit.
21. März: Tag und Nacht sind gleich lang.
Frühlingsanfang.
21. Juni: Der längste Tag und die kürzeste Nacht.
Sommerbeginn.
23. September: Tag und Nacht sind gleich lang.
Herbstanfang.
21. Dezember: Der kürzeste Tag und die längste Nacht.
Winterbeginn.
Das sind die Grenzsteine der vier Jahreszeiten.
Sie markieren dein Jahr.
Das zu deinem Leben wird.
Zum Ziele führt.

Im werdenden Jahr

Etappen des Lebens.
Nicht alle auf einmal, schrittweise nur sind sie zu erreichen.
Genauso wie im Jahreslauf.
Von der Wintersonnengleiche – wenn die Nacht am längsten ist – führt er dich hin, der Schritt, zur Sommersonnengleiche – wenn der Tag die Nacht überflügelt.
Du bist dabei, drehst dich mit im Rad der Zeit.
Und setzt ihn jetzt, den ersten Schritt.
Er wird dich überzeugen, daß unser Leben aus dem Dunkel kommt. Ins Licht geht.

Jenen Teil des Meßliedes zur Wirklichkeit macht, wo es heißt: „Da sprach der Herr, es werde Licht. Er sprach's, und es ward Licht. Und Leben regt und reget sich und Ordnung tritt hervor.“

Er möchte aufzeigen, daß der Schritt aus dem Dunkel ganz dem irdisch-menschlichen Sein entspricht.

Daß dieser Weg zum Licht in einer aufsteigenden Geraden verläuft.

Von unten nach oben.

Vom irdisch-menschlich-materiellen Dunkel zum geistig-himmlisch Hellen.

Wobei der Leib nicht zu kurz kommt, nicht zurückbleibt. Sein heiles Sein leuchtet. Fürwahr.

Dieser Wandel stellt die geistig-seelische Lebensqualität dar. Eben unsere Zukunft, welche reines Licht heißt.

Von der Wintersonnengleiche gehst du aus, der tiefsten und dunkelsten Zeit des Jahres. Wo alles ruht.

Und doch nicht triste ist. Denn die Christnacht überstrahlt die Enthoffnung der Düsternis.

Zur Sommersonnengleiche strebst du hin, der hellsten Zeit des Jahres. Wo alles glüht und lebt. Zu Johanni.

Dann spannst du einen Bogen darüber. Von der Krippe zum Sonnwendfeuer.

Dabei bewunderst du die Kraft und den Sinn der Winterruhe.

Eine Kraft des Speicherns, der Reserve. Von der aus die Vielfalt der Frühlingskräuter und Frühlingspflanzen vor deine Augen tritt wie eine mächtige Explosion der Natur.

Im Keimen, Ergrünen und Blühen.

Du gehst ihn jetzt, den ersten Schritt. Vom Ruhen zum Werden.

Eine metaphysische Betrachtung, die jede Erfahrung bei weitem überschreitet.

Eine Metamorphose bewirkt.

Eine Umgestaltung im Ganzen.

Eine Verwandlung von innen.

Eine Entwicklung vom schlummernden Keim zur reifen Frucht.

Eine Umwandlung der Grundform deines Denkens, Fühlens, Redens und Handelns.

So durchwanderst du dein Sein von unten nach oben. Von rechts nach links. Aus der Tiefe zur Höhe. Der ganzen Länge und Breite nach. In allen Dimensionen.

Und dann folgt der Wandel.

Vom Dunkel ins Licht.

Du spürst dabei deutlich, daß du nicht allein bist, sondern gebunden bist an den Schöpfer, der dich an seiner Hand hält.

Und du rufst nach IHM wie viele andere Menschen deiner Zeit, in deren enger und gleichzeitig weitmaschiger Struktur in manchen Bereichen des gesellschaftlichen Lebens Lücken sich zeigen. Die Fortschritt und Technik nicht schließen können. Da letzten Endes, verschiedenen Meinungen zum Trotz, der Mensch hingeführt sein will zu Gott.

Nur so erreichst du ein qualitatives Ausmaß. Erlebst du eine Ausdehnung, die zum unermeßlichen Schatz an Lebenserfahrung wird. Und in dir vieles bewirkt.

Dich heiter macht, aus der Erfahrung der Güte Gottes heraus.

Dich umgestaltet, voll Liebe zu den Menschen, und dich wegführt vom Ich-Denken.

Ganz verbunden mit den Wundern der Schöpfung, spürst du deine Reife. Im Kommen.

Genauso wie im werdenden Jahr.

An deiner Flanke gesellt sich die tiefe Weisheit eines Menschen hinzu, der mit den Augen Gottes sehen und mit dem Herzen Gottes lieben gelernt hat.

Dann staunst du über dich selber, was da geschehen. Daß du deinen Weg findest, der über den Dienst und Schutz des Ganzen zu Gott und zu den Menschen führt.

So erst kannst du ihnen Dinge sagen, die sie von einem anderen nicht annehmen würden. Wenn du dabei einfach und volksnah bleibst. In Bescheidenheit und Leutseligkeit gewinnst du die Herzen.

Dein Einsatz wird wahr und lohnend. Für das wichtige Thema „Leib–Seele–Geist–Mensch".

In deiner Seele entspringt ein Quell, der übersprudelt und nicht mehr haltmacht. Zum Fleiß antreibt, mit Enthusiasmus dich erfüllt.

Du findest die heilenden Kräfte der Natur, weil du nach ihnen forschst. Zur Freude und zum Nutzen deiner selbst und vieler anderer.

Wirst zum dankbaren geistigen Konsumenten, der aufnimmt, verdaut, verarbeitet, umgestaltet. Wirst zur explosiven Energie, die nicht in dir allein bleibt, nicht nur die Gesundheit im Auge hat, auch der Geist empfängt dabei reichlich Nahrung.

„Ja, die Verkündigung christlicher Inhalte geht heute vielfache Wege. Nicht zuletzt ist unser – wie der heilige Franz von Assisi sagt – Bruder Esel auch so etwas wie ein Evangelium. Sind nicht ärztliche Befunde Droh- oder Frohbotschaft? Möge es Dir gelingen, diese frohmachende Entschlüsselung der Schöpfung und ihrer Inhalte noch lange unseren Zeitgenossen über alle Medien zu senden", schreibt mir ein Pfarrer aus Wien.

„Nicht ethische Überlegungen allein, verbunden mit einer Moral, die sich das Gleichgewicht hält, erwartet sich die Welt von einem Verkünder des Evangeliums. Von einem Priester.

Handfester Glaube muß es sein. Vereint mit Lebenserfahrung. Getragen von der Liebe zum Menschen. Inspiriert durch die Achtung der Umwelt. Ein Glaube, der uns Tag für Tag begleitet. Als Morgengabe geschenkt wird. Damit unseres Lebens Pulsschläge, in höhere Sphären erhoben, in der rein menschlichen Alltäglichkeit nicht verklingen."

Diese Worte eines Freundes gaben den Anstoß zu meinem Buch.

Ein Buch, das dich führen will.

Im werdenden Jahr.

Vom Dunkel ins Licht.

Vom Keimen zum Fruchten.

Jeder Morgen mein Geburtstag

1937 begann der Chinesisch-Japanische Krieg.

Das erste Angriffsziel der japanischen Streitkräfte war die Marco-Polo-Brücke südwestlich von Peking.

Obwohl die nationalchinesische Regierungspartei Kuomintang auf einem Kongreß in Nanking jede Zusammenarbeit mit den Kommunisten abgelehnt hatte, kämpften sie dann doch gemeinsam gegen die Angreifer bis zur Kapitulation der Japaner am 2. September 1945.

Beide Parteien betrachteten sich als Sieger. Jede nahm für sich den Ruhm ungeteilt in Anspruch. Sie konnten sich trotz des Friedensschlusses nicht einigen.

In China brach der Bürgerkrieg aus.

Im Herbst 1949 wurde die nationalistische Regierung nach Taiwan vertrieben. Im selben Jahr, am 1. Oktober, proklamierten die Kommunisten die Volksrepublik China.

Von 1938 bis 1953 befand ich mich als Missionar im Reich der Mitte. Kam im August dort an. Trat in die Gemeinschaft der Salesianer des heiligen Johannes Bosco ein. Erhielt meine Ausbildung.

Der Zweite Weltkrieg stand vor der Tür. Und er wurde grausame Wirklichkeit.

Elend um Elend häufte sich um mich herum.

Studium. Missionarische Tätigkeit. Helfen und Heilen. Wachen und Beten. Hungern und Opferbringen. Dies alles kennzeichnete jeden meiner Tage, prägte mein Leben.

Ich lernte dabei zwei wertvolle Dinge:

Die Freude des Herzens und das Stillesein.

Eine innere Erkenntnis bemächtigte sich meiner.

Im großen Schweigen ward das Werden.

Der Welt-Jugendapostel des 19. Jahrhunderts, San Giovanni Bosco aus Turin, gestorben am 31. Jänner 1888, verfügte zeit seines Lebens über einen außergewöhnlichen, begnadeten Weitblick. Unter anderem erkannte er auch, wie wichtig es ist, jeden Tag bewußt abzuschließen und den neuen Tag gezielt zu beginnen.

Diese Erfahrung behielt er nicht für sich. Er gab sie anderen weiter.

Nach seinen Grundregeln ausgebildet, gestaltete sich so mein künftiges Leben.

Nach 50jähriger Erfahrung kann ich darüber urteilen. Möchte das, was ich tat, auch anderen weiterempfehlen.

Es ist keine Kunst, das Schweigen. Ein wenig Planung, ein bißchen guter Wille gehören dazu.

Jeder Tag erhält sein Gepräge schon am Vorabend.

Deshalb nach jedem Abendessen Aufenthalt im Freien. Mit Bewegung in gesunder Luft. Kurzer Spaziergang oder leichte sportliche Betätigung.

Müde und mit aufgetankter Lunge der Nachtruhe entgegengehen.

In der Hauskapelle oder einem anderen stillen Raum erfährt jeder Tag in den Don-Bosco-Häusern seinen endgültigen Abschluß. Ein besinnliches Lied. Kurzes Abendgebet. Stille Gewissenserforschung. In wenigen Worten einige Gedanken zum Überlegen, vom Leiter des Hauses gesprochen. Bekannt unter dem Titel „Gute-Nacht-Ansprache“.

Der allgemeine und von allen Anwesenden ausgesprochene Gute-Nacht-Gruß leitet das große Schweigen ein.

Ein heiliges Schweigen. „Il santo silenzio“.

Das Schweigen der Nacht, mir eine Enthüllung.

Offenbarung befruchtender Stille.

Mutter wertvoller Gedanken.

Quelle inneren Friedens.

Leuchtturm zahlreicher Erkenntnisse.

Seltsam, daß oft nach des Tages schwerer Mühen in der Stille der Nacht meine Bücher werden.

Ein Werkzeug wurde mir damals in China in die Hand gegeben, mit dem man die eigene Welt der Mittelmäßigkeit aus den Angeln heben kann.

Ich war 20 Jahre alt. Hatte meine Sorgen mit dem Sprachstudium. – Ob ich deswegen so gerne schwieg? Kaum! Der Wert des Schweigens wurde mir zur Erkenntnis. So lernte ich in noch jungen Jahren, was inneres Glück bedeutet.

Glück wird einem nicht in den Schoß gelegt. Man muß nachhelfen.

Indem man den neuen Tag schon tags zuvor beginnt.

Damals war es ein gebotenes Schweigen bis zum Frühgottesdienst. Und erst der Morgengruß galt als Startzeichen fröhlich-geselligen Geplauders.

Ich lernte, nach der Nachtruhe den Morgen als Geschenk entgegenzunehmen.

So wird seit 50 Jahren jeder Tag in meinem Leben zum bewußten Beginnen.

Jeder Morgen mein „Geburtstag“.

Gibt mir stets aufs neue Gelegenheit zur Bewährung.

Wird mir zum Wagnis, dem ich mutig und vertrauensvoll entgegengehe. Zur Herausforderung, die ich annehme.

Jeder Tag ist ein Vertrauensauftrag meines Schöpfers an mich. Das ehrt mich. Gibt mir Kraft, alle Widerwärtigkeiten ohne daseinslähmende Mutlosigkeit durch frohes Handeln auf mich zu nehmen.

War diese meine Einstellung schuld daran, daß mir von berufener Stelle der Vorschlag gemacht wurde, dieses „Kräuter-Kalendarium“ zu schreiben?

Zum Teil nur.

Gottes übervolle helfende Hand, die mir Tag für Tag entgegengestreckt wird, darf ich dabei nicht unbeachtet lassen.

Was um mich herum wächst, blüht und reift, soll meiner Gesundheit dienen. Damit ich mein Leben erhalten kann. In Fülle. Es ist so wunderbar, am Leben zu sein, mit der Zeit des Jahreslaufes im Gleichschritt zu gehen.

Anbauen, sammeln, nützen und schützen – das sind weitere Anliegen, die in mir brennen, zum Leitmotiv der Buchgestaltung wurden.

Jeden Tag etwas.

Dem Geist und der Seele Zeit lassen. Zum Mitgehen. Zum Bestaunen. Zum Aufnehmen. Zum Verarbeiten. Zur Selbstbereicherung. Zum Edler-Werden.

Zum werdenden Ich im werdenden Jahr.

Zum befruchtenden Ich im fruchtenden Jahr.

Für deine Gesundheit.

Für dein Wohlergehen.

Gespräch deines Herzens

Wie schmeckt der Honig?

Beschreibe ihn.

Versuche es.

Es wird dir nicht gelingen, den Fragenden zu befriedigen.

Einen Löffel voll vom „Immengold“ muß man nehmen. In den Mund stecken. Den Gaumen, die Zunge, alle Zellen der Schleimhäute aktivieren. Der Honig selbst muß schmelzen, zerfließen, eins werden mit dem Speichel. Dann erst weiß man, wie Honig schmeckt.

Genauso ergeht es jemandem, dem du das innere Glück eines beschaulichen, betrachtenden, besinnlichen, meditativen Lebens erklären wolltest.

Durch Belehrung kannst du einem Menschen unmöglich den Wohlgeschmack der inneren „Se(e)l-igkeit“ klarmachen.

Verkosten, erleben bringt dies einzig und allein zustande.

Alle übernatürlichen Wahrheiten haben ihre Grundgesetze.

Diese mußt du eingehend prüfen.

Nur so kann man „aus eigener Erfahrung die Süße des Herrn erfassen“, sagen übereinstimmend die Kirchenväter.

Wie machen es die Goldgräber?

Die irgendwo in der Erde dieses kostbare Metall vermuten?

Sie fangen an zu graben, reißen die Erde auf. Graben immer tiefer, bis sie auf goldhaltiges Gestein stoßen.

Sind sie nach langem Mühen und viel Schweiß einer Ader auf der Spur, so verdoppelt sich ihr Fleiß.

Sie haben dann endlich das edelste der Metalle gefunden.

Und nun beginnt eine neue Art des Suchens.

Nicht mehr in die Tiefe wird gegraben. Nein, das Gold wird von Schlacken und Erdmischungen gereinigt. Goldgräber preisen sich schon glücklich, wenn in vielen Zentnern Gestein nur ein paar Goldkörnchen enthalten sind.

Beim betrachtenden Menschen darf und kann es nicht anders sein:

In die Tiefe gehen.

Eindringen in die göttlichen Wahrheiten und Geheimnisse, auch um den Preis vieler Mühen.

Der kleinste Gewinn ist ein Gewinn fürs ganze Leben, wenn es um goldhaltige Wahrheit geht. Wenn es darum geht, Gott zu schauen. Einfach und schlicht. In Demut und voller Erwartung.

Versuchen wir dabei, im Blick Gottes zu ergründen, was ER von uns denkt, was ER von uns erwartet. Versuchen wir, SEINEN heiligen Willen zu erkennen.

Bemühen wir uns, durch die Intensität des Verlangens IHM unsere Liebe auszudrükken, unsere Sehnsüchte durchdringen zu lassen, unsere Bereitschaft kundzutun.

Nichts ist freier, vielfältiger und unvorhersehbarer als solch ein schweigendes Zwiegespräch der Seele mit ihrem Gott. Es wird umso bereichernder sein, je tiefer es sich in deinem Herzen entwickelt. Als Unterhaltung von Herz zu Herz. Wobei keineswegs die Worte, sondern die Liebe im Herzen zählt.

Dann gleitet dieses Gespräch langsam, aber beständig in den Willen über.

Denn Liebe zeigt sich durch das Verlangen, dem geliebten Wesen Freude zu machen, eins mit ihm zu werden.

Eine große Bedeutung mißt der Herr, unser Gott, unserem Willen bei, wenn es um fruchtbares, betrachtendes Gebet geht.

Wortwörtlich sagte ER zur heiligen Angela von Foligno:

„Wenn jemand Mich in seiner Seele besitzen will, werde Ich Mich ihm nicht versagen.

Wenn jemand Mich sehen will, werde Ich ihm mit Freuden die Schau Meines Antlitzes gewähren.

Wenn einer Mich sprechen will, werden wir miteinander Zwiegespräche halten in unendlicher Seligkeit."

Was geschieht beim Gespräch des Herzens in deiner Seele?

Ein wertvoller Tausch zwischen dir und IHM vollzieht sich.

Dein Stolz gegen SEINE Demut.

Dein Egoismus gegen SEINE Liebe.

Deine Armseligkeit gegen SEINE Vollkommenheit.

Deine Gebrechlichkeit gegen SEINE Kraft.

Deine Feigheit gegen SEINEN Mut.

Deine Bosheit gegen SEINE Güte.

Deine Begrenztheit gegen SEINE Unendlichkeit.

Deine Beschränktheit gegen SEINE Weisheit.

Am Schluß deiner täglichen Betrachtung mach es wie jemand, der über eine prächtige Bergwiese gewandert ist. Jetzt, auf dem Heimweg, pflückt er Kräuter und Blumen, um sie in seinem Zimmer zur Augenweide in ein Glas zu stellen oder sie für seine Gesundheit zu verwenden.

So solltest du dir aus jeder Morgenbetrachtung eine besondere Wahrheit, einen besonderen Vorsatz, einen besonderen Impuls mitnehmen. Auf daß er dich tagsüber begleite.

Gottes Segen gehe deine Wege mit

Der Mensch will nicht einsam sein.
Nur ungern geht er allein durchs Leben.
Ureingesessen in seinem Bewußtsein ist die Sehnsucht nach dem Segen Gottes.
Der ihn begleitet.
Mit ihm ist.
In allen Lebenslagen.
Vom Anfang bis zum Ende.
Vom Morgen bis zum Abend.
Von Neujahr bis Silvester.

Ein altes Gebet englischer Fischer, wenn sie in ihren kleinen Booten zu harter Arbeit aufs hohe Meer hinausfuhren:

„Gott, gib mir DEINEN Segen! Mein Boot ist so klein, DEIN Ozean so groß. DU segne mich!“

In einem angelsächsischen Flursegen wird gebetet:

„Es gönne dir der Allwaltende Äcker, wachsend und sprießend, voll schwellend und kräftig treibend, und der breiten Gerste Früchte und des weißen Weizens Früchte und alle Erdenfrüchte! Heil sei dir, Erdflur der irdischen Mutter! Sei du grünend in Gottes Umarmung, mit Futter gefüllt, dem Menschen zum Nutzen!“

Ein alter Haussegen lautet:

„Jesus, mein Trost, Helfer und Zier.
Mein Haus und Herz stehn offen DIR.
Ach, kehr mit DEINEM Segen ein,
so werd' ich reich und selig sein!
Gib mit dem Wort das täglich Brot
und gesunden Leib an diesem Ort.
Friedfertigkeit, Gottes Seligkeit,
so hab' ich genug in Ewigkeit!“

Ein anderer Haussegen, den man noch in mancher Bauernstube findet:

„Wo Glaube, da Liebe. – Wo Liebe, da Friede. – Wo Friede, da Segen. – Wo Segen, da Gott. – Wo Gott, keine Not.“

Und zum Abschluß ein irischer Segenswunsch, der mir aus dem Herzen kommt:

„Möge dein Weg dir freundlich entgegenkommen.
Wind dir den Rücken stärken.
Sonnenschein deinem Gesicht viel Glanz und Wärme geben!
Der Regen möge sanft dir deine Felder tränken!
Und bis wir beide – du und ich – uns wiedersehen,
hält Gott dich schützend in SEINER hohlen Hand!“

Harth, zu Johanni 1987 *Hermann-Josef Weidinger*

WEGWEISER

Datum und Tag

„Daten fordern dich auf zu Taten."

Jeder Tag hat seine Bedeutung, hinterläßt seine Spur. Wie ein Blatt Papier, auf das du ein Gedicht kritzelst. Du zerknüllst es, wirfst es ins Feuer. Die Flamme lodert auf, das Blatt ist weg. Die Asche bleibt zurück, auf den Flügeln des Windes in alle Richtungen zerstreut. Aber Blatt und Gedicht, ob gut oder schlecht, beide waren da.

Im alten China wurde über der Urne eines verstorbenen Mönches eine Pagode, ein Tempelchen, erbaut. Aus der Überlegung heraus, daß jeder „be-Sinn-liche" Mensch ebenfalls eine Spur hinterläßt.

Datum und Tag.

Abreißkalender haben mich schon als Bub fasziniert.

Ein Imperium der Alleinherrschaft hatte ich mir aufgebaut über den Block an der Wand in unserer Stube. Heute das Kalenderblatt von gestern herunterzureißen, zählte ich zu den mir selbst auferlegten täglichen Pflichten. So wie mein Morgengebet. Den Spruch auf der Rückseite des Blattes übersah ich nie. Und wenn er mir gefiel, lernte ich ihn sogar auswendig.

Von diesem Spiel aus Kindertagen blieb mir für mein Leben etwas Unauslöschliches zurück: die Liebe zu Tag und Datum. Die Erkenntnis, daß jeder Tag ein einmaliges Geschenk ist, das mir gegeben wird. Über das ich mich freuen und das ich dankbar entgegennehmen soll.

So wurde der Grundstein zu diesem Buch unbewußt schon in meiner Kindheit gelegt.

Flügel am Morgen

Ein Spruch im Blickfeld.

Ein kurzer Satz für den neuen Tag. Prägnant, herausfordernd. Er will zum Nachdenken einladen. Will aufrütteln, das Ganze unserer Welt zu erfassen, in der stillen Absicht, das Geschöpf mit seinem Schöpfer zu verbinden.

Eine Lebensweisheit, die zum „Wachsen und Reifen" führt, die Grenzen des Menschseins erkennen und anerkennen läßt.

Ein Gedanke, der haften bleibt.

Eine Idee, die mitgeht, den Tag hindurch. Ihm sein Gepräge gibt, leicht zu merken ist – und dem Morgen Flügel verleiht.

Einstieg mit Schwung

Was dein Einstieg in das Heute sein will?

Ein Impuls. Ein Richtungsweiser. Eine Meditationsgrundlage. Ein solider Startpunkt.

Ein geistiger Aufriß, den ein jeder nach eigenem innerem Antrieb ausbauen, erweitern kann. Und soll.

Auf das ganze Geist-Seele-Ich-Getriebe springt der entscheidende Funke über, der zur Zündung führt. Alles in Bewegung setzt. Das Rad deiner Tagesgeschehnisse lenkt. Über den toten Punkt leichter hinweghilft und dem neuen Tag Schwung bringt.

„Ein Tag mit offenen Sinnen ist besser als hundert Jahre in Blindheit verbracht."

„Allen Dingen und Taten geht der Geist voran."

„Dein Leib zerbricht wie Ton, darum mache dein Denken zur Festung."

„Gleich wie der Schmied die Pfeile biegt und der Zimmerer das Holz, so ist des Weisen Tun dies, daß er sich erzieht."

„Einstieg am Morgen" will ein Heben deines Denkens nach oben sein.

Tips für deine Gesundheit

Schon als Student war ich bemüht, anderen zu helfen.

Die Sorge um den Nächsten ist für mich mehr als Beruf geworden, ist Berufung. Weil ich die Menschen liebe. Die Ärmsten und die Leidenden.

In meiner frühesten Jugend war ich Hüterbub. Episoden von damals haben ihren Stellenwert in meinem Leben von heute.

An den Weideplätzen kamen oft Häusler-Frauen vorbei, die für ihre kleine Wirtschaft die verschiedensten Dinge einbrachten: Laub, Gras, Fallholz, Rüben, Kraut, Kartoffeln, Mohn, Heu oder Stroh. Einen Gurt schräg über die Schultern, die Griffe des Schubkarrens fest in beiden Händen, so schoben sie schwitzend und keuchend die Last vor sich her. Immer wieder mußten sie rasten. Wenn der Weg steil bergan ging, konnten diese armen Frauen kaum mehr weiter. Ich ließ Kühe und Jungvieh einen Augenblick allein, eilte hin, zog mit meinen Bubenhänden vorne an. Leichter wurde die Last mit dem Einradfahrzeug über den Berg geschafft.

Ein andermal wieder, und das nicht selten, trugen Frauen, in ein großes Rauhlinnentuch gebunden, ihren Pack auf dem Rücken. Da half ich einfach mit, so gut ich konnte. Ein „Danke!" aus dem Munde der geplagten Frau war mir Entlohnung genug.

Mein Tip, mein Rat – warum?

Weil Menschen viele Fragen haben. Und ich ihnen helfen möchte, diese zu beantworten.

Seit Jahren arbeite ich im Österreichischen Rundfunk mit.

„Tips vom Kräuterpfarrer Weidinger" wurde die Ehre zuteil, in einer ORF-Nachlese als Sondernummer mit außergewöhnlich hoher Auflagenzahl zu erscheinen.

Weil ein guter Rat, ein Tip, ein altes Hausmittel, vom Kräuterpfarrer neu entdeckt, fast sprichwörtlich geworden sind.

Menschen jeden Berufsstandes und Bildungsgrades wenden sich vertrauensvoll an mich.

Mein Buch soll ihnen Freund und Ratgeber sein.

Ein Blick um dich

Die Welt um dich ist deine Welt.

In der du lebst. In der auch andere nach dir noch leben möchten. Leben sollen. Denn der Mensch darf nicht verantwortungslos das Ende des Kosmos herbeiführen. Ob bewußt oder unbewußt.

Die Umwelt schützen lernen!

Blicke um dich!

Du findest viele nette Aufgaben, die dir Freude machen werden. Vor allem aber wirst du aktiv, ein wahrer Freund von Gottes schöner Welt.

Das erreichst du nur dann, wenn du dich nicht isolierst, sondern dich ganz öffnest. Kräuter und Pflanzen siehst, die ihre Saison haben, gesammelt werden sollen. Wenn du deinen Garten, dein Fensterbrett und die Veranda beachtest.

Dabei wirst du gleichzeitig hingewiesen auf die Möglichkeiten zu pflanzen und zu erleben.

Du vergißt die Tiere um dich herum nicht. Die hungrigen Vögel im Winter. Die Kinderstube im Grünen. Die Nahrungsquellen der Raupen, damit Schmetterlinge weiterflattern können.

„Guter Morgentip vom Kräuterpfarrer" – alles in allem ein Buch, das dir Tag für Tag eine geistige „Vitamintablette" verabreicht. Doch nur zusammengesetzt und gedreht hat sie der Kräuterpfarrer. Nehmen mußt du sie schon selber.

*Des Lichtes
Sieg
gebiert
das Leben*

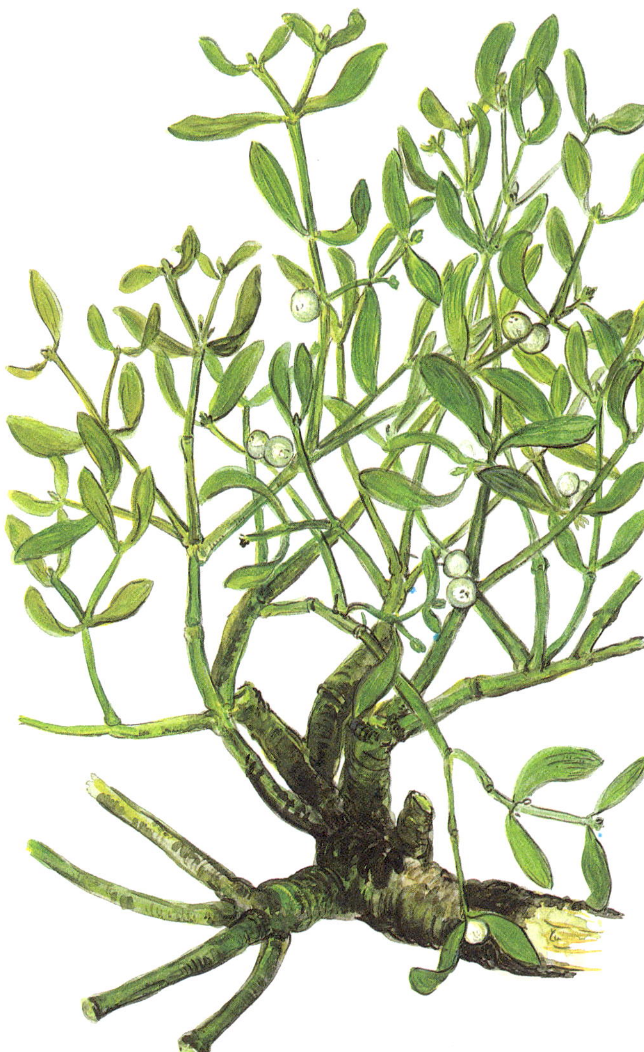

Mistel

Kontraste.

Die gibt es.

Wird sie auch immer geben in unserem Leben. Und das ist gut so.

Denn sie fordern heraus, erhalten uns in gesunder Spannung. Damit wir nicht erschlaffen, sondern rege werden im Denken und im Handeln.

Da frage ich mich. Eines Tages. Aus innerer Neugier. Vollends berechtigt:

Wer hat es sie gelehrt, die Weinbergschnecke?

Vor Monaten schon. Damals, als die Sommerwärme sich langsam verkroch, nach Süden abwanderte. Bei uns in der Tiefe des Bodens eine Zufluchtsstätte fand. Dort, wo es immer warm ist, grub sie sich ein.

Verriegelte ihre Gehäuseöffnung mit einem Kalkdeckel. Nach außen.

Sagte der Welt „ade!" und verfiel in die Winterstarre.

Welch ein Kontrast!

Vergraben, verschlossen, dem Licht abgewandt erwartet sie den Gegensatz. Den auffallenden Unterschied. Eben eine Entgegenstellung, ohne die es nie ein Erwachen gibt. Ein Dem-Lichte-sich-Zuwenden.

Ohne Tod keine Auferstehung.

Ohne Ende kein Anfang.

Ohne Unten kein Oben.

Ohne Gestern kein Morgen.

Ohne Schlaf kein Erwachen.

Ohne Ruhe kein Erstarken.

Ohne die Gefahr der Niederlage keine Hoffnung auf den Sieg.

Kontrast ist eben eine Herausforderung. Ein Trumpf der Lichtseite des Lebens gegen die Kehrseite des Daseins. Eines jeden. Und bei jedem.

Weil des Lichtes Anfang im Dunkel liegt.
Weil in der Erniedrigung die Erhöhung wartet.
Weil in der Demut des Herzens der Aufstieg der Seele beginnt.
Weil im Lernen des Schülers das Können des Meisters schlummert.

Wer würde sie suchen, beachten, schätzen und heimtragen, die Mistel? Wenn sie zur Hohenzeit der Baumblüte sich anböte, dem Menschen zu dienen, heimgetragen zu werden. Um den Kreislauf zu fördern, Frauen in ihren Nöten zu helfen, den Blutdruck zu regeln.

Nein! Zu einer Zeit, in der die Wahl zur Qual wird, weil der Tisch der Natur reichlichst gedeckt ist, da greifst du nicht nach der Mistel, um sie zu ernten. Der Augenblick der Vollkraft und der Reife ist noch nicht gekommen.

Im Streit des Tages mit der Nacht; im Ringkampf des Lichtes mit dem Dunkel; zur Zeit des Friedens der heiligen Weihnacht; wo das Neujahr vor der Tür steht, unerbittlich den Fehdehandschuh wirft, zum Duell herausfordert – da sammle die Mistel und trage sie heim. Den Goldenen Zweig, mit dem Aeneas und die Sibyllen die Tür zur Unterwelt öffneten, die Druiden ihre magischen Kräfte verdoppelten.

Kräfte, die bis heute nicht versiegten, auch wenn anders geartet wir sie erkennen. Die in unserem Innern die Gefäße erweitern, Krämpfe lösen, Blutungen stillen, Tumore zurückdrängen.

So stellt sich die Frage am Ende des Jahres:
Ob's ein Sieg ist des Lichtes, der Leben gebiert?
Ein Kontrast eben.
Wie bei so vielem, was um mich, in mir wird und vergeht.

25. Dezember

IM LEBEN DEM HERRN ENTGEGENGEHEN

„Kommt, wir ziehen hinauf zum Berg des Herrn ... ER zeige uns SEINE Wege, auf SEINEN Pfaden wollen wir gehen." (Jes 2,3b) – Ob ich das je fassen werde, daß der Gottessohn zur Welt kam? In dieser Nacht Mensch wurde, weil ER mich liebt? Damit ich IHN verstehen kann, liegt ER im Stall. Zwischen Ochs und Esel. In der Krippe. – Und heute hat meine Freude Geburtstag. Weil für mich der Himmel beginnt. Fürwahr, hier auf Erden. Daß es so bliebe!

Rosentee zum Weihnachtsfest: 50 g getrocknete Rote-Rosen-Blütenblätter, 30 g Walderdbeerblätter, 25 g Heidekrautblüten, 25 g Melissenblätter, 15 g Herzgespann und 5 g Eukalyptusblätter. – 2 Teelöffel der Mischung mit ¼ l kochendem Wasser überbrühen und zugedeckt 15 Minuten ziehen lassen. Abseihen. Mit Honigzugabe hat dieser Festtagstee nicht nur einen sehr angenehmen Geschmack, sondern auch eine beachtliche Heilkraft zur Herz- und Nervenstärkung, was die weihnachtliche Freude im Kreise der Familie hebt.

Rosenwein: Von der gleichen Teemischung wie oben 75 g in 1 l naturbelassenem Weißwein angesetzt und acht Tage lang im warmen Raum stehen gelassen, abgeseiht, ergibt einen sehr schmackhaften Kräuterwein. Schluckweise getrunken, belebt er den müden, abgespannten Körper, lindert Unterleibsschmerzen. Wirkt kreislaufördernd und herzstärkend.

Pflege fetter Gesichtshaut mit *Johanniskraut-Tee.* – Die antiseptischen und zusammenziehenden Eigenschaften des Johanniskrautes reinigen und öffnen die Poren der Gesichtshaut. – 15 g Johanniskrautblüten mit 1 l kochendem Wasser übergießen, 15 Minuten stehen lassen. Abseihen. Nach dem Abkühlen das Gesicht gründlich damit waschen. Hält auch die Bildung von Hautfältchen zurück.

Bei Zahnschmerzen als Mundspülung verwendet, lindert *Rosenwein* dieselben beachtlich.

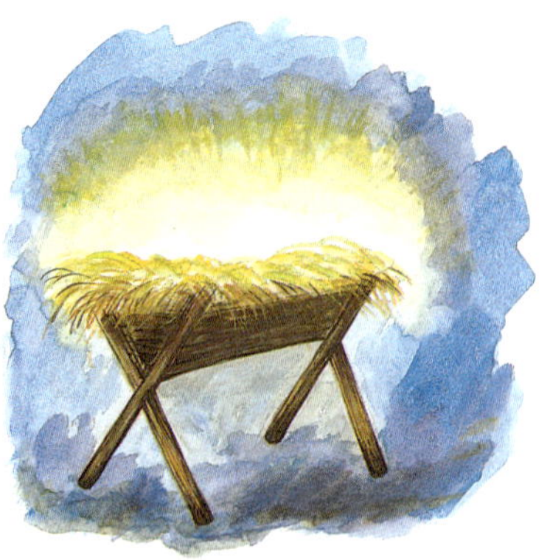

Weihnachtskrippe

Wie wäre es, wenn du heute am Waldrand einen „Christbaum" schmücken würdest? Meisenringe, Speckschwarten und anderes Vogelfutter. Für deine Brüder, die Vögel.

26. Dezember

DER BEGEISTERUNG FEUER WACHHALTEN

Die offene Hand ehrt den Mann. – Sein beredter Mund richtet die Niedergebeugten auf. – Einen Mann voll des Glaubens und des Heiligen Geistes . . . voll Gnade und Kraft nennt die Apostelgeschichte den heiligen Erzmärtyrer Stephanus. – Fürs praktische Leben: Kranke und Gebrechliche haben wir immer unter uns. Nicht ablehnend, sondern positiv möchte ich dem Leid gegenüberstehen. Auf meine Grundeinstellung kommt es an im Leben. Vor allem aber im Leid, in der Not, in der Krankheit. – Auf das verborgene Feuer in mir!

Obst, wertvolle Heilkost für Leberkranke. – Obst und *Obstsäfte* besitzen viele Vitamine, Mineralsalze, Fermente, ein Minimum an Kochsalzgehalt und einen leicht aufzunehmenden Fruchtzucker. Sie unterstützen die Lebertätigkeit durch ihre appetitanregende Wirkung, erfrischen und treiben Wasser ab. Deshalb Obst auch im Winter reichlich essen.

Holunderblütentee im Aufguß mit reichlichem Honigzusatz und einem Guß *Holunderbeerensaft* gilt als altbewährtes Hausmittel bei Erkältungskrankheiten, wie Heiserkeit, Husten, Schnupfen, Brust- und Luftröhrenkatarrh. Aber auch bei Nervenschmerzen in der Gesichts- und Kopfgegend, bei Ohrenschmerzen, bei stechendem Kopfweh sowie bei Rachen-, Hals- und Mandelentzündung.

Vergiß gerade an Feiertagen nicht, daß das Eiweiß des *Vollkornbrotes* biologisch viel hochwertiger ist als das Eiweiß beim Fein- und Mittelbrot. Welches bei letzteren, leider viel zuwenig bekannt, unvollständig ist, weil es weder das Eiweiß der Keimlinge noch jenes der Kleberschicht enthält.

Zarte und schwächliche Frauen sollen während der Wintermonate wenigstens einmal wöchentlich *Melissentee mit Honig* trinken. Im Aufguß zubereiten. – Beruhigt, löst Verkrampfungen, stärkt die Nerven, kräftigt den Magen, regelt die Periode.

Sauermilch-Produkte entfalten im menschlichen Körper tumorhemmende Wirkung.

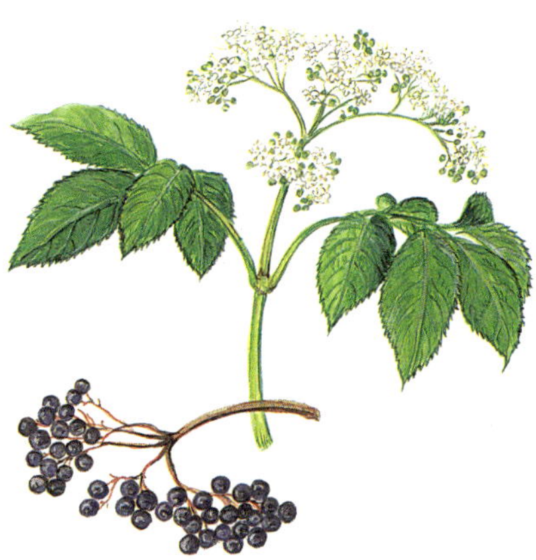

Holunder

Ohne Gartentagebuch geht es nicht. Fange bald damit an. – Zeichne Erfolge und Fehlschläge ehrlich darin auf. Lerne, systematisch zu arbeiten.

27. Dezember

UNTER DEM SCHNEE WÄCHST DAS BROT

Wohltuend und beglückend ist die Ruhe des Wesens. – Erhaben, ausgeglichen. Erdfern und himmelsnah. In unermeßlichen Höhen schwebt der Adler dahin. Adler: Symbol des Lieblingsjüngers Jesu, des heiligen Evangelisten und Apostels Johannes. – „Als lebende Kraft vorhanden sein", das ist das Wesen. Auch „überpersönliches Dasein haben". – Bewußt „Die Ruhe haben!" kommt nicht von selbst. Man muß es anstreben. Weil es erstrebenswert ist.

Besteht die Veranlagung zu niedrigem Blutdruck, genügen blutdrucksteigernde Kräuter allein nicht. Wie: Rosmarin, Mistel, Hirtentäschel, Roter-Rüben-Saft und Honig. Kalte Ganzkörperwaschungen mit *Rosmarintee* und *Arnikatinktur* helfen mit. Ganz falsch wäre in diesem Falle eine salzarme Kost. Hingegen morgens 1 Glas „Meerwasser" trinken. Etwas Meersalz anstatt Kochsalz zu allen Speisen verwenden. Vorsicht bei Nierenleidenden. Auch die tägliche Eiweißzufuhr darf nicht zu gering sein. Das Trinken von Sauermilch oder Buttermilch ist Tag für Tag sehr zu empfehlen. Als zweckdienlich erweist es sich, jeweils eine 3-Wochen-Kur durchzuführen.

Menschen, die abends lange nicht einschlafen können, finden bald Schlaf: *Frauenmantel* 3 Teile, *Schlüsselblume* 2 Teile und getrocknete *Apfelschalen* 1 Teil. Gut abmischen. 2 Teelöffel davon mit ¼ l kochendem Wasser überbrühen, 15 Minuten ziehen lassen, abseihen. Mit Honig gesüßt 1 Stunde vor dem Schlafengehen nehmen.

2 Jahre alte, getrocknete, pulverisierte *Faulbaumrinde,* 3 g davon mit 1 Eßlöffel Apfelmarmelade vermischt eingenommen und einen Schluck Butter- oder Sauermilch nachgetrunken, hilft bei Verstopfung. Wenn notwendig, täglich abends vor dem Schlafengehen 1 Woche lang anwenden.

Baummoos, vor allem von Eichen und Pappeln, 3 Eßlöffel voll in 1 l Apfelwein (Most) 3 Minuten gesotten, dann schluckweise über den ganzen Tag aufgeteilt getrunken, stillt Durchfall.

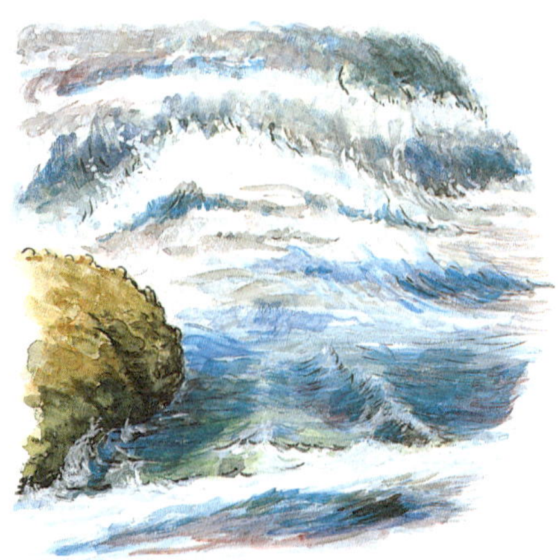

Meeresbrandung

Ein Garten ohne Singvögel ist tot. Singvögel kannst du in deinen Garten locken, wenn du dich ihrer im Winter erbarmst und sie dort fütterst.

28. Dezember

MIT RÜCKSICHT UND VERSÖHNLICHKEIT

Der betende Mensch sucht demütig den Weg, der nach oben führt! – Wer betet, der steht in direkter Verbindung mit Gott. Seine Leere wird ausgefüllt mit der Überfülle in Gott. Dabei bedarf es gar keiner Worte, formuliert mit den Lippen. Die Sehnsuchtsrufe des Herzens genügen. Und der Herr kommt. – Die Gottesnähe ändert, verändert. Gleicht aus, gleicht an. Und überbrückt.

Kalmuswurzel pulverisiert und 6 Wochen lang, besonders in der Winterszeit, vor dem Mittagessen 1 Messerspitze voll davon genommen und einen Schluck Wasser nachgetrunken, begünstigt sehr den allgemeinen Gesundheitszustand eines Menschen. – Die wohltuende Tätigkeit des Kalmus wirkt sich in primärer Weise auf den Magen aus, indem er ihn erwärmt, stärkt, die Verdauung fördert und den Appetit anspornt. So werden die Magensäfte verbessert, Blähungen behoben, Übersäuerungen und übermäßige Gase beseitigt. Die Heilanzeige des Kalmus geht über den Magen zugunsten der Behebung jener Übel, die dort ihren Ursprung haben: Trübsinnigkeit, Melancholie, Depressionen und auch Hypochondrie.

Bei bösartigen Tumoren, Geschwüren und selbst bei Krebsschäden soll man es mit Einverständnis des behandelnden Arztes nicht unversucht lassen, die heilende Kraft der *Zinnkrautdämpfe* zu gebrauchen. Man setzt den Kranken über den dampfenden Absud, so daß die leidenden Stellen 10 bis 15 Minuten lang vom Dampf gut umqualmt werden. Täglich durchführen und dem Patienten früh und abends 1 Schale Zinnkraut-Tee verabreichen. Nach 3 Wochen Anwendung 1 Woche aussetzen. Erneut beginnen.

Verkühlung, Heiserkeit und Husten wird man viel rascher los, wenn man zusätzlich zur Teebehandlung abends vor dem Schlafengehen einen *wollenen Schal* um den Hals wickelt und erst morgens abnimmt.

Waldmeister im Aufguß zubereitet, täglich 2 bis 3 Schalen getrunken, hat schon manchem an Gelbsucht Leidenden zur Heilung verholfen.

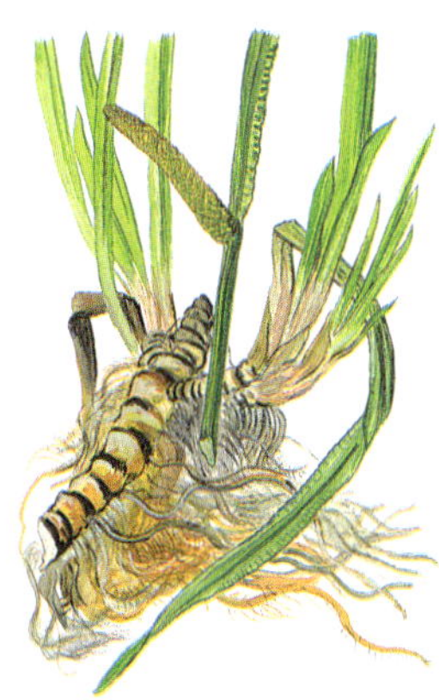

Kalmus

Das Meerrettichlager soll gerade zu den „Winterfeiertagen" kontrolliert und auch „erleichtert" werden. Gerissener Kren begünstigt die Verdauung des Fettes.

29. Dezember

KLUG SEIN, ABER EINFACH BLEIBEN

Einfachheit und Freude gehen Hand in Hand. – Wer aus dem Geiste lebt, findet beides. Denn der Geist führt zur Einfachheit, aber ebenso zur Freude. Und dann zeigt uns das Leben selbst den Weg, daß wir in der Liebe wachsen können. Das richtige Wort sprechen, ein freundliches Lächeln zeigen. – Der wütende Sturm legt sich. Die Wogen glätten sich. Der Geist Gottes schenkt Erfahrung. Wir sind nie ausverkauft. Stehen auch nie an. Weil Gott kein „Stock-an" kennt.

Bei Leberschrumpfung muß größter Wert auf die Vermeidung von Wasseransammlung im Bauchraum gelegt werden. Deswegen wenig Flüssigkeitszufuhr und jeden Kochsalzzusatz streichen. Hingegen nimmt man *Majoran-*, *Thymian-* und *Salbeiblätter*, aber auch Schnittlauch und Petersilie. – Pulverisierte Mischung von 3 Teilen Odermennig, 2 Teilen Schafgarbe und 1 Teil Koriander aus der Apotheke besorgen, täglich früh und abends ½ Teelöffel davon einnehmen und 1 Schale Mariendistelsamen-Tee nachtrinken. Als Abkochung zubereiten. – Bohnen, Linsen und gereifte Erbsen müssen in der Schonkost gänzlich ausgeschaltet werden. Kartoffeln hingegen spielen besonders als Püree eine wichtige Rolle. Ebenso wie alle Milch- und Topfenprodukte. Honig ist bei der Leberschonkost von ganz großer Bedeutung.

Zahnwurzeleiterung: Eine zahnärztliche Behandlung ist unbedingt notwendig. Kann diese nicht sofort erfolgen, führe man eine Selbstbehandlung vorübergehend durch: 1 gehäuften Eßlöffel getrocknete *Klatschmohnblüten* mit ¼ l kochendem Wasser übergießen, 15 Minuten ziehen und durchweichen lassen, in Gazestoff einhüllen, auf die Wange legen. Lindert die Schmerzen!

30 g getrocknete *Maisbarthaare* mit 1 l kochendem Wasser abbrühen, 15 Minuten ziehen lassen, abseihen. Tagsüber langsam und schluckweise eingenommen, wirkt dies nierensteinlösend, schmerzlindernd bei Gichtschmerzschüben und bringt Entzündungen der Harnwege zum Abklingen.

Der Überernährung zu den Feiertagen entgegenwirken: *Zwiebelwasser* trinken. In ½ l Wasser 1 große halbierte Zwiebel weichkochen und abseihen.

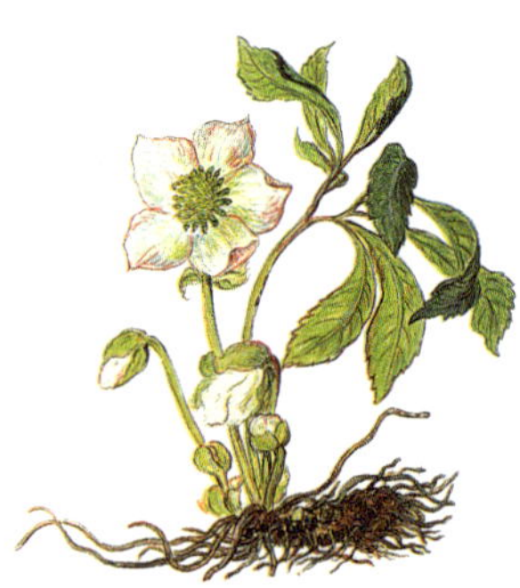

Schneerose

Wenn es im Dezember im Garten öd und kahl aussieht, da leuchten die weißen oder rosa Blüten der Christrose. Ein Meisterwerk der Natur.

30. Dezember

JEDES WESEN AUF ERDEN LOBT GOTT

Nicht nur ein stilles Seufzen, sondern auch ein Jauchzen, ein Jubeln, ein Singen geht durch die scheinbar schlafende Natur. – Ohr meines Geistes, tu dich auf. Höre mit. Kannst es nicht überhören. Jauchze auf, juble auf. Und freue dich unendlich. – Daß du lebst, Mensch bist, da bist. Mitstaunen, mitahnen darfst. Das Glück trägt man im Herzen, kündet es mit den Augen. Verrät es mit der Stimme, weil man es nicht verbergen kann.

Überheizte Büros und Wohnungen – über 22° C – sind der Schleimhäute Erzfeind, bringen sie rasch zum Austrocknen, erlauben den schädlichen, in der heißen Luft zirkulierenden Schwebestoffen, Bakterien und Sporen der Pilze, sich in den Schleimhäuten von Rachen und Nase anzusiedeln. – Deshalb: Energiesparen, Überhitze meiden, gesund bleiben. – Auf das regelmäßige Lüften und den täglichen Spaziergang in frischer Luft nicht vergessen. Allein die Erkenntnis, daß man in zu „heißen" Räumen wohnt, ist schon ein Weg zur Besserung.

Ehrenpreistee, im Aufguß zubereitet, zählt zu den stärkenden und leicht anregenden Hausmitteln. – Bei anhaltendem Lungenkatarrh mit hartnäckiger Verschleimung und langwierigem Husten trinkt man 3mal täglich 1 Schale recht warm, langsam und schluckweise. Eventuell mit Honig gesüßt. – Aber auch bei Verdauungsschwäche, bei Blähungen und Aufstoßen wird die Wirkung nicht verfehlt.

Birkenrinden-Elixier: Zur Zeit der Saftruhe, von Weihnacht bis Lichtmeß, 2- bis 3jährigen Birkenästchen die glatte Rinde abziehen, zerkleinern, trocknen. 100 g in 1 l naturbelassenem Rotwein 8 Tage lang ansetzen, abseihen, 50 g echten Bienenhonig einrühren. – Ein vorzügliches Tonikum von magenstärkender, appetitanregender, beruhigender Eigenschaft. Kurz vor dem Essen 1 kleines Gläschen!

Arnikatinktur stark verdünnt, wirkt äußerlich zerteilend-entzündungswidrig.

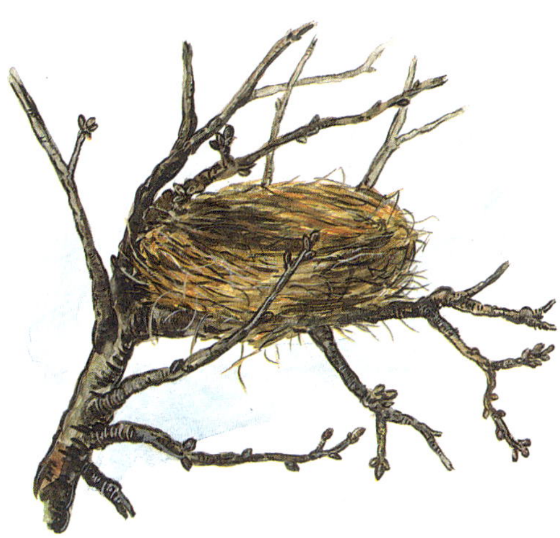

Leeres Vogelnest

Leere Vogelnester in nackten Baumkronen, vom Winde gewiegt, sind Künder so viel Lebens vor deinen Augen im Sommer. Du merkst es erst im Winter!

31. Dezember

DANKEN WILL ICH FROHEN HERZENS

„Gepriesen sei der Herr des Lebens!" ER begleitet mich und bekleidet mich mit SEINEM Wohlgefallen. ER sei mit jedem Atemzug, mit jedem Pulsschlag gepriesen. ER schenkt uns die Kräuter, die uns mit ihrer segensreichen Hilfe Tag für Tag, das ganze neue Jahr hindurch bereichern. Wenn wir uns helfen lassen. – Um das zu können, müssen wir ihre Kraft zuerst einmal kennenlernen, die der Schöpfer „verschlüsselt" in sie hineingelegt hat, damit wir sie finden und gebrauchen können. Dazu Tag für Tag, jeden Morgen, eine Handreichung, einen Tip, einen Hinweis für Gesundheit und Wohlbefinden. Zum Lobpreis des Schöpfers. – Heute sag ein Danke im alten Jahr!

Weg mit dem Winterspeck! – Beim „Suchen" fängt die Falschheit an. Leidet einer an Fettsucht, dann „sucht" er nach Nahrungsmitteln, die ihn fett machen. – Nein! Falsch. Die „Sucht", etymologisch richtig abgeleitet, hieß gotisch „siukan", krank sein. Das stimmt. Fettsucht ist ein Sich-krank-Essen, auch Fettleibigkeit genannt, und auf zu reichliche Ernährung zurückzuführen. – Ohne strenges Einhalten einer kalorienknappen Kost bringt man den Winterspeck nicht weg. Das allein genügt aber nicht. Gerade im Winter ist täglich tüchtige und regelmäßige Bewegung unbedingt notwendig.

Wirksame Mittel gegen die Fettsucht: Von stark verdünntem *Apfelessigwasser* kurmäßig täglich wenigstens ¼ l trinken. – Hilfreiche *Kräutertees:* Ehrenpreis, Apfelschalen, Gelbes Labkraut, Löwenzahnblätter, Tausendguldenkraut, Zinnkraut und Wermut. – Als Tagesgetränk 1 l Maiskörner-Abkochung einnehmen. – Täglich 3 Eßlöffel voll Weizenkleie essen. Etwas Flüssigkeit nachtrinken.

Bei verdorbenem Magen, hervorgerufen durch Fleischspeisen: 1 Glas abgestandenes Wasser mit der Beigabe von 1 Teelöffel *Wermut-Tinktur* trinken. – Nach Alkoholmißbrauch 1 Teelöffel *Majoranpulver* einnehmen.

Unruhe und Hast bringst du am leichtesten mit *Kamillentee* und *Honigbeigabe* weg.

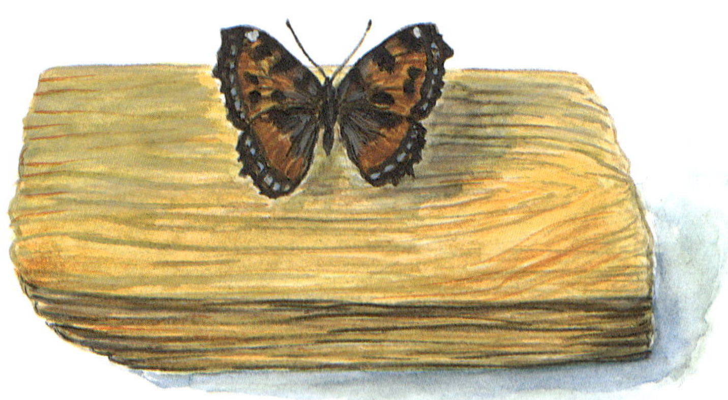

Kleiner Fuchs

Der „Kleine Fuchs" aus der Familie der Edelfalter gehört zu den wenigen Schmetterlingsarten, die als Falter überwintern. Schütze sie in deinem Haus!

Der Erden
Kraft
schafft
neues Werden

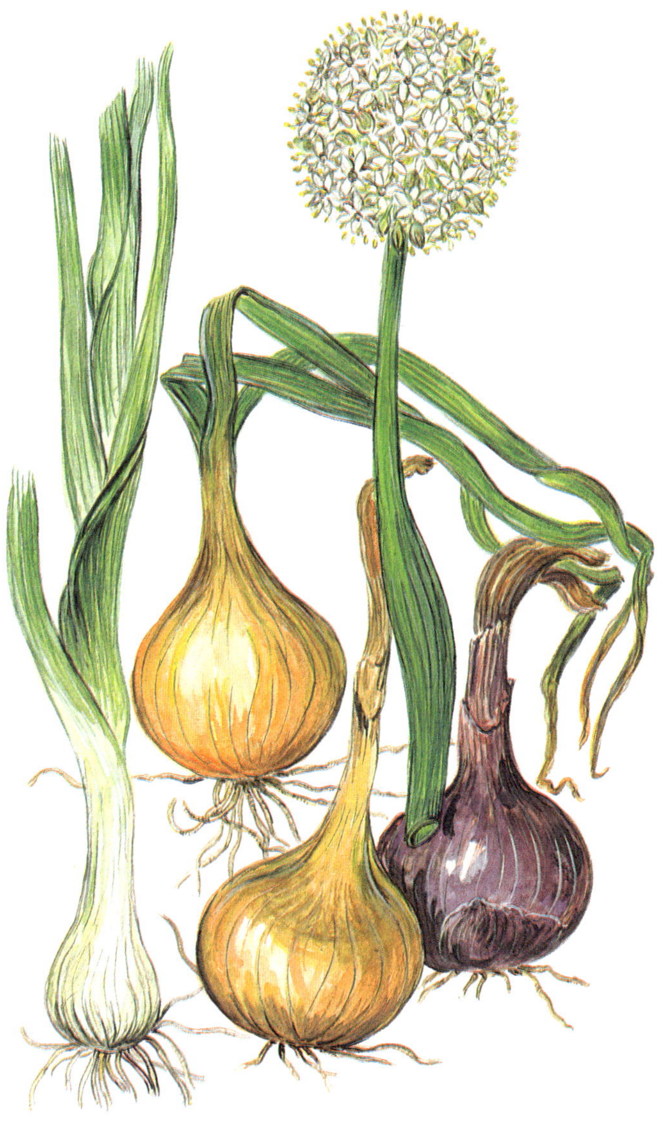

Zwiebel

Erdenleben.

Menschenleben.

So grundverschieden beide sind, fehlt ihnen dennoch die wechselseitige Beziehung nicht.

Ich gehe nicht blind durchs Leben. Ich sehe, denke und überlege.

Immer mehr werden sie zubetoniert, die Wiesen und die Felder.

Hochhäuser und Fabriken schießen empor. Bäume müssen ihnen weichen, sterben unter dem Einfluß menschlicher Unachtsamkeit und Raffgier.

Das Gleichgewicht wird verschoben, die Ordnung gestört. Die Umwelt wird gefährdet, das Leben auf diese Weise in Frage gestellt.

Da drängt es uns, den Blick für das Kleine wieder zu schärfen.

Tatsachen zu erkennen, die unsere Vorfahren erahnten, erschauten. Wir heute wissenschaftlich zwar erfassen, oft aber kaum mehr achten und würdigen.

Wie eine Kammer der Kraft ist unsere Erde.

Die neues Leben schafft, neues Werden bringt. Von Jahreszeit zu Jahreszeit, von Monat zu Monat vielfältigste Erscheinungsformen gestaltet, präsentiert.

Die Erde lebt.

Auf der auch wir leben.

Sie hat ihre Eigenwärme. Vereint sie mit der lebenserwekkenden Energie der Sonnenstrahlen.

Sonnenreich und Erdenreich.

Sie gehen Hand in Hand.

Schenken uns das bewohnbare und bebaubare Fleckchen Erde, das wir alle brauchen. Das uns manches zu erzählen hat, so vieles vollbringt, Früchte zeitigt ohne Zahl im Wechsel der Jahreszeiten.

In der Lichtfülle des sonnengekrönten Tages erstrahlt sie. In der sternenbekränzten Dunkelheit der stillen, weihevollen Nacht karfunkelt sie, die Erde.

Tag und Nacht im Wechselspiel. Ist nicht ihr einzig Zweigesicht. Sie kennt auch noch ein Innenleben. Ein recht aktives sogar.

Unten, verborgen den Augen, regt sich das Leben.

Wenn am Waldrand, auf der Wiese und am Acker es ruhig geworden, wenn nackt die Bäume in entblößter Durchsichtigkeit totengrau die hölzernen Arme nach dir strecken, dann ist die Natur noch lange kein Friedhof.

In der Stille rüstet sie sich für tatendurstige Tage.

In ihr pulsiert das Leben.

Aus ihr kommt die Kraft. Die sie weitergibt, nicht für sich allein behält.

Uralte Kraft. Wie sie auch in der Zwiebel, einer wertvollen Pflanze, wohnt. Von altersher bekannt, in Zentralasien daheim, brachten sie die Kreuzfahrer zu uns. Man bürgerte sie hier ein. Hängte ein Bündel Zwiebel draußen an die Haustür. So würden die Bewohner des Hauses gerettet vor der Pest, glaubte man früher.

Der Zwiebel Wirksamkeit steht außer Frage.

Sie regt Leber und Bauchspeicheldrüse an.

Beeinflußt günstig die Herztätigkeit.

Beruhigt die Nerven.

Reinigt, stärkt und konserviert.

Seit eh und je, auch heute noch, stehen der Zwiebel Ruf und Ruhm in Ehren.

Als Zeichen geballter Energie.

Kraft der Reserve, die von innen kommt.

1. Jänner

MEIN LEBEN GEHÖRT DEM SCHÖPFER

Dann schließe ich die Augen. Strecke die Hand aus, mit der Handinnenfläche nach oben gerichtet. Und nehme so das große Geschenk entgegen: das neue Jahr. – Wie immer auch das alte war, nichts soll mich „abduschen", einengen. Unbelastet will ich mich meinem Schöpfer anvertrauen. In Gottes Hand bin ich, ist dieses neue Jahr gelegt. ER mein Vater, ich SEIN Kind.

Weidenrinde im Jänner und Februar gesammelt, rasch getrocknet und in Glasgefäßen gut verschlossen aufbewahrt, ergibt in der Abkochung ein gut brauchbares Gurgelwasser bei Mandelanschwellung, Zäpfchenverlängerung, entzündetem Zahnfleisch und Zahngeschwüren. Wirkt überdies schmerzlindernd.

Schmerzhafte Menstruation, worunter vor allem junge Mädchen leiden, läßt sich mit folgender *Teemischung* beheben: Schafgarbe 5 Teile, Melisse 4 Teile, Kamille 3 Teile, Frauenmantel 2 Teile und Pfefferminze 2 Teile, im Aufguß zubereiten. 10 Tropfen Baldriantinktur vor dem Trinken hinzufügen. 3 Wochen lang täglich früh und abends je 1 Tasse einnehmen.

Schmierseife aus der Apotheke erweist sich bei Hautleiden im allgemeinen als sehr wirksam. Für ein Ganzbad benötigt man 150 g, um die Gesamthautfläche damit einzureiben. Für ein Handbad genügen 15 g. Nach Bädern mit Schmierseife zuerst gut nachduschen, denn alle Seifenteile müssen zur Gänze entfernt werden. Mit kaltem Wasser abreiben, abtrocknen. Mit *Johanniskrautöl* nachmassieren.

Einige *Aniskörner,* morgens gekaut, heben das Gemüt, wirken beruhigend auf den Darm ein, lösen Krampfzustände der feinen Muskulatur in den Bronchien, erleichtern das Abhusten und verbessern den Mundgeruch.

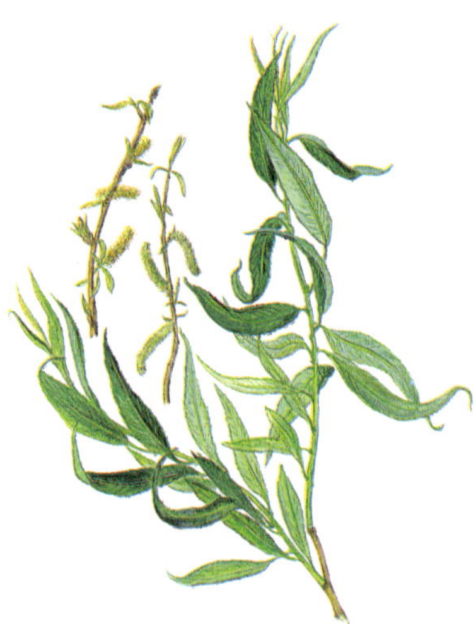

Weide

Essentieller Grundgedanke: Du bist nicht allein auf der Welt. Menschen, Tiere und Pflanzen leben um dich. Sag ja zu ihnen. Jederzeit, überall.

JEDES „JETZT" HAT EWIGKEITSWERT

Nach der heiligen Hildegard von Bingen ist das Leben „grün", so wie die Liebe „strahlend grün" ist. „Grün" ist Leben. Ein „Ja-Sagen". Ein „Be-jahen". Leben ist Wachsen und Werden. Deswegen müssen wir uns auch vom Leben „Licht" – Freude und Glück – und nicht „Finsternis" – Unglück – erwarten. Ebenso Gesundheit und nicht Krankheit, Erfolg und nicht Mißerfolg. Indem wir be-jahend denken, haben wir Gottes Kraft auf unserer Seite.

Wenn wir es im Vorjahr nicht gemacht haben, dann wollen wir heuer keinesfalls darauf vergessen und zur Zeit der Kirschenernte die *Kirschenstiele* sammeln, zwischen 2 Bögen Papier trocknen und gut verschlossen aufbewahren. – 2 Teelöffel dieser zerkleinerten Stiele für ¼ l kochendes Wasser. Zudecken, auf der Herdplatte noch einmal zum Aufwallen bringen, 15 Minuten ziehen lassen, abseihen, nach Belieben mit Honig süßen. Früh und abends je 1 Tasse getrunken, ist dies eines der besten Mittel bei starkem Husten und Katarrh. Aufs wärmste bleichsüchtigen Jugendlichen zu empfehlen.

Aus getrockneten Blättern des *Wohlriechenden Veilchens* im Aufguß einen Tee zubereitet, dient nach Pfarrer Kneipp zu Waschungen des Hinterkopfes „bei starkem Kopfweh und großer Hitze im Kopf". Zu diesem Zweck wird erkalteter, abgestandener Tee herangezogen. Anschließend einziehen lassen, einige Zeit im warmen Raum verweilen.

Getrocknetes *Kirschbaumharz* pulverisieren, 1 Teelöffel voll davon mit ¼ l kochendem Wasser übergießen, zugedeckt 15 Minuten stehen lassen, abseihen. Langsam und schluckweise getrunken, bewährt sich dies bei schmerzhaftem Harnen.

In kaltem Wasser eingeweichte *Dörrweichseln* ergeben einen ausgezeichneten Kühltrank bei Fieber. – 20 bis 25 Stück Weichseln in ½ l Wasser über Nacht ansetzen, 1 Gewürznelke und ein Stück Zitronenschale hinzufügen. Morgens abseihen.

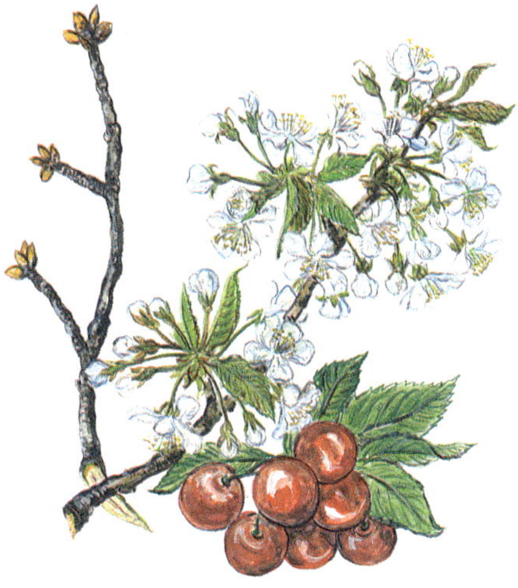

Kirsche

Überlegungen im Winter: Der Kirschbaum ist ein „lieber Arzt". Er meint es gut mit uns. Alles, was er spendet, ist gesund und unverfälscht.

UNSICHTBARES WIEDER SEHEN LERNEN

Denken im Menschen kann Zukunft vorwegnehmen. Situationen im Geiste erleben lassen, gegenwärtig machen, hineinprojizieren in den gegebenen Augenblick. – Kann aber Denken die Zukunft auch mitgestalten? Ja, es kann sie beeinflussen. Indem ich alle Möglichkeiten erwäge, vor-erlebe, theoretisch vor-verlege und so mein Verhalten für den Ernstfall exerziere. – Das Vertrauen auf den Namen Jesu gibt diesem ganzen Gedankengut eine massive, unerschütterliche Grundlage.

Die Wirkungskraft des *Haferstrohs* ist viel zuwenig bekannt! – Solange das ganze Haferkraut noch grün ist, der Kern noch milchig und nicht hart, wird die Gesamtpflanze ohne Wurzel geerntet, im Halbschatten getrocknet und gehäckselt. 5 Eßlöffel voll davon in 1 l kaltem Wasser über Nacht ansetzen, morgens gut aufkochen, abseihen, eventuell mit Honig süßen. In eine Thermosflasche füllen und tagsüber trinken. Beruhigt die Nerven, gibt einen guten Schlaf.

Die *Molke* gilt als Reststoff bei der Käserei und enthält Mineralstoffe, Milchzucker, Vitamine, Wuchsstoffe, Hormone, Enzyme, jedoch kaum eine Spur Fett und Eiweiß. – Molke regt die Ausscheidung von Schadstoffen an, stimmt die Lebenstätigkeiten um und verdünnt das Blut. Sie wirkt speziell bei Leiden der Schleimhäute und der Oberhaut. Günstig auch als Zusatzbehandlung bei Thrombose. Gerade in diesem Fall aber nichts unternehmen, ohne vorher den Arzt zu konsultieren. Thrombose ist ein Ernstfall und darf nicht selbst behandelt werden.

Molkekuren sollen 8 Wochen lang andauern. Verwendet wird nur die frische süße Molke. Man trinkt morgens nüchtern mit Ruhe ½ l sowie ¼ l auf den ganzen Tag aufgeteilt in kleinen Schlucken. Wichtig, daß man während der Kurzeit „gesund" lebt: viel Bewegung, richtiges Atmen, natürliche Kost mit wenig Fleisch, hingegen mit viel Obst, Gemüse und Vollkornbrot.

Eiweiß im Harn von Jugendlichen ist nicht selten ein Zeichen von allgemeiner Schwäche. *Vegetarische Kost,* viel Bewegung in frischer Luft und die nötige Ruhe!

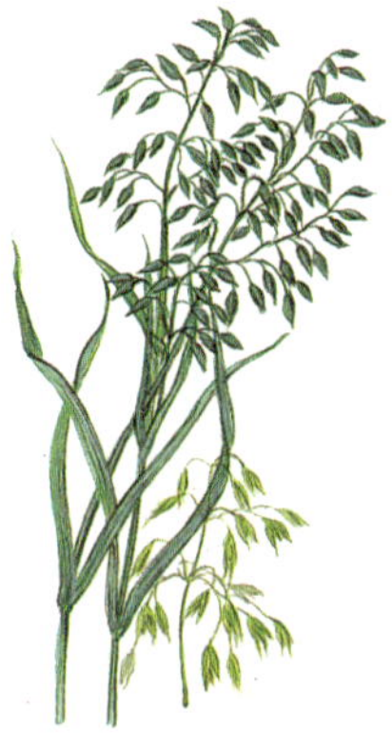

Hafer

Gründliches Pflanzenstudium im Winter schenkt uns im voraus Freude am Wandern in der schönen Jahreszeit durch Gottes freie Natur.

4. Jänner

GOTTES KRAFT ERFÜLLT MEIN ICH

Alles andere, aber nur nicht zum Spielball meiner Umgebung werden. Deswegen muß ich stets darauf eingestellt sein, daß ich beständig das richtige Unterscheidungsvermögen habe. – Menschen, Situationen und Meinungen ändern sich. Ich brauche meine festen Maßstäbe. Die freilich nicht starr sein dürfen, aber mit meiner inneren Überzeugung stets übereinstimmen müssen. – Vertraue deinem „inneren" Rat, dem Geiste Gottes, der zu dir spricht, wenn du darum bittest.

Möglichst viel *Vollkornbrot* aus Vollkornmehl! Vollkornbrot ist die wichtigste Vitamin-B-Quelle. Mit ¼ kg Vollkornbrot würden wir unseren Vitamin-B-Tages-Bedarf gedeckt haben, der 1,7 bis 2,5 mg beträgt. – Mangel an Vitamin B kann Störungen des Zentralnervensystems und der Herzfunktion nach sich ziehen. B-Hypovitaminosen können auch aufgrund der zu weit gehenden Aufbereitung der Nahrungsmittel entstehen. Der Vitamin-B-Komplex umfaßt in seiner Gesamtheit zirka 40 eigene Bestandteile.

Die Vitamine der B-Gruppe finden sich hauptsächlich in Getreide- und Reiskleie, in Getreideflocken, in der Hefe, im Vollkornbrot, in Nüssen, Weizenkeimlingen, Tomaten, Heidelbeeren, Sauerkraut, Rettich, Zwiebel, Spinat, in fast allen Kohlarten, im Eigelb und in der frischen Leber.

Bei rheumatischen Schmerzen erfährt man überraschend leicht Linderung, wenn man *frisch gerissenen Kren* auf die Haut legt und anpreßt. – Die Stelle aber vorher mit Schweinefett einreiben. – 2 bis 5 Stunden oben gelassen, gilt es als ableitendes Hausmittel.

Meerrettich oder Kren, der Meister gegen Harnwegserkrankungen, vollbringt noch viel anderes Wertvolles, was man besonders zur Winterszeit schätzt. Regt die Verdauungstätigkeit gewaltig an, soll aber nur sparsam, jedoch öfters genommen werden.

Nährhefe-Präparate kann man zu jeder Art Speise mischen oder auch pur essen. Etwas Flüssigkeit nachtrinken.

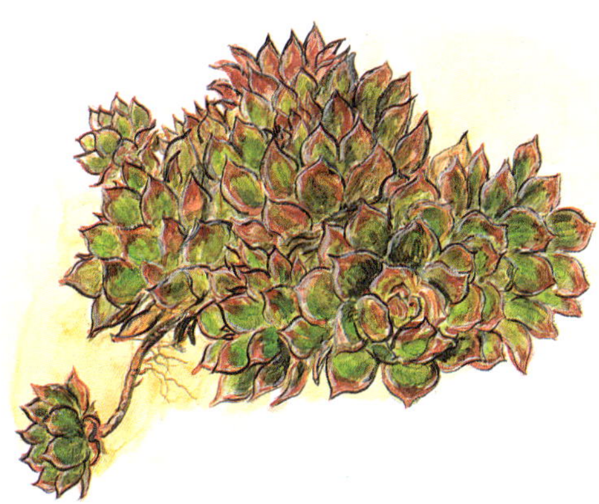

Dach-Hauswurz

Und wenn es nur im Blumentopf wäre, aber die Dach-Hauswurz müßte man selber ziehen. Braucht nicht viel: Liebe und etwas magere Erde genügen.

WICHTIG IST DER WILLE ZUR UMKEHR

Nicht nur „leben" möcht' ich, sondern das Leben „in Fülle" haben, so verheißt es mir die „froh-machende Botschaft". Das soll ich und darf ich anstreben. – Diese Fülle des Lebens ist kein Privileg einer bestimmten Klasse. Nein! Steht jedem Menschen zur Verfügung. Der Reichtum meines Lebens liegt innen. Aktiviert und nach außen verlagert wird er durch mein rechtes, positives Denken.

Ich muß absolut zur Überzeugung gelangen, daß *Übergewicht* die Summe einer Anzahl von Fehlern in der Ernährung und Lebensweise, gemeinsam mit einer falschen seelischen Einstellung, ist.

Behandlungen mit *Eigenblut* dürfen nur vom Arzt durchgeführt werden. Sie haben in den letzten Jahrzehnten große Erfolge gezeitigt. Einspritzungen von unbehandeltem oder behandeltem Eigenblut bei akuten hochfiebrigen Infektionskrankheiten, bei wiederkehrender Lungenentzündung, aber auch bei Blutvergiftung sowie bei Allergien, Hautkrankheiten, chronischen Gelenksentzündungen, bei Asthma bronchiale, Tuberkulose, Magen- und Darmgeschwüren. Die Methode der Eigenblutbehandlung ist je nach Krankheit verschieden.

Ballaststoffe lassen sich durch die Verdauungssäfte nicht zersetzen. Sind nur Durchmarschstoffe. Aufgrund ihrer Auffüllung des Darmes regen sie die Darmmuskulatur zu erhöhter Tätigkeit an. – „Rohfaser" ist in der Vollkornnahrung, in Obst und Gemüse vorhanden, besonders in Kartoffeln, Äpfeln, im Kohlgemüse und in den Hülsenfrüchten.

Nährhefe und Hefe-Extrakte sind mehr als bloß ein ausgezeichnetes Würzmittel. Sie enthalten den so wichtigen Vitamin-B-Komplex, Eiweiß, Phosphor und Lecithin.

Volkstümliche *wassertreibende Pflanzen,* als Tee im Aufguß zubereitet: Birkenblätter, Brennessel, Kleinblütiges Weidenröschen, Fenchel, Frauenmantel, Borretsch und Goldrute.

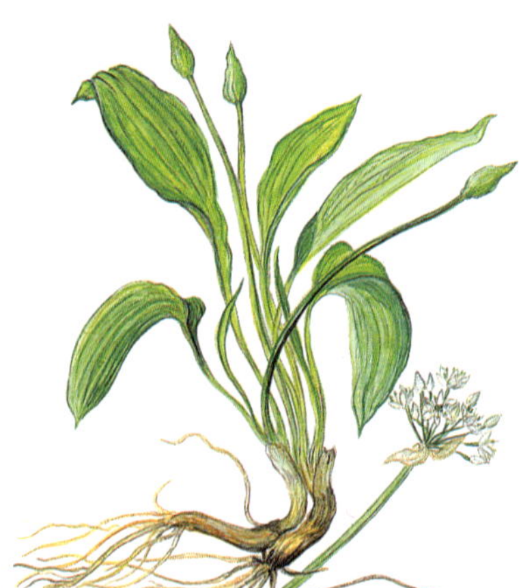

Bärlauch

Bärlauch solltest du unbedingt in deinen Garten holen. Überlege jetzt und suche die stark riechende Pflanze aus dem Buchenwald anfangs Mai.

WEICHE SCHWIERIGKEITEN NICHT AUS !

Der aufgeschlossene Mensch sieht im Feste der Erscheinung des Herrn den leuchtenden Stern aus dem Orient. Und die Herrlichkeit Gottes wird jenen sichtbar, die guten Willens sind. Den Glaubenden also. Den Verstockten, den Verschlossenen hingegen bleibt sie verborgen. – Indien präsentiert uns ein philosophisch-religiöses Meditationssystem, das Joga, heute häufig als Therapie mit nicht unbeachtlichem Erfolg verwendet. Ein System der „Selbstverbesserung" oder der „bewußten Entwicklung", das sich im Laufe der 6000 Jahre seiner Existenz nicht verändert hat. Aus dem Sanskrit stammend, ist Joga oder Yoga das „Joch", in welches der Körper gleichsam eingespannt wird. Ein Joch, das entspannt und hilft, geistig-körperlich beweglich zu werden. Eine Gegenüberstellung, eine Konfrontation mit sich selbst. Ein Licht aus dem Osten, das auch heute noch auf seine Art leuchten kann.

Gerade in den Wintermonaten den Gesundheitswert des *Chinakohls* nicht unterschätzen. – Neben seinem Vitamin- und Mineralstoffgehalt möchte ich besonders das Blatteiweiß erwähnen, das 2% beträgt. Die Verwendungsmöglichkeit von Chinakohl ist vielseitig: zum Beispiel die zarten Blätter für Salate, als Rohkost die in Streifen geschnittenen Blätter mit gewiegten Zwiebeln vermischen und Salatsoße hinzufügen.

Menschen mit schwachem Magen sammeln in der Zeit von Dreikönig bis Maria Lichtmeß die schlafenden Knospen von *Birnenzweigen.* Diese getrocknet, 2 Teelöffel voll in ¼ l kaltem Wasser 3 Stunden angesetzt, zugedeckt kurz aufgekocht, abgeseiht, früh und abends getrunken, stärken den Magen.

Pflege der Darmflora: Durch naturgemäße Ernährung mit viel *Gemüse* und *Obst, Vollwertprodukten, Milch* in allen Variationen und ganz besonders durch die Zufuhr von *Nährhefe.*

Cholesterin- oder „Gallenfett"-Überschuß entsteht in unserem Körper nur durch Produkte aus dem Tierreich.

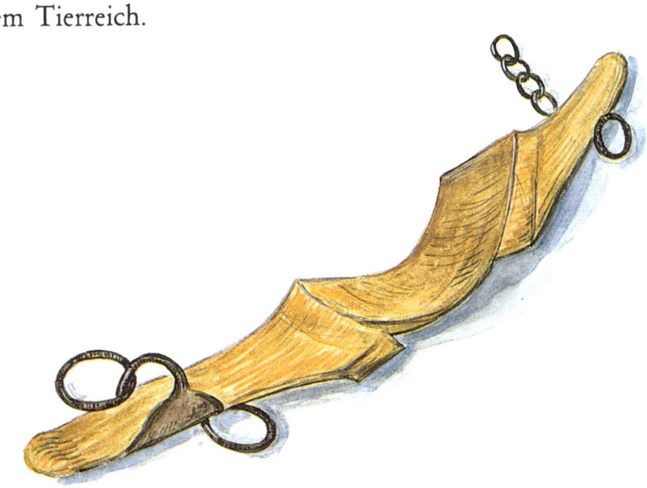

Ochsenjoch

Wintergemüse und Winterobst erleben bei der Lagerung eine „Nachreife", die nicht zu unterschätzen ist. Es lohnt sich, sein „Winterlager" zu lieben.

DES GLÜCKES WIEGE IST DIE FREUDE

Der Mensch, ein lebendes Ganzes, der in einer „geordneten Welt" als „geordneter Teil" steht und dazugehört, daraus nicht wegzudenken ist. Die Natur selbst heilt den Körper. Als Aufgabe der Heilkunst gilt es, die Natur bei ihrer Heilungsarbeit zu unterstützen, sie aber auf keinen Fall zu verdrängen. Der Mensch ist und bleibt ein Ganzes, darf jedoch nicht als Maschine oder Apparatur betrachtet werden. Der Mensch: ein Teil der Schöpfung.

Sitzende Lebensweise, Fettleibigkeit und chronische Verstopfung begünstigen die Gallensteinbildung. Im Durchschnitt ist nur mehr gut die Hälfte der Menschheit frei von Gallensteinen. 30% aller Männer und 40% aller Frauen sind Gallensteinträger. – Folgende *Rettichkur* kann auch vorbeugend gegen Gallensteinbildung eingesetzt werden: 1. Woche täglich 3mal je 1 Eßlöffel voll Rettichsaft. 2. Woche 6 Eßlöffel voll pro Tag. 3. und 4. Woche ein Tagesquantum von ¼ l, um dann in der 5. und 6. Woche auf ½ l täglich zu kommen.

Eigengeruch: Jeder Mensch hat einen besonderen, eigenen Geruch an sich, der von ihm ausgeht. Bei guter Gesundheit und richtiger Hautpflege macht sich dieser kaum bemerkbar, obwohl es sich meist um einen sauren Geruch handelt, welcher durch die Ausscheidung von Gasen und wäßrigen Stoffen entsteht. – Erst durch Störungen des Blutumlaufes und durch innere Krankheiten kann die Ausdünstung verstärkt und als unangenehm empfunden werden. – Abhilfe schaffen hier warme *Essigwasser-Waschungen,* die man am Morgen nach dem Aufstehen durchführt. Vom *Angelikawurzel-Pulver* 3mal täglich, jeweils vor dem Essen, 1 Messerspitze voll einnehmen.

Bei Darmschmerzen 1 Tasse warmen *Schafgarbentee* langsam und schluckweise trinken. Vom Arzt die Ursache ergründen lassen.

Bei Drüsenanschwellung allen Speisen *Kümmel* beimischen oder tagsüber eine Messerspitze Kümmelpulver einnehmen.

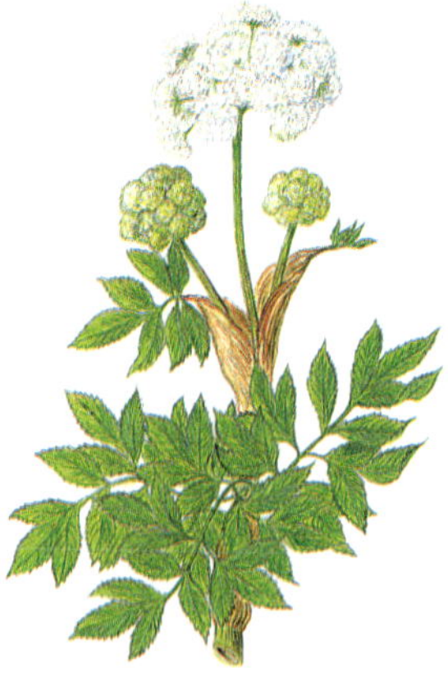

Angelika

Damit Lageräpfel im Keller nicht einschrumpfen und unansehnlich werden, stelle ein Gefäß mit Wasser auf und gieße von Zeit zu Zeit Wasser nach.

8. Jänner

OHNE GOTT KEIN SINN DES SEINS

Einfachste Denkformen können unser Leben beeinflussen. – Um Streßsituationen zu entrinnen oder aus scheinbar auswegloser Terminschwierigkeit auszubrechen, gibt es nur eine Denkweise: „Ein toter Gaul zieht den Wagen auch nicht mehr aus dem Dreck." Und dann eines nach dem anderen erledigen. Was man heute nicht mehr schafft, wird halt morgen gemacht. Wenn man so an die Arbeit herangeht, wundert man sich letzten Endes über das, was geleistet wurde.

Kalkmangel macht den Menschen weniger leistungs- und widerstandsfähig. Um unseren Körper vor Kalkmangel zu schützen, müssen wir großen Wert auf kalkreiche Nahrung legen. – *Kalkreiche Nahrungsmittel:* Walderdbeeren, Feigen, Orangen, Waldhimbeeren, Spinat, alle Kraut- und Kohlarten, besonders Weißkohl. – *Kalkarm* hingegen sind: Fleisch, Körnerfrüchte, Bohnen, Erbsen, Mehl, Bier, Äpfel, Birnen, Reis und alle Samengemüse. – Kartoffeln und Muskelfleisch enthalten nur sehr wenig Kalk, aber viel Magnesiumsalz. Dieses ist für den Körper zwar sehr wertvoll, verdrängt jedoch durch den Genuß von zusätzlich viel kleiehaltigem Schwarzbrot aus den Geweben des Körpers den dort befindlichen Kalk.

Gerade in den Wintermonaten ist es sehr empfehlenswert, getrocknetes *Kräuterpulver* in die Suppe zu geben, weil dadurch der Körper gereinigt wird. – Zusammensetzung: Brennessel-, Löwenzahn-, Salbei- und Spitzwegerichblätter zu gleichen Teilen und einen kleinen Anteil von Wermutblättern. Alles mischen, pulverisieren und ½ Teelöffel voll der Suppe hinzufügen.

Genügend Kalk im Körper ist ein ausgezeichnetes Vorbeugungsmittel gegen Infektionskrankheiten. Der Organismus wird dadurch den einwirkenden Bakterien gegenüber widerstandsfähiger. – *Abwechslungsreiche Kost:* die gesündeste.

Trinkwasser, auch das sogenannte „harte", enthält keinen „Aufbaukalk".

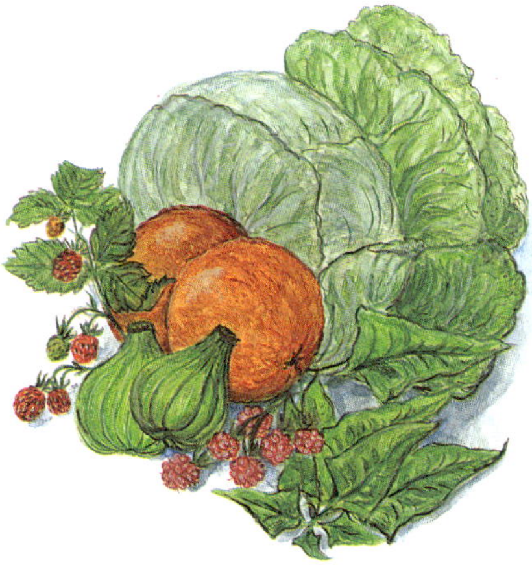

Kalkreiche Nahrungsmittel

Es ist sinnvoll, schon jetzt einen praktischen Sammelkalender für die im kommenden Jahr benötigten Kräuter und Pflanzen zu erstellen.

ICH, SEGEN ODER FLUCH FÜR ANDERE

Wie sich das Wetter im Handumdrehen häufig ändert, so ist es auch mit unserer Gesundheit! Nichts ist so leicht zerbrechlich wie Glück und Gesundheit. In kürzester Zeit kann das Wohlbefinden umschlagen, nach einer Mahlzeit, nach einem Vergnügen, nach einer Anstrengung. Ein Unfall kann in einem Augenblick ein ganzes Leben zerstören. Diese Tatsache dürfen wir nicht ignorieren, sie darf aber auch nicht niederdrücken. Nur aus der Hoffnung lebt der Mensch. „Solange ich atme, hoffe ich!“

Wärme beruhigt den Körper. Dies kann auf verschiedenste Weise geschehen: Warme Getränke sind gesünder als kalte. – Sonnenbäder können nur empfohlen werden. – Ebenso warme Fußbäder, besonders abends kurz vor dem Schlafengehen, Dauer bis zu 20 Minuten. – Ein Schaffell zwischen Rücken und Stuhllehne legen. – Nach dem Essen einen Polster über den Bauch geben.

Was tut man bei saurem Aufstoßen? *Pfefferminz-* und *Wermutblätter* zu gleichen Teilen im Aufguß als Tee zubereiten und vor den Mahlzeiten trinken. – 1 Teelöffel Kümmel stampft man leicht im Mörser an, übergießt ihn mit ¼ l kochendem Wasser, fügt ½ Teelöffel Kamillenblüten bei und läßt 15 Minuten ziehen. – 3 bis 5 Wacholderbeeren langsam kauen und schlucken. – Fenchel im Mörser zerstoßen und den Speisen beimischen. – Wichtig ist, langsam zu essen und dabei gut zu kauen. Gasfördernde Speisen meiden. Und nach dem Essen ½ Teelöffel Lindenholzkohlen-Pulver nehmen.

Vom Homöopathikum „Absinthium D4“, vom *Wermut* erzeugt und in Apotheken erhältlich, täglich 3mal 12 Tropfen verabreicht, hilft bei Magenkatarrh, Sodbrennen, Darmblähungen, Wurmleiden, Delirien, nervöser Reizbarkeit, aber auch bei Unruhezuständen.

Bei Überreiztheit trinke 1 Tasse *Majorantee.* Erfreut und beruhigt das Gemüt durch sein würzig-balsamisches Aroma.

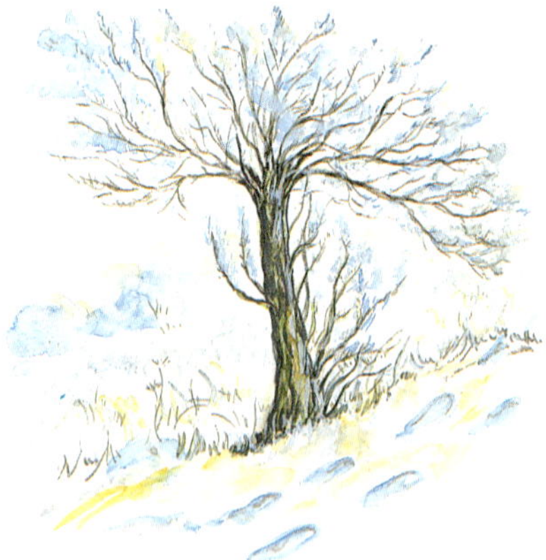

Schneelandschaft

Bleibe nicht in der Stube hocken! Wanderungen im frischgefallenen Schnee können allen nur empfohlen werden, besonders an Krampfadern Leidenden.

10. Jänner

TREU ZUM EIGENEN WORTE STEHEN

Blind gehe ich am Geschehen in und an meinem Körper vorbei. Uninteressiert, so scheint es allzuoft. – Da mein Körper „zur Vollendung in Gott“ bestimmt ist, muß ich mein „Ich“ zuerst kennen. Mit allen seinen Kräften. Mit seinen Licht- und Schattenseiten.

Bei Kniegelenkentzündungen kann man mit Umschlägen von *Heublumen-* oder *Haferstroh-Abkochung,* Johanniskraut-Aufguß, Topfen- oder Lehmauflage Erleichterung oder sogar Heilung schaffen. Zur Unterstützung abends ¼ l Lindenblütentee – die Wirkung mit ⅛ l erwärmtem Rotwein verstärkt, mit Honig und Zitronensaft gemischt – vor dem Schlafengehen trinken. Führt zum Schwitzen während der Nacht. Zusätzlich täglich 2mal 1 Messerspitze Beinwellpulver einnehmen. Abwechselnd zu den Auflagen Beinwellsalben-Einreibungen durchführen.

Cholesterin oder „fetthaltiger Alkohol“ entsteht hauptsächlich in der Leber als Stoffwechselprodukt und ist im richtigen Ausmaß für viele Körperfunktionen unentbehrlich: Steigerung der Abwehrkräfte, Produktion der Hormone. – Nur zu hoher Cholesterinspiegel ist schädlich.

Wie kann man den Cholesterinspiegel in Grenzen halten? Täglich laufen. – Schweinefett meiden, Pflanzenöle gebrauchen. – Wenig Fleisch, Eier und Butter essen. Mehr Fisch, Geflügel, Gemüse, besonders grüne Erbsen, Salate und Möhren, und viel Obst.

Treten immer wieder geschwollene Füße auf, ist eine Herzuntersuchung angebracht. Auf alle Fälle können Fußbäder mit *Huflattichblätter-Aufguß* oder *Eichenrinden-Abkochung* täglich am Abend empfohlen werden. Dauer: ca. 20 Minuten. Rosmarin-Fußbäder sind ebenfalls sehr wirksam, man soll sie aber morgens nehmen, da sie sehr stark aufmuntern. – Die Füße beim Schlafen hochlagern. Gute Dienste leisten dabei Polsterrollen, mit naturbelassener Schafwolle gefüllt.

Virginische Zaubernuß oder Hamamelis, der Helfer bei Venenleiden, von gefäßverengender Wirkung und venenpflegender Eigenschaft. Tinktur, Salbe aus der Apotheke.

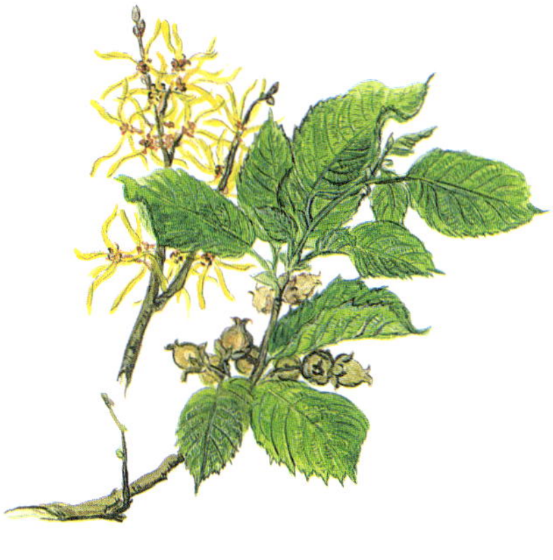

Hamamelis

Ist viel und feuchter Schnee gefallen, so schüttle ihn von den Koniferen in deinem Garten ab. Ansonsten besteht Schneebruchgefahr!

SÄULEN TRAGEN LASTEN OHNE DANKE

Mäßigkeit, richtig verstanden, ist ein Garant für Gesundheit. – Der Mäßige ist nicht „zugeknöpft", nicht „gemeinschaftsfeindlich", nicht „Einzelgänger", sondern er versteht es, sich selbst als Teil der Welt zu sehen und sich daran zu erfreuen.

Milch ist nicht nur ein wertvolles Nährmittel, sondern in sehr vielen Fällen auch ein ausgezeichnetes Heilmittel. – Ich kann sehr empfehlen: der Milch vor dem Trinken ⅓ Teil Fencheltee beifügen und etwas Brot dazuessen.

Bei stechenden Schmerzen in der Fußsohle, ohne daß man dort Hühneraugen feststellt, können diese von festgesetzter Harnsäure im Gewebe herrühren. Man bringt sie am besten mit Fußsohlenmassage weg. Abends *Johanniskrautöl* und morgens *Arnikatinktur* verwenden. – Vorher aber nehme man täglich abends ein heißes Heublumen-Fußbad. – Zusätzlich trinke man wöchentlich abwechselnd Brennessel- und Birkenblätter-Tee.

2 Teelöffel *Pfefferminzblätter* mit ¼ l aufgekochter Milch übergießen, 5 Minuten zugedeckt ziehen lassen, abseihen und sehr warm einnehmen. Ein hervorragendes Mittel zur Verringerung vorübergehender, undefinierbarer Schmerzen im Unterleib. – Achtung, sobald wie möglich eine ärztliche Diagnose stellen lassen!

Menschen mit Bluthochdruck müssen bewußt fasten. Für sie ist eine Entwässerungsdiät äußerst notwendig. Das erreichen sie am besten dadurch: Einen Tag in der Woche nur Kräutertees trinken. – Ich würde *Brennessel-* oder *Goldrutentee* besonders anraten. Beide sind im Aufguß zuzubereiten. – Oder nur frischgepreßten *Obst-* und *Gemüsesaft.*

Um naturbelassenen *Obstessig* längere Zeit haltbar zu machen, pulverisiert man reine Holzkohle sehr fein und mischt sie bei. Für 1 l Essig 3 g Kohle, kann ohne Filtrieren verwendet werden.

Ziegenmilch ist kalkreich und für Kinder besser als Kuhmilch.

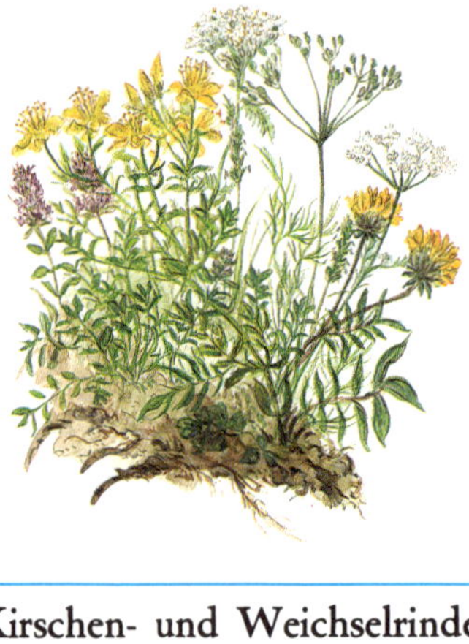

Heublumen

Beim Winter-Baumausputz Kirschen- und Weichselrinde nicht wegwerfen. Abziehen. Ergibt als Abkochung einen hautfreundlichen, stärkenden Badezusatz.

12. Jänner

MEINEN WEG MUSS ICH SELBER GEHEN

Mit einer optimistischen Einstellung bewältigt man auch das Schwierige in seinem Beruf und Tätigkeitsfeld. Dabei gibt es einen kurzen, prägnanten „Zaubersatz": Omnia transeunt. Alles geht vorüber, nichts dauert ewig. Der morgige Tag kann schon wieder ganz anders sein. Ja, bereits die nächste Stunde kann die Lage ändern.

Acker-Stiefmütterchen, im Aufguß als Tee zubereitet, übt eine stark ausgeprägte blutreinigende, kräftigende und narbenbildende Heilwirkung aus. Seine innerliche Anwendung hat sich besonders bei Hauterkrankungen bestens bewährt, wie bei Ekzemen, Akne und Hautflechte. Bei allen diesen Krankheiten sind gleichzeitig äußere Waschungen mit diesem Tee sehr angebracht. – Bei Milchschorf der Säuglinge trinke die stillende Mutter täglich früh und abends je 1 Tasse des Tees.

Getrocknetes *Basilienkraut* kann man ruhig 12 Monate lang aufbewahren. Voraussetzung ist, daß man es in gut verschlossenen Gefäßen lagert. Dieses Gewürz paßt zu Tomaten, Kräutersoßen, Salaten, Kräuterbutter und zu allen Fleischspeisen. – Basilienkraut wirkt appetitanregend, verdauungsfördernd, blähungswidrig, milchvermehrend, hustenstillend, nervenberuhigend, schlaffördernd und schweißtreibend.

Altes Hausmittel gegen Schlaflosigkeit, vor allem bei Kindern: Man verbrennt *Haferstroh* zu Asche, füllt sie in ein dunkles, weithalsiges, gut schließbares Glas, um sie vor Licht und Feuchtigkeit zu schützen. Davon fügt man dem Badewasser der Kinder 15 g, jenem der Erwachsenen 30 g bei. Das Bad ist kurz vor dem Schlafengehen zu nehmen, 15 Minuten lang.

Ein feuchter Verband mit einem *Ringelblumenblüten-Aufguß* hilft erstaunlich rasch und gut bei frischen Wunden. Nicht länger als 8 Stunden oben lassen, dann wieder erneuern. Der Verband darf nie ganz austrocknen.

Holunderblütentee, am Abend kurz vor dem Schlafengehen getrunken, entgiftet den Körper durch vermehrte Schweißabsonderung.

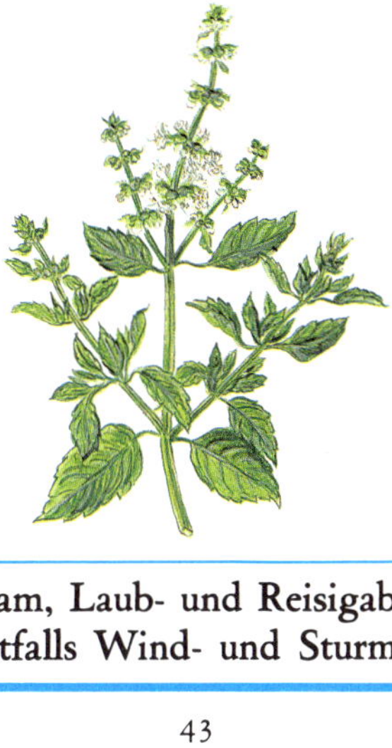

Basilikum

Bei strengem Winter ist es ratsam, Laub- und Reisigabdeckungen im Garten öfters zu kontrollieren und notfalls Wind- und Sturmschäden zu beheben.

13. Jänner

GLÄUBIG IST MAN AUS ÜBERZEUGUNG

„Hilarität" gilt als veralteter Begriff für Heiterkeit, Fröhlichkeit, Lebensfreude, gute Stimmung, aber auch für „Fidelitas". – Das Leben eines jeden Menschen muß sich in der Auseinandersetzung mit andersartigen Lebensweisen und Denkformen bewähren. Das zu erreichen gelingt am leichtesten, wenn jemand gelernt hat, mit innerer Gelassenheit allen Problemen entgegenzutreten, jede Lüge und Unwahrheit zu meiden, Gerechtigkeit und Frieden zu fördern, Wahrheit und bleibende Freude anzustreben, das Zusammenleben mit anderen anziehend zu gestalten. – Das wäre ein 5-Punkte-Programm am Gedenktag des heiligen Hilarius.

Die *Zwiebel* ist für geistig überbeanspruchte Menschen unerläßlich! Sie vereinigt in sich den „Denkpol" und den „Lebenspol". Die in der Erde gebildete Zwiebel wirkt sich günstig auf das Kopf-Brust-Gebiet und somit auf den „Denkpol" aus. Die energisch erst im zweiten Jahr in das Blütenhafte schießende Dynamik bringt Blüte und Samen hervor; entspricht dem Darm und den Geschlechtsorganen, dem „Lebenspol".

Hexenschuß und Ischias sind meist die Folge von Bandscheibenschäden oder Veränderungen der Rückenwirbel. Man sollte einen Chiropraktiker aufsuchen. – Beachtliche Linderung erzielt man durch warme Bäder mit *Heublumenzusatz, Wacholderbeeren-Auszug, Rosmarin-* oder *Thymianaufguß.* Hernach gut abtrocknen. Abends mit *Johanniskrautöl* einmassieren und morgens mit verdünnter *Arnikatinktur* einreiben.

Bei starker Brustverschleimung von *Allium-Thymus-Tinktur,* alkoholischer Zwiebel-Thymian-Extrakt aus der Apotheke, täglich 5mal 20 Tropfen außerhalb der Mahlzeiten mit etwas Wasser einnehmen. Bringt wirksame Hilfe! Beruhigt, löst zugleich den Schleim und nimmt den lästigen Kratzschmerz.

Eine Fettquelle von unabsehbarem Vorteil für Gesunde und Kranke: das *kaltgepreßte Sonnenblumenöl.*

Pfefferminztee, 1 Tasse schon genügt, beruhigt nervöse Magenschleimhaut.

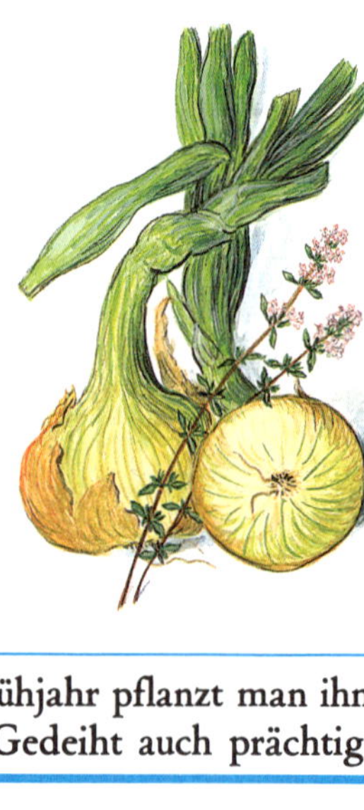

Zwiebel und Thymian

Im Winter überlegt man, im Frühjahr pflanzt man ihn, den uralten Helfer der Menschheit: den Salbei. Gedeiht auch prächtig im Fensterkistchen.

14. Jänner

ENTFALTUNG DES GEISTES, EINE GNADE

Wirkstarke seelische Kräfte sind ungenützt in unserem Unterbewußtsein deponiert. Sie zu aktivieren ist uns nur durch die Kraft des Glaubens möglich. Durch ihn können wir auf unser Unterbewußtsein einwirken und die in uns schlummernden Kräfte wachrufen. Es ist durchaus nicht befremdend, wenn ich mit dem heiligen Augustinus zu sagen wage: „GOTT und die Seele möcht' ich kennen! Sonst nichts? Nein, sonst nichts!"

Dünndarmentzündung wird viel zu leicht genommen. Sie kann chronisch werden und schwerwiegende Folgen nach sich ziehen. Die Hauptursachen sind denaturierte Nahrungsmittel und falsche Eßgewohnheiten. Durch das Ausstreuen von Darmgiften kann es zu bedrohlichen Störungen im Körper und an der Psyche kommen. Häufig zeigt sich eine aufgeschwemmte Gesichtshaut aufgrund einer Ansammlung von Gewebewasser. Der Dünndarm wird nicht selten zu einem gefährlichen Störfeld! Ein Großteil der Über-Vierzigjährigen leidet darunter.

Therapie bei chronischer Dünndarmentzündung: häufiges *Heilfasten,* wenigstens am Morgen. Unterstützt durch 1 Tasse *Kalmustee,* lauwarm getrunken. – Um die Durchblutung zu fördern, abends die Füße mit *Kranewittöl,* Wacholderöl, von den Zehen bis zu den Knien gut einreiben und am nächsten Morgen mit *Essigwasser* nachwaschen. Solche Kuren 3 Wochen lang ohne Unterbrechung durchführen.

Königskerzenblüten-Tee, im Aufguß zubereitet, früh und abends je 1 Tasse eingenommen, ist gegen alle Arten von Erkältungen, besonders bei Erkrankungen der Atemwege wie Angina und Bronchitis, zu empfehlen.

Wäschebleiche ohne Chemie: Ausgepreßte *Zitronenschalen,* in ein Leinensäckchen gegeben und in der Wäsche mitgekocht, verleihen den Tüchern und Wäschestücken eine besondere Helle und Weiße.

2 Eßlöffel zerstampfte *Senfkörner* im Fußbadewasser entspannt Muskel und Geist.

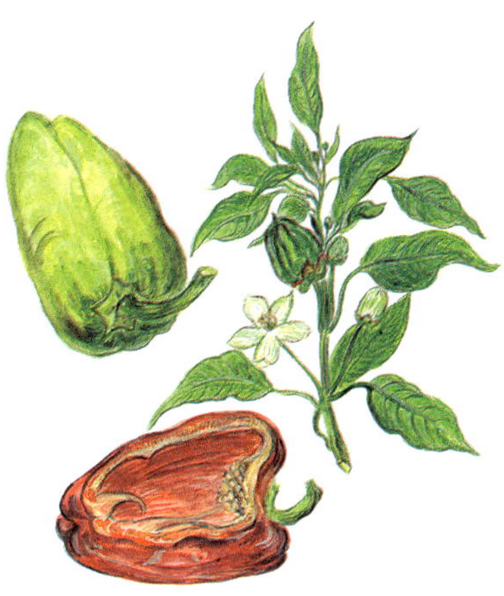

Paprika

Pflanze Paprika in deinem Garten. Ob rot, gelb oder grün, alle Sorten sind wertvoll. Den höchsten Anteil an Vitamin C hat roter Paprika.

15. Jänner

GOTT ERWARTET UNERMÜDLICHE TREUE

Die Lilien des Feldes sorgen sich nicht und gedeihen doch. – Vertrauensvoll wenden sie ihre Schwerter dem Lichte zu und atmen die Fülle der Kraft in sich ein. Verwandeln in ihrer grünen „Werkstatt" Sonnenlicht, Wasser, Mineralstoffe und Kohlendioxid zu Nahrung und Lebenskraft. Für die Lilien gilt Leben als Schaffen, weil Leben „Bewegung" bedeutet. – So ist Tätigkeit ein Zeichen des Vertrauens auf die Kraft in uns, Nichtstun hingegen ein Zeichen mangelnden Selbstvertrauens.

Das Homöopathikum „Rhododendron dil. D4–D8" wird aus den Blättern der *Alpenrose* gewonnen. Mit einer 6wöchigen Kur, wobei täglich 3mal je 20 Tropfen eingenommen werden, kann man gute Erfolge bei Beschwerden der Vorsteherdrüsen-Vergrößerung verzeichnen. Auch neuralgische Schmerzen, Gelenkrheumatismus, Gicht und Muskelschmerzen klingen bei einer solchen Kur zusehends ab. – Vom Kauen der Blätter aber ist schärfstens abzuraten! Es kann sehr starke Magenschmerzen verursachen.

Ein *ideales Getränk* für die ganze Familie: 3 Teile Erdbeerblätter, 2 Teile Waldmeisterkraut und 1 Teil zerquetschter Fenchelsamen. 2 Teelöffel der Mischung mit ¼ l kochendem Wasser übergießen, 15 Minuten zugedeckt ziehen lassen, abseihen. Ein vitamin-, eisen- und basenreicher Tee, der vorzüglich schmeckt und vor allem bei Magen- und Darmkatarrhen sowie bei Durchfall bestens empfohlen werden kann. Eignet sich auch als „Studententee". Besonders für „unruhige Geister", die sich nur schwer konzentrieren können.

Hagebuttenmarmelade und *Hagebuttenwein* sollen noch innerhalb der Wintermonate nach der Ernte und Zubereitung aufgebraucht werden. Der wertvolle Vitamin-C-Gehalt beträgt nach einjähriger Lagerung nur mehr 25%.

Bei Nieren- und Blasenleiden sowie bei Wassersucht hilft *Goldrutenblüten-Tee* im Aufguß. Täglich 1 Tasse am Morgen einnehmen, in akuten Fällen 3 Tassen am Tag.

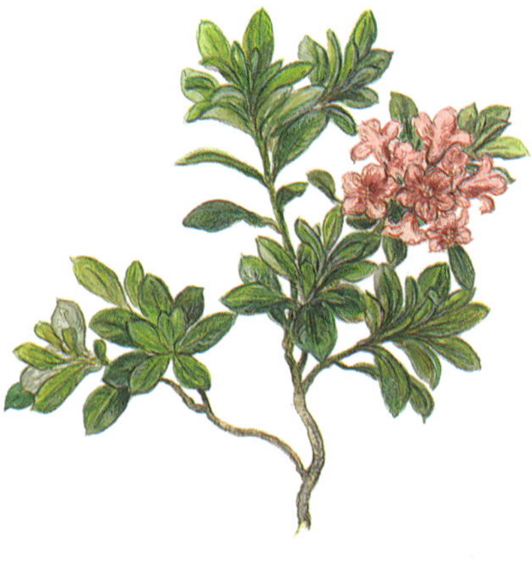

Rostblättrige Alpenrose

Die Wilde Heckenrose im Garten will sonnigen Standort und nahrhaften, nicht zu trockenen Boden. Bildet weitreichende Wurzelausläufer.

16. Jänner

LIEBE EBNET IMMER GANGBARE WEGE

Der bewußt lebende Mensch hat einen „feinen Riecher" für die Umstände, Verfassung, Nöte und Anliegen seiner Mitmenschen. Von der ersten Begegnung an spürt er, wie er sich verhalten muß. Er hat auch das richtige Fingerspitzengefühl, anderen nicht weh zu tun. – Das alles ist christliche Nächstenliebe.

Imkererfahrung oder Binsenwahrheit? Man nehme: 2 Teelöffel *Kamillenblüten,* brühe sie mit ¼ l Wasser ab, lasse 15 Minuten zugedeckt ziehen, seihe ab und rühre 1 Teelöffel echten *Bienenhonig* und 1 Teelöffel *Leinöl* ein. Lauwarm und schluckweise tagsüber 3 Tassen getrunken, hilft dieser Tee bei Stuhlverhärtung.

Müde Augen erhalten bald wieder ihre Frische zurück, wenn man 2 Eßlöffel *Fenchelfrüchte* im Mörser zerstößt, mit ½ l kochendem Wasser übergießt, 15 Minuten zugedeckt ziehen läßt, abseiht und 1 vollen Eßlöffel echten *Bienenhonig* beimischt. Die Hälfte davon austrinken, mit dem Rest während des Tages Umschläge bereiten, über die Augen auflegen und öfters wechseln.

Erdnußöl ist ein hervorragendes Pflanzenöl, an Milde, Güte und Geschmack dem Olivenöl gleichwertig. Enthält einen hohen Anteil an Linolsäure, eine der wichtigsten essentiellen Fettsäuren. Dieses vorzügliche, aber billigere Erdnußöl ist als Speiseöl viel zuwenig bekannt. Es verdiente, mehr verwendet zu werden. – Loskommen von tierischen Fetten, gesünder leben!

Die Essenz „Abies nigra" wird aus dem Harz der aus Kanada stammenden *Schwarzfichte* hergestellt. Man kann damit beachtliche Heilerfolge bei Gicht, Rheuma und Nervenreizung erzielen. – 3mal täglich 10 Tropfen der Potenz D6.

Bei chronischem Muskelrheumatismus die schmerzenden Stellen früh und abends mit gereinigtem *Terpentinöl* aus der Apotheke einreiben. Lindert Schmerzen.

Korianderfrüchte-Tee am Morgen regt die Magen-Darm-Tätigkeit spürbar an.

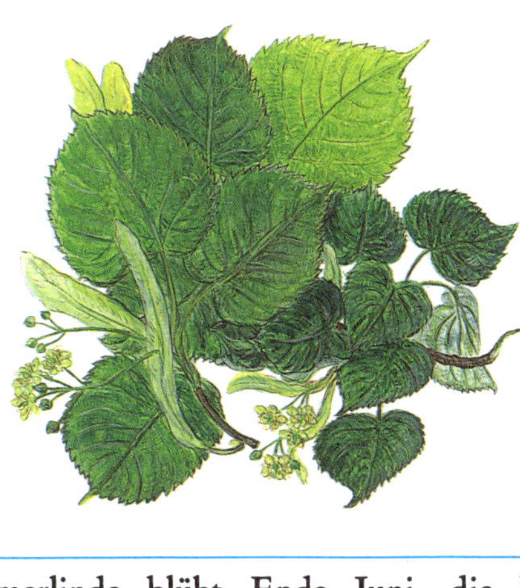

Sommerlinde, Winterlinde

Die großblättrige Sommerlinde blüht Ende Juni, die kleinblättrige Winterlinde Anfang Juli. Sind von gleicher Wirkung. Linde ist Linde!

BESSERWISSER WISSEN WENIG WAHRES

Erfolgreiches Reden ist nicht Gabe, sondern Erziehung. Zuerst muß ich klar und praktisch denken, dann erst kann ich mich flüssig und faßbar ausdrücken. – Zu beachten: Nur Begeisterung steckt an. – Das Herz in mir muß mit dabei sein. – Mit dem Munde der Hörer sprechen. – Klar verständlich bleiben. – Nur Positives baut auf. – Bilder illustrieren. – Humor erhebt. – Praktisch und sachlich erläutern. – Einfache Sätze formen. – So leben wie ich rede.

Nadel- und *Zapfenbäder,* selbst hergestellt: Nicht nur den Duft des Nadelwaldes kann man in die Badewanne zaubern, sondern auch die heilende Kraft der Nadelgehölze seinem Körper schenken, indem man dem Badewasser die Abkochung einiger Handvoll Fichten-, Tannen- oder Kiefernnadeln, kleingeschnitten – aber auch, und das ist nicht zu verachten, Zapfen und junge Zweigspitzen der gleichen Arten, ebenfalls gut zerkleinert – hinzufügt. 8 bis 10 Minuten darin baden. Dies ruft eine bessere Durchblutung des Gesamtorganismus hervor! Fördert den Stoffwechsel, steigert die Leistungsfähigkeit, erhöht das Wohlbefinden.

Schafgarbentee ist zu jeder Jahreszeit recht, senkt erhöhten Blutdruck. Im Aufguß zubereiten. 3 Wochen lang täglich 3 Tassen trinken, 1 Woche aussetzen und die Kur wiederholen. – Wirkt sich gleichzeitig auf Leber, Galle sowie auf den Unterleib der Frau und die Hoden des Mannes günstig aus.

Menschen, die tabakabhängig geworden sind, ohne „Rauch" nicht mehr verdauen können und sich gerne davon befreien möchten, sollen eine 6-Wochen-Kur mit dem Homöopathikum *„Abies nigra D6"* durchführen. Täglich 3mal 10 Tropfen.

Schreibkrampf in den Händen: während der Mittagspause, morgens und abends die entblößten Unterarme kalt abwaschen. Nicht abtrocknen, gut durchschütteln!

Helle Kleider stoßen die Sonnenstrahlen ab, geben die Wärme nicht zur Gänze an den Körper weiter, sind daher im Winter ungünstig!

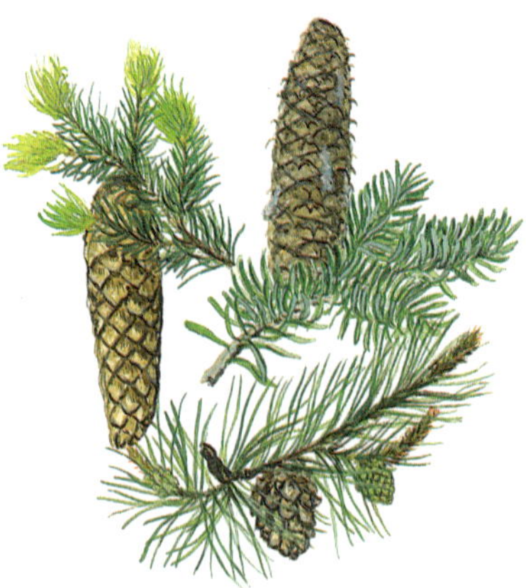

Fichte, Tanne, Kiefer

Gartengeräte in ruhiger Stunde überprüfen. Sind die Metallteile sauber? – Einfetten. Vor Rost schützen. Holzstiele und Griffe in Ordnung bringen.

VERWIRKLICHE DIE INNERE HARMONIE!

„Wenn du dein Kind verwöhnst, tötest du es", sagt ein chinesisches Sprichwort. – Unsere Zeit stützt alles Schwache und Kranke, das ist richtig. Als unrichtig erweist es sich aber, wenn man sich selber zur Schwachheit erzieht. Wer den Kontakt kalten Wassers mit seinem Körper meidet und den Gang in die frische Luft scheut, braucht sich nicht zu wundern, wenn Herz und Kreislauf bald nicht mehr funktionieren. Abhärtung macht stark und frei.

Unsere Nasennebenhöhlen – dazu zählen Stirnhöhlen, Kieferhöhlen und Siebbeinzellen – sind mit Schleimhaut ausgekleidet. Sie bildet das Ferment Lysozym, ein wirksamer Schutz gegen Infektionen. Durch Flimmerhärchen auf den Gewebszellen wird die Selbstreinigung der Höhlen unterstützt. Alle drei Nasennebenhöhlen sind durch einen Ausführungsgang mit der Nase verbunden. Die Nase schützt ihre Höhlen selbst. Wertvolle Hilfe für die Nasennebenhöhlen ist der Aufenthalt in reiner, gesunder Luft.

Nasennebenhöhlenkatarrhe können mit *Kamillendampfbädern* zum Abklingen gebracht werden. Der Abfluß des Entzündungsproduktes wird dadurch erleichtert und somit die Widerstandskraft der Schleimhäute verbessert. Man nimmt vom Homöopathikum „Euphrasia D6", *Augentrost,* täglich 3mal 15–20 Tropfen ein. – Verstärkt wird diese Behandlung mit der zusätzlichen Verabreichung von 3mal pro Tag 20 Tropfen „Echinacea D6", *Roter Sonnenhut,* weil man dadurch die natürliche Abwehrkraft des Körpers stärkt.

Apfelbaumrinde, von fingerdicken Ästchen vor dem Austrieb geschnitten, zerkleinert, getrocknet und in größerer Menge gut verschlossen aufbewahrt, ergibt einen wertvollen Badezusatz: 100 g in 1 l kaltem Wasser zugestellt, gut aufgekocht, abgeseiht und dem Badewasser hinzugefügt, entspannt und reinigt die Haut zugleich.

Zu Fuß geht der Weg zur Gesundheit. Mit dem Kraftfahrzeug führt er zur Krankheit. Die Wahl liegt bei dir.

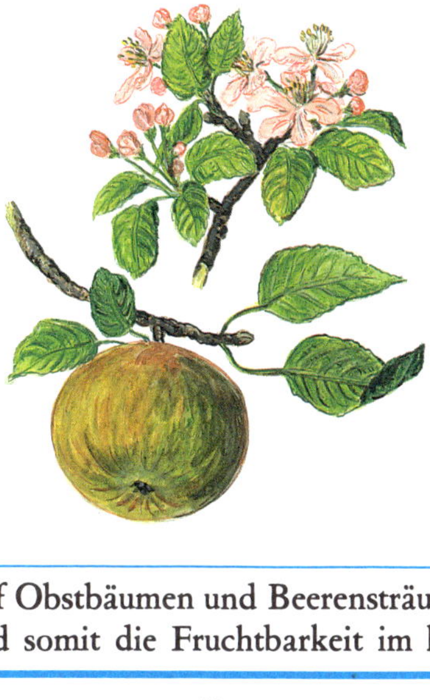

Apfelbaumzweig

Mäßige Schneebedeckung auf Obstbäumen und Beerensträuchern erwärmt. Fördert den Knospenansatz und somit die Fruchtbarkeit im kommenden Jahr.

19. Jänner

AUF DER SUCHE NACH DER WAHRHEIT

Farben sind lebendige Kräfte, Quellen der Gesundheit und der Stärkung. Die Natur bietet sie uns an. Machen wir sie uns dienstbar. Aus ruhiger, stiller Farbenbetrachtung in der Natur können wir uns lebengebende, harmonisierende Energien aneignen.

Heilende Kraft der Farben Blau, Violett, Purpur. Blau: entwickelt Lebenskraft, nährt Kopf- und Augennerven, drängt Fieber zurück. Violett: nimmt Milzstechen und Milzschmerzen, fördert die Bildung weißer Blutkörperchen. Purpur: steigert die Geschlechtskraft, lindert Venenschmerzen.

Immergrünblätter können zu jeder Jahreszeit geerntet werden! Nach dem Sammeln an einem zugigen Platze trocknen. Im heißen Aufguß zubereitet, kann man Immergrüntee innerlich und äußerlich verwenden. Besonders geeignet für die kalten Wintermonate.

Immergrüntee, täglich 3 Wochen lang früh und abends je 1 Tasse eingenommen, gilt als Kur zur Regenerierung des Blutes. Besonders wertvoll für Blutarme, Schwermütige, Depressive, für Genesende und für Opfer nach schweren Unfällen! Nicht zu vergessen seine Heilwirkung bei Durchblutungsstörungen des Gehirns.

Immergrüntee als Gurgelwasser erzielt gute Erfolge bei Angina, Mandelentzündung, Bläschenbildung im Mund und bei Mundinfektionen. Täglich früh und abends anwenden.

Immergrünwein bei Depressionen und Blutarmut: 50 g getrocknete Immergrünblätter in 1 l naturbelassenem Rotwein kurz aufkochen, abseihen. Temperieren lassen und 100 g echten Bienenhonig darin auflösen. Gut verkorken, dunkel und kühl lagern. Täglich vor den Hauptmahlzeiten ein Gläschen trinken.

Immergrüntee-Waschungen, ein vorzügliches Mittel zur Wundenvernarbung.

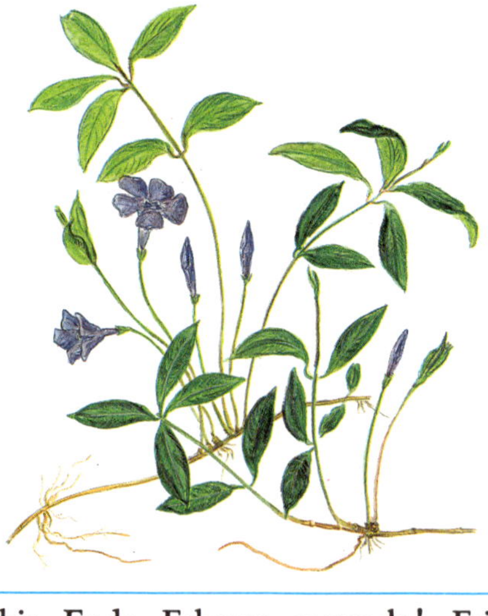

Immergrün

Wacholderzweigspitzen bis Ende Februar sammeln! Frisch oder getrocknet als Abkochung. Ein wertvoller Badezusatz zur Stärkung der Widerstandskraft.

20. Jänner

GOTTES KRAFT GEHT ALLE WEGE MIT

Naturheilkunde ist ein uns Nahebringen des wohlgeordneten Planes im Bereich der Natur, wo ebenso der Mensch seinen bedeutenden Platz einnimmt. Der die Aufgabe hat, uns ein klares Bild der bewegenden Kräfte zu vermitteln. Dabei zählt auch die Religion als Energiequelle und wichtiges Ordnungsprinzip.

Heilende Kraft der Farben Rot, Orange, Gelb. Rot: regt die Tätigkeit der Leber an, fördert die Bildung roter Blutkörperchen. Orange: wirkt drüsenanregend und kräftigt das Gewebe der Lunge. Gelb: stärkt das vegetative Nervensystem, fördert die Verdauung, ist magenfreundlich und magenschonend, hemmt Magen- und Darmgeschwüre.

Majoran übt seiner ätherischen Öle und seiner Bitterstoffe wegen eine breitfächrige Heilwirkung aus: schleimlösend und auswurffördernd, wassertreibend, schweißtreibend, magenstärkend, auf Darm und Magen beruhigend, schmerzstillend bei Nervenschmerzen in äußerlicher Anwendung als Einreibung mit Majoranöl. – Majoran steigert schließlich die Milchmenge der Wöchnerinnen. – 1 Tasse Majorantee, morgens nüchtern getrunken, eignet sich vorzüglich bei verdorbenem Magen. Erleichtert das Erbrechen und führt so eine natürliche Magenreinigung herbei.

Weizenkleiebäder erweisen sich für die Haut als sehr beruhigend. Es gibt bei akuten Hautkrankheiten nichts Geeigneteres. Bei Hauttypen, die so empfindlich sind, daß sie auf Seife „böse“ reagieren, bringt ein Weizenkleiebad großartige Hilfe. – 500 g Weizenkleie locker in ein Mullsäckchen füllen, in einen 3-Liter-Topf geben, mit kochendem Wasser übergießen, 15 Minuten ziehen lassen und dann beides gemeinsam ins Badewasser schütten.

Sauerrahm ist von heilender Eigenschaft. In die Haut eingerieben, schützt er vor Rauhheit und Sprüngen. Ein natürlich-wertvolles Körperpflegemittel.

Farbenblindheit ist kein Schicksal. Kann durch ausdauerndes Üben behoben werden.

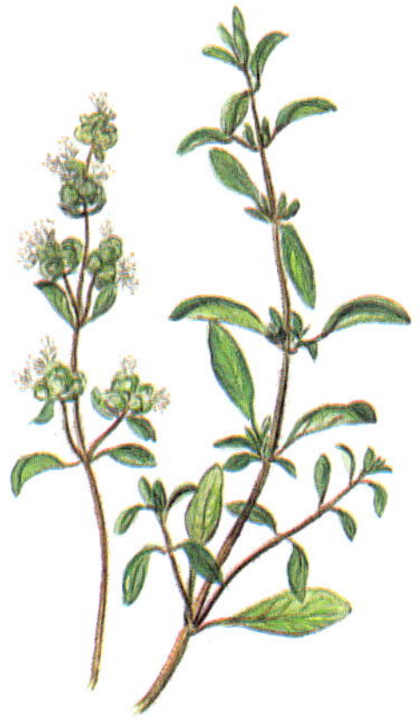

Majoran

An frostfreien Wintertagen können Obstgehölze mit Schachtelhalmtee gespritzt werden. Beste giftfreie Vorbeugung gegen pilzliche Erkrankungen.

SOLANGE ICH LEBE, KANN ICH ÄNDERN

Redet man von Gesundheit und Wohlbefinden und ist man bereit, Tips entgegenzunehmen, die das Leben gezeitigt hat, so wird ein flächenbreites Denken unablässige Voraussetzung, das meinen ganzen „Leib-Seele-Geist-Menschen" umfängt und berücksichtigt.

Heilende Kraft der Farben Grüngelb, Grün und Türkisblau. Grüngelb: fördert die Knochensubstanzbildung und regt die Gehirntätigkeit an. Grün: begünstigt die Gewebebildung und stärkt den Muskeltonus, wirkt keimtötend und desinfizierend. Türkisblau: ist die hautfreundlichste Farbe, kräftigt die Haut.

Was ist *Lecithin?* Eine fettartige Substanz, wichtiger Bestandteil aller pflanzlichen, tierischen und menschlichen Zellen und Zellenmembrane. Vor allem für Hirn und Nerven sehr wichtig. Außerdem sorgt es für den Fettabtransport aus der Leber. Lecithin wird aus Eigelb und Sojabohnen gewonnen. Aber auch in Milchprodukten und Pflanzenfetten ist Lecithin enthalten. Gilt als Stärkungsmittel bei Erschöpfungen. – Lecithinkapsel-Einnahme nur nach ärztlicher Verordnung.

Ein Mundbad reinigt und kühlt. 2 Eßlöffel *Zitronensaft* mit doppelter Menge kaltem Wasser strecken, einen Schluck in den Mund nehmen, den Kopf weit nach hinten beugen. Bei geschlossenem Mund das Wasser durch die Zähne pressen, ausspucken. – Bei Reizhusten, bei Fieber, bei längerer Bettlägrigkeit und allgemein zur Erfrischung 2- bis 8mal täglich anwenden.

Alant-Tee, als Abkochung zubereitet, längere Zeit hindurch täglich früh und abends je 1 Tasse getrunken, behebt Nierenträgheit, Magenschwäche, löst Gallensteine. Öfters kurmäßig eingesetzt, stärkt er die Abwehrkräfte des Körpers.

Das *Gänsefingerkraut,* die Anserine, ist unser bestes krampflösendes Heilkraut. – 2 Eßlöffel Kraut, 1 Eßlöffel Fenchelsamen in ½ l Milch kochen. Abseihen, trinken.

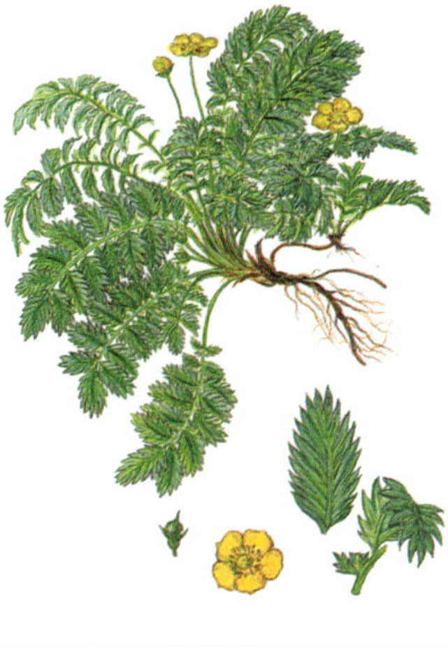

Gänsefingerkraut

Nüsse sind Frostkeimer. Jetzt eine Walnuß in einen mit feuchtem Sand gefüllten Topf legen. Ins Freie stellen. Im März in die Gartenerde pflanzen.

22. Jänner

VEREINTE KRAFT VIELERLEI SCHAFFT

Immergrüne Nadelwälder haben auch im Winter etwas Erhabenes an sich. Das von den Wechselfällen des Lebens erschütterte Gemüt findet im Wald so vieles: heilsame Ruhe – schicksalsordnende Kraft, einen Sog nach oben – ich-stärkende Aufrichtung – zeitloses Werden und Gemeinschaftsgefühl in der ich-bestätigenden Zusammengehörigkeit.

Heilerde kann in der vorgeschriebenen Dosis auch innerlich angewendet werden. Normalerweise genügt es, früh und abends je 1 Teelöffel voll zu nehmen. Obstsaft, Milch oder Wasser nachtrinken. Heilerde wirkt entgiftend und heilend auf Magen und Darm, festigt zugleich das ganze Körpergewebe. – Stets die Herstelleranweisung beachten, die den Heilerde-Paketen beigelegt oder aufgedruckt ist!

Königlicher Futtersaft – Gelée Royale – Brutmilch, Weiselfuttersaft, Königinnenstoff, Bienenköniginfuttersaft ist die Absonderung der Futtersaftdrüsen der Arbeitsbienen, mit dem diese die Königinnenlarven füttern. Er enthält viele Vitamine, Aminosäuren, Eiweiße, Mineralsalze, Pflanzenhormone, keimhemmende Substanzen, Pantothensäure, die notwendig für den Aufbau und die Funktion des Hautgewebes sind, sowie Biotin, das wichtigste Wachstumsvitamin der Haut.

Was bewirkt Gelée Royale? Verjüngung gestörter Haut, günstige Beeinflussung von Hautentzündungen, Ekzemen, Flechten und Schorf, verhindert Narbenbildung bei abklingender Akne. – Dosis laut Anleitung. – Einkauf ist Vertrauenssache. Das Angebot entspricht nicht immer der gewünschten Qualität.

Rasche Hilfe bei starkem Herzklopfen: einige Tropfen *Baldriantinktur* einnehmen. – Oder 1 Glas frischen Apfelsaft langsam trinken. – 1 Tasse Pfefferminztee, tagsüber schluckweise getrunken, wirkt ebenfalls sehr beruhigend.

Altbeliebte, einfache Hausmittel bei Verdauungsstörungen: *Kamille, Pfefferminze* und *Wermut* als Tee.

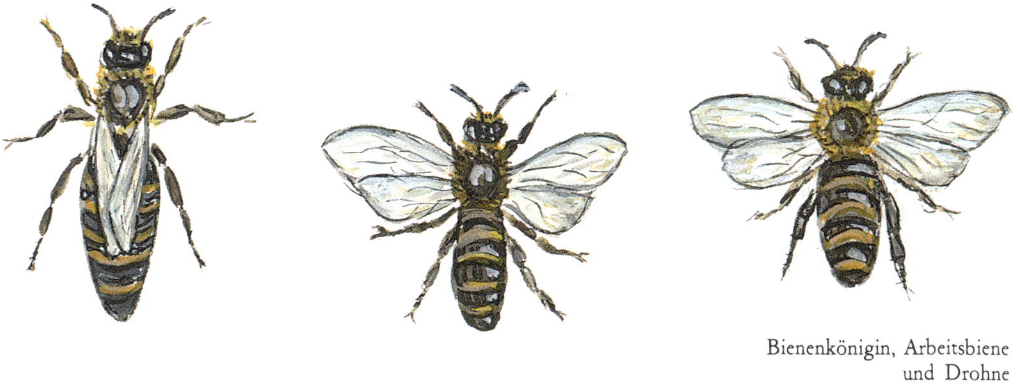

Bienenkönigin, Arbeitsbiene und Drohne

Schmucke Farben, fröhliche Rufe, weitschallendes Hämmern des Spechtes verraten, daß der „Baumarzt“ am Werke ist. Verscheuche ihn nicht!

23. Jänner

LIEBE ÖFFNET ALLER HERZEN TORE

Für den Aufstieg geistigen Lebens gibt der Mystiker Heinrich Seuse (21. 3. 1295, Konstanz am Bodensee – 25. 1. 1366, Ulm, Gedenktag 23. Jänner) die Anweisung: „Ein gelassener, das heißt in Gottes Willen ergebener Mensch muß entbildet werden der Kreatur, gebildet werden in Christus, überbildet in der Gottheit."

Jede aufgenommene Nahrung löst in unserem Körper saure oder basische Reaktionen aus. Vor allem sind es die tierischen Nahrungsmittel, die, im Übermaß verzehrt, zur Bildung der gefährlichen Harnsäure führen. Harnsäure ruft nicht nur Rheuma- und Gichterkrankungen hervor und verursacht Kopfschmerzen, sondern sie bringt auch Halsentzündung, Bronchialkatarrh, Rachen- und Mandelentzündung, Stirn- und Kieferhöhlenentzündung mit sich.

„Gleiches wird durch Gleiches geheilt." Dort, wo sich aufgrund überschüssiger Harnsäure im Körper die Luftwege durch Entzündungsprozesse zur Wehr setzen, ist der fleischfressende *Sonnentau,* ein „Ausbund" der Pflanzenwelt, richtig am Platze. Die Überproduktion der Harnsäure wirft den Körper aus dem Gleichgewicht. – Vom Homöopathikum *„Drosera D6"* täglich 3mal – jeweils 1/4 Stunde vor den Mahlzeiten – 15 Tropfen auf einen Eßlöffel Wasser einnehmen.

Kiefernnadeln sind zu jeder Jahreszeit Balsam für die Atemwege. Die aromatischen Harze machen durch ihren Wohlgeruch die Bronchien widerstandsfähiger, wirken schleimlösend. – Kiefernreisigbüsche, aus Schlägerungen gesammelt, in den Wohnraum gestellt und wöchentlich erneuert, erweisen sich als lungenfreundlich. Sie sind „Heilkraut für unser Wohnzimmer".

Mehr Wert auf das gründliche, bewußte Ausatmen legen. Es hilft mit, das enge Ich zu durchbrechen, den Weg einer bewußten Wesensbildung zu gehen. Sich freier für mehr „Ich-Aufnahme" machen.

Das Bett an feuchter, nasser Wand ist Quelle vieler Übel.

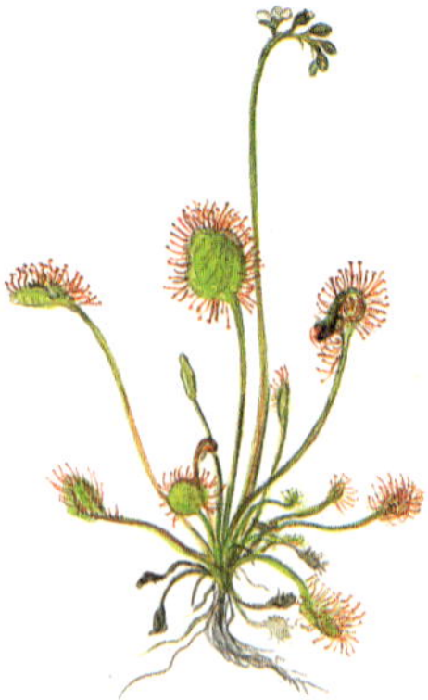

Sonnentau

Spuren, Fährten und andere Zeichen von Tieren in der Natur nicht übersehen. – Das erweitert unser Wissen, fördert unser Denken und hält es rege.

NÜTZE DIE MACHT GUTER GEDANKEN!

Franz von Sales, Bischof von Genf, Gedenktag 24. Jänner, gilt als Lehrer der Sanftmut. Er behandelte die Menschen in seiner menschlich-verständnisvollen Art, war sich selbst gegenüber aber sehr streng und anspruchsvoll. – Der sanftmütige Mensch ist nicht schwach. Er bemüht sich, die Schwächen der anderen zu verstehen, ihnen aber ein Leben unter zwei Aspekten verständlich zu machen: Gegen sich selbst streng, gegen andere jedoch mild.

Was du über *Olivenöl* wissen mußt, um gesund zu leben: Feines Olivenöl wird aus frischen, kirschengroßen, rötlich bis schwarz gefärbten Steinfrüchten hergestellt. Die Oliven müssen sofort nach dem Pflücken gepreßt werden. Daraus ergeben sich drei Olivenöl-Sorten: 1. Kaltgepreßtes Olivenöl, auch „Jungfernöl" genannt, entsteht durch das leichte Pressen der Früchte ohne Wärmeentwicklung, von gelber bis grünlicher Farbe. Es riecht nach frischen Olivenfrüchten. Dieses Öl ist von feinster Qualität, gilt als Heilöl und wird in der Pharmazie „offizinell" geführt. – 2. Speiseöl gewinnt man durch Warmpressung von Fruchtfleisch und Kernen. Von geringerer Qualität, muß für Speisezwecke erst raffiniert werden. – 3. „Baumöl": durch Pressung der Rückstände und des Preßkuchens unter Wärmeeinwirkung hergestellt. Wird zur Seifenerzeugung und für industrielle Zwecke verwendet.

Kaltgepreßtes Olivenöl nimmt man als Schutzmittel beim Aufzeitigen von Eiterherden, um die Zersetzung der Haut durch die Wirkung der „Zugsalbe" oder des aufgelegten *Bockshornkleesamen-Pulvers* abzuschwächen. Man reibt die Stellen vorsichtig mit Olivenöl ein, deckt sie ab oder legt ein in Öl getränktes Leinenfleckchen darüber. Nach zwölf Stunden wieder „Zugbehandlung".

Bei Epilepsie oder Fallsucht sind alle jene Heilmittel zu meiden, die auf alkoholischer Basis zubereitet wurden.

Eingelegte *Pfirsiche* sind zur Winterszeit wegen ihrer Darmfreundlichkeit als Nachspeise zu empfehlen.

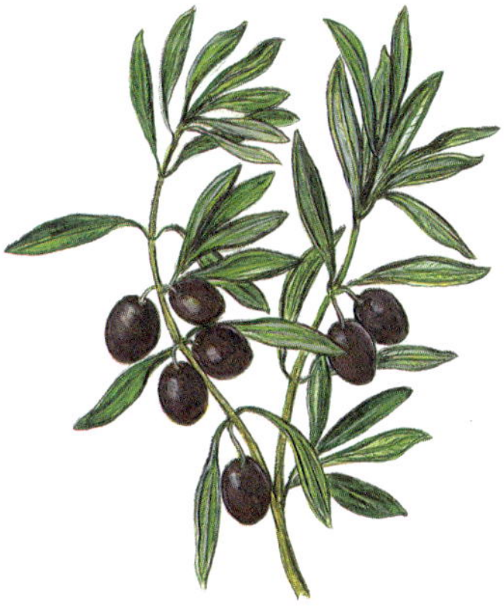

Oliven

Winterlagerungen dürfen nicht außer acht gelassen werden. Dahlienknollen und Gladiolenzwiebeln durchkontrollieren. Angefaulte Exemplare entfernen.

OFFENE AUGEN FINDEN NOT ÜBERALL

Die „große Wende" im Leben eines jeden Menschen ist keine Einbildung. Sie muß richtig erkannt und bewußt zielstrebig fortgeführt werden. Denn „Zufälle" gibt es nicht, sondern einzig und allein ein offensichtliches Eingreifen Gottes, das aber ohne dein konsequentes Mittun wieder verkümmern würde. – Die Bekehrung des Apostels Paulus gibt heute Anlaß, darüber nachzudenken.

Ohne Ausnahme ist jeder Mensch Lebensbelastungen und Gesundheitsschädigungen unterworfen. Sie sind berufsbedingt, ortsbedingt, gewohnheitsbedingt, können von außen, aber auch von innen einwirken und sind oft von vielen Umständen abhängig. Die daraus entstehenden oder entstandenen Belastungen und Schädigungen werden „Noxen" genannt. Es ist unsere Aufgabe, diese zu erkennen und sich dagegen zu schützen.

Die von *außen* kommenden *„Noxen"* sind: Viren, Bakterien, Staub, Gase, Durchnässungen, Durchkältungen, Überbelastungen, Überanstrengungen, Stoß, Schlag, Stich, Schuß. – Falsche Ernährung, Überdosis oder Unverträglichkeit von Medikamenten, Einnahme von Suchtgiften oder Genußmitteln.

Die von *innen* kommenden *„Noxen"* sind: vererbte Organschwäche oder Organminderwertigkeit, schwache Widerstandskraft, Allergien, Selbstvergiftung des Körpers, die von schlecht funktionierenden Organen ausgeht. Typisch sind die Darmgifte durch chronische Verstopfung oder die Ablagerung der Harnsäure – damit verbunden Rheuma und Gicht – durch Leistungsausfall der Nieren oder durch schlechte Verdauung bei Leber- und Bauchspeicheldrüsen-Erkrankung.

Um die Sehkraft zu erhalten, zu stärken und gleichzeitig der Augenschwäche entgegenzuarbeiten, schließt man die Augenlider gut und reibt sie vorsichtig, aber gründlich mit gebranntem *Kirschgeist* ab. Dies führe man 6 Wochen lang täglich in der Früh nach dem Aufstehen, mittags und am Abend vor dem Schlafengehen durch.

Äpfel, Haferflocken und *Karotten* sollten alte Menschen täglich essen.

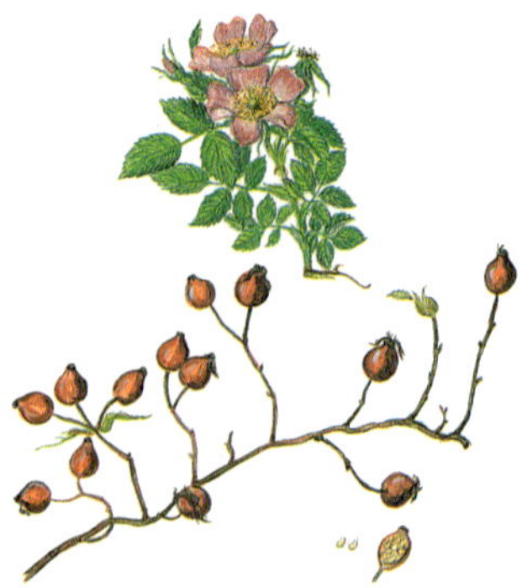

Heckenrose

Wilde Rosen in einer Ecke des Gartens liefern mehr als bloß die wertvollen Vitaminspender „Hagebutten". Sie bieten vielem Getier Zuflucht.

WÄRME ALLEIN MACHT EIS ZU WASSER

Daß doch auf mich Verlaß wäre und Eifer meine Seele erfüllen möge! – Am heutigen Tage sind unsere Lehrmeister die Apostelschüler Timotheus und Titus. – Timotheus, ein Mitarbeiter des Paulus, war auch in der Gefangenschaft in dessen Nähe. Der Völkerapostel bezeugt: Auf ihn kann man sich verlassen, denn Timotheus ist an der Sache Jesu interessiert. – Titus wird als eifriger Missionar geschildert, der auch aus eigenem Antrieb heraus handelte.

Homöopathische Essenzen von den wichtigsten Heilkräutern sind in Apotheken erhältlich. Ihr Vorteil besteht darin, daß sie nur tropfenweise eingenommen werden und die Flüssigkeitszufuhr dadurch nicht überhöht wird. Ferner erspart man sich die Teezubereitung. Nicht zuletzt kommen die Wirkungskräfte zwar in stark verdünnter Form, aber dennoch konzentriert und gezielt zur Anwendung.

Bei unerwünschten, wiederkehrenden Schweißausbrüchen hat sich das Homöopathikum „Salvia officinalis" bestens bewährt. Es wird aus frischen *Salbeiblättern* hergestellt. 3mal täglich 10 Tropfen von der Potenz dil. D4 auf einen Eßlöffel Wasser einnehmen. Ausgezeichnetes schweißhemmendes und vielgebrauchtes Mittel, besonders wertvoll für Frauen in den Wechseljahren.

Arbeitet die Bauchspeicheldrüse träge, bereite man 1 Teelöffel zerquetschter *Wacholderbeeren* für 1/4 l Tee im Aufguß zu, lasse ihn 15 Minuten zugedeckt ziehen, seihe ab und trinke täglich früh und abends je 1 Tasse ungesüßt. – Das gleiche kann man auch bei Magen- und Darmerkrankungen tun. Solche Kuren überschreiten nie 3 Wochen. Nach 1 Woche Pause können sie wiederholt werden. – Vorsicht bei Nierenleiden!

50 g *Gerstenkörner* in 1 l Wasser weichkochen. Abseihen, temperieren lassen, 1 Eßlöffel echten Bienenhonig beimischen. Öfters während des Tages davon getrunken, hilft dies bei schmerzenden Hustenanfällen.

Sand-Strohblumen- oder Immortellentee bei Gallenleiden. Im Aufguß früh und abends je 1 Tasse.

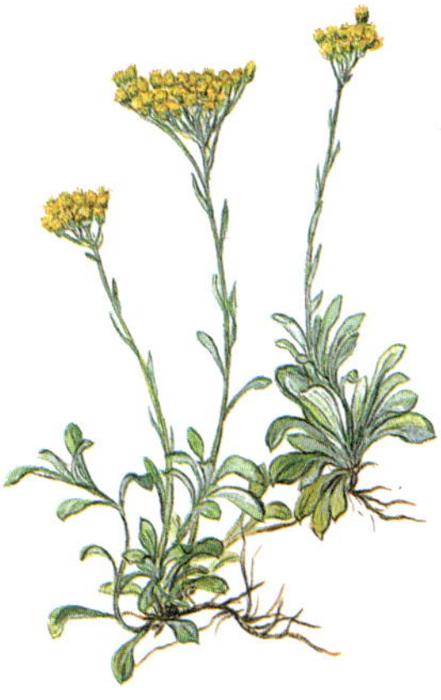

Sand-Strohblume

„Bonsai" heißt „Baum im Topf". Die Bonsaikultur stammt aus Japan. Zwergbäume, die uralt werden, das ganze Jahr über grün bleiben. Ein herrlicher Zimmerschmuck.

27. Jänner

LIEBE UND FRIEDEN UM DICH SÄEN

Gott gebe, daß es keine Kriege mehr gäbe. Ja! Das wünschen sich so viele Menschen. Das ersehnen wir alle. Weil wir es ablehnen, mit dem Krieg Geschäfte zu machen. Auch ohne Krieg haben wir alle zu kämpfen. Mit unseren eigenen Problemen, die uns nicht selten Kummer ins Haus tragen. Hier liegt unser stiller Kampfplatz. Das unblutige Schlachtfeld. Lerne dabei, dich selber zu achten, denn: „. . . bedenke, daß EINER da ist, der erhöht und erniedrigt." (Sir 7,11b)

1 Woche lang Tee aus *Königskerzenblüten* eingenommen, erleichtert nicht nur die Abschleimung, sondern bewirkt noch mehr. Weil bei Erkältungsentzündungen der Stoffwechselprozeß zu stark in unser rhythmisches System, in das Lungengebiet, eindringt, muß hier die Dynamik des Königskerzenprozesses rasch entschlossene Wandlung schaffen. Getrocknete, schleimig-süßliche Blüten mit ihrem hohen Saponin- und Flavoningehalt wirken sich wohltuend auf ein sehr breites Organgebiet aus, nämlich auf unseren Leber-Nieren-Lungen-Herz-Bereich. Und da unser Körper als unzertrennliche Einheit gilt, ist auch der Erfolg einer Königskerzenblüten-Teewoche leicht verständlich.

Wie wäre es mit der sanften, aber konsequenten Waffe einer *Teekur?* Gegen den festsitzenden Schleim: Thymian 50 g, Huflattichblätter 35 g, Königskerzenblüten 35 g, Löwenzahnblätter 30 g. Zubereitung im Aufguß, 1 festen Teelöffel voll echten Bienenhonig beimischen und 10 Tropfen des Homöopathikums „Drosera D4", Sonnentau, dazugeben. 3 Wochen hindurch 3 Tassen, verteilt über den ganzen Tag, schluckweise trinken.

Bei Erkältungserkrankungen *Brustwickel* mit heißer Milch anbringen, gemeinsam mit vorangehender Dampfinhalation mit ätherischem Latschen- oder Eukalyptusöl. Nach 1 bis 2 Stunden den Wickel abnehmen. 1 Stunde im Bett dunsten.

Schwinden die Kräfte? Rasch 5 Tropfen *Enziantinktur* einnehmen!

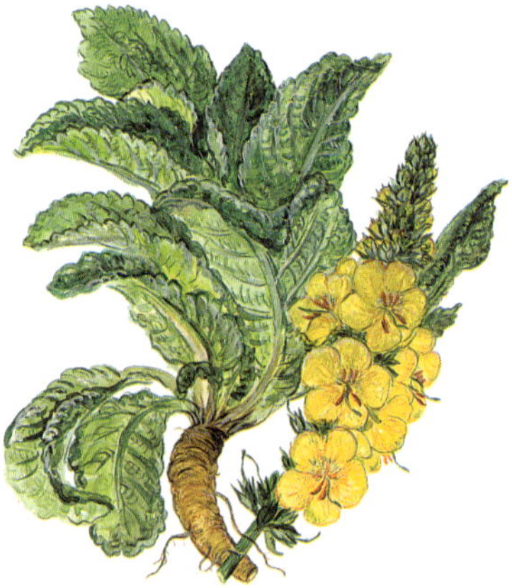

Königskerze

Die Königskerze treibt im ersten Jahr am Boden die Blattrosette. Schießt im zweiten Jahr mächtig empor. Blüht, stirbt ab.

28. Jänner

KEINER KENNT MICH SO WIE GOTT

„Der Glaube ist ein Vorauskosten jener Erkenntnis, die uns in der Zukunft glückselig macht." Heute, am Gedenktag des heiligen Thomas von Aquin, wollen wir einmal über seine Worte nachdenken. Er betont immer wieder in seinen Schriften, daß ein und derselbe Gott dem Menschen die Erkenntniskraft verliehen hat und ihm somit die Aufgabe stellt, sich die Erde untertan zu machen und die Welt des Geistes zu erobern. Glaube und Vernunft haben also ihren Ursprung in Gott und können daher niemals einander entgegengesetzt sein.

Bei Venenerweiterung, Krampfadern, nächtlichen Wadenkrämpfen, Venenentzündung und Hämorrhoiden früh und abends von folgender *Teemischung* 1 Tasse trinken: Brombeerblätter 35 g, Gelber Steinklee 35 g, Kamille 30 g, Löwenzahnblätter 25 g, Gartenraute 25 g. Zubereitung im Aufguß. Dem Tee fügt man 20 Tropfen des von der Roßkastanie gewonnenen Homöopathikums „Aesculus D4" bei.

Was für Säuglinge die Muttermilch, sind für den heranwachsenden und erwachsenen Menschen *Sauermilch, Joghurt, Buttermilch* und ganz besonders *Sauerkraut.* Sauerkraut regelmäßig in kleinen Mengen als Beigabe zur normalen Kost genießen!

Den *Honig* können wir als konkretisierte Sonnenenergie betrachten, als Kraft des Schöpfers von oben. Wundert es uns dann, daß Honig für unser Herz im wahrsten Sinne des Wortes Sonne bedeutet? Honig ist die hilfreich ausgestreckte Hand des Schöpfers seinen Kindern gegenüber!

Eine bewährte *Teemischung* bei Gastritis und Blähungen: Melisse 60 g, Kamille 50 g, Anis 20 g, Kümmel 15 g, Tausendguldenkraut 5 g. – 1 Eßlöffel der Mischung im Aufguß zubereiten und vor jeder Mahlzeit 1 Tasse warm trinken.

Schmerzende Sehnen am Abend mit *Latschenkiefernöl* einreiben: Die Stelle warm halten.

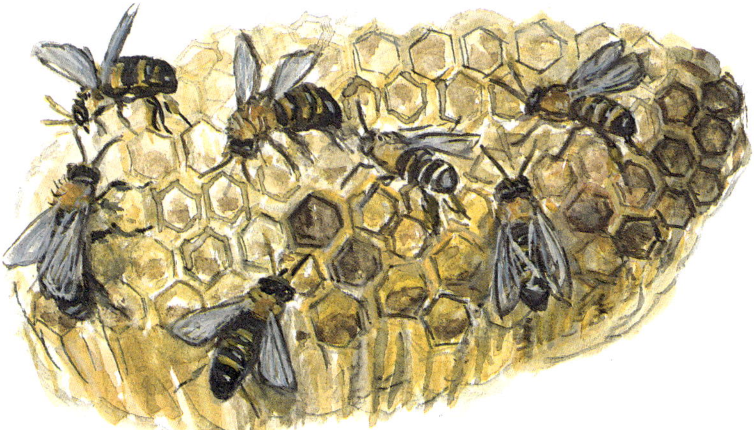

Bienen auf Wabe

Laß Weidenkätzchen in der freien Natur stehen! Sie ergeben im Frühling die erste Bienenweide für jene Geschöpfe, die dir guten Honig liefern.

LICHT FÜR ANDERE SEIN, IST GNADE

Muß der Mensch von heute schon mit Sechzig sterben? Eine hohe Lebenserwartung mit gleichzeitig hoher Lebensqualität sollte durchaus keine Seltenheit sein. Der Mensch könnte 100 bis 120 Jahre alt werden, wenn ... man sich bewußt in jüngeren Jahren auf das Altwerden mit seiner Lebensfreude, mit seiner Lebensaufgabe und Aktivität vorbereitet. Das Leben ist ein großes Glück! Davon überzeugt sein, es nicht als Last aufzufassen, ist Erziehungssache, Arbeit an sich selbst.

Kinder, nicht selten gequält von Keuchhusten, brauchen *Schwarzen-Johannisbeer-Saft.* Zur Vorbeugung gibt es für sie kein besseres Naturheilmittel als den alkoholfreien Saft der Schwarzen Johannisbeere. – Besonders in den Wintermonaten sollen sie täglich morgens und abends 1 kleines Gläschen davon trinken.

Mitternächtliche Keuchhustenanfälle, verbunden mit Erschöpfungszuständen der erkrankten Kinder. – Wirkt Schwarzer-Johannisbeer-Saft vorbeugend bei Keuchhusten der Kinder, so ist es der *Schwarze-Johannisbeerblätter-Tee,* der, bei nächtlichen Anfällen löffelweise eingegeben, diese zum Abklingen bringt. Bereits am Abend den Tee bereiten und in eine Thermosflasche füllen. Jede Nacht für den Bedarfsfall parat halten. Täglich frisch verwenden.

Frauen in den Wechseljahren können durch das Trinken von *Gartenraute-Tee* anfallsartiges Auftreten von Herzklopfen günstig beeinflussen, wenn man dabei beachtet: 1 Woche lang täglich früh und abends je 1 Tasse Tee einnehmen, dann 1 Woche aussetzen, danach erneut beginnen. Zubereitung im Aufguß, 1 voller Teelöffel für ¼ l kochendes Wasser, 5 Minuten ziehen lassen.

Frauen mit schwachem Blasenschließmuskel sollen in den Wintermonaten 6 Wochen lang *Schwarzen-Johannisbeerblätter-Tee* morgens nüchtern ohne Honig trinken.

Jeden Morgen, auch im Winter, Zimmer lüften.

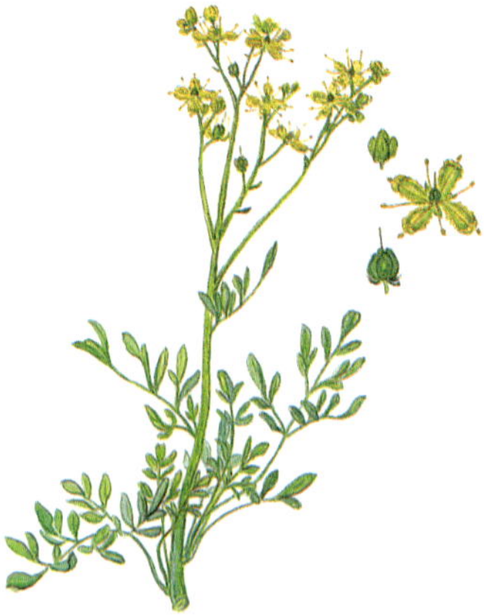

Gartenraute

Die Gartenraute liebt leichte Kalkböden in sonniger, windgeschützter Lage. Kommt vorzüglich als Hintergrund von Rabattenblumen zur Geltung.

GEISTIGE REIFE KANN NUR WERDEN

Träume von der Sonnenblume, wenn es in deinem Herzen finster ist. – Lobe im Geiste die frische Quelle, wenn deine Seele am Verdursten ist. – Freue dich über alles Geschaffene, wenn du am liebsten weinen möchtest, und du bist ein Bruder, eine Schwester „Immerfroh".

Bei Erkrankungen der Atmungsorgane, zur Steigerung der Widerstandskraft und zur Hebung des Stoffwechsels rate ich zu einer 3wöchigen *Wacholderbeeren-Teekur,* nicht länger! 5 g getrocknete und zerquetschte reife Wacholderbeeren werden mit ¼ l kochendem Wasser übergossen. 15 Minuten zugedeckt ziehen lassen, dann abseihen. Mit echtem Bienenhonig süßen, täglich früh und abends je 1 Tasse davon trinken. Dieses Tagesquantum soll nicht überschritten werden.

Übermaß schadet! Trotz der unumstrittenen großartigen Heilwirkung der Wacholderbeere, die sich vielseitig bemerkbar macht und vor allem die körpereigenen Abwehrkräfte aktiviert, ist bei deren Benützung immer zu beachten, daß größere Mengen oder längere Anwendung Nierenentzündung und Nierenreizung auslösen können. Bei akuten und chronischen Nierenleiden darf man Wacholderbeeren-Kuren nicht durchführen und muß die Einnahme von Wacholderbeeren-Tee strikt meiden.

Seelische Verschiebungen führen nicht selten zu Verdauungsstörungen: zu Verstopfung oder Durchfall. Beides tritt oft hintereinander auf. Die *Kamille* ist und bleibt das unumstrittene „Magenkräutl", das durch seinen günstigen Einfluß auf das vegetative Nervensystem eine große Breitenwirkung aufzuweisen hat.

Bei Schwermut öfters während des Tages *kaltes Wasser* über die Arme fließen lassen. Das lockert seelisch-geistig auf und erheitert.

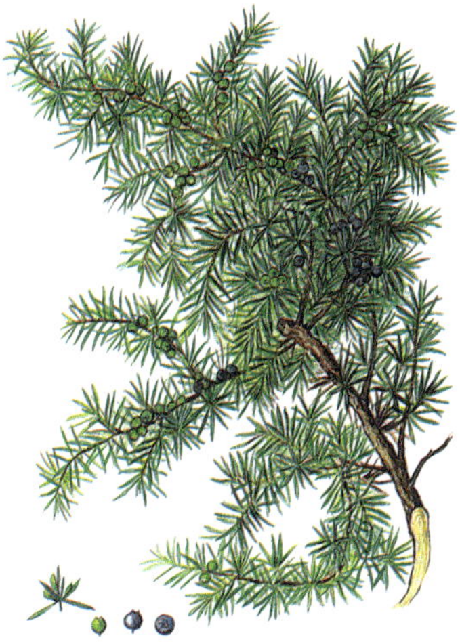

Wacholder

Zwergwacholder, Juniperus communis nana, eignet sich im Garten ausgezeichnet für Böschungsbepflanzungen. Ist den Zwergthujen vorzuziehen.

UNKLARE VERHÄLTNISSE VERWIRREN

Die natürlichen Grenzen durchbrechen, hineinschauen und eindringen in das unendliche Reich des „über der Natur und deren Gesetzen Stehenden" muß nicht ein Wunschdenken bleiben. Das eigene Leben eine Etage höher einstellen, anstreben und erbeten. – Vom heiligen Johannes Bosco (heute sein Gedenktag) sagte Papst Pius XI.: „In seinem Leben wurde das Übernatürliche fast natürlich und das Außergewöhnliche gewöhnlich." – Die Macht, die Don Bosco über die Herzen der Menschen ausübte, war letzten Endes die Macht, die Gott durch ihn weitergab. So könnte es auch in unserem Leben sein.

Bei Hämorrhoidenleiden muß ein harter Stuhlgang vermieden werden. Dabei spielt die *richtige Ernährung* eine wesentliche Rolle. Rohe Getreideschrotbreie, Rohmilch, Rohgemüse, Frischobst, gekochtes Dörrobst, unpasteurisierter Topfen aus dem Reformhaus, Vollkornbrot, Weizenkleie, Leinsamen. Wertvoll ist die Einreibung der Stelle mit *Käsepappelöl.* Täglich am Morgen kühle Waschungen des Afters mit *Kamillentee* vorgenommen, lindert Schmerzen und wirkt vorbeugend. – Haben an Hämorrhoiden Leidende einen sitzenden Beruf auszuüben, müssen sie doppelt bemüht sein, gewissenhaft täglich spazierenzugehen.

Offene Mundwinkel mit *Schwarztee* heilen: Beim Schwarztee handelt es sich um fermentierte Teeblätter des aus Ostasien stammenden Teestrauches Camellia sinensis. Im Gegensatz dazu Grüner Tee, dessen Blätter nicht fermentiert sind. – Bei offenen Mundwinkeln spült man öfters während des Tages den Mund mit starkem Schwarztee so aus, daß vor allem die Mundwinkel mit diesem Getränk gut befeuchtet werden. Auch vorbeugend anzuwenden.

Menschen mit Atembeschwerden und Asthma-Anfällen mischen sich täglich morgens 1 Eßlöffel *Rettichsaft* mit 1 Eßlöffel echtem *Bienenhonig* ab. Nehmen dies als Tagesration jeweils in Teelöffelportionen ein. Der Rest ist stets kühl zu lagern.

Bei Kopfschmerzen frischen *Saft roher Kartoffeln* durch die Nase aufziehen.

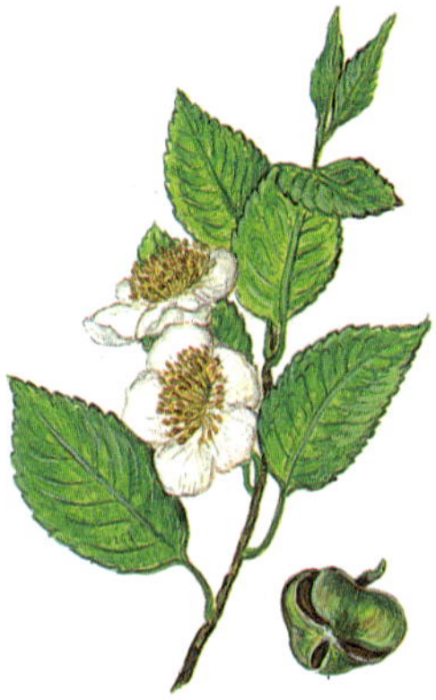

Teestrauch

Zählte die Biene die Flügelschläge, bliebe sie uns den Honig schuldig. Bei Arbeiten in Küche und Garten nicht rein „rationell" denken. Hausgemacht ist unbezahlbar.

Der Säfte
Fluß
schenkt
viele Freuden

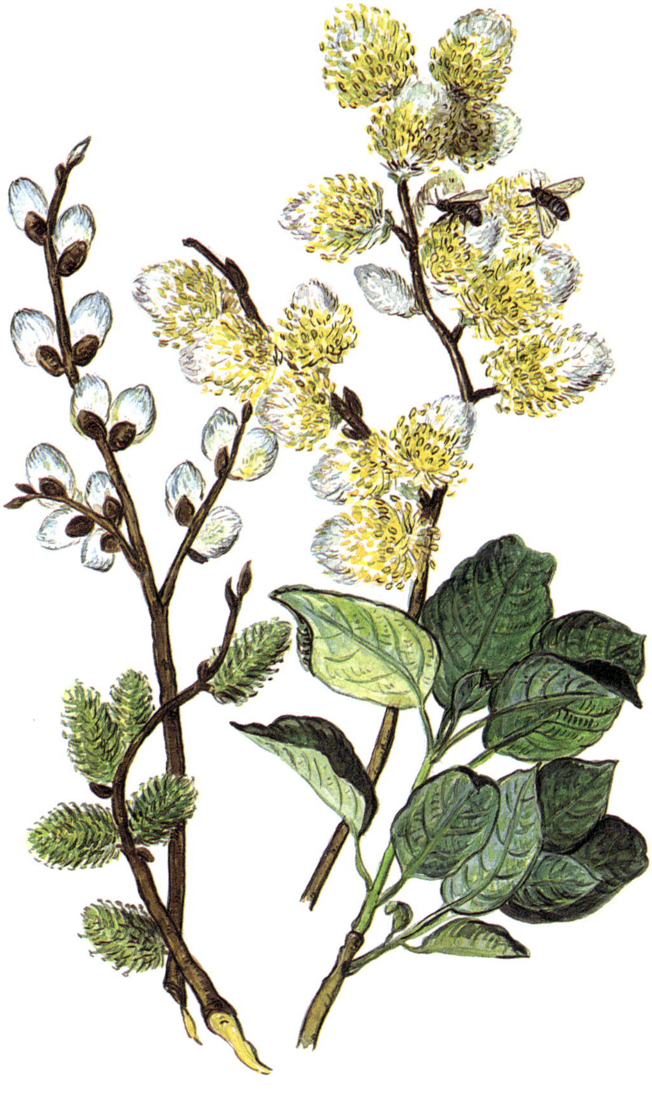

Weide

Stoßschübe.

Impulse.

Sie tun not, haben ihre volle Berechtigung.

Setzen in Bewegung. Retten vor Erstarrung. Werden zu Ketten. Lösen Reaktionen aus. Führen vom Wunschdenken zur handfesten Realität.

Ich sehe und vergleiche. Gehe in die Tiefe. In meinem Denken. Will ergründen. Will wissen. Dann erst erkenne ich ... Richtig. Alles, was um mich herum ist.

Draußen liegt das Feld.

Halbnackt, spärlich vom weißen Wintermantel bedeckt und geschützt.

Man sieht es dem braunfleckigen Acker an, wie er sich hinunterneigt. Der Böschung zu. In sanftem Gefälle.

Dort unten durchbricht das rastlose Wasser des Baches stellenweise die schwindsüchtig-morsche Eisdecke.

Zwischen Böschung und Bachrand steht eine alte Weide festverankert im Boden, den die stets unruhigen Arme des Wassers gerne zerkrümeln und mittragen möchten.

Doch der standhafte Baum verwehrt es ihnen.

Erde, Boden und Pflanze werden eins durch die Wurzel.

Der oberirdische Pflanzenkörper steht und lebt. Ist eben verwurzelt, festgewachsen im Boden.

Weich und biegsam sind sie, die Wurzeln. Zäh und reißfest. Im „Wurzelspagat“ vereinen sich mathematische Berechnung und vollendete technische Anwendung.

Und die Osmose vollbringt es.

Im Stoßschub kann sie es.

Die von den Wurzeln im chemischen Vorgang in Moleküle und Ionen gelösten Kraftstoffe werden durch hydrostatischen Überdruck weiterbefördert, verteilt. Bis an die entferntesten Teile der Pflanze gelangen sie. Durchströmen jede Zelle. Erwecken zum Leben nach der Winterruhe.

Das Wurzelgewebe, unseren Blicken entzogen, leitet den Säftestrom ein. Wenn die schwindsüchtige Sonne wieder an Kraft gewinnt, dann geschieht so manches.

Um uns herum.

Vor unseren Augen.

Zuerst stäubt die Hasel.

Nun reckt auch das Schneeglöckchen seine weißgrünen Spitzen nach oben. Im Reigen fröhlichen Erwachens tanzen Huflattich und Buschwindröschen übermütig im Winde.

Und die Weide schläft nicht mehr. Geschäftig und stolz zeigt sie ihre Palmkätzchen. Vorerst noch hutvoll verdeckt, mit tiefbrauner Kappe. Schließlich immer kecker. Getrieben vom steigenden Saft, drängen sie hin zum Licht, der Entfaltung entgegen.

Wir Menschen jubeln.

Palmkätzchen blühen.

Die Kälte scheint vergessen, die Zukunft grünrosig, ehe sie langsam zu leuchten beginnt. In dieser Hoffnung schwelgen unsere Herzen.

Der Geist erkennt, fängt an zu überlegen.

Die Verwendung der Weide ist uralt.

Geht bis ins Altertum zurück.

Blüten, Blätter, Saft und Rinde.

Keiner macht sie ihr streitig, die zusammenziehende Eigenschaft. Vielmehr grüßt er die blühende Weide.

Vergönnt es den Immen, daß sie nach des Winters langer Durststrecke zu fröhlich' Gelage geladen. Zum Dank mit viel Eifer die ersten Reinigungsflüge wagen.

Man sieht es.

Und freut sich.

1. Februar

IRDISCHE GESETZE GENÜGEN NICHT

Auf mein selbstbewußtes und mutiges Verhalten zugleich kommt es in den verschiedensten Situationen des Lebens an. „Denn Gott hat uns nicht einen Geist der Verzagtheit gegeben, sondern den Geist der Kraft, der Liebe und der Besonnenheit." (2 Tim 1,7)

Das Metall *Kupfer* übt auf Nieren, Haut und Augen eine sehr günstige Wirkung aus. Kupferarmband und Kupferschmuck, in irgendeiner Form am Körper getragen, kann vor allem jenen Personen empfohlen werden, die Schwierigkeiten mit zwischenmenschlichen Beziehungen haben. – Bei zunehmendem Mond aber sollten überempfindliche Typen solchen Schmuck vorübergehend ablegen.

Im Stofflich-Materiellen gefangene Menschen können sich geistig kaum entfalten. Der erste Schritt auf dem Weg zur Besserung ist auch hier die Erkenntnis selbst und das richtige Einschätzen seiner Lage. Ohne das kommt man geistig nicht voran. – Die Überlegenheit des Materiellen kann man durch die Heilwirkung der *Brennessel* empfindlich abschwächen. Blätter getrocknet, pulverisiert und 3mal täglich 1 Messerspitze voll eingenommen, beeinflußt sie den gesamten Körperstoffwechsel und befähigt, eine Änderung unseres eigenen „Seins" herbeizuführen.

Als ausgleichend und abreagierend erweisen sich für sensible Personen die Kräuter *Thymian, Gelber Steinklee* und *Gelbes Labkraut.* Man kann sie zu gleichen Teilen mischen und ein Kräuterkissen damit füllen oder 2 Teelöffel der Mischung mit ¼ l kochendem Wasser übergießen und davon früh und abends je 1 Tasse nehmen. Auch hier ist es günstig, nach 1 Woche Anwendung wieder auszusetzen.

Thymiantee, im Aufguß zubereitet, täglich früh und abends je 1 Tasse getrunken, hat sich bei Menschen, die unter der Einwirkung des Vollmondes leiden, sehr gut bewährt. Beim „letzten Viertel" trinken.

Hältst du etwas auf deine Gesundheit? Dann iß vor allem in der Winterzeit täglich deinen *Apfel.*

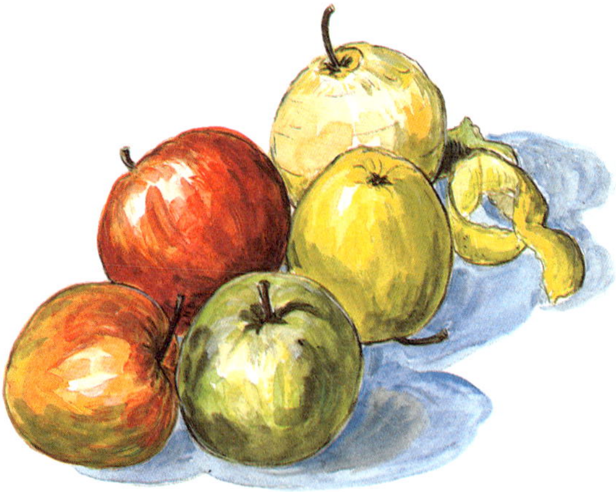

Äpfel

Persönliche Beziehungen zu den Wildkräutern muß man bewußt anstreben und fortlaufend pflegen. Wir dürfen sie nicht mehr „Un-Kraut" nennen.

DEN BLICK NICHT VERDÜSTERN LASSEN

So vieles, was wir ohne näher zu bedenken als Erfüllung vom Jenseits erwarten, könnte schon mitten im Leben Wahrheit werden. So zum Beispiel die Begegnung mit Gott. Gott kommt mannigfach auf uns zu: Wenn wir gemeinsam sein Lob verkünden, für unsere Mitmenschen etwas tun. – Heute, am Fest der Darstellung des Herrn, volkstümlich „Maria Lichtmeß" genannt, wird uns klar gezeigt, wie Gott uns Menschen begegnet. Maria und Josef entdecken Gottes Anwesenheit in ihrem Kinde. – Jeder Getaufte ist ein Tempel Gottes und dessen Repräsentant.

Das „Kräutl mit dem goldenen Herzen" ist die *Kamille.* Ihre Wirkung ist stark krampflösend. Sie trägt viel zur Harmonisierung des inneren Gleichgewichtes bei, baut Spannungszustände ab. 3mal täglich 5 Tropfen Kamillentinktur auf 1 Eßlöffel Honig-Zitronensaft-Gemisch einnehmen. Ist eine wertvolle Hilfe auf seelisch-geistigem Gebiete.

So wird *Kamillentinktur* selbst zubereitet: 100 g getrocknete Kamillenblüten in 1 l 70%igem Obstbrand oder Kornbrand 14 Tage lang im warmen Raum ansetzen. Abseihen, den Rückstand mit ½ l abgekochtem und ausgekühltem Wasser 3 Stunden lang stehen lassen, abfiltrieren und der ersten Flüssigkeit beifügen. Nochmals 14 Tage im mäßig warmen Raum aufstellen, dann dunkel und kühl lagern. Die so erhaltene Tinktur besitzt zirka 45% Alkohol.

Wozu dient Kamillentinktur? Tropfenweise eingenommen nicht nur zur Wiedererlangung des inneren Gleichgewichtes, sondern auch zur Heilung von schmerzhaften Krämpfen, nervösen Magenschmerzen, Leibschmerzen und Dickdarmspasmen, die nicht selten mit „Ziehen und Reißen" in der Aftergegend verbunden sind.

Ich kenne Menschen, die behaupten, daß sie seit Jahren täglich 1 *Apfelkern* kauen – kann auch ein getrockneter sein – und daß dies für ihren Magen sehr förderlich ist.

Johanniskraut, Schafgarbe und *Schlehdornblüten* zu gleichen Teilen ergeben einen hilfreichen Tee bei Leberleiden.

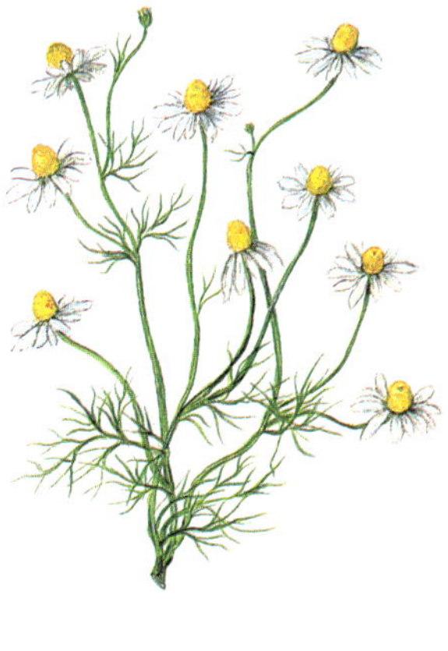

Kamille

Vollwertige, naturbelassene Nahrung kommt nur aus gesundem Boden. Das erreichen wir bloß durch einen gut überlegten Gartenbau.

3. Februar

DAS GESPRÄCH MIT GOTT GIBT KRAFT

Der heilige Blasius ist einer der 14 Nothelfer. Es ist durchaus vertretbar, sich in körperlichen Nöten und Leiden an himmlische Helfer zu wenden. Der Glaube des Volkes hat bestimmten Heiligen Aufgabenbereiche zugeordnet. Im Osten wie im Westen ruft man den heiligen Blasius um seine Hilfe bei Halskrankheiten an und erbittet den Blasius-Segen. – Die Kraft, unseren Glauben zu bekennen, die Rettung der Bedrängten, den Zweifelnden und Ratlosen Führer zu sein und in allem Schweren des Lebens den Aufstieg zu erkennen – das sollte zugleich Bitte und Sehnsucht des heutigen Tages sein.

Husten ist Notwehr des Körpers, ist keine Krankheit, sondern ein Symptom, ein untrügliches Anzeichen. Oder auch ein Hilferuf des Körpers, daß irgendwo und irgendwie unsere Luft- und Atemwege bedroht sind. – Medikamente mit beruhigender und reizlindernder Wirkung zu nehmen, packt nicht die Wurzel des Übels an. Wir brauchen hingegen schleimlösende Mittel, die das Abhusten des Schleimüberschusses erleichtern.

Von der homöopathischen Essenz „Ipecacuanha D4" 5 bis 7 Tropfen 3mal täglich eingenommen, hilft Kindern, die vom Husten gequält werden und zähen, schwer löslichen Schleim nicht abhusten können. Gut auch für junge Menschen, die schwächlich und nervös sind und beim Husten an Verkrampfungen im Unterleib leiden. – Cephaelis Ipecacuanha oder *Ruhrwurz* wird der „Waldmeister" der feuchten, schattigen Wälder des subtropischen Südamerikas genannt. Sie gehört zu den Rötegewächsen und ist mit unseren Labkrautarten, dem Waldmeister und dem Färberkrapp, verwandt.

1 Stück *Vollkornbrot* essen und 1 Tasse *Honigwasser* dazutrinken – 1 voller Eßlöffel Honig für ¼ l lauwarmes Wasser – ergibt eine gesunde und spürbare Stärkung mittendurch. Auch geistig Schaffenden zu empfehlen.

Eisenkraut-Tee im Aufguß, 2 Tassen täglich eingenommen, regt die Funktion der Haut an, schützt vor Allergien, fördert die Leistungskraft der Sportler.

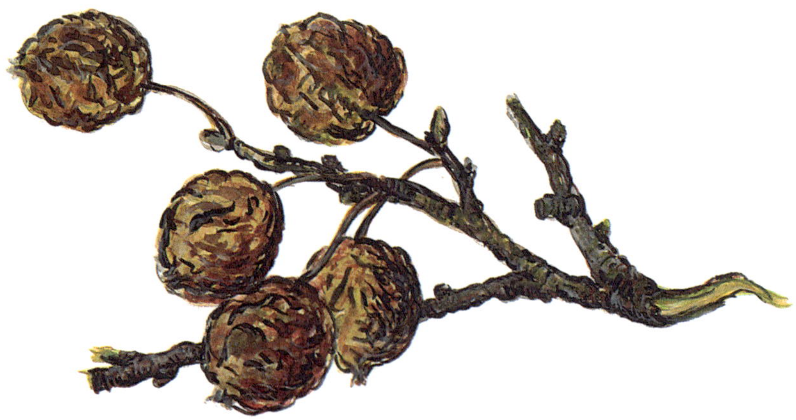

Fruchtmumien

Eingetrocknete, faule oder verkrüppelte Früchte müssen verbrannt werden. Sie sind das Winterquartier der Sporen des Moniliapilzes auf Obstbäumen.

4. Februar

VERTRAUEN ERSPART MANCHE SORGE

Vorurteile vereiteln gerechte Urteile. Vorurteile müssen abgebaut werden! – „Tadle nicht, ehe du geprüft hast; zuerst untersuche, dann weise zurecht." (Sir 11,7) – Es ist beim Lesen der Heiligen Schrift schockierend, die Ablehnung der Person Jesu damit zu begründen, daß aus Nazareth doch nichts Gutes kommen könne. Vorurteile um Jesus. Es waren derer nicht wenige. – Selber muß ich Vorurteile vermeiden, mich aber daran gewöhnen, mit Vorurteilen anderer zu leben.

Berge von Briefen, die mir zugingen und nicht nur Hilfe erbaten, sondern auch von Erfolg kündeten und mir ein „Dankeschön", ein aufrichtiges „Vergelt's Gott" sagten, sind sprechende Zeugen von der Heilkraft der Pflanzen und Kräuter.

Himbeeressig ergibt in seiner Verdünnung ein hervorragendes Gurgelwasser und ein ebensolches Hautpflegemittel. – Zubereitung: 900 cm^3 Apfelessig zu 100 cm^3 Himbeersirup geben, 14 Tage lang offen im warmen Raum stehen lassen, dann filtrieren, gut verschließen und dunkel lagern.

Himbeersirup-Herstellung: 1 l frischgepreßten Himbeersaft mit ebensoviel Rohzucker vermischen, auf kleiner Flamme zur sirupartigen Masse eindicken. Gläser mit Kognak ausspülen. Sirup einfüllen, abschließen, dunkel und kühl aufbewahren.

Altes, vielbewährtes Hausmittel zur Behandlung von Durchfall: 5 volle Eßlöffel *getrocknete Heidelbeeren* über Nacht in 1 l kaltem Wasser ansetzen, morgens leicht erwärmen, abseihen, den Rückstand auspressen. Das Quantum als Tagesration trinken.

Bei Fisteln und Drüsenanschwellungen bestehen Heilaussichten, wenn längere Zeit hindurch eine *Zinnkraut-Teekur* gemeinsam mit *Zinnkraut-Bädern* durchgeführt wird.

Himbeeressig, in der Küche fleißig benützt, hilft Rheumakranken, Diabetikern und Menschen mit Gallenbeschwerden.

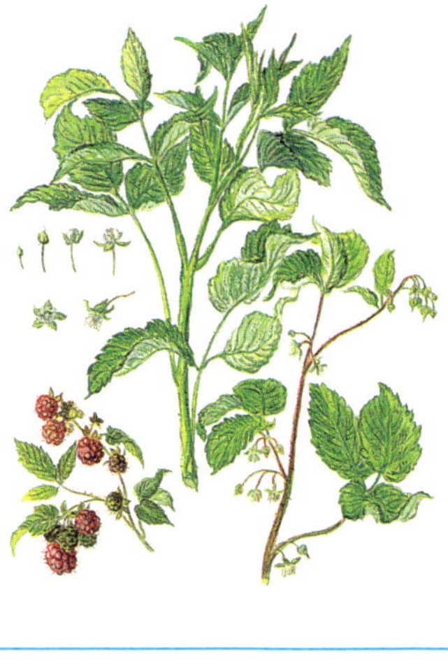

Himbeere

Äste von Bäumen schneide immer glatt ab. Laß keine Stumpen stehen! Schnittwunden stets gleich mit Lehm, Baumwachs oder Baumteer verstreichen.

5. Februar

DAUERLEISTUNG ENTWAFFNET NEIDER

Da wir unmöglich in uns Leib-Seele-Geist trennen können, kann jedes unserer Organe unter seelischer Lebensbelastung leiden! Weil in uns eine beständige Wechselwirkung vom Körper zur Seele und von der Seele zum Körper stattfindet, spielen in unserem Leben die Pflege des Gemütes, positives Denken und soziale Verbundenheit eine wichtige Rolle.

Fußpilze gedeihen am besten in der kalten Jahreszeit. Die dritten und vierten Zehen unserer Füße liegen Haut an Haut. Hier entstehen durch die natürliche Ausdünstung „feuchte Kammern". Ein ideales Klima, in dem die Sporen schnell zu Pilzgeflechten auswachsen. – Hier *Zimtpulver* mit frischem Eiklar oder Honig zu einem streichbaren Brei abmengen, auf die befallenen Stellen über Nacht auftragen, leichten Verband anlegen. Am folgenden Morgen mit lauwarmem Naturseifenwasser abwaschen, abtrocknen und mit 70%iger Arnikatinktur nachtupfen. Solange behandeln, bis wieder Friede „im Reich der Zehen" einkehrt.

Schnittlauch ist eisenhaltig und blutbildend, er wird zum regelmäßigen unentbehrlichen Helfer, um unseren Vitamin-C-Bedarf besonders in der Vorfrühlingszeit zu decken. – Wertvolles Abendbrot: Topfen mit Rahm fein verrühren, mit Schnittlauch und einer Prise Salz vermengen. Brot oder gekochte Kartoffeln dazuessen. – Schnittlauch ist wertlos, wenn man ihn kocht. Es ist einleuchtend, daß getrockneter Schnittlauch unbrauchbar wird. Hingegen sollte man im Herbst die nötige Menge fein schneiden und für den Winter einfrieren.

Frostbeulen müssen nicht bei Wetterwechsel jucken. Man nimmt einige *Schwarze-Johannisbeer-Früchte* – im Winter aus der Tiefkühltruhe und läßt sie auftauen, im Sommer frisch aus dem Garten –, zerdrückt sie und legt den Brei über Nacht direkt auf die betroffenen Stellen. Leinenfleckchen darübergeben und mit Leukoplast befestigen.

Schwerhörigkeit: Abends einen Leinenlappen mit belegter Watte in *Sauerkrautwasser* tränken, ausdrücken, nachts über beide Ohren binden. Mehrere Wochen hindurch.

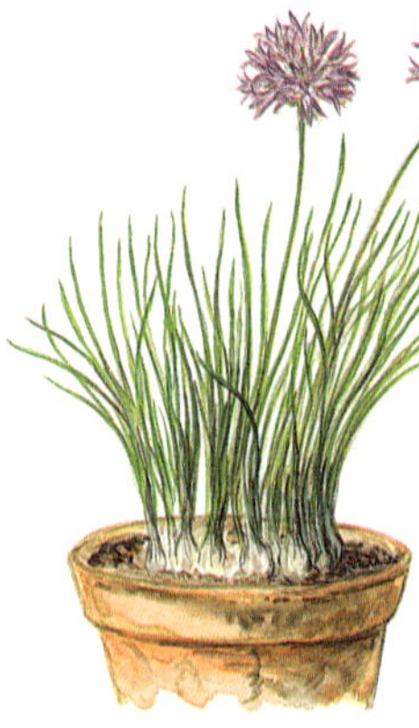

Schnittlauch

Beim Baumschnitt angefallenes Obstbaumholz im Winter auf geeigneten Platz gelegt, gibt den Feldhasen willkommene Nagemöglichkeit. Tierliebe in Reinkultur!

GOTT IST GÜTE UND MENSCHENLIEBE

„Weg, Wahrheit und Leben." – Mit anderen Worten: Der einfachste gangbare Weg zum Ewigen ist Gottes Sohn Jesus Christus. Der von sich selber sagte, er sei der Weg, die Wahrheit, das Leben. Nur auf diesem Wege steigen wir aus der alltäglichen Trostlosigkeit hinein in das verheißungsvolle Ewige. Dort, wo der Glaube fehlt, wird der Zugang zu Gott versperrt.

Weißzucker beraubt den Körper! Stiehlt ihm das Vitamin B, welches zur Gesundung der Haut viel beiträgt. Nimmt ihm den Kalk, der den Knochen die Festigkeit verleiht. Blockiert die Erzeugung anderer Vitamine im Körper. Weißzucker tauscht die guten Bakterien gegen Fäulnisbakterien aus.

Unser Körper braucht *Magnesiumspuren*. Sind diese nicht vorhanden, dann kommt es zu den lästigen Wadenkrämpfen, die sich besonders nachts im Bett unangenehm bemerkbar machen, oft die Muskeln derartig zusammenziehen, daß man unfähig ist, sich zu bewegen. – Reichlicher Genuß von Kochgemüse und Frischsalaten beugt dagegen vor.

Kräutertees können dem Körper das fehlende Spurenelement Magnesium vermitteln. In Frage kommen die im Aufguß zubereiteten Kräuter: Eichenblätter, Gänsefingerkraut, Huflattich-, Kamillen- und Königskerzenblüten, Löwenzahnblätter, Schlüsselblumenblüten und Wiesengeißbartblüten. 2 Teelöffel für ¼ l Wasser. Früh und abends je 1 Tasse trinken, öfters wechseln. – Als Abkochungen: Hauhechelwurzel, Weiden- und Eichenrinde. 2 Eßlöffel für ½ l kaltes Wasser, über Nacht ansetzen, in der Früh kurz aufkochen, abseihen. In eine Thermosflasche füllen, früh und abends je 1 Tasse nehmen.

Frischer zimmerwarmer *Topfen,* in ein Leinentuch eingeschlagen und auf die Stirne gelegt, verschafft Linderung bei Kopfweh an Stirn und Schläfen.

Salbeitee mit einigen Wermuttropfen reinigt die Atemwege. Heilt chronischen Husten aus. – Früh und abends je 1 Tasse.

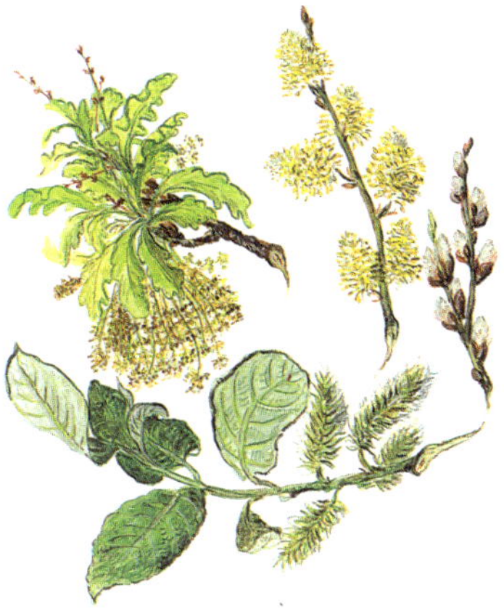

Rinden von Weide
und Eiche

Die Baumrinde ist die Haut der Pflanze, ihr „Ich" an der Peripherie, ihre Abgrenzung nach außen hin. – Lerne die Unterschiede kennen!

PFLEGE DAS LEUCHTEN DEINER AUGEN!

Unser Magen ist kein Sack, den man bis zum Zerspringen vollstopfen kann. – Beim Essen muß man auch ein wenig an die anderen denken, die ebenfalls gerne essen möchten, aber nichts zu essen haben. Mit ihnen teilen. Dann siegt der Geist.

Im engsten Zusammenhang mit rheumatischen Erkrankungen steht unser *Schuhwerk*, das uns vor der vom Boden aufsteigenden Feuchtigkeit und Kälte schützen soll. Die Schuhe müssen passen, dürfen uns aber nicht verweichlichen und verunstalten. -- Der Rheumaspezialist Dr. Belart sagte: „Der beste Schuh ist kein Schuh!"

Weg mit dem Schuhzeug, sooft es geht! Wir tun unserer Gesundheit etwas spürbar Gutes, wenn wir die Schuhe von unseren Füßen streifen. – „Daheim keinen Schuh am Fuß!" müßte die Parole lauten. *Bequeme Hausschuhe* hingegen sollten nicht nur im eigenen Heim eine Selbstverständlichkeit sein, sondern können „mit ein wenig gutem Willen und Verständnis" auch im Büro getragen werden.

Die kleine Wildfrucht *Heidelbeere* leistet in ihrer einzigartigen natürlichen Zusammensetzung so vieler Faktoren dem Gesamtorganismus wertvolle Dienste. Ihre Gerbsäure wirkt beruhigend und entzündungshemmend auf gereizte Schleimhäute des Magen- und Darmtraktes ein. Daraus resultiert auch die gesunde Stopfungskraft der Heidelbeere bei Durchfall. – Heidelbeersaft, täglich eingenommen, trägt besonders zur Winterzeit viel zur Beruhigung des Darms bei.

Erprobtes und schmerzlinderndes *Einreibemittel* bei Gicht und Rheumatismus: 200 g Lavendelblüten-Spiritus mit 300 g reinem Apfelessig und ½ l abgekochtem, ausgekühltem Wasser vermischen. Die schmerzenden Stellen abends und morgens damit gut einreiben.

Zitronenschalen als Rückstand des Auspressens nicht wegwerfen. In Wasser eingeweicht, eignen sie sich großartig zum Reinigen der Hände.

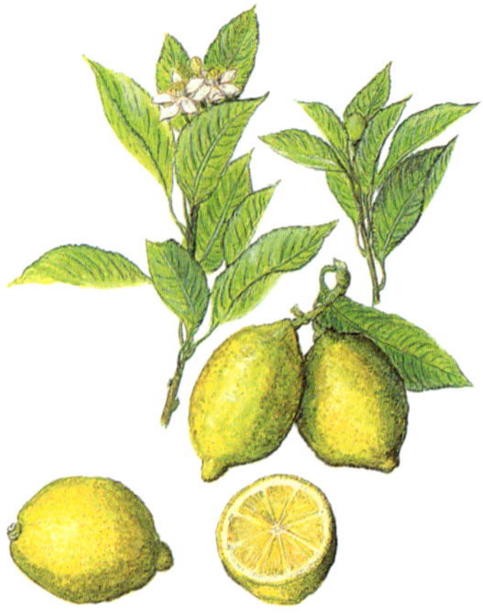

Zitronen

Forsythienzweige werden Anfang Februar geschnitten, im warmen Raum eingewässert. Sie sind so die ersten Blumensträuße im Hause.

8. Februar

GROSS IST, WER AUFS KREUZ SCHAUT

Sag ja zu deinen Nöten, zu deinen Sorgen. Und blick dabei auf die göttliche Offenbarung, Kapitel 21, Vers 4a, wo es heißt: „ER wird alle Tränen von ihren Augen abwischen: Der Tod wird nicht mehr sein, keine Trauer, keine Klage, keine Mühsal.“

Bei trockener Nasenschleimhaut muß die Schleimproduktion wieder angeregt werden. 1 Teelöffel *Meersalz* in 3 Eßlöffeln warmem Wasser auflösen, 10 Tropfen der homöopathischen Essenz „Echinacea D 6“, *Roter Sonnenhut,* hinzufügen, gut abmischen. Mit Hilfe der hohlen Handmuschel mehrmals hintereinander durch beide Nasenlöcher aufschnupfen. Früh und abends anwenden. Es geht vor allem darum, die in der Nase befindlichen Flimmerepithele, das sind feinste Härchen, die Schleim transportieren können, zu stärken.

Arteriosklerose, Arterienverkalkung, kann an ihrem Fortschreiten gehindert werden. Eine Rückbildung der Gefäßveränderung ist durch Ausschalten der Risikofaktoren – Übergewicht, erhöhter Cholesterinspiegel, Bluthochdruck und Rauchen – durchaus möglich.

Bei Entzündungen der Mundschleimhäute reichlich *Honig* naschen und zusätzlich noch *Fruchtsäfte mit Vitamin-C-Gehalt* von Tomaten, Karotten, Hagebutten, Sanddorn, Schwarzen Johannisbeeren, roten Trauben und Heidelbeeren sowie von allen Zitrusfrüchten trinken.

Bienenhonig übt eine stark entzündungshemmende Wirkung aus. Dabei ist aber unbedingt zu beachten: kleine Portionen schlecken, dafür umso öfter, im Mund zergehen lassen und nicht gleich schlucken.

Gibt man in ein Glas Milch 1 Messerspitze pulverisierte *Melissenblätter,* hilft dieser wohlschmeckende Trank gegen Migräne und bei Depressionen.

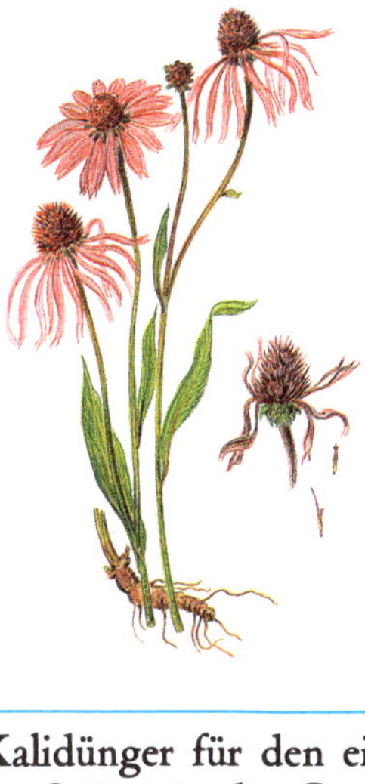

Roter Sonnenhut

Holzasche ist ein vorzüglicher Kalidünger für den eigenen Garten. Den Winter über trocken aufbewahren. Später in die Gemüsebeete einarbeiten.

ZUSCHAUER BAUEN KEINE STRASSEN

Eine wirksame Lebensformel heißt: „Abwarten." Einstweilen etwas anderes tun. So haben sich schon manche Probleme gelöst. – Mein Vater sagte gerne: „Zu schnelle Pferde zerreißen zu viele Stränge." Er hatte recht damit. Sage ich.

In keiner Hausapotheke darf das Heilkraut *Kamille* fehlen. Sein Anwendungsbereich, innerlich, aber auch äußerlich, ist äußerst vielseitig. Alle entzündlichen Prozesse in und an unserem Organismus sind das richtige Einsatzgebiet für die Kamille. Akute und chronische Magenleiden, Haut- und Schleimhauterkrankungen, Blähungen, Störungen im Verdauungstrakt, Augenentzündungen, Krämpfe, Erregungen und Erkältungskrankheiten sowie Erkrankungen der Bronchien, der Nasennebenhöhlen und der Stirnhöhlen. – Die gängigste Verwendung stellt der Tee dar. 2 Teelöffel für ¼ l kochendes Wasser, 15 Minuten zugedeckt ziehen lassen, abseihen. Je nach Bedarf mit Honig süßen.

Der Nährstoffgehalt der *Wal-* und *Haselnüsse* liegt bedeutend höher als jener des Fleisches! Es sei ausdrücklich darauf hingewiesen, daß Nußeiweiß im Gegensatz zum Fleischeiweiß kein harnsäurebildendes Purin enthält, jenen Stoff, der für Rheuma- und Gichterkrankungen verantwortlich ist. – Nußöl verdient es, häufiger in die Küche aufgenommen zu werden. Besonders dort, wo man an erhöhtem Cholesterinspiegel leidet.

Immer mehr wird die *Zitrone* für die Gesundheitspflege herangezogen. Ihr Saft erhöht die Widerstandskraft des Körpers gegen Ansteckungen verschiedenster Art, setzt den Harnsäuregehalt des Blutes herab, schafft nicht selten bei Rheumatismus Erleichterung. – Vorsicht bei Nierenleiden. Übermaß an Zitronensaft-Konsum blockiert den Kalziumhaushalt.

Zur Erleichterung bei Schnupfen blühendes und getrocknetes *Basilienkraut* pulverisieren und davon mehrmals während des Tages 1 Prise durch die Nase aufziehen.

Bei Schüttelfrost einer Tasse *Holunderblütentee* einen Teelöffel getrocknete, zerdrückte Holunderbeeren beifügen. Nach 15 Minuten abseihen und trinken.

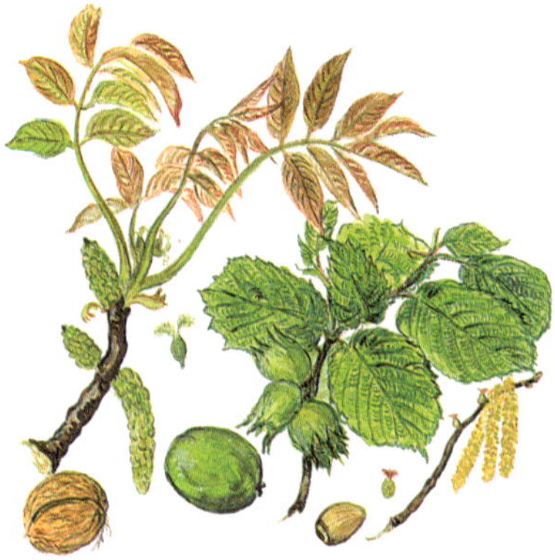

Walnuß, Haselnuß

Ein Nußbaum in deinem Hof hält Fliegen fern. Liefert dir jährlich bis zu 90 kg Nüsse. Das entspricht 90 kg Schweinefleisch oder 170 kg Rindfleisch.

10. Februar

MEINE GEISTESHALTUNG ÖFFNET TÜREN

Der Tod ist die notwendige Folge des Lebens auf Erden. Kein Gegensatz zum Leben. Das natürliche Sterben ist das Versiegen eines Bächleins. Das Stehenbleiben eines rollenden Steines. Der Kette letztes Glied. Die große Wende.

Das Wissen um meinen *Blutdruck.* – Ein faustgroßer, beutelförmiger Muskel, das ist mein Herz. Es besteht aus 4 Hohlräumen: linker und rechter Vorhof und linke und rechte Herzkammer. – Von der Bewegung des Muskels hängt der gesamte Blutkreislauf ab. Das Blut muß alle Adern und haarfeinen Blutgefäße durchdringen und erreichen. Das ist immerhin bei einem erwachsenen Menschen eine Gesamtlänge von 100.000 km. Um das zu bewältigen, muß sich das Herz in einem regelmäßigen Rhythmus zusammenziehen und auch wieder ausdehnen. Dies geschieht in der Minute zwischen 60- und 80mal. Wir nennen das den Pulsschlag. Das ergibt eine Tagesleistung von 100.000 Schlägen, die jedesmal zirka 6 l Blut in Bewegung setzen.

Bärentraubenblätter-Tee, 3mal täglich vor jeder Mahlzeit 1 Tasse getrunken, hilft bei Harnblasenentzündung. Man nimmt dafür 6 Teelöffel Blätter, übergießt sie mit einem ¾ l kaltem Wasser und läßt dies über Nacht stehen. Morgens gut umrühren, abseihen, leicht anwärmen, in eine Thermosflasche füllen. – Zusätzlich tagsüber noch 1 bis 2 Eßlöffel schalenloser Kürbiskerne kauen. Eine 3-Wochen-Kur kann schon eine wesentliche Besserung bringen. 1 Woche aussetzen. Nochmals wiederholen. Während dieser Zeit sind alle sauren Speisen verboten. Besonders Sauerkraut, scharfe Fruchtsäfte, Rhabarber, Sauerampfer und Hasenklee. Fleischkonsum einschränken.

Rohes Sauerkraut, mehrmals täglich in kleinen Portionen genossen, bringt die Verdauung wieder in Schwung.

Bei Muskelschmerzen verdünnte *Arnikatinktur* über Nacht auflegen.

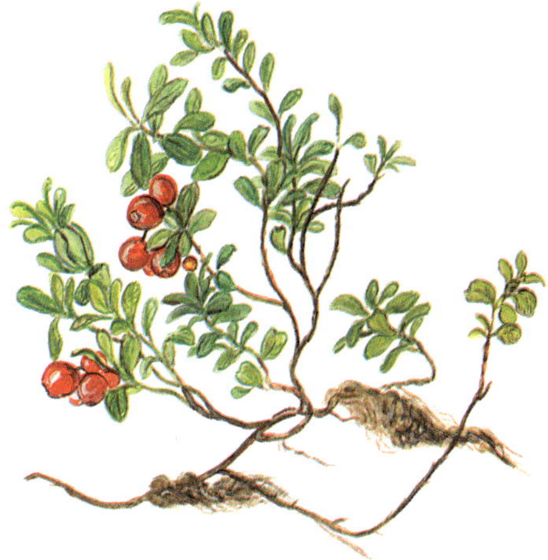

Bärentraube

Kein Vitamin-C-Träger der Welt kann die Kartoffel an Billigkeit und Wert übertreffen. Deshalb gehört sie wieder bewußt und regelmäßig auf den Speisezettel.

11. Februar

JEDEN TAG ENTDECKE ICH DAS LEBEN

Wasser, Luft, Sonne, Erde, Mineralien und Pflanzen sind alles ein Teil der Schöpfung, den uns der VATERGOTT liebevoll anbietet. – Die Natur schäumt von heilender Kraft einfach über. Unsere Aufgabe ist es, diese Kräfte kennenzulernen, heimzutragen und anzuwenden. Dann erst haben wir Hausmittel als unsere Helfer zur Seite stehen. Denn Kräuter-Begeisterung allein nützt wenig. Gleicht dem Idealismus ohne Tat, dem Wissen ohne Praxis.

Saure Milch ist leichter zu verdauen als süße. – Milchsäurebakterien sind die kleinen Heinzelmännchen unseres Darms und die großen Förderer einer geregelten, funktionierenden Verdauung. Gute Verdauung ist unser halbes Leben! Die zweite Hälfte aber ist eine knappe Kost!

Bei großer allgemeiner Müdigkeit hat die tägliche Einnahme von *Weizenkeimöl* seine hervorragende Heilwirkung bewiesen. 2 bis 3 Teelöffel pro Tag und zusätzlich je eine Tasse Brennesseltee trinken.

Bei Störungen des Nervensystems, verbunden mit Schwindel und Gehschwierigkeiten, erzielt ein Präparat aus den *Blättern des Tempelbaumes,* Ginkgo biloba, eine sehr gute Anregung der Durchblutung des Gehirns, der Hände und der Füße. – Aus der Apotheke gegen ärztliche Verschreibung zu beziehen: „Tebonin retard Dragées“, 2mal 1 Stück pro Tag.

Das langsame Aufwärmen fertiger Speisen absolut vermeiden. Sie müssen bis kurz vor dem Essen kühl gehalten, dann aber schnell aufgekocht werden! Nur so kann man alle Bakterien abtöten und unschädlich machen.

Bei Durchnässung des Körpers erweist sich eine *Arnikatinktur-Einreibung* als äußerst wirksam und kann Erkältungen verhindern.

Nachtruhe, die beste und wirksamste Körper- und Schönheitspflege. Sie ist eine Gesamtrestaurierung meiner organischen „Wundermaschine“.

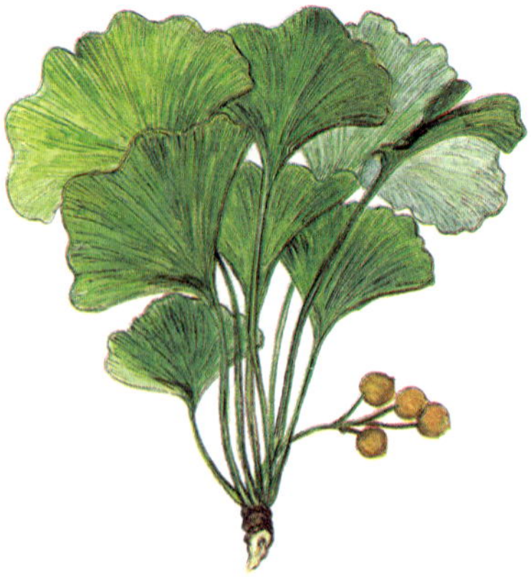

Ginkgobaum

Schnellkochtöpfe ersparen Zeit und Energie, sind vitaminerhaltend und vitaminschonend. Vitaminhaltiges Essen darf nicht unterschätzt werden!

12. Februar

DEINE RICHTUNG MUSS IMMER STIMMEN

In Südamerika gibt es eine Schlingpflanze, die alles andere als einen schmeichelhaften Namen trägt. „Mörderische Liane" heißt sie. Klein und unscheinbar, kriecht sie anfangs an Bäumen empor, selbst Urwaldriesen sind ihr nicht zu groß. Einmal oben angelangt, treibt sie ihre heimtückischen Wurzeln. Versenkt diese tief hinein, bis in den Saftkreislauf des Baumes, saugt und saugt, wächst und wächst. Auf Kosten des Gastbaumes. Bis dieser schließlich verhungert, erstickt und vermodert. – Gewohnheiten rechtzeitig überprüfen. Sie können heimtückisch-gefährlich werden.

Die *Kartoffel* stellt zur Winterzeit unseren wertvollsten Vitamin-C-Lieferanten dar. Je weniger die Kartoffel beim Kochen zerkleinert wird, desto wertvoller bleibt sie. Die vitaminreichste Schicht liegt nämlich im Zentrum der Knolle, nicht direkt an der Innenseite der Schale, wie viele Menschen fälschlicherweise annehmen. Die Kartoffel mitsamt der Schale kochen, dämpfen, ja. Unsinnig wäre es, die Schale, eine unverdauliche Korkschicht, mitzuessen. Im Gegenteil, wegen ihres Alkaloides Solanin schmeckt sie bitter und ist sogar giftig. Ein Nachteil, der nur beim Verzehr der Schale und nicht beim Kochen zur Entfaltung kommt.

Bei Zahnfleischblutungen kann man raschest wirksame Abhilfe schaffen, indem man den Mut aufbringt, einige Zeit hindurch täglich abends vor Antreten der Nachtruhe eine *Zitronenscheibe* biologischer Herkunft auszusaugen. Die Kerne aber ausspucken.

Eine blaugefärbte Glühbirne in die Nachttischlampe einschrauben und vor dem Schlafengehen aufdrehen, dies fördert die Schlafbereitschaft und baut Einschlafschwierigkeiten ab.

Kartoffel-Absudwasser nicht wegschütten. Gesicht, Hände und Füße abends einreiben. Vorbeugendes Hausmittel gegen Frostbeulen.

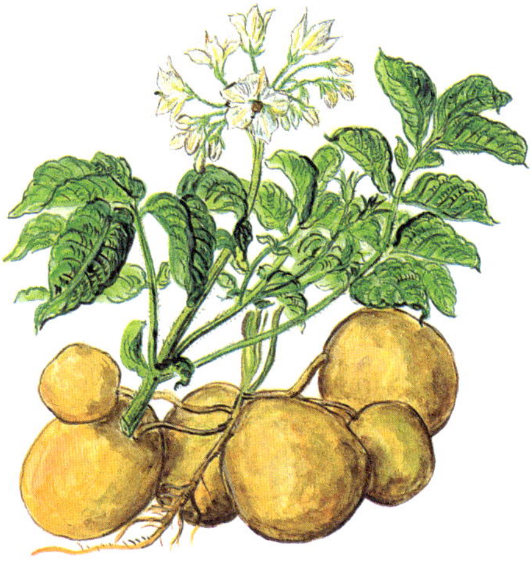

Kartoffel

Die Königskerze ist unser großer Helfer bei Bronchialkatarrh. Such ihr ein Plätzchen im Garten, sonnig, trocken, steinig! Sie macht dir Freude.

DOCHT UND WACHS MACHEN DIE KERZE

Mein Gebet, das mich frei macht: „Mein Herrgott, DU bist mein Vater, DIR gehöre ich ganz, weil ich DEIN Kind bin. Nimm mich ganz hin. Mach mit mir, was DU willst, ich vertraue DIR völlig. Und gehe mit DIR, jede Stunde, jeden Tag." – Das ist es, was mich frei macht: „DU und ich, wir zwei."

Der *Knoblauch,* das Heilkraut mit einem Dutzend helfender Hände, stand bereits in der altindischen Medizin in höchsten Ehren. Man erkannte frühzeitig schon seine bakterientötende Kraft und verwendete ihn überall dort, wo notgedrungen viele Menschen zusammenkommen mußten, z. B. beim Bau der Pyramiden in Ägypten. – Diese bakterienhemmende Wirkung beruht auf dem Vorhandensein des ätherischen Öles „Allicin", das aber erst durch das Zerschneiden oder Zerreiben spürbar und wirksam wird.

Knoblauch gilt als wertvolles Krebsvorbeugungsmittel. Und als solches soll er angesehen und gebraucht werden. Bei bösartigen Geschwüren hingegen Knoblauch als günstiges Zusatzmittel anwenden, was aber auf keinen Fall ärztliche Behandlung hintanhalten darf!

Nicht alle *Kräutertees* müssen süß schmecken. Jedes Heilkraut hat sein eigenes, typisches Aroma. Dieses kennen, auskosten und genießen zu lernen, lohnt sich. Es bereichert, macht uns innerlich glücklich, hält auch gesund, weil hinter jedem Geschmack eines Heilkrautes eine differenzierte Wirkung steckt. – Es ist gar nicht gut, alles auf die süße Tour zu nehmen. Vor allem dann nicht, wenn die Süßwirkung vom Weißzucker herrührt.

Der *Kren* oder Meerrettich regt die Lebertätigkeit an, vermehrt unsere Abwehrkräfte im Körper. Zu fetteren Fleischspeisen serviert, fördert er die Verdauung.

Schrunden abwechselnd mit *kaltgepreßtem Olivenöl* und *Eibischsalbe* einreiben. Mit Wasser und Seife sparsam umgehen.

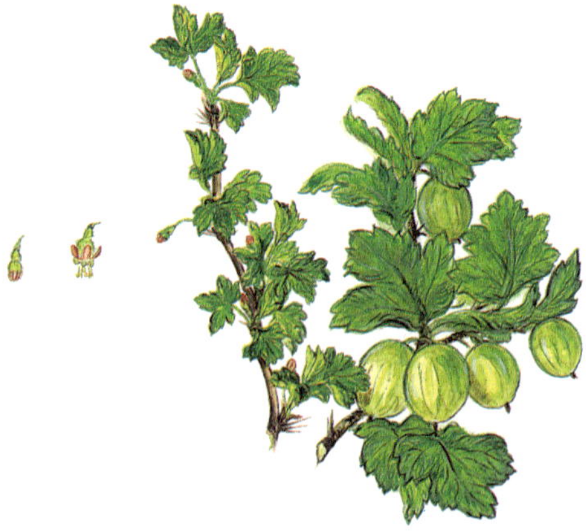

Stachelbeere

Stachelbeersträucher werden gerade in dieser Zeit gern von den „Dompfaffen" durch Knospenfraß geschädigt. Ein Schutznetz macht sich bezahlt!

14. Februar

DES INNERN WERT NACH AUSSEN DRÄNGT

Über die Grenzen des eigenen Landes hinausdenken. Für unsere Nachbarvölker christliche Nächstenliebe im Herzen aufkommen lassen und sie hegen. Vor allem die Glaubensbrüder durch unser Gebet stärken. – Die heiligen Brüder Cyrill und Method, die Apostel der Slawen, haben ihre Lebenskraft für sie eingesetzt.

So wertvoll *Petersilie* in der Küche auch ist, es darf dennoch nicht übersehen werden, daß sie keine harmlose Heilpflanze darstellt. Bei entzündlichen Nierenleiden Vorsicht! Schwangere Frauen sollen in allen ihren Speisen Petersilie absolut meiden.

Schmerzhafte Arterienkrämpfe, die zum Stehenbleiben und vorübergehendem Hinken zwingen, sind meist auf nervösbedingte Kreislaufstörungen zurückzuführen und lassen sich mit folgender *Teemischung* günstig beeinflussen und heilen: Johanniskraut 35 g, Melissenblätter 35 g, Erdbeerblätter 30 g, Rosmarinblätter 25 g und Schafgarbe 25 g. Im Aufguß zubereiten, 3 Wochen lang früh und abends je 1 Tasse trinken. Vorher 15 Tropfen des Homöopathikums „Tebonin D 6", aus den *Ginkgobaum-Blättern* hergestellt, einnehmen.

Als wertvolle Unterstützung des Kreislaufs hat sich der *Sanddorn* bewährt. Sanddornextrakt als Fertigpräparat aus der Apotheke besorgen, 3mal täglich vor den Mahlzeiten je 1 Eßlöffel voll einnehmen. Wie z. B. vom Sanddorn-Vollfruchtsaft nach Pfarrer Kneipp.

Gurgelwasser: Zum Ausspülen des Mundes und des Rachens füge man einem ⅛ l lauwarmen Wasser 2 Eßlöffel voll Lavendeltinktur bei. Dies schluckt schlechten Mundgeruch und erfrischt zugleich.

Fleischgenuß erzeugt durch die Verbrennung Durst. Als wertvoller *Nachtrunk* gelten: Apfelsaft, Orangensaft, Grapefruitsaft und Roter-Johannisbeer-Saft.

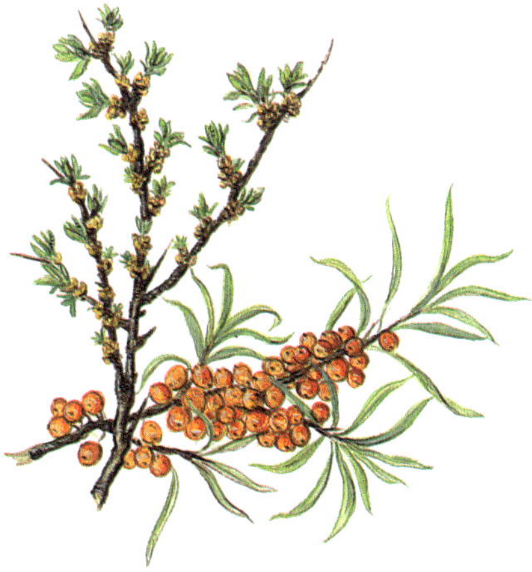

Sanddorn

Rinde: schützender Mantel des Baumes. Abgestorbene äußere Schichten werden abgestoßen. Hier hält sich Ungeziefer auf. – Die Rinden an frostfreien Tagen bürsten.

JEDER GUTE GEDANKE BAUT UNS AUF

Es ist eine grundfalsche Einstellung, wenn man meinte, das Leben wäre nur mit Zwanzig schön. – Ich möchte mich selber fragen, ob ich mit Zwanzig grenzenlos glücklich war. Wichtig ist, daß ich das Leben lebe, so wie es ist. Und daraus „mein Leben" mache.

Gerade ältere Menschen, die in Pension gehen oder vor der Rente stehen, sollen sich nicht überflüssig vorkommen. – Um das seelische Gleichgewicht leichter wieder herzustellen, kann ich *Arnikatinktur* sehr ans Herz legen. Einige Zeit hindurch in der Früh und am Abend 5 Tropfen davon auf einen Eßlöffel Wasser eingenommen, bringt eine gerechte Selbsteinschätzung mit sich, wertet das Selbstbewußtsein auf.

Ein *Lindenblütenbad* bereitet man auf folgende Weise zu: 250 g der Droge 2 Stunden lang mit 3 l kochendem Wasser ausziehen lassen, abseihen und dem Badewasser beifügen. Dieses Bad hilft besonders nervösen Menschen, gibt verlorene Ruhe wieder zurück, lindert am ehesten die Schmerzen eines Schockzustandes.

Zweigspitzen blühenden *Bohnenkrautes* frisch oder getrocknet, bei Hülsenfrüchten, Rot- und Weißkohl als Würze verwendet, beugen den lästigen, oft schmerzhaften Blähungen vor. – Wichtig ist: langsam essen und gut kauen.

Bei nervösbedingtem Bluthochdruck 3 Eßlöffel folgender *Teemischung* mit ¾ l kochendem Wasser abbrühen, 15 Minuten zugedeckt stehen lassen, abseihen und tagsüber schluckweise trinken: Johanniskraut 40 g, Melissenblätter 40 g, Brombeerblätter 30 g, Schafgarbe 20 g, Basilikum 15 g und Arnikablüten 5 g.

Echter *Bienenhonig* büßt nicht nur viel von seinem Geschmack, sondern auch von seiner Heilkraft ein, wenn er in Metallgefäßen gelagert wird. Zur Honig-Aufbewahrung eignet sich Glas am besten.

Warme Faschingskrapfen sind Gift für die Gallenblase.

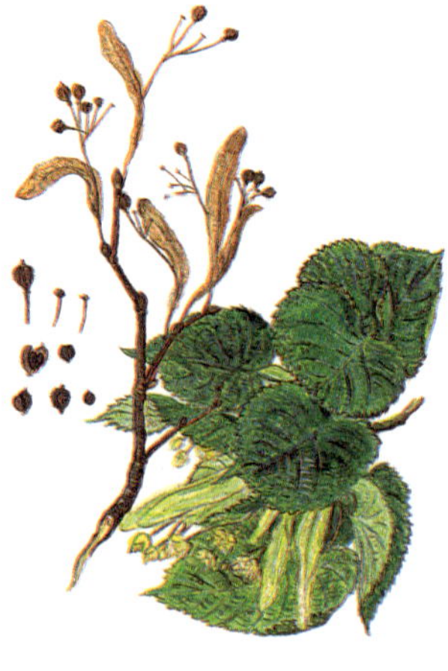

Lindenblüten

Junge, frischgepflanzte Obstbäume kann man vor den Wühlmäusen schützen, indem man 1 bis 2 Knoblauchzehen mit in die Pflanzgrube steckt.

SYMPATHIE-DENKEN KITTET HERZEN

Den Willen Gottes zu erfüllen ist kein Schwächezustand, kein Zeichen der Unmännlichkeit. Ist ein bewußtes Eintreten in Gottes Absichten und somit ein Fruchtbar-Werden, ein Teilhaben an der Erhaltung des Geschaffenen, des Kosmos.

Dein Elend beginnt schon am Morgen: Zu spät aufstehen. Keine Zeit nehmen, den Darm zu erziehen, daß er sich in Ruhe entleeren kann. In aller Hast frühstücken. Dabei nervös auf die Uhr schauen. – Das alles verkrampft dein ganzes Sein und zerstört dir die Freude des Tages bereits an der Wurzel.

Wer kann diesem Rheumakranken helfen? – Er reduziert sein Körpergewicht nicht, und vorgeschriebene Umschläge und Wickel zu machen fällt ihm nicht im Traume ein. Daß Ernährung, Kleidung, Schlafstelle und die richtige Bewegung auch eine Rolle spielen, weiß er zwar, ignoriert es aber schlechthin. Schluckt hingegen zahllose Pillen. Hilft nichts. Schluckt noch mehr und lebt weiter im gleichen Trott mit „Hü und Hott". – Da sind Hopfen und Malz verloren . . .

Zeigt ein Gelenk an unserem Körper vorzeitige Alterserscheinungen, wobei der Knorpelbelag abgebaut wird oder schon zerstört ist, spricht man von „Abnützungserscheinungen" oder von Arthrose. – Seelische Faktoren können zur Muskelverkrampfung führen und so eine rheumatische Erkrankung anbahnen. Ärger oder Depressionen bleiben eben nicht allein an Seele-Geist haften, sondern greifen auch auf den Körper über. Machen auf die Dauer unweigerlich krank!

Die beste Vorbeugung gegen Rheumatismus ist das *tägliche Laufen.* Wenn es anders nicht möglich ist, dann „am Stand laufen", auch Schwimmen, Radfahren, Schilanglaufen sind nicht zu verachten. – Unbedingt gehört noch die Vermeidung von Übergewicht durch kalorienarme Kost mit genügend Mineralstoffen und Vitaminen dazu. Gleichzeitig den Eiweißkonsum einschränken!

Kamillentee beruhigt die Nerven, erwärmt Magen und Gedärme, treibt Winde ab.

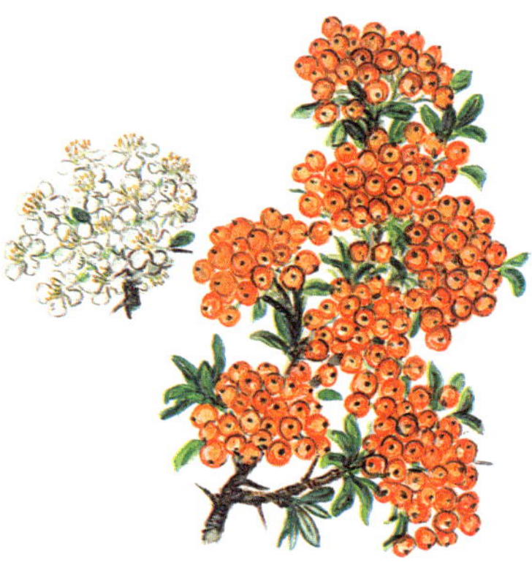

Feuerdorn

Der winterharte Feuerdorn mit seinen weißen Blütenbündeln und feuerroten Früchten eignet sich gut für Wandspaliere, der Dornen wegen auch für Hecken.

AUSREDEN ÄNDERN MISSERFOLGE NICHT

Freude wirkt ansteckend! Nicht pessimistische, sondern frohe und zuversichtliche Menschen braucht unsere Zeit. – „Habt Mut: ICH habe die Welt besiegt." (Joh 16,33b). – Freude weiterschenken hält jung und gesund und kehrt zu uns selber wieder vermehrt zurück.

Will man guten *Kräutertee* zubereiten, darf man weder die Aufgußschale noch die Teekanne mit Spülmittel reinigen. Immer die gleichen Gefäße verwenden und nur mit reinem heißem Wasser ausspülen. Mit der Zeit bildet sich an der Innenseite eine Art Film, der erhalten bleiben soll, da er sich nicht nur auf den Geschmack, sondern auch auf die Heilkraft günstig auswirkt.

Bockshornkleesamen-Pulver, ein vorzügliches Mittel, um Eiterherde zum Aufzeitigen zu bringen. Man nimmt davon 4 Teile, fügt 3 Teile Leinsamen, 2 Teile Roggenmehl und 1 Teil Kamillenblüten hinzu. 1 fester Eßlöffel der Mischung wird sparsam mit genügend kaltem Wasser zu einem dünnflüssigen Brei angerührt. Dann kocht man diesen so lange, bis er streichfähig geworden ist. Einen Teil davon so warm wie möglich auflegen, ein Leinenfleckchen darüberbinden. 2 Stunden oben lassen, dann die Breiauflage entfernen. Mittels lauwarmem Wasser abwaschen, mit kaltgepreßtem Olivenöl bestreichen und erneut einen Brei auflegen. Dies abwechselnd durchführen, bis das Geschwür reif ist.

Der günstige Einfluß der *Ringelblume* reicht vom Geschwür, über Eiterung und verhärteten Brustdrüsen, Magenkrämpfen bis hin zu Unterleibsstockungen, Verwundungen, Verletzungen und alten Schäden. Wobei man sich mit Tee im Aufguß und mit Ringelblumensalbe hilft.

Speisen für Leber- und Nierenkranke dürfen nur sehr sparsam gesalzen werden. Wichtig: Das *Salz* erst kurz vor dem Servieren dazugeben. Nicht mitkochen.

Weidenkätzchen gegen Schlafstörungen und Nervenschwäche! Tee im Aufguß, mit Honig süßen und ½ Stunde vor dem Schlafengehen einnehmen.

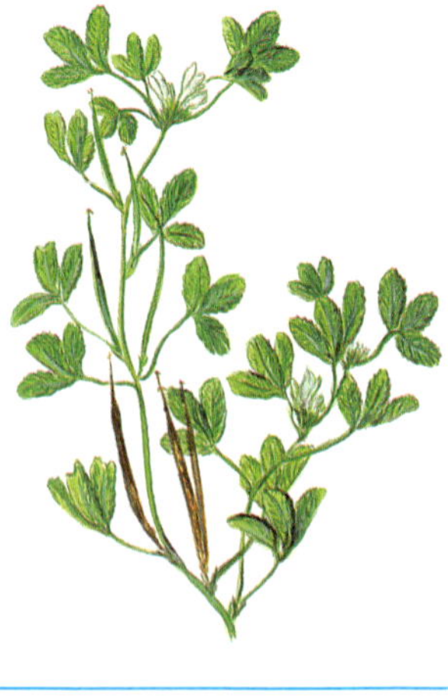

Bockshornklee

Keinen Rückschnitt vertragen Kamelie und Rhododendron. Aus der Form getriebene Zweige nach dem letzten Frost nahe am Stamm abschneiden.

18. Februar

GOTTES ERDE IST MIR ANVERTRAUT

Menschen, die in ihrem bescheidenen Leben, in ihrer Krankheit und mannigfacher Not ihren Humor nicht verlieren, es fertigbringen, „unter Tränen zu lächeln", gleichen einem Edelweißstern, der am Rande des ewigen Gletschereises erblüht ist.

Hypotoniker, Menschen mit niedrigem Blutdruck, können sich nur mit dem Rezept „zweimal Sieben", den vierzehn Werken der Nächstenliebe, heilen: Die leiblichen und die geistigen Werke. Wenn wir uns um andere Menschen Sorge machen, uns für sie einsetzen, wird sich auch unser Blutdruck heben. Niederer Blutdruck und persönliche Frustration sind eng miteinander verbunden.

Fasten bedeutet Heilung. Es gibt keinen anderen Weg, der so schnurstracks bergauf hin zur Gesundheit führt wie das Fasten. Alle anderen Wege zeigen oftmals „Zickzackkurs im Kreise" an, führen nicht immer zum Ziel. – Vernünftig fasten geht nie daneben.

Apfelsaft, als Rohsaft gezielt eingesetzt, dient zum Teilfasten oder als Vorbeugungskur zur Entgiftung des Körpers. Tagesration ein ³/₄ Liter. Man nimmt den Saft schluckweise ein, 3mal pro Tag je ¹/₄ l. Angezeigt bei Verdauungs-, Leber- und Gallenstörungen, bei Magenbeschwerden, Darmschwierigkeiten.

Zuckerkranke, die Insulin spritzen müssen, sollen einige Zeit hindurch täglich aufgeteilt 4 volle Eßlöffel *Weizenkeime* einnehmen. Sie dürfen Insulin zwar nicht absetzen, werden aber spürbare Erfolge zu verzeichnen haben.

Warmer *Wermut-Tee* als Augenbad reinigt die Augenlider von der „Borkenkruste", beseitigt Talgabsonderungen in den Augenwinkeln, die oft durch Scheuerung sehr schmerzen.

Haut, Nerven und Leber sind eng miteinander verbunden. *Hauteinreibungen* kommen allen dreien zugute.

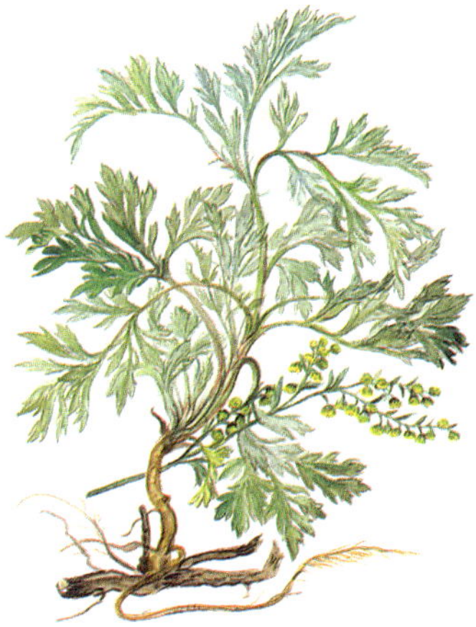

Wermut

Obstbaumkrebs kann auf andere Bäume übertragen werden! Stark befallene Äste und Zweige jetzt entfernen! Wunde mit Baumwachs bestreichen.

19. Februar

EIN GUTES WORT WIRKT LANGE FORT

„Vierzig Tage der Umkehr und Buße" bedeuten eine ehrliche Besinnung über das Verhältnis unserer Taten und unseres Denkens. Der Ausspruch „Gedanken sind zollfrei" schädigt die eigene Persönlichkeitsbildung, weil man durch das Denken wird. Nur edle Gedanken formen hochherzige, ideale Menschentypen.

Schlaflosigkeit bei Klein- und Schulkindern kann ein ernstes Krankheitsanzeichen sein. Der Arzt ist diesbezüglich zu befragen. – Es können auch andere Ursachen vorliegen, die überprüft werden müssen: 1. Zuviel Wärme im Schlafzimmer. – 2. Zu enge und drückende Kleidungsstücke. – 3. Hungergefühl; das muß nicht mit Armut und Elend zusammenhängen. Kinder können „heikel" im Essen sein; bekommen sie nicht das Gewünschte serviert, „haben sie keinen Hunger mehr". Und dann . . .? – 4. Zuwenig Frischluft im Schlafzimmer. – 5. Unkontrolliertes und langes Fernsehen.

Bei Verzögerung des Zahndurchbruches bei Säuglingen helfen erprobte Hausmittel: 1. Beiderseits die Wangen mit süßem *Mandelöl* bestreichen. – 2. Anstatt Mandelöl kann man auch *Ziegenbutter* verwenden. – 3. Vor allem schwächliche Kinder lasse man zur Stärkung des Kauapparates an einer gut geräucherten und gereinigten *Speckschwarte* „nollen", „lutschen" oder „herumarbeiten". – 4. Anstelle der Speckschwarte kann auch *Brotrinde* gereicht werden.

Weißtannenharz gilt als altbewährter Helfer bei „Schleimflüssen und Brustleiden". Man kaue über den ganzen Tag verteilt 5 bis 6 weizenkorngroße Stückchen und schlukke sie hinunter. Diese Harzkörner-Kur soll eine Zeitlang fortgesetzt werden.

Zur Gesichtspflege kalten, abgestandenen *Dost-Blütenspitzen-Tee* mit echtem Bienenhonig-Zusatz als Waschung am Abend vor dem Schlafengehen verwenden. Nicht abtrocknen. Tut einer sehr abgespannten Haut gut.

Kümmel, Anis und *Fenchel* ergeben vermischt einen wertvollen Heiltee gegen Blähsucht. Für Erwachsene wie auch für Kinder.

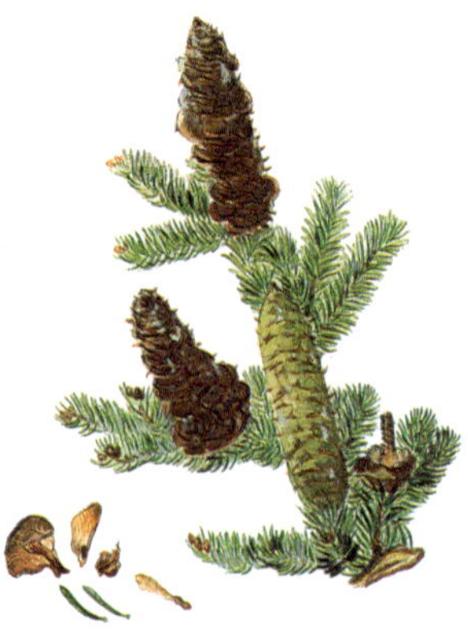

Weißtanne

Reine Kohlenasche ohne Schlackenteile als einen flachen Haufen lagern. Wird an der Luft nach einem Jahr zu Erde. Dann erst auf den Komposthaufen geben.

20. Februar

SEHEN GEHT DEM ERKENNEN VORAUS

Schadenfreude ist ein wucherndes Krebsgeschwür. Schadet der Gesellschaft, schadet aber mir persönlich am meisten. Möchte den Herrgott zum himmlischen Vollzugsbeamten meiner Rachegefühle herabwürdigen. – Menschen, die bewußt die Schadenfreude pflegen, werden mit großer Wahrscheinlichkeit Verdauungsschwierigkeiten haben, von Rückenschmerzen geplagt sein, und ihr gesamter Stoffwechsel läßt zu wünschen übrig.

Kann man edler denken lernen? Man kann. Nur wollen muß man es, das „Edeldenken". Muß dem Nächsten all das Gute wünschen, das man selber zu erreichen wünscht. – Gibt es eine *Heilkräutermischung*, die uns von der Schadenfreude befreien hilft? Ja. Königskerzenblüten 50 g, Thymian 35 g, Wacholderbeeren 25 g, Kornblumenblüten 15 g, Fenchelfrüchte 10 g, Kümmelfrüchte 10 g und Tausendguldenkraut 5 g. Im Aufguß zubereiten. Früh und abends je 1 Tasse, 6 Wochen lang, von Ende Februar bis Mitte April und von Mitte Oktober bis Ende November.

Kindern, die bettnässen, vor allem wenn sie schon älter sind, bindet man ein Tuch um die Brust und macht am Rücken mit den beiden Enden einen großen Knoten. – Das Kind wird dadurch notgedrungen in der Bauchlage schlafen. So vermeidet es den ungewollten Harnabgang. Versucht das Kind, sich im Schlaf auf den Rücken zu legen, erwacht es, steht jetzt auf, und es wird kaum mehr „ins Bett gehen". Diese Art, sich das Bettnässen abzugewöhnen, muß in persönlichen Gesprächen mit dem Kinde psychologisch vorbereitet werden.

Bettnässen bei Kindern mit Blasenschwäche: Der bekannte Schweizer Kräuterpfarrer Künzle empfahl, täglich 2mal 1/8 l *Vogelknöterichtee* zu trinken. Im Aufguß zubereiten. Eine Kur von 3 bis 4 Wochen soll Heilung bringen.

Warme Essigwassersocken helfen bei Gemütsverstimmungen, Schreikrämpfen der Kinder, Aufregungszuständen und bei leichten epileptischen Anfällen.

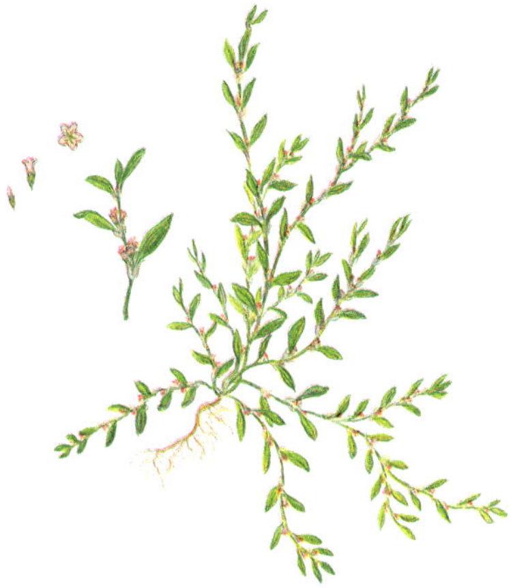

Vogelknöterich

Kompost im Garten fördert die Bodenfruchtbarkeit. Tut nicht nur dem Garten gut, sondern stärkt auch dein Selbstbewußtsein, weil selber geschaffen.

21. Februar

DIE WAHRHEIT IST FÜR ALLE DA

Ich bin fest davon überzeugt, wir können uns das Leben nicht absolut wunschgemäß aussuchen und einrichten. Nur annehmen und gestalten. Dazu braucht es eine gesunde Grundhaltung: Optimismus und Hoffnung. Beides kommt nicht von ungefähr, sondern muß gepflegt werden. Beginnt im Unterbewußtsein, wird Schritt für Schritt spürbarer. Prägt schließlich unser ganzes Leben.

Die *Mittagspause* ist notwendig. Sie darf nicht zu kurz sein. Man muß genügend Zeit haben. Ruhig und langsam essen, jeden Bissen bewußt gut kauen, jede Hast meiden. Mit innerer Freude speisen fördert die Arbeitsleistung von Leber und Gallenblase. – Deshalb niemals im Vorbeilaufen die „Nahrung hinunterschlingen"!

Beständig kalte Füße führen zu Katarrhen aller Schleimhäute, der Harnröhre und der Blase. Bewährt haben sich täglich früh und abends genommene warme Fußbäder mit *Apfelessig*-Zusatz. Gut abtrocknen. Mit stark verdünnter Arnikatinktur nachreiben. Anschließend 1 Tasse Thymiantee trinken.

Bei akutem Darmkatarrh und Durchfall reibe man 3mal täglich 1 Apfel der Sorte *Lederrenette* oder *Schöner v. Boskop* und esse den Brei. Das hat sich durch die in diesen Apfelsorten reichlich enthaltenen Pektine als zuverlässiges Hausmittel erwiesen. Rohe geriebene Äpfel ergeben eine gesunde, schwammige Füllmasse für Magen und Darm, saugen schädliche Darmrückstände und Darmgase auf, führen sie rasch dem Darmausgang zu.

Ist Diät bei hartnäckigem Husten notwendig? Ja! Salzarm und trocken essen. Außer Heiltees wenig Flüssigkeit trinken, nahrhafte Kost zu sich nehmen. Nicht rauchen, wenig Alkohol.

Kaltes Wasser, offen im Zimmer aufgestellt, schluckt den schädlichen Zigarettenrauch der Besucher.

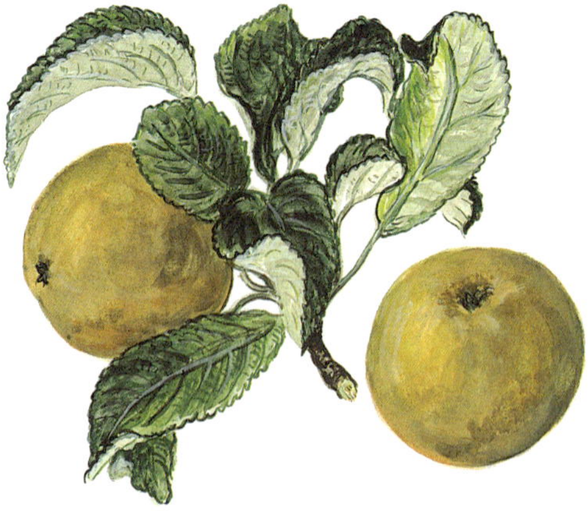

Lederrenette

Salzstreuen auf Gartenwegen vermeiden. Macht Boden auf Jahre sauer. Beeinträchtigt den Pflanzenwuchs. Ist umweltfeindlich.

22. Februar

ICH BRAUCHE GOTT, UM GUT ZU SEIN

Wenn's friert auf Petri Stuhlfeier (22. Februar), friert's noch 14mal heuer. – Volkswort, Wahrwort. Der heutige Gedenktag will uns die Berufung des Apostels Petrus zum Lehrer, Leiter der Kirche und Stellvertreter Jesu Christi auf Erden vergegenwärtigen. – Eine sichtbare Obrigkeit anerkennen, achten, vom Geiste des Gehorsams getragen zu werden, ist direkte Bindung und Verbindung nach oben. Ist ein Entthronen geistiger Anarchie, heute nicht selten mit Freiheit gleichgesetzt.

Bei starkem Husten höhlt man einen *Schwarzen Rettich* aus. Sticht dem unteren Ende zu mit einem Nagel ein Loch, füllt den hohlen Rettich mit im Wasserbad erwärmten Lindenblütenhonig an und steckt ihn so in ein enges Glas, läßt dieses im warmen Zimmer stehen. Früh, mittags und abends den herabgeflossenen Rettich-Honig-Saft trinken, den letzten Rest mit warmem Wasser nachspülen und auslöffeln.

Entzündete Augen und Borkenbildung an den Augenlidrändern: 1 Teelöffel *Salbeiblätter* mit ¼ l kochendem Wasser überbrühen, 15 Minuten zugedeckt ziehen lassen, abseihen. Mit diesem gut temperierten „dünnen Salbeiaufguß" werden mittels eines Leinenläppchens die Augen gründlich ausgewaschen. Die Borken so lange aufweichen, bis sie sich von selber lösen. Nicht mit Gewalt losreißen! Zum Abschluß die Augenlider mit Honig betupfen. Dies verhindert erneute Borkenbildung.

Es gibt kein besseres Hausmittel zur Heilung von Wunden jedweder Art, als diese mit im Wasserbad erwärmtem und flüssig gemachtem echten inländischen *Bienenhonig* zu bestreichen.

Bei Rückenschmerzen, Kreuzschmerzen und Hexenschuß am Abend mit *Kampferöl* einreiben. Bettwärme und Nachtruhe leisten dann ihren Beitrag.

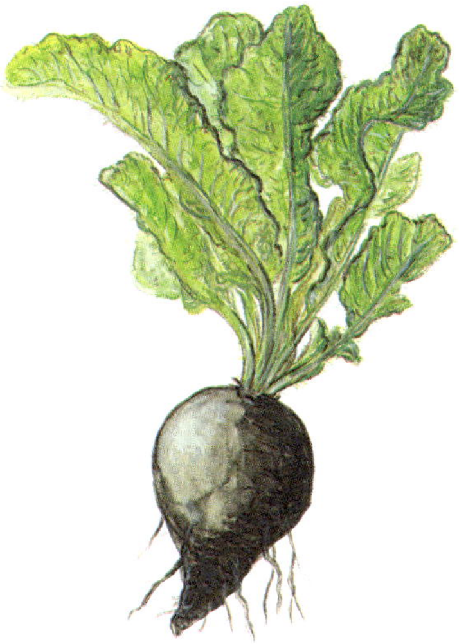

Schwarzer Rettich

Pflanzt du Bäume, dann müssen sie so weit voneinander entfernt stehen, daß ihre Kronen nicht ineinanderwachsen! Die spätere Entwicklung beachten!

BESONNEN UND MUTIG REDEN LERNEN

Der Mensch, der den Sinn des Fastens nicht versteht, gleicht einem Trapez mit langer Unter- und schmaler Oberseite. Lernt er aber den Wert des Fastens richtig einzuschätzen, dann verlängern sich beide Schrägseiten, und es entsteht ein Dreieck mit breiter Basis. – Beten, Fasten und Almosen-Geben erst führen den Menschen zum göttlichen Symbol, dem Dreieck. Lassen ihn teilhaben an geistig höheren Erkenntnissen. Schenken ihm ein „neues" Leben. Schaffen ein festgefügtes Fundament für sein Dasein.

Bei Fußgicht oder Fußrheuma wird eine *Zwiebel* fein gerieben, ausgepreßt und mit diesem Saft die schmerzenden Stellen eingestrichen. Täglich früh und abends durchführen. – Kann genauso vorbeugend angewandt werden, um das Auftauchen dieses Leidens zu verhindern, besonders dann, wenn Neigung dazu besteht oder die Erkrankung schon einmal vorhanden war.

Antiseptische, keimtötende Auspinselung des Rachens: 200 g getrocknete *Heidelbeerfrüchte* werden durch den Fleischwolf gedreht, 14 Tage lang in 70%igem Alkohol angesetzt, täglich geschüttelt. Abseihen und mit abgekochtem und ausgekühltem Wasser auf 30% verdünnen. Zur täglichen Einpinselung bei Rachen-, Mandel- und Kieferhöhlenentzündung sowie bei empfindsamer Mundhöhle heranziehen.

Brüchige Finger- oder Zehennägel kann man bald wieder in Ordnung bringen, wenn man sie gründlich mit *Zwiebelsaft* einreibt, anschließend aber 2 bis 3 Stunden lang nicht mit Wasser in Berührung bringt. Einige Zeit hindurch täglich 2mal anwenden.

Nach längerer Krankheit und bei Körperschwäche: *Walderdbeeren* aus der Tiefkühltruhe nehmen, auftauen lassen, mit Schlagobers und Zucker essen. Sind leicht verdaulich. Fördern die Gewichtszunahme!

Überforderte Sehnen: über Nacht *Lehmpflaster* auflegen.

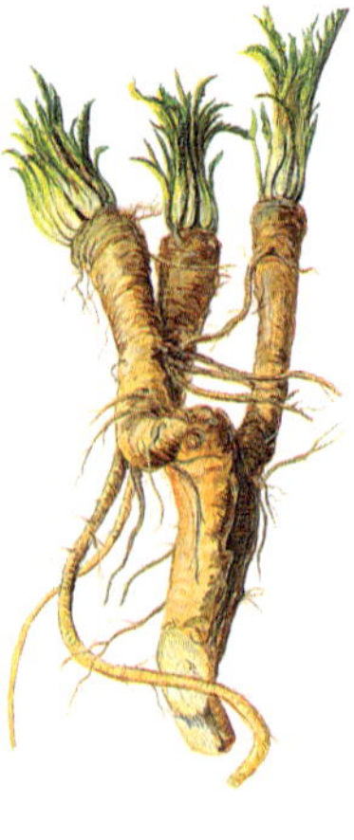

Meerrettich

Noch im Februar den Krenbedarf kontrollieren und das Lager ergänzen, wenn es die Witterung erlaubt. Nächste Erntezeit erst wieder ab September!

24. Februar

GOTT KENNT HERZEN UND GEDANKEN

Für andere einspringen. Als „Stopfwolle" dienen. Den Kopf hinhalten. Alles Argumente, die unsere Ablehnung rechtfertigen sollen, wenn es darum geht, „Zweitberufener" zu sein. – Damit die Zwölferzahl wieder hergestellt sei nach dem Verrat und Tod des Judas, wurde Matthias an dessen Stelle gewählt. Er verkündete in Äthiopien das Evangelium und erlitt dort den Martertod. – Daß ich doch zur schenkenden Liebe jederzeit ohne Vorbehalt bereit wäre!

Heidekraut kommt mit ganz armseligem Boden aus. Es ist mit seinen Blütenspitzen als Tee Helferin für jene Menschen, die Enttäuschungen erlitten, gut zu anderen waren und ausgenützt wurden. Sie werden dann meist „gallig", haben Verdauungsschwierigkeiten, einen nervösen Magen, nicht selten Gallensteine. Und gelten als „recht bissig". Die Umwelt kann nämlich den Menschen formen, auch „ver"formen. – Gottes herrliche Pflanzenwelt aber ist für alle da. Sie hat für jeden Typ von Mensch etwas Paralleles parat. Eine Handreichung SEINER gütigen Vorsehung. Das ist etwas Wunderbares.

Dunkle Hautflecken, besonders an Ohren und Stirne, sind bei älteren Menschen keine Seltenheit. *Beinwell- oder Symphytumsalbe* täglich zum Einmassieren verwenden. Besonders wertvoll: Hauteinreibungen am Abend vor dem Schlafengehen, weil die der Haut vermittelten Heilstoffe während der Bettruhe und durch die Bettwärme gut eindringen und wirken können.

Geriebenen *Meerrettich* mit Apfelessig ansetzen, im Verhältnis 2 Eßlöffel für ½ l. 14 Tage in die Sonne stellen, abseihen, dunkel und kühl lagern. Vertreibt Leberflecken. Die Stellen täglich morgens mit dem verdünnten Essig waschen, eintrocknen lassen. Dann lauwarm nachspülen, mit Arnikatinktur abtupfen.

Echter *Bienenhonig* enthält Wirkstoffe, die der Leberverfettung entgegentreten. Regelmäßiger Honiggenuß unterstützt die Leberfunktion.

10 *Baldriantropfen,* mit etwas Wasser verdünnt ½ Stunde vor Prüfungen eingenommen, verscheuchen die Angst.

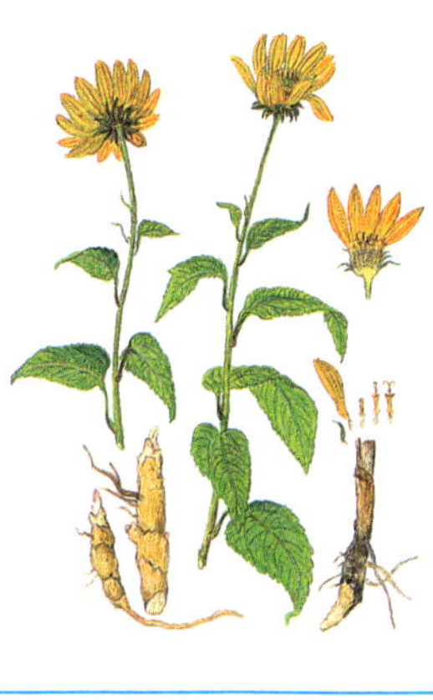

Topinambur

Wenig Laub, viele invertzuckerhaltige Knollen und frühen Ertrag sichert die erprobte Topinambur-Sorte „Bianca". Rechtzeitig im Fachgeschäft bestellen.

25. Februar

IN DIE STILLE GEHEN, SCHWEIGEN

Soviel Hunger gibt es in der Welt. Und ich leide an Übergewicht. Muß abnehmen und brauche dazu Abführmittel. Damit die überschüssigen Kalorien durch den Kanal getrieben werden und ich wieder weiteressen kann. – Essen, ohne zu denken. An meine Gesundheit. Ohne zu denken an die anderen, die hungern. – Muß mir das nicht zu denken geben?

Beinwellpulver, von getrockneter Wurzel durch Mahlen gewonnen, auf ein warmfeuchtes Leinenfleckerl verteilt und als Auflage verwendet, alle 5 Stunden gewechselt, hilft bei Rheuma, Gicht, aber auch bei Knochenbrüchen zur Kallusbildung. – Anstatt Beinwellpulver kann frisch zerquetschte Wurzel als Auflage herangezogen werden. 3mal täglich erneuern.

Ein altes, aber vergessenes Hausmittel ist die von der Borke befreite *Innenrinde der Ulme, ihr Bast.* 15 g getrockneten und zerkleinerten Ulmenbast über Nacht in ½ l kaltem Wasser ansetzen, morgens gut aufkochen und abseihen. In eine Thermosflasche geben, tagsüber schluckweise einnehmen. Wirkt anregend, schweiß- und harntreibend, zerteilend, erweichend und lindernd. Bewährt bei Verdauungsschwäche, Schlaflosigkeit, Wechselfieber, bei Schleimhautkatarrhen und -blutungen, Rheumatismus, Gicht und auch bei Wassersucht.

Einfach, billig und angenehm wird unser Gesundheitskapital durch *Nährhefe* vermehrt. Eignet sich vortrefflich zum Würzen von Suppen, Soßen, Gemüse und Topfen. Besonders in der Winterzeit kann ich mit nicht genug Nachdruck darauf hinweisen.

Das Homöopathikum „Symphytum D4", *Beinwell,* 12 Tropfen pro Tag, 3 Wochen lang eingenommen, ist zu empfehlen bei Depressionen mit Willenshemmung.

Aniskörner im Krautgemüse sind förderlich für unsere Verdauung, halten Blähsucht ab, begünstigen den Frohmut.

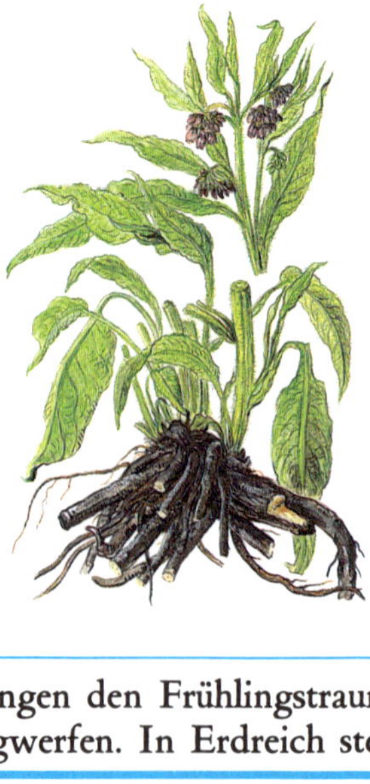

Beinwell

Weidenzweige in der Vase bringen den Frühlingstraum in die Wohnung. Nach dem Verblühen nicht wegwerfen. In Erdreich stecken, sie treiben an!

26. Februar

WAHRHEIT DRÄNGT IMMER ZUM SIEGE

Und Pflanzen leben. – Leute, die keinen Hund, keine Katze und auch kein „Blumenstöckl" richtig mögen, bei denen gehen die schönsten und teuersten Blumenstöcke in Kürze zugrunde, wenn sie ihnen jemand schenkt. – Pflanzen spüren die Kälte der Herzen. Sterben, wenn man sie nicht leiden kann.

Natürliches *Penicillin* im eigenen Garten ziehen! Die *Echinacea* oder den *Schmalblättrigen Sonnenhut.* Eine über 1 m hohe Staude mit purpurrötlichen Strahlenblüten, bevorzugt Kalkboden auf trockenen, sonnigen Abhängen, wobei bei der Pflanzung der Boden tief zu lockern ist. – In der Volksmedizin werden alle Pflanzenteile als wirksames Mittel gegen die Ausbreitung von Krankheitserregern verwendet. Im Handel ist die homöopathische Essenz „Echinacea D4 – D10" erhältlich. Falls der Arzt nichts anderes verschreibt, zur Vorbeugung einige Zeit hindurch täglich 3mal je 10 bis 15 Tropfen. Günstigste Zeiten der Anwendung sind Herbstanfang und Winterende.

Ein altbewährtes Hausmittel gegen Halsweh: Gurgeln mit *Obstessig.* 1 Eßlöffel voll auf ⅛ l warmes Wasser. Jede Stunde mit einem Mundvoll davon gurgeln und ausspukken. Noch einen Schluck nehmen und hinunterschlucken. In diesem Fall soll man keine Bedenken bezüglich des Schluckens haben. Dadurch werden auch jene Teile des Rachens erreicht, die beim Gurgeln nicht berührt worden sind. Lassen die ärgsten Halsschmerzen nach, genügt es, einen 2-Stunden-Rhythmus einzuhalten.

Müttern nach der Stillperiode ist zum Versiegen der Milchabsonderung das Homöopathikum „Salvia officinalis", *Salbei,* als 3-Wochen-Kur 3mal täglich 15 Tropfen, anzuraten.

Ob Erkältungskrankheiten, ob Verdauungskrankheiten oder zur Wundbehandlung – die große Praxis des *Honigs.*

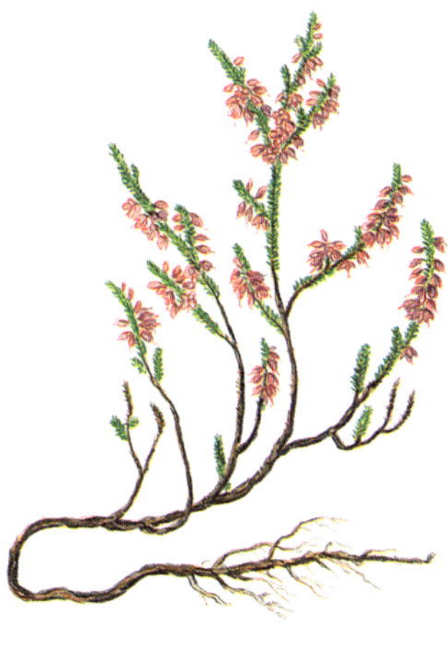

Besenheide

Die Besenheide ist ein wertvoller Halbstrauch für den Steingarten. Die Blütenspitzen, im August/September gesammelt, ergeben ein nützliches Hausmittel.

AUFGESCHLOSSEN FÜR ALLES GUTE

Wenn dir jemand etwas gibt, sollst du es nehmen. Sollst „Vergelt's Gott" sagen, dich freuen. Zum Dank die Hand ihm drücken. Dem, der gibt. Auch das ist eine Gegengabe, die wiegt, beide beglückt. Den Geber, aber auch den Nehmer.

Lästiges Unkraut wird zum sicheren Hausmittel – *Hederich,* Raphanus raphanistrum, wächst auf Brachland, an Kehren, Wegen und Feldrainen. Erreicht etwa 50 cm Höhe. Trägt aufrechtstehende Blütenkelche von hellgelber Farbe; deutlich sind die Schoten zu erkennen. – Hederichsamen zu Pulver gestoßen und mit Honig zu einem flüssigen Brei verrührt, gibt eine spürbare Hilfe gegen Heiserkeit, wenn man es teelöffelweise verabreicht. Dieser Honig-Hederich-Brei reinigt die Brust, erleichtert das Abhusten, nimmt Brustbeklemmungen, schenkt ein freies Atmen.

Nachbehandlung bei Gelbsucht. – 5 g pulverisierten *Hederichsamen* in ein Glas Rotwein gegeben und davon während des Tages schluckweise getrunken, gilt als wertvoller Trank zur Nachbehandlung bei Gelbsucht, der aber auch vorbeugenden Wert besitzt. Selbst beginnende Gelbsucht wurde damit schon vertrieben.

In der Pubertätszeit ist es sehr günstig, Jugendliche in der Familie dabei zu unterstützen, den Übergang von der Kindheitsphase zum Erwachsensein nahtlos ohne Schäden zu vollziehen. Das beste Mittel dazu ist, 6 Wochen lang 3- bis 4mal täglich 1 Tasse Tee aus getrockneten jungen *Brennesselblättern* zu nehmen. 3 Wochen aussetzen und wiederholen.

Zur Anregung der Gallenblase wird über Nacht 1 Teelöffel feingeschnittene *Tausendguldenkraut-Droge* in ½ l Bier angesetzt. Abdecken, am nächsten Tag abseihen, tagsüber schluckweise zimmerwarm trinken.

Bärlappsporenpulver als Wundpuder wirkt kühlend und schmerzableitend.

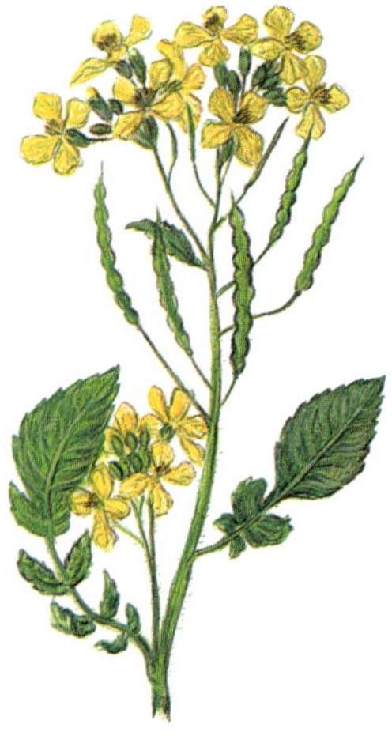

Hederich

Topinambur wird im März ca. 15 cm tief gepflanzt. Knollenabstand 45 cm. Nach Erscheinen der Triebe anhäufeln, damit sie „windsicher" anwachsen.

DEIN HÄNDEDRUCK GIBT KRAFT WEITER

Tatsachen allein genügen nicht. Ich selbst muß von der Realität überzeugt sein, felsenfest daran glauben, daß ich keine Randfigur bin, sondern eine Zentralfigur. Von Gott aus gesehen. Wenn du oder ich oder ein anderer unter uns nicht existieren würde, wäre der HERRGOTT nicht allmächtig. Weil ER uns, weil ER dich, weil ER mich haben will. Man muß sich selbst ernst nehmen.

Russischer Tee, so oder so? Beim Verwenden des sogenannten Russischen oder Chinesischen Tees muß man wissen, wie dessen Wirkung ist. Der Russische oder Echte Tee wird aus getrockneten Blattknospen und Blättern des Teestrauches hergestellt. Er beinhaltet je nach Herkunft und Qualität 1–5% Koffein, die Aromastoffe Theobromin, Theophyllin, ätherisches Öl und 7–12% Gerbstoff. Beim Heißaufguß werden das Koffein und die Aromastoffe rasch frei, die Gerbstoffe, welche die Bräunung bestimmen, erst durch Stehen langsam ausgezogen. – Überbrühter und ohne langes Stehen getrunkener Tee ist von heller Farbe, sehr wohlschmeckend und begünstigt den Stuhlgang, greift aber auch Herz und Nerven an! – Langsam ausgezogener, sogenannter Schwarzer Tee zeigt sehr dunkle Farbe, stopft, schadet hingegen Herz und Nerven nicht.

Engelwurztee, früher in Waldgegenden beliebt, ist zum Teil in Vergessenheit geraten. 2 Eßlöffel getrocknete, zerkleinerte Wurzel in ½ l kaltem Wasser über Nacht ansetzen, morgens erwärmen, abseihen. Tagsüber trinken bei Magen- und Leberschwäche, bei Gelbsucht, Stuhlverstopfung, Hämorrhoiden, Gefäßschwäche und Kreislaufstörungen.

Schnittlauch, ein wertvolles Heilmittel gegen Mangelerscheinungen. Durch seinen Eisen- und Arsengehalt wirkt er der Blutarmut entgegen, ist appetitanregend, verdauungsfördernd und blutreinigend zugleich. Nimmt die Blähsucht. Schnittlauch, das Küchengewürz fürs ganze Jahr.

Kaltgepreßtes Olivenöl: Ein Geschenk des Himmels an die Menschen auf Erden. Es wärmt und heilt zugleich. Dies gilt für alle Formen der Anwendung.

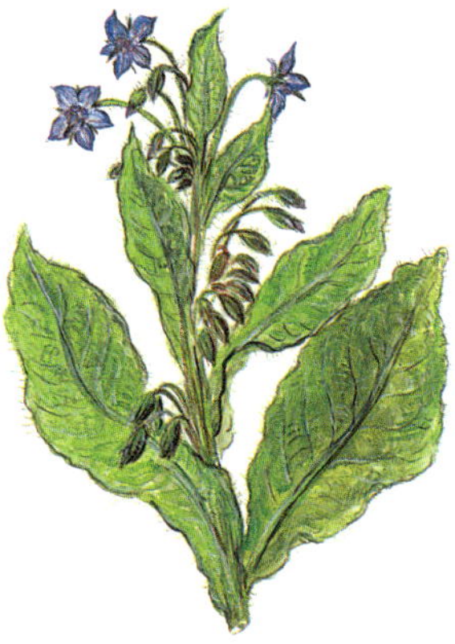

Borretsch

Borretsch, eine Bienenweide. Den Obstbäumen nützlich. Verträgliche Pflanze. Aussaat, sobald der Boden offen ist. Im Garten einstreuen. Anwalzen.

29. Februar

DER WACHSAME MENSCH MEIDET VIELES

Weder die guten alten Zeiten, auf die sich die Alten immer wieder berufen, noch die bessere Zukunft, von der die Jugend träumt, sind die wahre Wirklichkeit! – Erfahrung aus der Vergangenheit gepaart mit Vertrauen auf die Zukunft macht die Gegenwart zur segenspendenden Tatsache. – Auch das Schaltjahr ist alle vier Jahre Realität. – Stur „ordnungsgemäß" einfach dahinleben kann kein gottgewolltes und IHM wohlgefälliges Leben sein. Einen Ausbruch wagen, eine gelegentliche Abwechslung einschalten zur leiblich-seelisch-geistigen Bereicherung kommt der Wirklichkeit näher. Gilt für alt und jung. Denn die „schlechten" oder „guten" Zeiten schafft sich der Mensch selber.

Bei Blutarmut der Kinder und bei jungen Menschen, vor allem jungen Mädchen, erwärmt man am Morgen ein Gläschen *Schwarzen-Johannisbeer-Saft,* löst darin 1 festen Eßlöffel Bienenhonig auf und ißt 1 Stück Zwieback dazu. – Vor dem Mittagessen 2 Eßlöffel Sauerkraut fein schneiden, einige Tropfen Öl und etwas Zitronensaft darübergeben und noch vor der Hauptmahlzeit einnehmen. – Nach dem Essen getrocknete Pfirsichscheiben in kaltem Wasser ansetzen und abends vor dem Nachtmahl auslöffeln. Hält man diese Kur 3 Wochen ein, bringt sie eine deutliche Aufbesserung des Blutes.

Die heilige Äbtissin Hildegard von Bingen empfahl gegen Schwermut *„Himmelschlüsseltee".* In den Monaten April bis Mai werden die Blüten der Echten Schlüsselblume, auch „Wohlriechende" genannt, gesammelt, ebenso die frischen Blätter. Im Halbschatten trocknen, vor Lichtzutritt und Feuchtigkeit geschützt aufbewahren. Als Tee nimmt man Blüten-Blätter-Gemisch, im Aufguß zubereitet. Mit Honig gesüßt 3 Wochen hindurch früh und abends je 1 Schale trinken. 1 Woche aussetzen und wiederholen.

2 Teelöffel reiner *Himmelschlüsselblüten* ergeben im Aufguß einen wohlschmeckenden Hustentee. Eventuell Honig und Zitronensaft beigeben. Wirkt schweißtreibend und schleimlösend.

Waschungen mit *Petersilienblätter-Tee* verringern Sommersprossen. Mit Kölnischwasser nachtupfen.

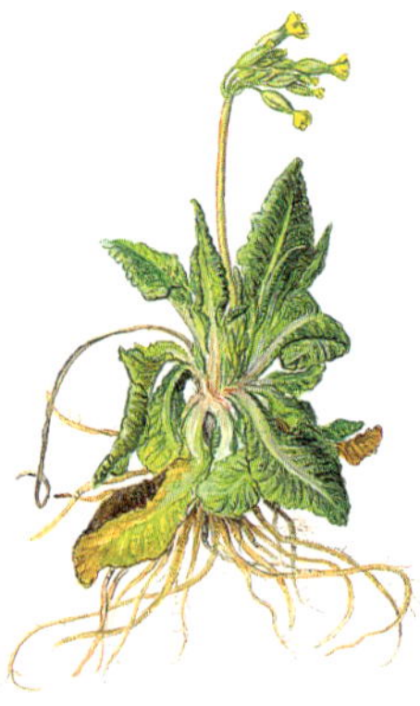

Schlüsselblume

Heilkräuter in Fensterkistchen ziehen. Wenn richtig pikiert und später ausgepflanzt, verlängert sich dadurch die Nutzungsperiode einjähriger Kräuter.

Der Hoffnung Strahl durchzuckt die Fluren

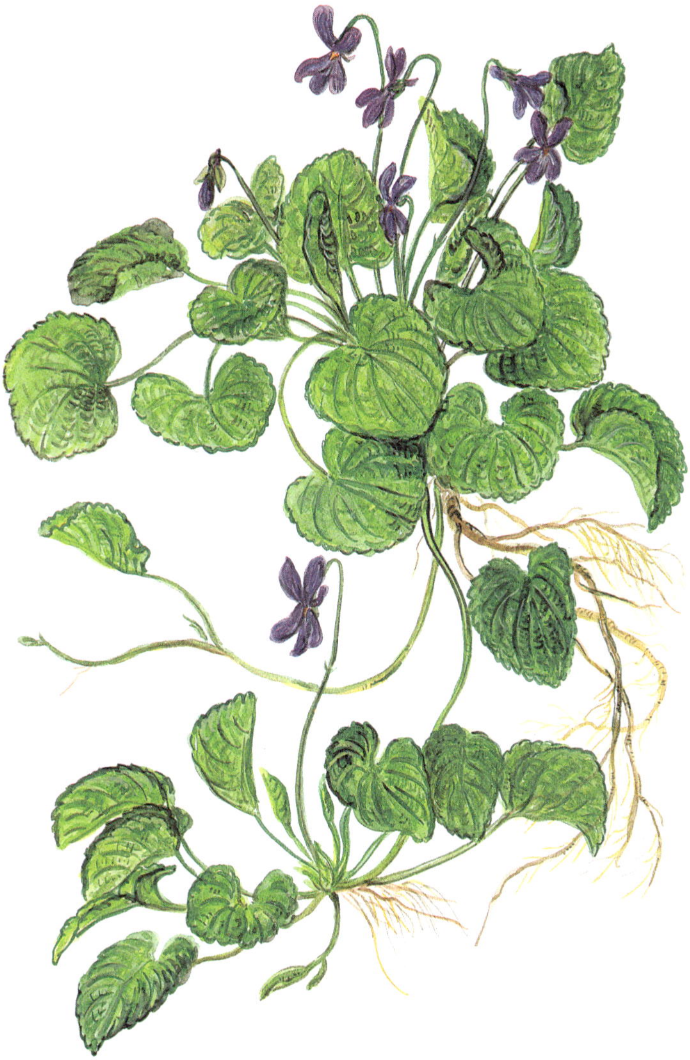

Märzveilchen

Bescheidenheit.

Sie hat viele Formen.

Das Wenige, Kleine von jetzt kann warten, leben und hoffen.

So ist es bei vielem. Im eigenen Leben. Und um uns herum.

Ein genügsames Wesen mit Schwäche gleichzusetzen, wäre wahres Unrecht. Weil falsch man urteilt, die echten inneren Werte mißachtet, durcheinanderbringt, degradiert.

Mehr sein, als nach außen hin zeigen, wird nicht immer gebührend honoriert, ist wenig geschätzt.

Doch was dagegen tun?

Seine Grundeinstellung ändern, richtig reihen. An primärer Stelle einstufen, was Vorrang hat.

Die wahren Werte müssen Geltung haben.

Das Bild. Nicht der Rahmen.

Der Inhalt. Nicht die Tragtasche.

Das Wissen. Nicht die Aufgeblähtheit.

Das Wahre. Nicht das Falsche.

Das Dauerhafte, nicht das Flüchtige.

Dann erst würde unser Schauen schärfer sein, sich alles scheinbar Bescheidene in seiner wahren Größe und Würde uns zeigen.

Justament da steht es. Und ich mache mir meine Gedanken um so ein altes, morsches Mauerwerk. Es will sich sehen lassen, herausgehoben werden aus der Tristheit. Durch die zunehmende Kraft der erwachten Märzensonne hineingeschoben in den Blickwinkel lenzlicher Tage.

Bescheidenheit wird hier zur Zierde. Für unser Auge, aber auch für den ganzen Menschen, wenn wir gewillt-betrachtend hinschauen. Das baut auf und erhebt.

Auch so etwas gibt es in der Natur. Im Pflanzenreich. Diese beispielhafte Genügsamkeit.

Als Hintergrund?

Nicht mehr als eine morsche Mauer. Kein Blendwerk, das auf Geltung pochen könnte. Kaum vom Glorienschein des Ansehens überstrahlt. Entbehrt jedwedem Anlockenden.

Trotz allem erreicht sie eines: Sie wird zum Pflanzgarten bescheidenen Zusammenwohnens.

Die ledrige Mauerraute mit ihren schön geformten Blättern, abgehärtet gegen Sonne und Schatten, versenkt ihre Wurzeln in die Risse. Findet Halt, gedeiht.

Der Weiße und Gelbe Mauerpfeffer mit seinen Sternchen. Auch er formvollendet, einer Leuchtkerze gleich, die ein Signal geben möchte.

Die Hauswurz im prächtig-roten Strahlenigelchen-Kleid, die Bescheidenste unter allen. Ihr Geheimnis liegt im Sparen. Und das können ihre dickfleischigen, saftigen Blätter wohl. Ein Erbstück der Familie der Dickblattgewächse.

Aus einer der tiefen Mauerspalten lugt das gelbäugige Mohngewächs Schöllkraut hervor. Ameisen haben einmal ein kleines Samenkorn dorthin verschleppt. Von da an behauptet es seine anspruchslose Existenz.

So geht der Reigen weiter. Über Löwenzahn und Glockenblume. Findet beim Sandthymian, dem Quendelpolster, kein Ende. Denn dort unten, wo die Mauer im Rasen verschwindet, führt die Königin der Demut ihr Mauerblümchendasein: das „Veigerl". Unverdrossen und tapfer erobert sein sagenhafter Duft alle Herzen.

Wenn das Märzveilchen blüht, frohlocken die Menschen.
Freuen sich, daß es so etwas gibt. Auch heute noch.
Und der Hoffnung Strahl durchzuckt ihre Herzen.
Schafft Helle in Fluren und Wäldern.
Verdrängt den Winter.
Reicht dem Lenz die Palme des Sieges.

1. März

VORNEHME ZURÜCKHALTUNG IST EDEL

Werden und vergehen. Alles hat seinen tiefen Sinn im Leben. – Auf einer Steinplatte am Waldrand liegt ein ganzes Häufchen zerbrochener, beschädigter leerer Schneckenhäuser. Hier war die Singdrossel am Werk. Sie, die Meisterin unter den gefiederten Sängern des Waldes, frißt den ganzen Sommer hindurch Insekten und Würmer. Ihr Lieblingsfutter aber sind die Schnecken. Atzt damit ihre Brut und zieht sie groß. Kunstgerecht zerschlägt sie die vollen Schneckenhäuser auf einer Steinplatte, welche ihr als „Amboß" dient. – Ich sehe es. Mach mir meine Gedanken und bin glücklich, daß ich ein „Waldstrolch" bin.

Apfeltee, ein besonders würziger Haustee. Er reinigt Blut und bildet Blut. – Wenn der Winter zur Neige geht, überprüfe dein Apfellager. Nimm die kleineren, zum Frischessen nicht mehr geeigneten Äpfel heraus, reinige sie mit einem Tuch, schneide sie in dünne Scheiben, entferne das Kerngehäuse, trockne die Apfelscheiben langsam im Backrohr zum Lagern. – 1 Eßlöffel voll mit einem Stückchen Zimtrinde und 1 Gewürznelke in ¼ l heißem Wasser 2 Stunden angesetzt, abgeseiht, zimmerwarm getrunken, ergibt einen wertvollen, würzigen Frühstücks- und Abendtee.

Echter *Bienenhonig* und reiner *Zitronensaft* – ein sehr wertvolles Gespann. Mache dir dieses ungleiche Paar besonders dann zunutze, wenn ungünstige Witterung und häufiger Wetterwechsel sich gegen deine Schleimhäute von Nase, Rachen und Luftwegen verschwören. Dann brauchst du Widerstands- und Abwehrkräfte im eigenen Körper. – 1 Eßlöffel Honig und 1 Teelöffel Zitronensaft gut miteinander abmischen, früh und abends nehmen, das macht dich frühjahrsfit. Mildert und stärkt zugleich.

Bei allgemeiner Augenschwäche den Nacken öfters während des Tages kalt abwaschen und zusätzlich 3mal je 1 Eßlöffel *Karotten-* oder *Spitzwegerichsaft* schlucken.

Längere Zeit hindurch 1 Glas *Karottensaft* vor dem Frühstück: ein Gesundheitstrunk aller Altersstufen.

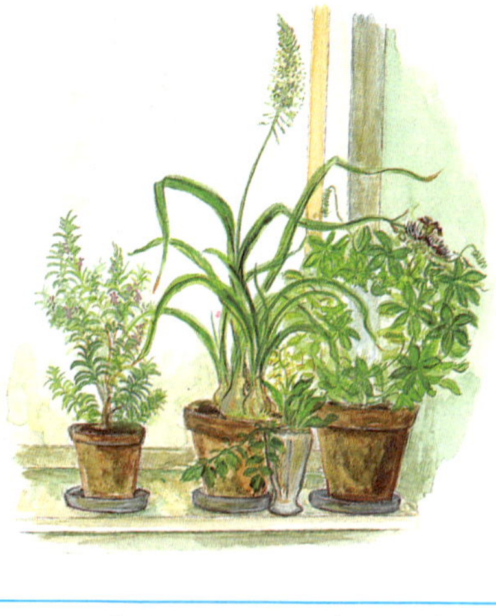

Blumenfenster

Nicht jeder hat einen Garten rund ums Haus, aber jedes Haus besitzt Fenster. Mach dein Fenster zum Garten. Beginne bald mit dem Gestalten.

GOTTES GEIST BESEELT MICH STETS

Nur wer versucht, sich mit dem Geist emporzuschwingen über alle sichtbaren Geschöpfe, erlebt die Realität der Welt um sich herum. Ganz und gar. Dringt in das Unsichtbare ein, ruft erstarrte Geisteskraft zu neuem Leben. Dann wird unser Atmen mehr als bloß eine automatische Bewegung. Wird ein bewußtes Atmen: die Brücke vom Geist zur Materie.

Der zu niedrige Blutdruck und unsere tägliche Nahrung: Die Ernährung des unter Blutniederdruck Leidenden darf nicht einseitig auf Fleischspeisen hin ausgerichtet sein. Weil dadurch ein erheblicher Harnsäureüberschuß im Körper entstünde und dies eine außerordentlich große Belastung darstellen würde. – Niederer Blutdruck ist auch mit dem geistig-seelischen Empfinden verwoben und schreit sozusagen nach *Lebensmitteln pflanzlicher Herkunft,* die Eiweiß enthalten, das eigene Ich stärken und eine gewisse notwendige innere Spannung erhöhen.

Zur Förderung der inneren Spannung bei niedrigem Blutdruck empfehlen sich *Hülsenfrüchte.* 1 Teller davon einige Zeit hindurch Tag für Tag zu essen, wäre sehr anzuraten. Besonders dann, wenn sie selbst gekocht und zubereitet werden und nicht aus der „Dose" stammen. An solchen Tagen reichlich Kümmel in die Suppe geben.

Die frische *Alantwurzel,* welche in den Monaten März und April gegraben werden kann, dient gekocht als wertvolles Gemüse für Zuckerkranke. – Beinhaltet das leichtverdauliche „Inulin", das jedoch nicht mit „Insulin" verwechselt werden darf.

Als altes Hausmittel bei Augenschwäche und müden Augen werden beide Augen langsam mit *Baldriantee* ausgewaschen und nicht abgetrocknet, von selber einziehen lassen! Vor allem nach anstrengender geistiger Arbeit sehr zu empfehlen.

Ein *roher Apfel,* gerieben, mit 1 Eßlöffel grober *Weizenkleie* verrührt und am Abend vor dem Schlafengehen gegessen, senkt zu hohen Cholesterinspiegel im Blut.

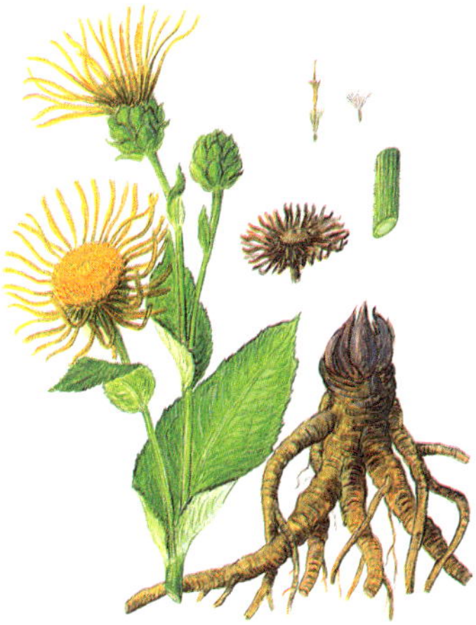

Alant

Petersiliensamen will schon im März in die Erde. Er hat feinkrümeligen Boden gern. Petersilie eignet sich vorzüglich für das tägliche Essen.

NUR ER LÖST ALLE MEINE PROBLEME

Arm wäre die Welt und zugrunde ginge sie, wenn es keine Menschen mehr gäbe, die aus innerstem Drange die Erlösungsfreude hinaussingen wollten. – Freude ist der Dank unseres Daseins! Freude ist mein Credo: Daß ich an die Sonne glaube, auch wenn sie bereits untergegangen. An die Liebe glaube, auch wenn Hasseskälte mir den Atem raubt. An Gott glaube, auch wenn um mich herum alles im Unglauben zu versinken droht. Das ist mein Glaube, nach dem ich leben und in dem ich sterben möchte.

3 Teelöffel zerkleinerter und getrockneter *Weidenrinde* mit ¼ l Wasser über Nacht kalt ansetzen, morgens kurz aufkochen, abseihen. Tagsüber langsam und schluckweise trinken. – Wirkt heilend bei akutem Gelenkrheumatismus. Der in der Weide enthaltene Wirkstoff Salicin wird vom menschlichen Körper in die entzündungswidrige Salicylsäure umgewandelt, die ihrer Wirkung nach jener des Cortisons ähnlich ist, aber ohne dessen nachteiligen Folgen. Gleichzeitig entzieht Salicylsäure den Bakterien den lebensnotwendigen Nährboden und macht so ihre antibiotische Kraft geltend. – Weidenrindentee erweist sich als schmerzlindernd, fiebersenkend und schweißtreibend.

Bei Niedergeschlagenheit, Verdrossenheit und Mangel an innerer Freude legt man 3 bis 4 echte *Safran-Narben,* in der Apotheke erhältlich, in 1 Tasse warme Milch, läßt 10 Minuten ziehen, seiht ab. Langsam und schluckweise einnehmen. Man kann dies früh und abends tun, aber nicht länger als 1 Woche, dann ebensolange aussetzen, bevor man wiederholt.

Als Blutreinigungsmittel bei Ekzemen und Hautausschlägen wird früh und abends je 1 Tasse *Heidekrautblütenspitzen-Tee*, im Aufguß zubereitet, getrunken.

Pulverisierte Salbeiblätter auf die feuchte Zahnbürste gegeben, Zähne und Zahnfleisch damit gebürstet, erhält beides gesund und sauber.

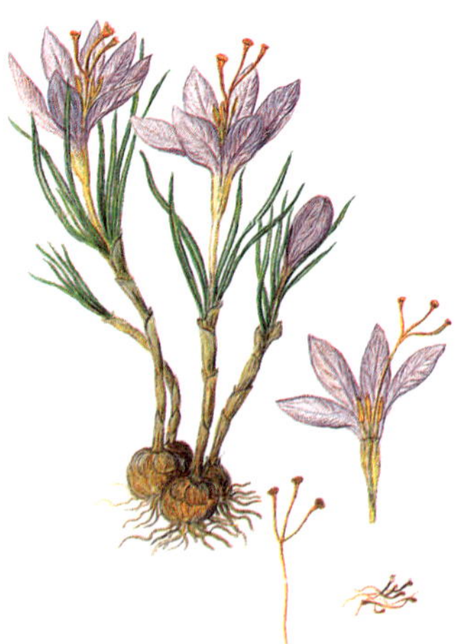

Safran

Haselnußsträucher sind industriefest. Sie spielen in unseren Gärten als abschirmendes Gebüsch eine große Rolle. Fruchten zusätzlich.

DER MENSCH MUSS AUCH WARTEN KÖNNEN

Mein einfacher Weg kann nicht einfacher sein: für Gott und für den Nächsten: Dieses „für" ist in dem schlichten und leicht verständlichen Worte „dienen" zusammengefaßt. Das wieder heißt: Gottesdienst und Dienst am Menschen. Und das Tag für Tag. – Das ist mein einfacher Weg, der ohne Zweifel zum Ziele führt. Daran rüttle ich nicht einmal im tiefsten Unterbewußtsein.

Bellis perennis – *Gänseblümchen,* auch Maßliebchen genannt, mit seiner dichten Blattrosette. Die Blüten folgen dem Lauf der Sonne und schließen sich am Abend. Ist jetzt schon da auf Wiesen, in Gärten, auf Feldern, Wegen und Ufern. Seine Sammelzeit: von März bis September. – Preßsaft kann mit der Fruchtpresse hergestellt werden. Stets frisch verwenden. Täglich 3mal je 1 Teelöfferl voll genügt 6 Wochen lang als entschlakkende Frühjahrskur. Das kleingehackte Kraut samt Blüten wird Salaten beigefügt. Oder 2 Teelöffel davon als Aufguß für 1/4 l kochendes Wasser, 15 Minuten ziehen lassen.

Der Genuß von *Sauerkraut* hilft gegen Verdauungsstörungen und Darmträgheit, Darmlähmung und drohende Magengeschwüre. Die gesundheitsfördernde Wirkung erreicht man am besten durch rohes Sauerkraut oder durch den Saft. Um Sauerkrautsaft zu erhalten, muß man die ganze Sauerkrautmasse auspressen und darf nicht nur die in den Gefäßen abgesetzte Flüssigkeit nehmen.

Morgens auf nüchternen Magen, vor dem Frühstück, 1 Tasse *Sauerkrautsaft* getrunken, ist nicht nur erfrischend und von höchstem gesundheitlichem Wert, sondern steigert auch das Wohlbefinden, reinigt Magen und Darm, fördert die Entwicklung der so notwendigen Darmflora.

Aufspringende *Birkenknospen* bereichern zusammen mit Löwenzahnblättern, Brunnenkresse und Feldsalat die Frühjahrsküche. Starke reinigende Wirkung.

Über Nacht eingeweichte *Dörrpflaumen,* unter Beigabe von Zimtrinde kurz aufgekocht, ergeben eine darmfreundliche Beilage zu Fleischspeisen.

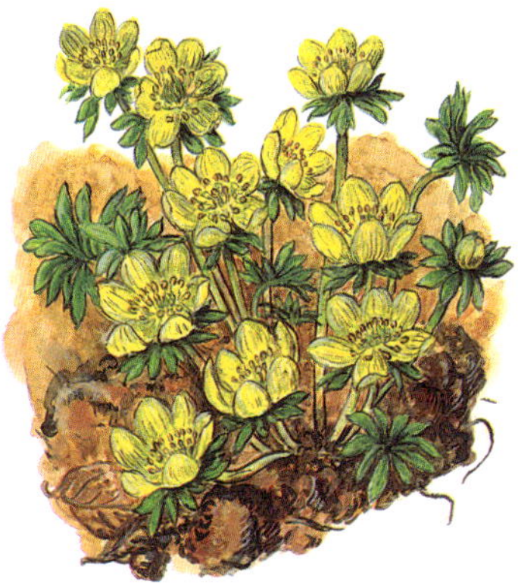

Kleiner Winterling

Der Kleine Winterling, eine Zierpflanze mit knolligem Wurzelstock, streckt uns jetzt schon seine gelben Blütenschalen neugierig entgegen.

GOTT ALLEIN NUR RETTET DIE WELT

Respekt vor jedem, Furcht vor niemandem. Ich respektiere die vielen kleinen Dinge um mich herum. Finde sie großartig, bewundere sie alle. Spüre, wie einer vom anderen abhängig ist. Wie einer den anderen braucht. Daß wir alle von der gleichen Sonne beschienen werden, daß der Regen für uns alle fällt. Das webt aus allem ein unzertrennbares Band. – Schneide ich es durch, „dieses Band der Zusammengehörigkeit und des gegenseitigen Respektes", dann liegen wir alle gemeinsam am Boden. – Furcht aber vor anderen? Warum? Auch sie sind genauso abhängig wie ich.

Wenn die Sonne durch das Fenster lacht, dem Winter den „Garaus" macht, dann werden viele „Schlafmützen" lebendig und meinen: „Weg mit dem Winterspeck!" Und wollen nur eines – abmagern. Dorthin scheint für sie nur ein Weg zu führen: Abführmittel. *Glaubersalz* und *Bittersalz*. – Vorsicht! Ob pflanzlich oder chemisch, das gilt für alle Abführmittel: Jede Reizung der Darmwand führt mit der Zeit zur Überreizung der Darmschleimhaut, und das bringt Dauerschäden. – Die Darmwand dehnen helfen, das ist richtig und gesund. Abends ein Glas Wasser abgedeckt aufstellen, morgens auf nüchternen Magen trinken. Barfuß einige Male durchs Zimmer laufen und Bauchgymnastik erfüllen den gleichen Zweck. Laß bei deinen Mahlzeiten die Ballaststoffe niemals weg.

Wirf einen Blick in die Vorratskammer! Vergiß deinen alten Freund, den *Apfel,* nicht. Das Kerngehäuse entfernt, den Apfel geviertelt – aber unbedingt samt Schale – mit Zimtrinde und Gewürznelken als Kompott gedünstet, zu Knödeln oder Schmarren gegessen, ergibt ein gesundes, wohlschmeckendes Abendessen, das den Darm dehnt und reinigt.

Zimt regt die Magennerven an. Trägt viel zur besseren Funktion des vegetativen Nervensystemes bei.

Gewürznelken fördern die Verdauung, sie leiten den Stoffwechsel günstig ein und entlasten somit den Gesamtorganismus.

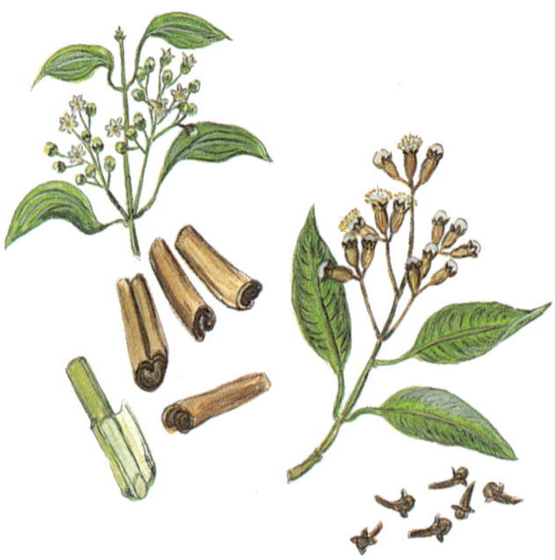

Zimt, Gewürznelke

Durch bewußte Frühjahrskuren findet der Mensch den Anschluß an den Kreislauf der Natur wieder. Sie will unsere Dienerin und Helferin sein.

LIEBE UND HINGABE SCHAFFEN WERTE

Es gibt Augenblicke, da fühlt man sich festgefahren. Es geht einfach nicht. Man kommt nicht mehr zurecht. Ertrinkt in einem Tropfen Wasser, stolpert über das eigene Kopfhaar, das zu Boden fiel, scheint an einem Sonnenstrahl am Pflaster auszurutschen. – Kurz stehenbleiben. Neue Ziele setzen. Dann weitergehen!

Bronchitis mit asthmatischen Erscheinungen: 3 Wochen lang 3mal täglich *Zinnkraut-Huflattichblätter-Tee* trinken. Morgens vorbereiten. 3 volle Eßlöffel der Mischung mit ¾ l kaltem Wasser übergießen, 3 Stunden ziehen lassen. Kurz aufkochen, abseihen. In eine Thermosflasche füllen. 3–4mal durchgeführt, mit jeweils 1 Woche Intervall, hat sich diese Kur als erfolgversprechend erwiesen.

Bei Beulen kann das Anschwellen verhindert werden, wenn man sofort auf ein Leinenfleckerl Watte und ein *Eisstück* legt und alles mit einem einfachen Verband befestigt oder 1 Teelöffel 70%ige *Arnikatinktur* in ⅛ l kaltes Wasser gibt, eine Leinen-Watte-Auflage darin tränkt und auflegt.

Erwachsene können einige Zeit hindurch auf *2 Mahlzeiten* umsteigen, ein leichtes normales Mittagessen und um 17 Uhr Obst mit etwas Käse und Vollkornbrot. Zwischenmahlzeiten sind entbehrlich. Gegen Durst hilft ungesüßter Kräutertee.

Unterleibskrämpfe finden Erleichterung, wenn man *Hopfenmehl* in der Apotheke besorgt, täglich davon 3mal 1 Messerspitze voll einnimmt und 1 Stamperl zimmerwarmen *Schwarzen-Johannisbeer-Saft* nachtrinkt.

Zur Vorbeugung von Arteriosklerose täglich beim Wintersterben 2 *Äpfel* essen. Und dies noch den ganzen Monat März hindurch.

Aufgesprungene Lippen am Abend vor dem Schlafengehen mit *rohem Eiklar* bestreichen.

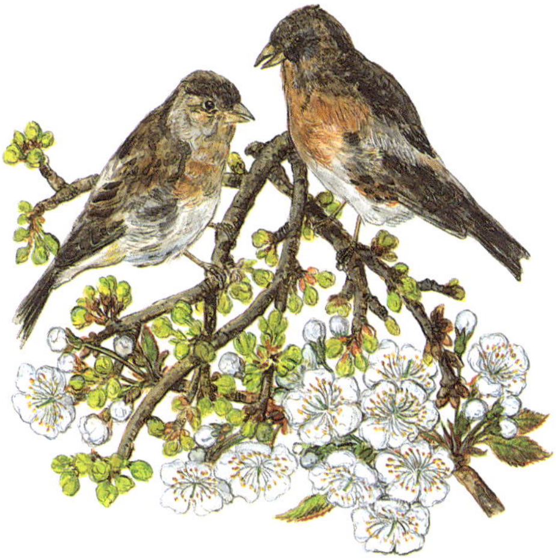

Bergfink

Der März ist da. Im Garten ertönt vorerst schüchtern der Vögel Gesang, ein Zeichen vager Hoffnung. Ein Aufruf zur aktiven Gartenarbeit für dich!

MANCHES GUTE SCHLUMMERT IN MIR

Der Geist baut sich den Körper. Die Seele ist das organisierende Prinzip unseres Leibes. Gedanken gehen nicht spurlos an der Leib-Seele-Geist-Einheit vorüber. Jeder Wunschgedanke hinterläßt in uns seine Spur, deshalb positiv denken. – Ich freue mich jeden Morgen beim Wachwerden, daß ich lebe. Sage mir den Tag, das Datum, das Jahr vor und stelle fest, der wievielte Tag meines Lebens es ist. Dann danke ich dem Herrn, daß er mich ins Leben gerufen hat. – Gute, freudige Gedanken fördern Gesundheit und Wohlbefinden.

Die Ursache für Blähungen kann vielfältig sein. Jedoch eines bleibt immer gleich: der Mangel an Verdauungssäften. Abhilfe schafft hier das Kauen von ½ Teelöffel *Kümmelfrüchten* oder das Trinken von 1 Schale *Pfefferminztee* nach der Mahlzeit. Vorbeugend wirkt das Beimischen frischer oder getrockneter zerkleinerter Pfefferminzblätter zu Salaten, Suppen oder Soßen.

Teemischung, die Menschen, die an Rheuma, an degenerativen Gelenkerkrankungen oder an Nieren- und Gallensteinen leiden, zu empfehlen ist: Brennesselblätter 50 g, Löwenzahnwurzel und -kraut 30 g, Melissenblätter 30 g, Birkenblätter 20 g, Goldrutenkraut 20 g. – Im Aufguß 6 Wochen lang 3mal täglich 1 Tasse Tee trinken.

Engelwurzwein hilft bei depressiven Zuständen! 25 g frische, gereinigte Engelwurz-Wurzeln und 25 g junge Engelwurz-Schößlinge werden klein geschnitten, in 1 l Rotwein 8 Tage lang ins Fenster gestellt. Hernach abseihen und in verschlossener Flasche dunkel lagern. Nach jeder Mahlzeit 1 Stamperl voll davon langsam getrunken, gibt mehr Lebensmut.

Bei Magenkrämpfen und nervösem Magen bringt 1 Eßlöffel frischer *Kartoffelsaft* Erleichterung.

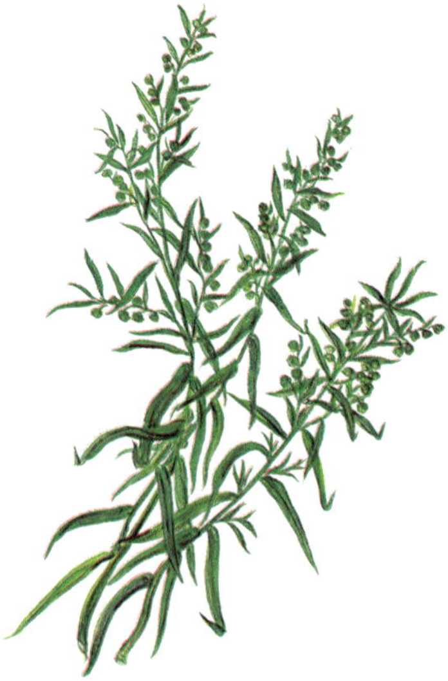

Estragon

Estragon, das Essigkraut, gilt in der Küche als ein Geschmacksverbesserer. Auch im Garten wirkt er auf das Aroma der Nachbarpflanzen günstig ein.

8. März

TUE ALLES BEWUSST UND BESONNEN

Gute Laune ist ansteckend, führt zum Gelingen. Nicht nur bei sich selber, auch bei den Menschen deiner Umgebung. Hilft manchem über Schwierigkeiten hinweg. – Zur guten Laune kann man beitragen durch ein fröhlich' Gemüt.

Das Einfachere ist nicht immer die einzige und richtige Lösung: Nach Ärger im Beruf rasch eine Pille geschluckt? Nein! – Ruhig atmen, mit dem Blick nach Norden, sich selber wieder finden. 3 *Wacholderbeeren* oder 1 *Wermutblatt* kauen. Still lächeln, mit Gottvertrauen weiterarbeiten, nachdem ich meiner Leber etwas Gutes getan habe.

Darmgase entstehen im Dickdarm. Unverdaute Kohlehydrate und Eiweißkörper werden durch Bakterien bis zu einfachen gasförmigen Produkten abgebaut, die für den Organismus nicht mehr nutzbar gemacht werden können, an sich aber einen hohen Energieinhalt haben. Ihre Zusammensetzung hängt von der Beschaffenheit der aufgenommenen Nahrung ab. Sie erzeugen Blähungen. Sind dem Körper schädlich, wenn sie nicht abgehen können.

Gemildertes Morgenfasten. Wir übergießen 1 Eßlöffel frische, geschnittene *Brennesselblätter* mit ¼ l kochendem Wasser, lassen 15 Minuten ziehen, seihen ab, trinken es langsam und schluckweise anstatt des Frühstücks. Dabei wirkt zusätzlich zum Morgenfasten noch die reinigende Kraft der vermehrten Harnabgabe.

Eine schwächere Art des Morgenfastens stellt ein Glas *Butter-* oder *Sauermilch* als Frühstück dar. Auch reiner Fruchtsaft kann anstelle dessen eingenommen werden. All das regt an und belastet kaum. Der Magen bleibt leicht und der Kopf für geistige Arbeit frei, was nicht zu verachten ist.

Wermut-, Kamillen- und *Pfefferminztee* als Magenmittel immer nach den Mahlzeiten und sehr warm trinken, so sind sie am wirksamsten.

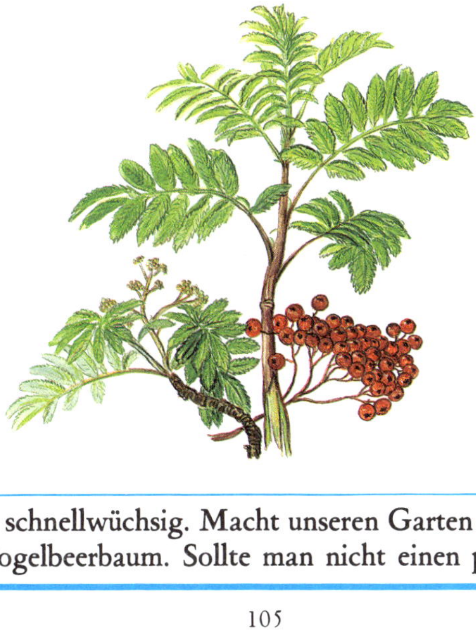

Eberesche

Die Eberesche ist sehr schnellwüchsig. Macht unseren Garten zum Vogelparadies: heißt ja Vogelbeerbaum. Sollte man nicht einen pflanzen?

IN ZEICHEN OFFENBART SICH GOTT

Es kann ein braver, tüchtiger Doktor „kopfstehen" und du wirst nicht gesund werden, wenn du selber nicht mittust. Denn dein „innerer Arzt" muß bei jeder Behandlung mitwirken. Er ist absolut notwendig, ohne ihn geht es nicht. Der beste Hausarzt ist machtlos, wenn der nicht will: der innere Arzt.

Bewahre deine Freiheit, laß dich nicht von Gewohnheiten versklaven. Alle Genußmittel tun das. Dazu gehören Weißzucker, Kaffee, Tee, Kakao, Alkohol und Tabakwaren. Zuckerhaltige Erzeugnisse darf man auch nicht vergessen. – Diese stellen eine große Belastung für unseren Körper, aber ebenso für unsere seelisch-geistige Verfassung dar. Wir werden dadurch immer abhängiger.

Gegen das lästige Morgenhusten blüht bereits ein Blümlein, kaum daß der Schnee weg ist und die Sonne einige Stunden am Tage ihre Strahlen auf feuchte, lehmige Böden an Wegen, auf Böschungen, Äcker und Wiesen fallen läßt. Es sind dies die goldgelben Korbblüten des *Huflattichs.* Seine Köpfchen vor dem gänzlichen Aufblühen sammeln und im Halbschatten bei Luftzug trocknen. 2 Teelöffel davon mit ¼ l kochendem Wasser übergießen, 15 Minuten zugedeckt ziehen lassen, abseihen. Recht warm und mit Honig gut gesüßt in der Übergangszeit vom Winter zum Frühling jeden Morgen gleich nach dem Aufstehen trinken.

Ist man in der Früh sehr heiser, dann 1 *Zwiebel* schälen, klein schneiden, mit ¼ l Wasser überbrühen, 15 Minuten ziehen lassen, abseihen und einnehmen. – Man verspürt nach der ersten Schale eine Besserung. Einige Tage hintereinander wiederholen.

In einem Hause, in dem vernünftig und überlegt gekocht wird, fühlen sich Krankheiten nicht wohl. Kaum jemand wird die Verdienste der Köchin eigens hervorheben. Sie aber ist ein Segen.

Ungebleichte Rosinen, an der Luft getrocknete Weinbeeren, in Kaltwasser eingeweicht und löffelweise eingenommen, sind ein gutes Stärkungsmittel.

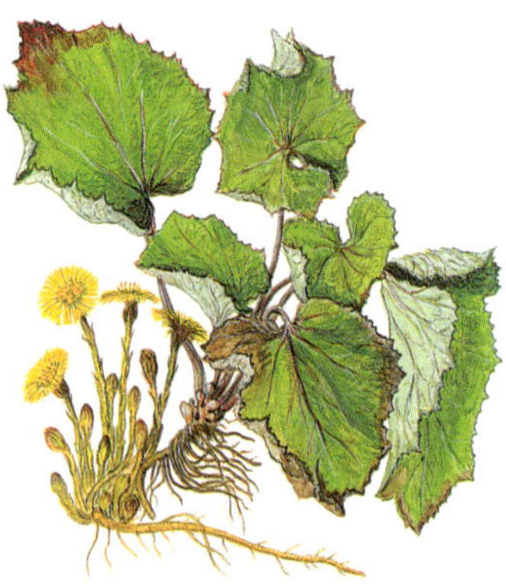

Huflattich

Schwarze-Johannisbeer-Sträucher lieben keine zu trockenen Böden. Mulchen tut ihnen gut. Bedanken sich durch besseres Fruchten.

HAB' VERTRAUEN AUF GOTTES HILFE!

„Medienfasten" ist ein verhältnismäßig unbekanntes Wort, das im alltäglichen Leben kaum vorkommt. – Was will es heißen? Nichts anderes, als kein Sklave der Tageszeitung, der Illustrierten, des Rundfunks und des Fernsehens zu sein. Einmal einige Zeit bewußt darauf verzichten. Läßt das Persönlich-Eigene in sich zur Geltung kommen. Ist alles andere als langweilig. Den toten Punkt muß man natürlich einmal mit einem festen Durchhaltevermögen überwinden. Dann erst steht man vor einem Geheimgang einer Schatzkammer, die man schon immer mit sich trug, aber erst jetzt entdeckt hat.

Eine Schlafhilfe für Menschen mit kalten Füßen sind dicke *warme Strümpfe* aus *reiner Schafwolle.* Sie werden nachtsüber angezogen. – Junge Menschen können genauso kalte Füße haben. Es ist dies ein Zeichen von schlechter Durchblutung und einer bestimmten Kreislaufschwäche.

Eine zweimonatige *Selleriekur* kann ich Rheuma- und Gichtkranken nur aufs wärmste empfehlen. 2 mittelgroße Sellerieknollen werden gekocht und täglich gegessen, das Kochwasser zusätzlich getrunken. – Vor Beginn dieser Kur den Hausarzt befragen. Herzleidende dürfen sie nicht durchführen!

Haselnußkätzchen-Tee: Wirksame natürliche Schweißabsonderungshilfe. – Von Februar bis April zur Blütezeit sammeln, trocknen, im heißen Aufguß zubereiten. Täglich 3 Tassen bei Influenza trinken. Sich anschließend tüchtig in wollene Decken einhüllen.

Zu reichlicher Eiergenuß fördert Arterienverkalkung, hohen Blutdruck und spielt bei Hauterkrankungen eine wichtige Rolle. Zucker- und Gallenkranke sollten nur ganz wenig Eier essen.

Morgens gleich nach dem Aufstehen mit warmem *Salbeitee* gurgeln, das hilft bei „belegter" Stimme.

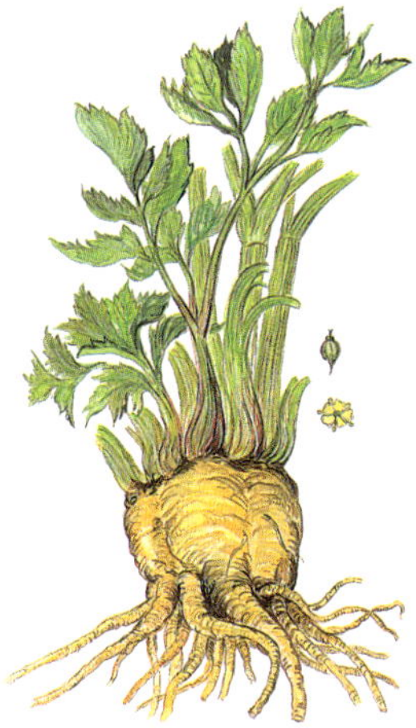

Sellerie

Fichtenreisig, das Salbei, Lavendel oder Rosenstöcken als Winterschutz diente, nicht voreilig wegnehmen. Darf erst Ende März entfernt werden!

NICHT AUFFALLEN, DAS IST DEMUT

Alte Volksweisheiten können zur richtigen „Offenbarung" auch in einer fortschrittlichen, modernen Zeit werden. – „Je größer die Stürme, desto fester wurzelt die Eiche." Nur wer „tief verwurzelt in seiner Religion" ist, wird Früchte des Glaubens tragen. – Die Weisheit ergründet die Tiefe der Dinge, bleibt nicht an der Oberfläche haften.

Die wertvollste Art zu heilen ist es, die Abwehrkräfte des Körpers zu stärken und denselben in die Lage zu versetzen, aus eigener Kraft heraus Schad- und Giftstoffe abzuwehren, die Leiden und Krankheiten verursachen könnten.

Ein sehr wirkungsvolles Mittel zur Stärkung der Abwehrkräfte sind die *Weizenkeime*. Schützen vor Mangelerscheinungen, beheben Stoffwechselstörungen, stärken Herz und Kreislauf, entfachen die körpereigenen Abwehrkräfte. – Täglich 2 Eßlöffel voll einnehmen, früh und abends, etwas Flüssigkeit nachtrinken. 6 Wochen hindurch diese Kur 2mal jährlich durchführen.

Bei Frühjahrswanderungen kann man sich leicht den „Wolf", ein Wundsein der Haut vor allem an der Innenseite der Oberschenkel, holen. Dieses Unbehagen ist aber verhältnismäßig rasch wieder wegzubringen: 4 volle Eßlöffel getrocknetes und zerkleinertes *Zinnkraut* 3 Stunden in 1 l kaltem Wasser ansetzen, kurz aufkochen, 5 Minuten ziehen lassen, abseihen, temperieren. Darin 20 Minuten lang ein Sitzbad nehmen, gut abtrocknen. Die geröteten, schmerzhaften Stellen mit *Kamillensalbe* (Kamillosan) einreiben. Mehrere Tage hindurch wiederholen. – Wirkt auch vorbeugend.

Zur Zeit des auslaufenden Winters und bei starken Wetterschwankungen kann man mancher Krankheit entgehen, indem man 1 Eßlöffel voll *Bockshornklee-Samen* pulverisiert und diese Tagesration jeweils in kleinen Portionen durch die Nasenlöcher aufschnupft.

Sellerieknollensaft, ein gutes entschlackendes und wassertreibendes Mittel bei gichtischer Verkrümmung. 1 Stunde vor jeder Mahlzeit 1 Eßlöffel voll.

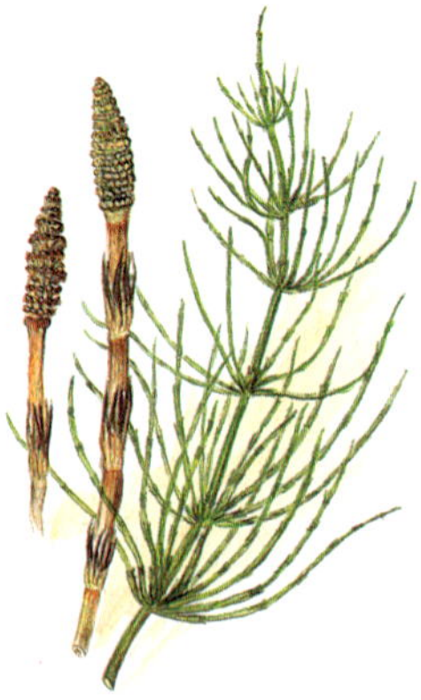

Zinnkraut

Zwiebelschalen über Nacht in Wasser einweichen und damit Zimmerpflanzen besprengen, das vertreibt Ungeziefer. Besonders wirksam bei Milbenbefall.

12. März

ICH STEHE UNTER GOTTES SCHUTZ

Echte Liebenswürdigkeit will mithelfen, die Härten des Zusammenlebens aufzufangen und abzuschwächen. Ist wahrhaftig ein Polster, der schützt und wohltut, den uns andere herhalten. – Ein Lächeln, ein freundliches Gesicht, das kostet nichts und kann soviel.

Je mehr die Menschen unserer Zeit *Heilpflanzen* kennen und benützen, desto mehr werden sie von ihrer Wirksamkeit überzeugt sein und sie nicht mehr missen wollen.

Altersdurchfall ist nicht selten. Er kann von inneren Katarrhen der Schleimhäute herrühren. – *Vergorener Apfelmost,* auch Most oder Apfelwein genannt, im Mischverhältnis 1:4 mit reinem Himbeersaft vermischt, 5- bis 6mal täglich 1 Schluck genommen, hat sich vielfach bewährt.

Drüsenentzündung in der Achselhöhle: 2 Eßlöffel feingeschnittene, getrocknete *Brennesselblätter* mit 1/8 l kochendem Wasser überbrühen, 15 Minuten ziehen lassen. Einen dicken Wattebauschen damit tränken, leicht ausdrücken, mit Leinen umhüllen, über Nacht auflegen. – Den Blätterrückstand mit heißem Wasser aufgießen und die Füße darin baden, eine ableitende Nebenbehandlung.

Lindenblütentee eingenommen, stößt mit der vermehrten Schweißabsonderung eine Menge Schadstoffe ab, wirkt harntreibend und auswurffördernd. Mit Honigzusatz stillt er Krämpfe jeder Art, beruhigt die Nerven. – Nach dem Trinken in der Wohnung bleiben! Zugluft ist gefährlich! – Herzschwache Menschen Vorsicht! Arzt fragen. Lindenblütentee stärkt zwar die Abwehrkräfte, belastet aber das Herz.

Ich rate Ihnen: Trinken Sie einmal in der Woche morgens 1 Tasse *Eichenrindentee*, vorbeugend gegen Magen-Darmschleimhaut-Entzündungen, nervöse Darmbeschwerden, Nieren- und Leberleiden sowie gegen Durchfall.

Schmerzende Nachwirkungen früherer Rückgratverletzungen regelmäßig mit *Lehmpflaster* behandeln.

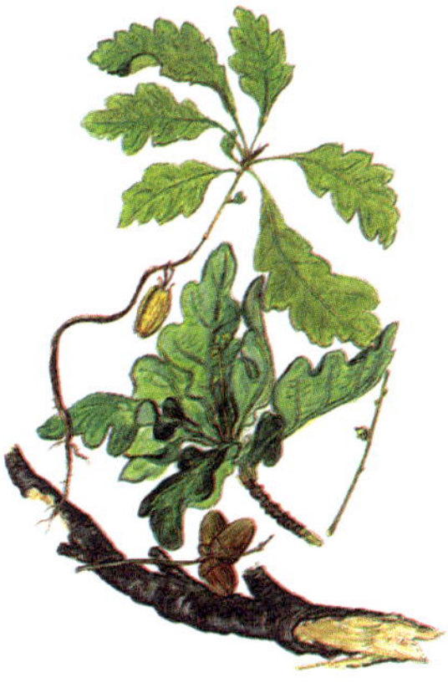

Eiche

Alte Lindenbäume sind eine Oase des Friedens! Sie strömen Sinn und Verlangen nach Gemeinschaft aus. Versöhnen Herzen. Sind Träger der Eintracht.

DIE STUNDE „JETZT" ENTSCHEIDET

Ein chinesisches Sprichwort, das ich während meiner 16jährigen Chinazeit häufig hörte, heißt: „Saiweng hat ein Pferd verloren. Wer weiß, ob es nicht Glück bringt." Mir hat diese Ausdrucksweise sehr gefallen, und ich habe sie zu einem meiner Lieblingssprüche gemacht. Er will eine tiefe Wahrheit ausdrücken. Will sagen, daß im Leben aus Verlusten auch Gewinne erwachsen können und Niederlagen nicht selten zu Siegen werden. Gleichzeitig möchte dieses Sprichwort noch auf eines hinweisen: Ein gegenwärtiger Vorteil könnte die Ursache späterer Verluste sein. – Tatsachen, die wir nicht übersehen sollten.

Bewährte Hausmittel zur Senkung des Cholesterinspiegels: Bei zunehmendem Mond früh und abends je 1 Schale *Mariendistelsamen-Tee* trinken. 2 Teelöffel der Samenkörner im Mörser leicht anstoßen, damit die Wirkstoffe zur Entfaltung kommen, mit ¼ l kochendem Wasser abbrühen, zugedeckt 20 Minuten ziehen lassen. – Bei abnehmendem Mond hingegen nimmt man ebensoviel *Ringelblumenblüten-Tee* – im Aufguß hergestellt – ein. Unabhängig von der Mondphase mittags ⅛ l *Roten-Rüben-Saft* einnehmen und untertags zur Deckung des Flüssigkeitsbedarfes *Sauer-* oder *Buttermilch.* – Der Genuß jeder Art von Alkohol ist zu vermeiden!

Die *Ringelblume* gilt seit alters als „Reinigungskraut". Ihre „Säuberungs- und Auskehrkräfte", so weiß es die Wissenschaft von heute, ergeben sich aus ihren Pflanzenfarbstoffen, die teilweise als Vorstufen der Vitamine anzusehen sind, aber auch aus dem Zusammenspiel von ätherischen Ölen, Saponin- und Schleimstoffen.

Bei heftiger Migräne mischt man zu 1 Tasse warmem *Bohnenkaffee* ohne Milchbeigabe den Saft einer halben *Zitrone* und trinkt dies langsam und schluckweise.

Frische *Veilchenköpfe* auf Fruchtsalat sind mehr als eine Zierde. Mitessen. Sie entspannen und beruhigen.

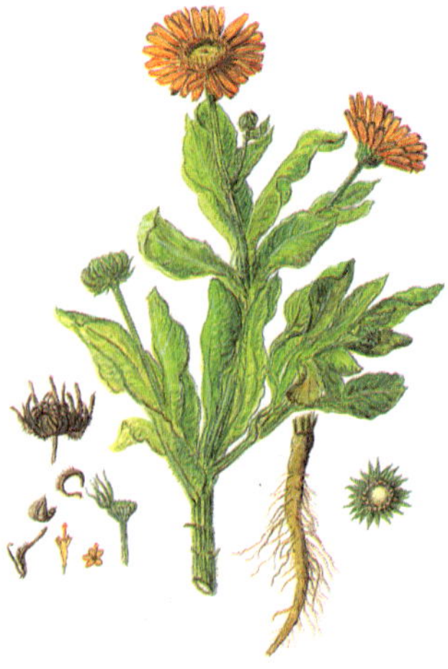

Ringelblume

Osterveigerl in deinem Garten, auf Wegen, an Zäunen. Laß sie wuchern mit ihrem am Boden kriechenden Wurzelstock, den Blütentrieben und Ausläufern.

14. März

EDLES DENKEN FORMT DIE MENSCHEN

Man spürt die Seele eines Menschen. – Es gibt Leute mit großem Wissen und großer Klugheit. Sie erwärmen jedoch nicht. Überzeugen nicht, reißen nicht mit, hinterlassen auch keinen besonderen Eindruck. Hört man sie reden, geht ihre Stimme vorbei. Trifft einen kaum. Ihr Wissen überzeugt nicht, ihre Klugheit schlägt um in Schlauheit, vor der man sich hüten muß. Von solchen Menschen geht kein Fluidum aus. Sie sind seelisch leer.

Die Kraft der *Sonne* greift in alle unsere Lebensvorgänge ein und belebt uns. Die Sonnenstrahlen formen in unserer Haut die eingelagerten fettähnlichen Stoffe oder „Lipoidsubstanzen" so um, daß für den Knochenaufbau unentbehrliches Vitamin D entsteht. In unserer Haut verwandelt sich Lichtenergie in Lebensenergie. – Nützen wir die Märzensonne aus und lassen wir sie wenigstens auf Gesicht und Hände einwirken. Im Schatten reifen viele Krankheiten, die Sonne nimmt sie uns.

Die *Karotte* oder Möhre ist ein Wurzelgemüse und stärkt die Unterleibsorgane. Sie besitzt besondere wurmtreibende und harntreibende Kraft und stellt ein ausgezeichnetes Stärkungsmittel dar. Schon die Klosterküche des Mittelalters wußte dies zu schätzen. – Karotten regelmäßig in der Suppe sollen zur Gewohnheit werden!

Zwischen Magen-Darm-Erkrankungen und Katarrhen der Luftwege besteht ein Zusammenhang. Deswegen haben unsere Kräuterväter die Karotte für beide Krankheiten empfohlen, weil sie den Körper mit organischen Salzen, Chlorophyllbeständen und Vitaminen versorgt. Karotin, die Vorstufe zum Vitamin A, ist äußerst viel vorhanden, dazu kommt noch Vitamin E. – Karotten sind leicht verdaulich, eine ausgezeichnete Krankenschonkost.

Blühendes *Gundelrebenkraut*, im Aufguß als Tee zubereitet und längere Zeit täglich 3 Tassen getrunken, kann ich bei Störungen im lymphatischen System anraten.

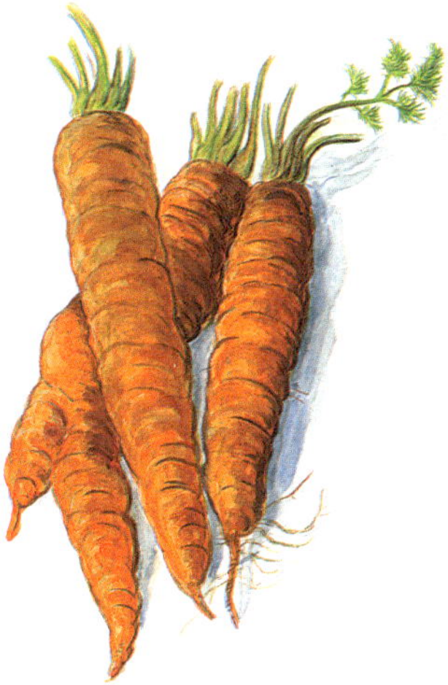

Karotte

Laß dichte Hecken in deinem Garten wachsen und erhalte sie. Sie bieten vielen Vogelarten Nist- und Brutmöglichkeit. Neues Leben entsteht.

WELTFLUCHT LÖST KEINE PROBLEME

Leid zu verhindern und zu lindern, ist die fruchtbarste Art, eigenes Leid besser zu verstehen und leichter zu ertragen. Der alte Grundsatz hält immer noch: „Wer anderen hilft, hilft sich selbst!“ – Brot für die Welt, die hungert, hat dann doppelten Wert, wenn ich es von meiner Mahlzeit wegnehme und einspare. Denn so helfe ich anderen leben und mir selber, gesund zu werden oder gesund zu bleiben.

Menschen mit Minderwertigkeitskomplexen können mit *Melisse* wieder in die Höhe kommen. Melisse beruhigt Nerven und Gehirn, verbessert die Durchblutung der Organe des Unterleibes, wirkt krampflösend und stärkend auf den Magen-Darm-Kanal und auf das Herz. – 2 Teelöffel frischer oder getrockneter Melissenblätter mit ¼ l kochendem Wasser übergießen, 15 Minuten zugedeckt ziehen lassen, abseihen. Früh und abends je 1 Tasse trinken. Nach 3 Wochen kurz aussetzen.

Salbei ist nicht nur ein „Küchenkraut“. Das Heilkraut Salbei erweist sich als entzündungshemmend, keimtötend, krampflösend und wundheilend. Es behebt Magen- und Darmstörungen, Durchfall, Katarrhe, Nervenschwäche. – Äußerlich wird Salbeitee, im Aufguß zubereitet, als Gegenmittel bei Zahnfleischentzündungen, Insektenstichen und eiternden Wunden als Auflage angewandt.

„Einschlafen“ der Glieder bei Frauen mit eventuell darauffolgender Blässe, Verfärbung, Kälteunempfindlichkeit der Finger und Zehen, ist häufig ein Anzeichen hormonaler Unterfunktion der Keimdrüsen. – Mein Rat: 2 Monate lang täglich 2 Eßlöffel frischen *Selleriesaft* trinken.

Bei langwierigen, schmerzhaften Neuralgien empfehle ich, täglich 2mal ⅛ l *Holunderbeerensaft* zu nehmen.

Frischgepreßter *Brunnenkressensaft* wirkt stark blutreinigend.

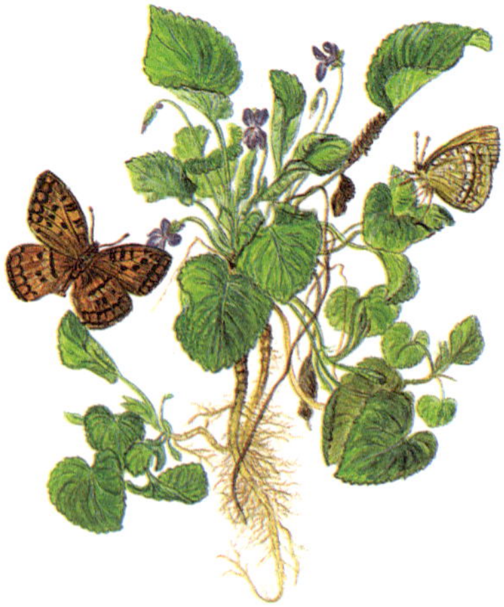

Märzveilchenfalter

Der Märzveilchenfalter braucht zum Überleben seiner Raupen als Wirtspflanze das Veilchen. Pflege und schütze es.

VERZAGTHEIT GEHT WIEDER VORÜBER

Heilkräuter sind meine besten Freunde. Seit Jahren bin ich mit ihnen „per du". Wir lieben uns, die Heilkräuter und ich. Mit ihrer Hilfe habe ich Zehntausenden und Aberzehntausenden beistehen können. – Heilkräuter sind für mich ein Lächeln des Schöpfers, das mich verpflichtet, meinen Brüdern und Schwestern zu helfen.

Holzfenster im Schlafzimmer haben sich bewährt, weil sie auch nachts einen bestimmten Luftaustausch nach außen ermöglichen. Hat man hermetisch schließende „energiesparende" Kunststoff-Fenster, dann soll man die „Oberlichte" nachts einen Spalt offen lassen. – Die Versorgung mit der nötigen Menge unverbrauchter Luft während unseres Schlafes ist überaus wichtig. Hat der Schlafende zuwenig Sauerstoff zur Verfügung, kann dies der Grund sein, daß er morgens benommen und müde erwacht. In diesem Falle heißt das wirksamste Heilkraut: „Frische Luft im Schlafzimmer!"

Bei Reizblasenleiden der Frauen kann eine *Kürbiskernkur* empfohlen werden. Dies ist am leichtesten als Abkochung anwendbar: 1 Eßlöffel voll getrockneter Kürbiskerne werden im Mörser zerstoßen, mit ¼ l kaltem Wasser übergossen, kurz aufgekocht, 10 Minuten ziehen gelassen und abgeseiht. 3 Wochen lang früh und abends je 1 Tasse trinken.

Bei aufgesprungenen Händen oder Füßen infolge von Kälteeinwirkung gilt *Kürbiskernöl* als wirkungsvolles Einreibemittel. – Dieses Öl niemals in Blechdosen aufbewahren. Kühl lagern, damit es nicht ranzig wird.

Brennesseltee – 6 Wochen lang früh und abends je 1 Tasse – dient, gepaart mit vernünftiger Ernährung, der Gewichtsabnahme.

Sichtbare Kräftigung der Nerven: *Johanniskraut-Pflanzensaft.* – 6 Wochen lang 3mal täglich 1 Eßlöffel voll davon.

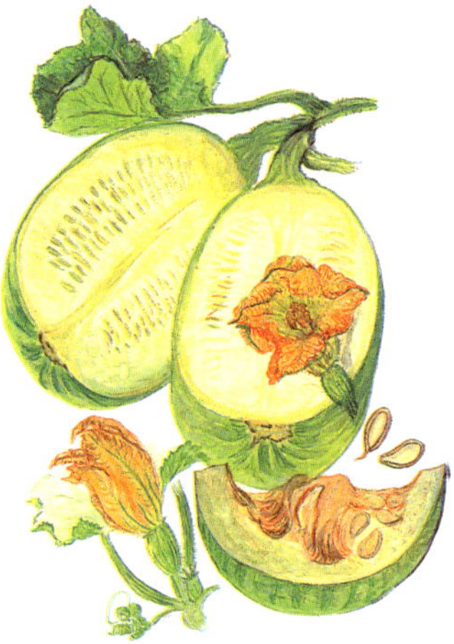

Kürbis

Schößlinge, die unterhalb der Veredelungsstelle herauswachsen, unbedingt abschneiden. Kommen aus dem unveredelten Pflanzenstück. Sind Wildlinge.

17. März

LERNE DICH RICHTIG BEWERTEN!

Immer wenn ich dem Harten und Komplizierten aus dem Weg zu gehen versuche, komme ich mir vor wie einer, der aus dem Eichenhochwald flüchtet und im Dornendschungel endet. – Flucht vor Problemen ist keine Lösung!

Kein Tag ohne *Obst* und *Gemüse.* Wir sollten ganz großen Wert darauf legen, daß Tag für Tag mindestens ein Drittel unserer Nahrung aus Obst und Gemüse besteht.

Hausmittel, die mithelfen, den hohen Blutdruck zu senken: Täglich 2 Zehen *Knoblauch* zerdrücken, mit Brotschmolle kleine Kügelchen daraus formen, in ein Schächtelchen geben und aufgeteilt über den ganzen Tag einnehmen. Hilft gleichzeitig auch gegen Vergeßlichkeit und Arterienverkalkung. – *Kopfsalat* abends essen, ein weiterer Tip bei erhöhtem Blutdruck. – Früh und abends je 1 Schale *Pfefferminztee,* im Aufguß zubereitet, trinken. Senkt den Blutdruck. *Misteltee* hat sich ebenfalls bestens bewährt. 2 Teelöffel davon mit ¼ l kaltem Wasser abends ansetzen, morgens aufwärmen und gleich nach dem Aufstehen 1 Tasse davon einnehmen, eine zweite Tasse am späten Nachmittag. Nach 3 Wochen Anwendung 1 Woche aussetzen.

Ein altes Volksheilmittel empfiehlt sich bei geschwollenen Mandeln oder bei Halsschmerzen: 4 Eßlöffel reinen *Schwarzen-Johannisbeer-Saft* mit 4 Eßlöffel kochendem Wasser vermischen, 1 Eßlöffel echten Bienenhonig darin auflösen, Zitronensaft dazugeben und einige Tage hintereinander früh und abends schluckweise und langsam trinken.

Eichenrindentee, äußerlich als Waschungen erfolgreich anzuwenden bei Hauterkrankungen, Hämorrhoiden, Kropfbildung, Nachtschweiß, Nagelgeschwüren, Drüsenanschwellungen, harten Geschwülsten, Rheuma- und Gichtleiden.

Schafgarbentee-Abwaschungen zur Kräftigung der Gesichtshaut im Frühjahr.

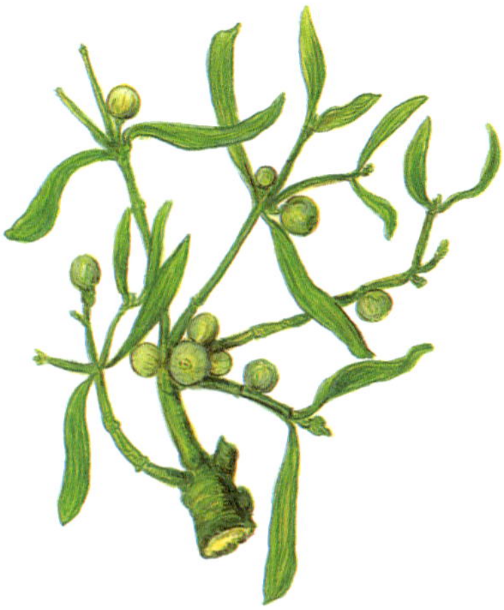

Mistel

Samenkataloge studieren macht Freude und bringt Vorteile. Man lernt neue Sorten kennen. Kann die Gartengestaltung planen. Erweitert seinen Horizont.

FERNSTENLIEBE TUT TÄGLICH NOT

Jede Unordnung, jede Sünde ist eine Kampfansage an die eigene Gesundheit. Jeder Schritt hin zur Ordnung, hin zur Tugend bedeutet einen Schritt zur Heilung. Mühe und Wille dazu sind schon ein Teilerfolg.

Hast du Angst vor dem Übersiedeln, vor dem Antritt einer Autobus- oder Flugreise oder vor neuen Aufgaben, die an dich herantreten, dir übergeben werden? Wenn ja, dann brauchst du *Arnikatinktur*. – Nimm einige Tage hindurch früh und abends je 5 Tropfen auf einen Eßlöffel Wasser ein und wasche dir den ganzen Körper mit stark verdünnter Tinktur ab. – Arnika kräftigt die Gefäßnerven. Durch eine Begünstigung der Gesamtdurchblutung baut Arnika Entzündungen und Anstauungen von Verrenkungen und Quetschungen ab. Im übertragenen Sinne sind Angst, Befürchtungen, Voreingenommenheit, eine geistige Schwellung, Quetschung oder Verrenkung. Wen nimmt es da Wunder, daß Arnika auch hier hilft?

Eine positive Beeinflussung der Herztätigkeit erreicht man durch das Zusammenspiel von 4 Pflanzen, die über andere Organe auf das Herz einwirken: *Zinnkraut* über die Nieren und durch die Festigung der Gewebe, *Pfefferminze, Gelber Enzian* und *Tausendguldenkraut* über Magen, Darm, Leber und Galle. Sie fördern eine gute „Verbrennung" und heben somit unsere Energien. – Man nimmt 40 g Pfefferminze, 30 g Zinnkraut, 15 g Gelbe Enzianwurzel und 15 g Tausendguldenkraut und setzt abends 2 Eßlöffel der Mischung in ½ l kaltem Wasser an. Seiht morgens ab, trinkt während des ganzen Tages schluckweise zimmerwarm dieses Quantum.

Lästiges Sodbrennen kann vertrieben werden, indem man 3 *Wacholderbeeren* in den Mund nimmt, gut mit Speichel vermengt, aufweicht, dann langsam und bedächtig kaut und letzten Endes schluckt.

15 Tropfen *Enziantinktur*, in ein Glas Trinkwasser gegeben, beugen Ohnmachtsanfällen vor, an denen Blutarme häufig leiden.

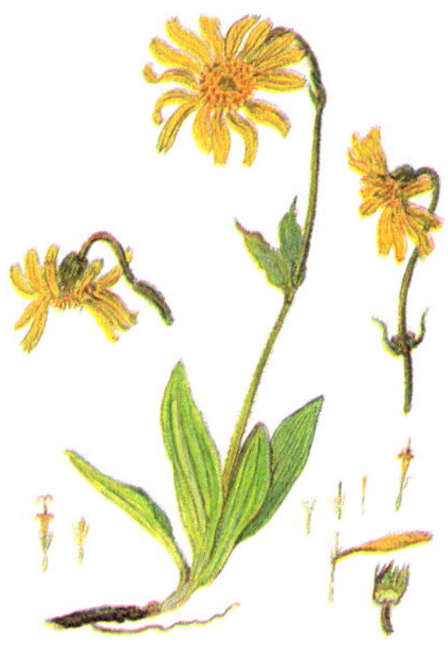

Arnika

Brutkästen rechtzeitig im auslaufenden Winter „katzensicher" mit dem Flugloch nach Osten hin anbringen. Nicht streichen oder imprägnieren!

GERECHTIGKEIT, LICHT IM DUNKEL

Jedes menschliche Schaffen, sowohl die geistige als auch die händische Arbeit, besitzt seine Würde. Der heilige Nährvater Josef ist und bleibt der Schutzpatron der Arbeit. Der uns hilft, daß wir in unserer Beschäftigung nicht einen Job, sondern den Auftrag Gottes und die Möglichkeit sehen, die Welt zu gestalten und unsere mitmenschlichen Beziehungen zu pflegen.

Das Nachtjucken der lästigen Hautkrätze kann mit einem einfachen Hausmittel ausgeheilt werden: *Grüne Wacholderbeeren* oder frische *Efeublätter* jetzt sammeln. Von einem der beiden 1 Eßlöffel voll gut zerquetschen, mit 1 Eßlöffel ungesalzener frischer Butter zu einer Salbe verrühren und damit vor dem Schlafengehen die befallenen Stellen einreiben. Kühl gelagert, darf man die Salbe einige Tage aufbewahren.

Vorzügliche Blutreinigungskur: fingerdicke frische *Wacholderästchen* mit der Rinde in ganz feine Scheibchen schneiden und trocknen. 1 gehäuften Teelöffel voll davon in ¼ l kaltem Wasser zustellen, einmal gut aufwallen und zugedeckt 15 Minuten ziehen lassen. Nüchtern morgens trinken. – Eine 3-Wochen-Kur ist zu empfehlen.

Bei Blasenkatarrh täglich 3mal 20 Tropfen der homöopathischen Essenz „Juniperus D 4–D 6", *Wacholder,* auf einen Eßlöffel voll Wasser einige Wochen hindurch einnehmen. Damit wurden schon großartige Erfolge erzielt.

Bei Magengeschwüren werden morgens auf nüchternen Magen 5 *Wacholderbeeren* gekaut und das Frühstück an diesem Tag übersprungen. Anstelle dessen trinkt man eine Schale *Ringelblumentee.* 3-Wochen-Kur.

Getrocknetes *Ysopkraut,* pulverisiert, auf die heiße Herdplatte gestreut, den Rauch mittels eines Trichters in die Ohren geleitet, vermindert Ohrenschmerzen und bringt das Ohrensausen zum Abklingen.

Spitzwegerich-Pflanzensaft, täglich 3 Eßlöffel voll, hilft bei Erkältung der Atemwege.

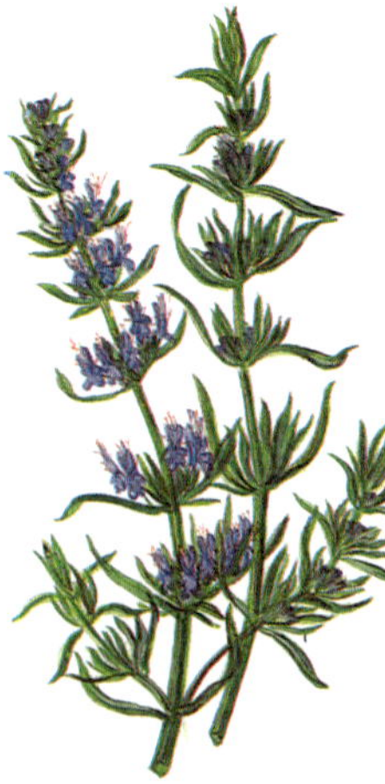

Ysop

Im Obstgarten findest du ohne Vogelwelt kein Auskommen. Vögel sind die besten, ungefährlichsten, allerbilligsten und lustigsten Schädlingsbekämpfer!

20. März

SONNTAG IST IMMER, WO SONNE IST

Das Geheimnis der Vegetation führt uns hin zum Glauben an GOTT. Das Studium alter Kräuterbücher zeigt, wie tief in früheren Zeiten die Menschen glaubensmäßig mit dem eigentlichen Wesen der Pflanzen, mit ihrem inneren Sein, der „Pflanzenseele", verbunden waren, ohne sie auf die gleiche Stufe wie den Menschen zu stellen. Ein Stufenweg eben, der so vom Schöpfer zum Geschöpf Mensch führt. In dem Augenblick aber, wo der Mensch nur mehr nach der Nützlichkeit seines Bodens und seiner Pflanzen fragt, hört er auf, an das „Mysterium Pflanze" zu glauben.

Essen am Abend kurz vor dem Schlafengehen belastet die Leber. Während der Verdauungsarbeit fließt das mit Nähr- und Abfallstoffen angereicherte und belastete Blut vom Darm aus zur Leber. Hier lagert es vorerst die gesundheitsschädigenden Stoffe ab, strömt weiter zum Herzen, von dort zur Lunge, wo es mit Sauerstoff versorgt wird. – Die wichtigste Aufgabe der Leber ist die Entgiftung des Körpers von schädlichen Stoffen. Durch das späte Essen am Abend muß sie auch während der Nachtruhe arbeiten. Das stört ihren natürlichen Rhythmus, führt zu unruhigem Schlaf und wirren Träumen.

Zwiebel-Honig-Essig-Salbe: 1 Zwiebel wird fein geschnitten und gut zerdrückt, mit 1 Teelöffel Honig und ebensoviel Obstessig vermischt. Die breiartige Masse auf ein Leinenfleckerl streichen und auflegen, nach 12 Stunden abnehmen und erneuern. Die Salbe vor jeder Verwendung frisch herstellen. Hilft bei offenen Geschwüren.

Hibiskusblüten-Tee hat einen angenehm säuerlichen Geschmack. Abgekühlt gilt er als gesundes und durstlöschendes Erfrischungsgetränk. Eine spezifische Heilwirkung, außer einer leicht stuhltreibenden Kraft, kennt man nicht. – Als Beigabe zu anderen Tees optisch sehr wirksam. Die Blütenblätter sind von auffallend roter Färbung.

Schafgarbentee fördert die Schließkraft bei Blasenmuskelschwäche.

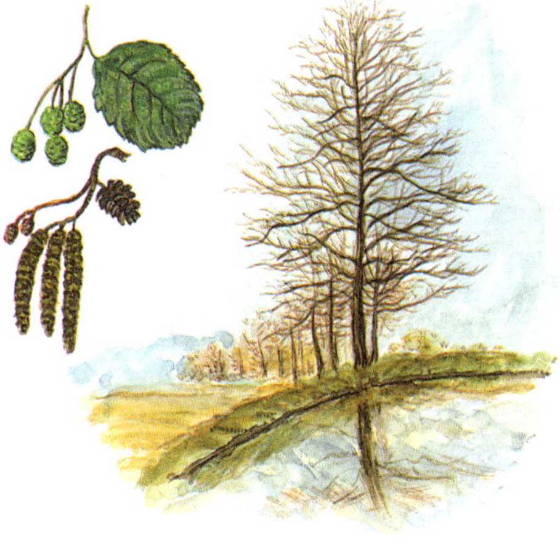

Mysterium Pflanze

Jeder Baum braucht Licht und Luft bis hinein in das Herz der Krone. Schwächeres weicht beim Ausschneiden dem Stärkeren, das Gekreuzte dem Geraden.

21. März

OHNE GOTT VERMÖGEN WIR NICHTS

Der Frühling zieht ins Land, er treibt den Winter aus. Der Mensch wird wieder jung. Erwartungsvoll sind Körper und Seele, dürstend nach Licht und Luft, dem seltsamen Hauch des Frühlings hingegeben. Die Frühlings-Tag-und-Nacht-Gleiche reißt dem Menschen ein Tor zu einem neuen Lebensabschnitt auf, über dem das hellglänzende Wort „Hoffnung" steht. Quellen des Lebens sprudeln ihm im bunten Grün des Frühlings entgegen.

Frühjahrskuren sind ein „Großreinemacher". Die Frühjahrsmüdigkeit wird durch körperliche und seelische Komponenten hervorgerufen, die vor allem „Stubenmenschen" überfällt. In erster Linie sind davon Blut und Nerven betroffen. Eine Art Selbstvergiftung des Körpers nach einem langen Winter, verstärkt durch Vitamin-C-Mangel in der Nahrung. – Frühjahrsmüdigkeit begünstigt Magengeschwüre, Neigung zu Kopfschmerzen, Depressionen und Aufregungen. Alle Frühjahrskuren müssen die großen Ausscheidungsorgane unseres Körpers erfassen, die Haut, die Lunge, die Nieren und den Darm. Funktionieren diese wieder ordnungsgemäß, dann erst wird das Blut gereinigt und die Nerven gekräftigt.

Alles Grün, was jetzt an *Wildkräutern* erreichbar ist, sauber einsammeln, fein schneiden, zur Teezubereitung im Aufguß, als Suppenbeigabe, für Brotaufstriche oder Salate verwenden. – Brennessel, Brunnenkresse, Ehrenpreis, Gänseblümchen, Gundelrebe, Löwenzahn, Melde, Sauerampfer, Schafgarbe, Veilchen, Vogelmiere, Wegericharten, um nur einige zu nennen, eignen sich dazu.

Gärungsdyspepsie, eine krankhafte Besiedelung des Dünndarms mit Gärungserregern, verursacht Kneifen und Kollern im Bauch, vor allem in der Umgebung des Nabels. – 1 Messerspitze *Lindenholzkohlen-Pulver* einnehmen und *Kümmeltee* trinken.

Knoblauch und *Zwiebel* sind zwei wichtige „Durchputzer" für die Blutgefäße und den Darm. Diese Hilfe sollte man sich ganz besonders bei Bluthochdruck angedeihen lassen.

Vogelknöterichtee im Aufguß, als Tagesgetränk bei Dünn- und Dickdarmentzündung.

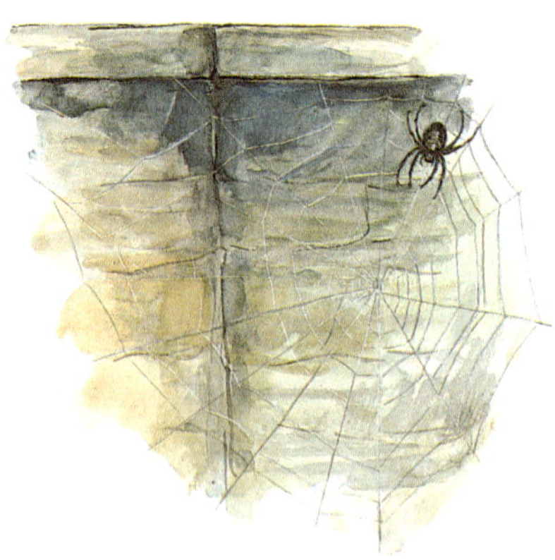

Kreuzspinne

Spinnweben an Mauern, Zäunen und in Gartenecken nicht mutwillig zerstören! – Spinnen fangen darin unzählige Insekten und geflügelte Blattläuse.

GRÜBELN HEISST RÜCKWÄRTS GEHEN

Aus einer Sackgasse kommt man nur im Rückwärtsgang! Die meisten Krankheiten entstehen durch Verunreinigung des Blutes. Verunreinigung des Blutes wiederum rührt von der Nichtfunktion der Ausscheidungsorgane her, weil Schadstoffe angehäuft und in den Blutkreislauf aufgenommen werden. – Will man gesunden, so muß man den Weg zurückgehen, den die Krankheit hergegangen ist. Und das ist via Blutreinigung.

Heilkräuter von besonders starker blutreinigender Wirkung: Acker-Stiefmütterchen, Birkenblätter, frische Brennesseltriebe, Brunnenkresse, Gänseblümchenblätter und -blüten, blühendes Gundelrebenkraut, Knoblauch, Löwenzahnblätter und -wurzeln, Ringelblumenblüten, Rosmarinzweigspitzen, Schafgarbenkraut, Schlüsselblumenblätter, Sellerieknollen, blühendes Tausendguldenkraut, Veilchenblätter, Wacholderbeeren, Walnußblätter, Weiße Taubnessel, Wermutkraut, Zinnkraut und Zwiebel. – Man kann davon auswählen, je nach Möglichkeit des Erreichbaren und zur Abwechslung, wobei gerade im letzteren häufig der Erfolg begründet liegt.

Die „*Frühjahrsreinigung*" wird unterstützt: 1. Durch erhöhte Ultraviolettbestrahlung im Freien, besonders beim Wandern oder bei der Garten-, Feld- und Waldarbeit. Diese Sonnenbestrahlung wirkt sich über Haut und Blut bis auf die Knochen und Zähne aus. – 2. Durch erhöhte Sauerstoffzufuhr. – 3. Durch kurze Fußbäder im fließenden sauberen Bach in der warmen Jahreszeit. – 4. Durch das Tautreten in der Morgenfrische, 45 Sekunden lang. Ein vorzügliches Mittel gegen Depressionen, erheitert das Gemüt.

Einen in *Johanniskrautöl* getränkten Mullstreifen einführen beschleunigt die Heilung von Wunden nach dem Zahnziehen.

Bei schmerzhafter Regel trinke man täglich 1 Tasse *Kamillentee*.

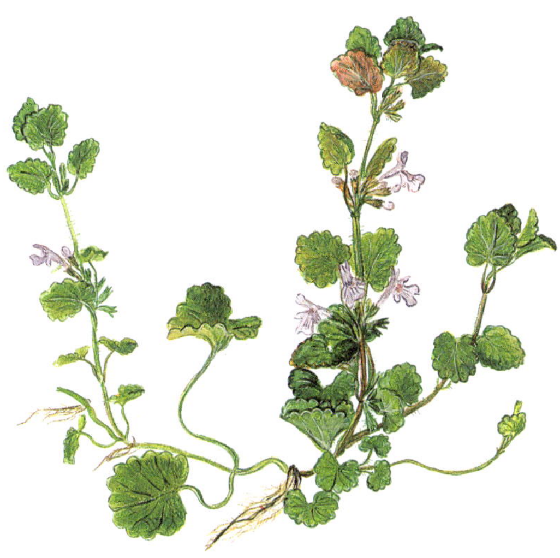

Gundelrebe

Laß doch die Ringelblume da und dort wild in deinem Garten aufgehen, besonders im Salatbeet. Dann lassen dir die Schnecken auch etwas übrig.

RASTLOS' BEMÜHEN FÜHRT ZUM ZIELE

Jeder Tag hat seine Not! Jeder Tag hat sein Gebot! Tag für Tag gibt es Dinge zu erledigen. Darunter aber sind solche, die unbedingt gleich getan werden müssen, keinen Aufschub erleiden dürfen. Situationen und Gelegenheiten oder Bedürfnisse, die in dieser Art nicht wiederkehren. Da kann das „Nicht-sofort-Erledigen" zur Schuld werden.

Vor hundert Jahren wetterte ein Naturheiler über die damals herrschenden Gewohnheiten und Praktiken in Zusammenhang mit den Erkrankungen der Luft- und Atemwege: „Verstecke deine ‚pneumatischen Kammern' (kleine Luftpumpgeräte) und deine ‚Räucherpulver' (Luftverbesserer) und ‚Papiere' (kleine Mini-Papiersäckchen mit Arzneipulver anstelle von Pillen oder Tabletten), die können dir nicht helfen. Mache dir lieber unten Luft, dann bekommst du sie oben ganz von selbst." (Gemeint ist damit die Darmentleerung.)

Wer eine allgemeine Reinigung des Darmes herbeiführen will, verwende als *Eintagestee* pro Woche abwechselnd von Sonntag bis Samstag die Kräuter: Brennessel, Gelbe Enzianwurzel, Löwenzahnblätter, Schafgarbe, Spitzwegerich, Süßholz und Tausendguldenkraut. – Damit kann man Krankheiten vorbeugen oder deren Verlauf abschwächen und die Heilung rascher herbeiführen. Früh und abends je 1 Tasse trinken.

Stoffwechselvorgänge in unserem Gesamtorganismus können nur dann richtig funktionierend ablaufen, wenn die dazu notwendigen Mineralsalze und Spurenelemente im entsprechenden Ausmaß vorhanden sind. – *Kräutertees,* abwechselnd genommen und richtig zubereitet, werden dieser Aufgabe gerecht. Vor mehr als 100 Jahren hat Pfarrer Kneipp schon darauf hingewiesen.

Eichenrinden-Umschläge, einige Tage hindurch angebracht, bringen vorzügliche Hilfe bei nässenden Entzündungen der Haut.

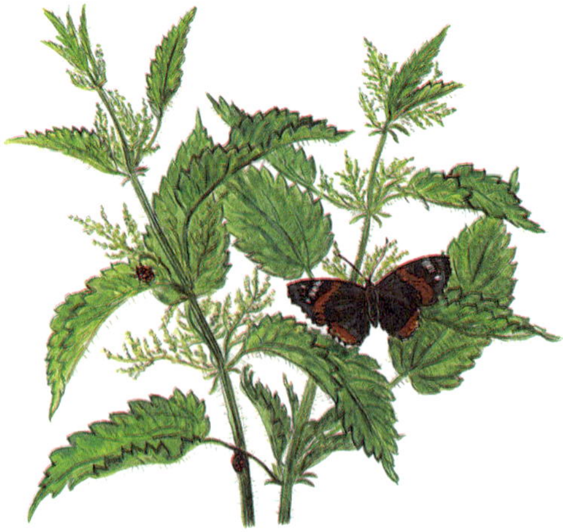

Marienkäfer und Admiral

Die mehrjährige Brennessel am Gartenrand brauchen der Marienkäfer und der Edelfalter Admiral zum Ablegen ihrer Eier und zur Ernährung der Raupen.

UNSER BEISPIEL WIRKT WIE FEUER

Plane und handle. Das eine zuerst, das andere dann. Bei der Durchführung sich aber nicht vom blinden Eifer treiben lassen, nicht zuviel auf einmal erledigen wollen. Denn in der Eile schleichen sich gerne Fehler ein. Das muß nicht sein.

Wenn ich Heilkräuter benützen will, muß ich zu ihnen eine Beziehung haben. Ich muß sie vor allem kennen, sie richtig einsetzen, ihre Wirkung entsprechend einschätzen, dann erst bleibe ich vor Enttäuschungen bewahrt.

Alle Heilkräuter sind aktiv. Auf irgendeine Weise genossen, kommen sie in uns zur Entfaltung. – So hat das Trinken jedes Kräutertees eine bestimmte Menge von Harnabgabe zur Folge. Ich muß damit rechnen, zirka ½ Stunde später Harn zu lassen. Dies ist kein Nachteil, denn die Nieren werden aktiviert und der Körper gereinigt.

Ringelblume bei Fisteln und Afterschmerzen. Von Ringelblumenblüten-Tee früh und abends je 1 Tasse einnehmen. – Sitzbäder mit Ringelblumentee-Zusatz am Abend durchführen. Abtrocknen und vor dem Schlafengehen den Aftereingang gut mit Ringelblumensalbe einreiben.

Niedriger Blutdruck wird durch *Rosmarin* gehoben. Zubereitung im Aufguß, 3mal täglich je 1 Tasse ½ Stunde vor dem Essen. – Nie kurz vor dem Schlafengehen verabreichen, das könnte Schlafstörungen verursachen!

Bei Blutarmut: In 1 l gutem Rotwein wird 8 Tage lang 1 Teelöffel *Tausendguldenkraut* angesetzt. Danach abseihen, in eine Flasche füllen, dunkel und kühl lagern. Täglich 2mal 1 kleines Gläschen getrunken, „macht viel Blut“.

Preiselbeerkompott, reich an Vitamin C, Fruchtsäuren, Mineralstoffen und Pektin, reinigt das Blut, desinfiziert.

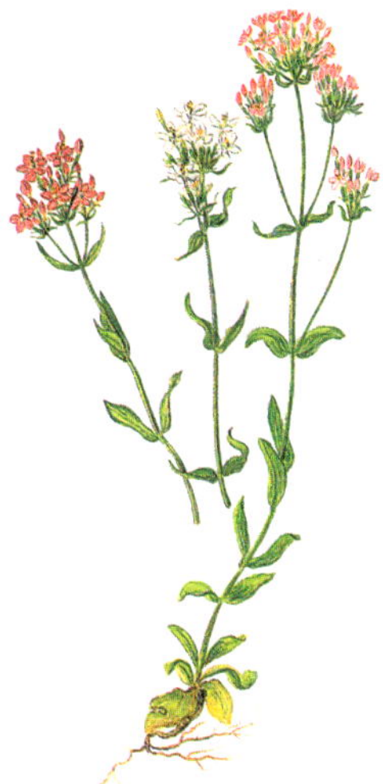

Tausendguldenkraut

Übermäßige Stickstoffdüngung bei unseren Gartenpflanzen fördert die Entwicklung der Blattläuse, weil die Pflanzen dadurch schwach und anfällig werden.

WEIHNACHT IST DIE GROSSE FREUDE

Am Hochfest der Verkündigung des Herrn erglimmt bereits der Vorschimmer des Weihnachtsfestes. Wir feiern den Eintritt des Gottessohnes ins menschliche Dasein. Maria steht als Vertreterin des gesamten christlichen Volkes da. – Der Volksglaube trägt dem Rechnung. Der Frühling hat bereits Einkehr gehalten. Im gläubigen Menschen erwacht eine festbegründete Hoffnung auf das immerwährende Werden in ihm und um ihn herum. Und Frühlingsfreude erstrahlt im Herzen.

Flimmern vor den Augen ist normalerweise ein Zeichen von Überanstrengung des Sehnerves. – Sich im Stuhl 10 Minuten lang zurücklehnen und gleichzeitig einen kühlen Umschlag mit *Essigwasser* auf die Augen-Stirn-Schläfen-Gegend legen, ein anderes Tuch auf den Nacken. – Abends ein sehr heißes *Essigwasser*-Fußbad nehmen, anschließend Fußsohlen, Waden und Kniekehlen mit *Arnikatinktur*-Verdünnung einreiben. – Vorübergehend jedes alkoholische Getränk streichen.

Obstreichtum im eigenen Garten, aber auch im eigenen Lande, sichert Gesundheit und Gedeihen. – Kein Nahrungsmittel ist so rein wie Obst. Reine Nahrung gibt reines Blut. Und Blut wiederum wird zum besten eigenen Gesundheitszubringer und Krankheitsfortträger in unserem Körper.

Das Gewürz *Basilikum* gilt in der Diätküche als Salzersatz. Alkoholischen Kräuteransätzen beigegeben, zaubert es in Liköre ein herrliches Aroma hinein. Im Basilikum ist viel Sonnenwärme eingefangen. Diese bewirkt den balsamisch-warmen, leicht pfefferartigen Geschmack.

Ist ein Fremdkörper im Auge, hilft oft schon das Einträufeln von ein paar Tropfen reinen *Olivenöles.* Mit Hilfe eines spitz gefalteten sauberen Löschpapiers mit angefeuchteter Spitze läßt sich der Fremdkörper dann leicht entfernen.

„Man kann gut ohne Knoblauch kochen, aber man kann nur mit *Knoblauch* gut kochen.“

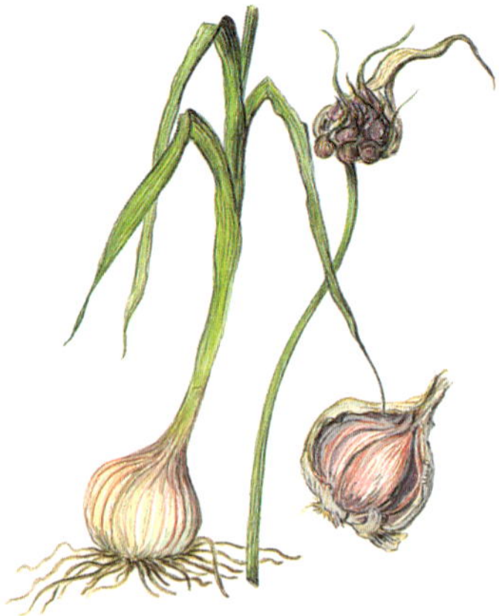

Knoblauch

Alles braucht seinen geeigneten Boden! Knoblauch und Zwiebel gedeihen am besten in ungedüngter Gartenerde. Haben hier auch ihren typischen, guten Geschmack.

26. März

FROHE MENSCHEN BRINGEN FROHSINN

Scharf wie ein Pfeil ist die Verleumdung. Falsch interpretiert werden, ins schlechte Licht gerückt werden, dann blutet die Seele. Du spürst die Tropfen fallen. Sie tun dir weh. Jeder einzelne. – Stehen keine höheren Interessen auf dem Spiel, dann schweige. Ertrage es still, ergeben. So wirst du dem inneren Wachsen gewahr.

Zur Anregung der Magensaftabsonderung kann ich den Genuß von *Malzkaffee* ganz besonders empfehlen. Die Zubereitungsform des Aufgusses ist jener des kurzen Kochens vorzuziehen. – Von angenehm bitterem, aber gleichzeitig leicht süßlichem Geschmack, gilt er als wertvolles Kaffee-Ersatz-Getränk. Enthält kein schädliches Koffein. Bei zuwenig Magensaft ist eine 3wöchige, täglich 2malige Einnahme, früh und abends, angebracht.

Selbstzubereitung von Malzkaffee: *Gerstenkörner* werden angefeuchtet und so lange bei Zimmertemperatur zum Keimen gebracht, bis der Blattkeim bei wenigstens 70% der Körner die halbe Länge des Kornes erreicht hat. Dann ins Backrohr schieben und bei niedriger Temperatur rösten, bis die Kornfarbe dunkel-gelbbraun geworden ist. – Vor jedem Aufguß frisch mahlen.

Soll *Faulbaumrinden-Tee,* in Kaltansatz und Abkochung, den Dickdarm zu vermehrter Tätigkeit anregen und die Gallensekretion fördern, muß man die leider stopfende Schokolade und den Schwarztee aus der Alltagskost streichen. Dafür Feigen, Dörrpflaumen, Vollkornbrot mit Leinsamenbeigabe essen und reichlich Sauermilch trinken, um die Verdauung zu regulieren.

Die *Faulbaumrinde* gehört neben dem Rizinusöl und den Sennesblättern zu den meistverwendeten Abführmitteln. Sie soll 2 Jahre lagern, bevor sie zum Einsatz kommt.

Misteltee als blutdrucksenkendes Mittel muß 3 Monate hindurch täglich in 3 Tassen genommen werden, um spürbaren Erfolg zu erzielen.

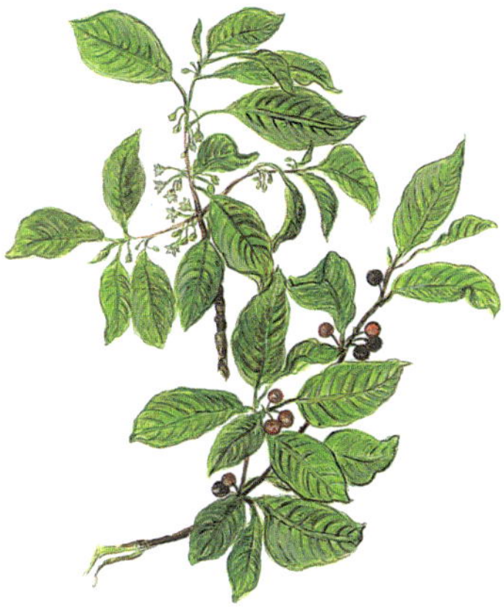

Faulbaum

Wenn auf deinem Dachboden Fledermäuse daheim sind, dann freue dich. Beschütze und schone sie. Ein wenig Segen strömt auch auf deinen Garten aus.

27. März

TÄGLICH DAS SCHÖNE BEWUSST BEJAHEN

Schwierigkeiten und Kämpfe treten an mich heran. Und ich? Tatenlos zusehen? Mutlos werden? – Nein! Im Hinwenden zu GOTT finde ich meine stärkste Waffe. Meine Niedrigkeit und SEINE Allmacht begegnen einander. Im demütigen Flehen wird alles überwunden.

Bewußte Ernährung. Es ist durchaus nicht gleichgültig, wie du dich ernährst. Nicht jeder Ernährungsplan, nicht jedes Ernährungsschema paßt zu dir. Du mußt dich an deinem Alter, deinem Gesundheitszustand und deiner Arbeitsleistung – d. h. dem Ausmaß der Beanspruchung, ob dies mehr körperlich oder geistig der Fall ist – orientieren. Bedenke immer, daß jeder Überfluß schadet. Ganz besonders dann, wenn es sich um deine Ernährung handelt. Auch hier muß man den Goldenen Mittelweg wählen und ihn konsequent gehen. Jede Übertreibung, besonders „richtig" leben zu wollen, ist eben nicht richtig.

Das homöopathische Präparat „Stachys dil. D 4", vom *Heil-Ziest*, täglich 3mal je 15 Tropfen auf einen Eßlöffel Wasser eingenommen, bringt sehr gute Erfolge bei leichtem Schlaganfall und schlechter Blutzirkulation, aber auch bei Paresen, das sind leichte unvollständige Lähmungserscheinungen oder Schwäche eines Muskels, bei Nervenerkrankungen, seelischen Störungen leichterer Art, bei Schwindel und periodischen Kopfschmerzen.

Bei langwieriger Bartflechte 1 Eßlöffel voll zerkleinertes *Zinnkraut* in ¼ l kaltem Wasser 3 Stunden lang ansetzen, kurz aufkochen, abseihen und damit Umschläge anbringen. Nach 5 Stunden erneuern.

Blutwurz, getrocknet, pulverisiert und teelöfferlweise eingenommen, stoppt sehr rasch Durchfall.

Rosmarinwein ist ein Tonikum für kreislaufschwache Menschen.

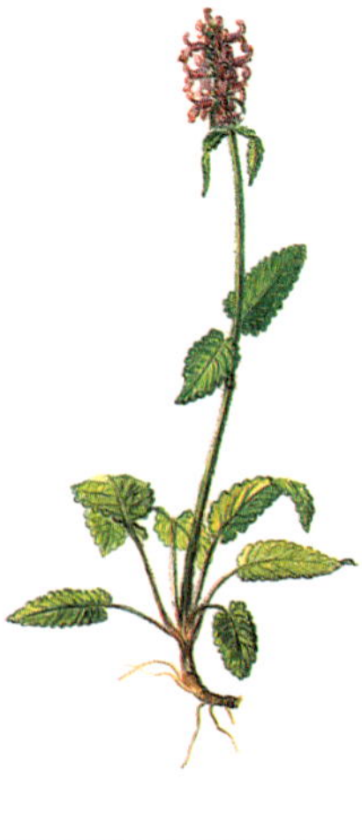

Heil-Ziest

Alte Hausmittel haben bis in unsere Zeit hinein oft Jahrhunderte überdauert. Wären sie nicht zielführend gewesen, hätte man sie längst vergessen.

GUTES, AUFBAUENDES HAT VORRANG

Das Gedächtnis, die Erinnerung, die Herzensbildung ist ein Rucksack, angefüllt mit tausend kleinen lieben Dingen. Für den, der sie auf dem Rücken trägt, der als Wanderer durchs Leben geht, kein Durchgänger durchs Leben ist und letzten Endes einmal etwas „einbringen" will, am großen Erntetag.

Hautunreinheiten bringt man am leichtesten zum Verschwinden, indem man im Frühjahr geschnittene und getrocknete *Weinreben* verbrennt, die Asche sorgfältig durchsiebt, vor Feuchtigkeit geschützt aufbewahrt, 4 Eßlöffel davon mit 1 l kochendem Wasser überbrüht, auf Körpertemperatur abkühlen läßt und dann die betreffenden Stellen darin badet oder damit abwäscht. Mehrere Tage hindurch wiederholen.

Um bei bettlägrigen Personen die Luft im Krankenzimmer zu verbessern und zu reinigen, schiebt man einen Mauerziegel in das Backrohr, erhitzt ihn gut, nimmt ihn dann vorsichtig heraus, legt ihn auf die Ofenplatte, gießt einige Eßlöffel voll reinen *Weinessig* darüber und läßt dies verdampfen.

Kleine Verbrennungen, die man sich im Haushalt zufügt, kann man leicht selber behandeln: Frische *Zwiebel* fein schneiden, zerquetschen, auf die Brandwunden legen, jede Stunde wechseln. – Anstatt der Zwiebel können Sie auch geriebene *Karotten*, zerquetschte faule *Äpfel,* rohe gerissene *Kartoffeln* oder die zerkleinerte grüne Rinde vom *Holunder* auf die gleiche Art verwenden.

Vor dem Schlafengehen kurz bei offenem Fenster: „Ich atme Frieden ein und allen Hader aus." Siebenmal hintereinander mit Ruhe wiederholen. Einen Blick zum Himmel werfen, Fenster schließen. – Befreit, vergrößert und bereichert Luftvolumen und Luftqualität in den Atemwegen.

Die *Vogelmiere* ist reich an Kali. Als Wildgemüse zubereitet, verhindert sie leichte Erkrankungen der Atemwege.

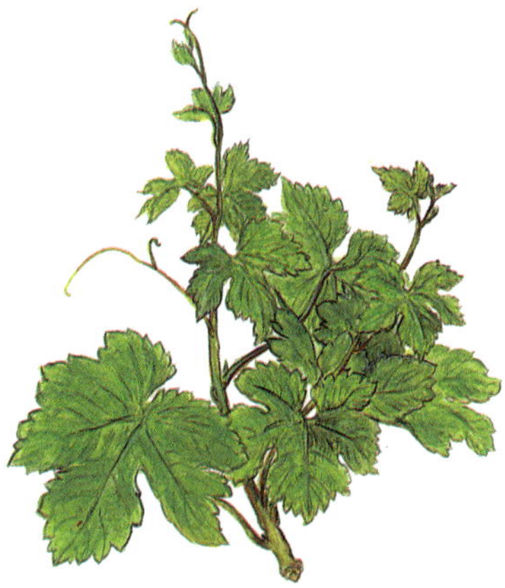

Weinrebe

Einige Glasflaschen in die Erde eingegraben, mit dem Hals nach oben in die vorherrschende Windrichtung, vertreibt Wühlmäuse aus dem Garten.

29. März

AN DES BETERS SEITE STEHT GOTT

Sich verbittert von Menschen abwenden, weil man schlechte Erfahrung durch „sein eigenes Gutsein" gemacht und dabei „daraufgezahlt" hat, ist weder eine Lösung noch ein lobenswerter Entschluß. – Verkannt werden, enttäuscht werden, im Stiche gelassen werden, sind sicherlich Tatsachen des Lebens, die einen nicht von Begeisterung berauscht und übermütig machen. Und dennoch . . . hat uns Christus am Palmsonntag gezeigt, daß Jubel und Anklage ganz eng nebeneinander liegen können. Er hat es durchgestanden und ist letzten Endes Sieger geblieben. „Laß mich, Herr, als DEIN Schüler zu DIR, meinem Meister, aufschauen. Und das immer wieder."

Was du zum *Anbauen von Heilkräutern* benötigst, ist vorerst nicht der Boden. Du brauchst vor allem Liebe zur Pflanze. Hast du das, dann besitzt du viel. Den Boden findest du schon. Und wäre es im allerkleinsten Gärtchen, im winzigsten Vorgarten, im Pflanzkistchen auf der Veranda oder im Blumentopf.

Zur Stärkung des Magens eine *Wacholderbeeren-Kur* von 21 Tagen nach Pfarrer Kneipp: Am 1. Tag werden über den ganzen Tag verteilt 5 Beeren eingenommen, gut gekaut und geschluckt. Dieses Quantum täglich um 1 Beere erhöhen. Bei 15 Beeren angelangt, geht man den Weg wieder zurück bis 5 Stück. – Um diese Kur richtig durchzuführen, legt man sich täglich die nötige Anzahl von Beeren in ein Schächtelchen, das man tagsüber bei sich trägt. Erfolg klebt an der Exaktheit! – Jedoch Vorsicht! Schwangere Frauen und Nierenleidende dürfen diese Kur nicht machen.

Alterprobtes *windtreibendes Mittel* für Kinder: 1 Teelöffel Kümmel, 1 Teelöffel Fenchel und 2 Teelöffel weißen Kandiszucker zerstoßen, mit 1/4 l kochendem Wasser übergießen, zugedeckt 15 Minuten ziehen lassen, durch ein Tuch drücken und von diesem Tee öfters 2 Teelöffel voll warm eingeben.

Gegen arge Frühjahrsmüdigkeit hat sich die *Grapefruit* bestens bewährt! – Täglich 2 Früchte essen. Stärkt das Herz und den Kreislauf.

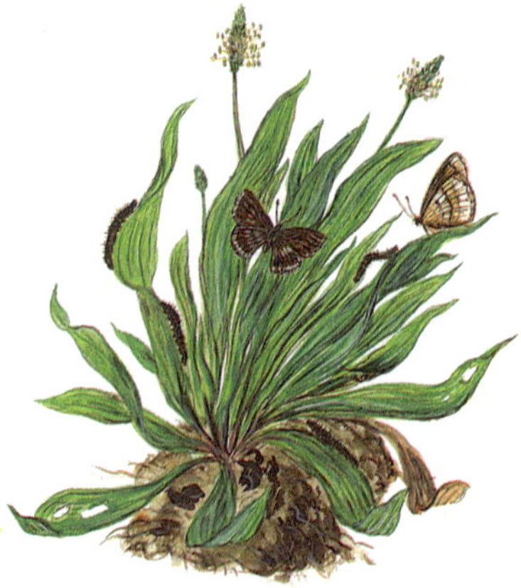

Wachtelweizen-Scheckenfalter

Pflanze das wertvolle Heilkraut Spitzwegerich im Wildkrautbeet deines Gartens, und du gibst der Raupe des Wachtelweizen-Scheckenfalters Heimstatt.

ANDERN NÜTZEN, SIE NICHT AUSNÜTZEN

Entfaltungsmöglichkeiten braucht der Mensch, wenn er „funktionieren" soll. – Uhren mit Perpendikel schlagen nach rechts und links aus! Man muß ihnen eben Spielraum lassen, sollen sie gehen, die Uhren. Stellt man ihnen ein Hindernis in den Weg, dann bleiben sie stehen. – Auch den Menschen neben mir muß ich Bewegungsfreiheit lassen. Sonst leiden sie durch mich.

Ein alter Grundsatz: *Alles Gute beibehalten!* Unsere Vorfahren hatten noch ein gesundes Gespür, das von Generation zu Generation durch das soziale Abgesichert-Sein und das Abgesichert-Werden immer mehr verlorengeht, wenn wir es nicht immer wieder persönlich neu erwerben und neu erlernen. Gilt nicht nur auf materieller, sondern auch auf seelisch-geistiger Ebene.

Eine wirkungsvolle Diät bei Hauterkrankungen ist die *Sellerie-Rohkost.* – 1 Selleriewurzel und 1 Apfel werden fein geraspelt, 1 Eßlöffel voll geriebener Nüsse und ebensoviel Honig dazugeben. Gut durchmischen und als Frühstück einnehmen.

½ Teelöffel *Selleriewurzelknollen-Öl* von gelber Farbe, 6 Wochen lang früh und abends verabreicht, einen Schluck *Schwarzen-Johannisbeer-Saft* nachgetrunken, ergibt eine sehr günstige Kur zur Behebung von Nervenschwäche, Nervenstörungen und nervöser Erschöpfung.

Spargelgemüse übt auf den Körper eine „eröffnende Wirkung" aus. Auch gesund für Zuckerkranke. Der Genuß treibt durch den Urin die im Körper angesammelten Giftstoffe ab. Dadurch bekommt der Harn einen eigenartigen charakteristischen Geruch. Dies ist ein ganz natürliches Zeichen und darf durchaus nicht beunruhigen.

Das *Gänseblümchen* sammelt man schon ab März. Als Frühjahrskur mischt man die Blätter zu gleichen Teilen mit *Löwenzahn-* und *Veilchenblättern* zu Salaten und ißt sie täglich regelmäßig vor der Hauptmahlzeit.

Natur- und *Hausmittel* können Diabetikern zusätzlich helfen, Insulin-Injektionen aber nie ersetzen!

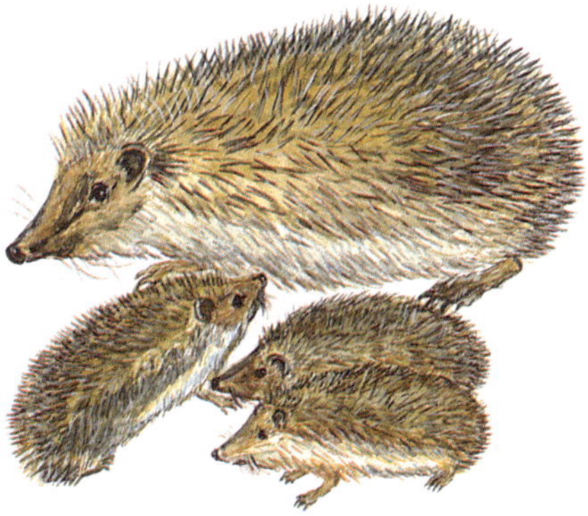

Igelfamilie

Eine Igelfamilie im Garten ist ein wertvoller Gehilfe. Reisighaufen in einer Ecke liegen lassen. Wird zum beliebten Igelquartier.

WOHLWOLLEN TRÄGT REICHE ZINSEN

Menschenfurcht drückt das Dach „meines Hauses" von oben ein. Gottvertrauen hingegen stützt das Gebälk. Wehrt den Druck ab und vereitelt die Angst vor der Zukunft. Eine Angst, die paralysiert, lähmt und aktionsunfähig macht. – Seine Ängste auf Gott werfen. Denn Gottesschutz steht weit über jedes Menschen Denken.

Der Weinende steht unter dem Druck gestauter psychischer „Gifte". Weinen ist durchaus menschlich, vor allem aber gesund. Unterdrücktes Weinen findet seinen negativen Niederschlag im Blut. – Weinen darf nicht mit Verweichlichung gleichgestellt werden. Es bleibt eine „Entgiftungsaktion" unseres Körpers, der mit den Tränen giftige Körpersäfte ausscheidet. Ist man seelisch nicht mehr in der Lage, Vorkommnisse oder Situationen, die an einen herantreten, gefühlsmäßig zu bewältigen, dann weint man und verhindert so einen gefährlichen, gesundheitsschädlichen Gefühlsstau. Das muß im Umgang mit Menschen, vor allem mit Kindern, aber auch im persönlichen Leben bedacht werden.

Nach dem Einnehmen von *Knoblauch* oder nach dem Essen einer Knoblauchspeise 1 Glas Sauermilch oder Buttermilch nachgetrunken, läßt den unangenehmen Geruch verschwinden.

Bei Senkfußbeschwerden nehme man 6 Wochen hindurch täglich abends ein *Zinnkrautabsud*-Fußbad, reibe die Füße vor dem Schlafengehen mit *Beinwellwurzel-Öl* ein und massiere sie morgens mit verdünnter *Arnikatinktur* nach.

Vom frischen *Johanniskrautsaft* 3mal täglich 2 Eßlöffel voll 6 Wochen lang getrunken, schafft Erleichterung bei Depressionszuständen, die von längerer Dauer sind und nicht weichen wollen.

Nütze die reine Frühlingsluft. Sie ist eine nicht zu unterschätzende Therapie.

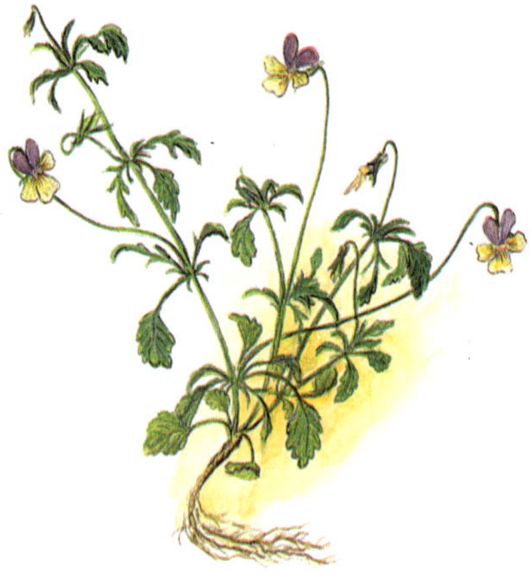

Acker-Stiefmütterchen

Das Wildkraut Acker-Stiefmütterchen gehört in jeden Garten. Ist ein Dunkelkeimer! Man streut den Samen am besten unter Stauden und Sträuchern aus.

Der Wildnis Kraut sorgt für Gesundheit

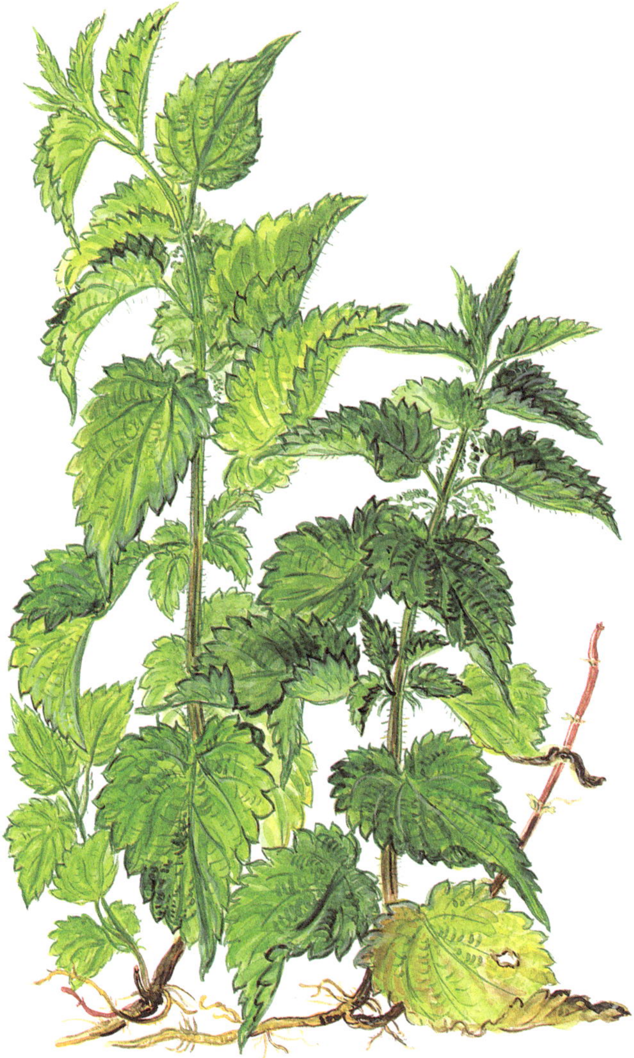

Brennessel

Bienenfleiß.

Unermüdlich sein.

Ist sprichwörtlich geworden, allseits bekannt.

Sie, die Biene. Mit ihrer Emsigkeit und ihrem Fleiß tritt sie konkret vor unsere Augen. Kann nicht übersehen werden, wenn der April zeigt, wer Regent des Monats ist.

Ob Wechselfall. Ob Beständigkeit.

Wer seinen Stempel aufdrückt? Das große Wort führt? Der Prasselton unerwarteter Regengeschwader. Oder gar die fast höhnisch scheinende Grimasse der Sonne, die – frisch aufpoliert – in neuem Glanze dastehen will.

Frage die Bienen. Sie wissen so vieles.

Zweifeln gar nicht daran, daß die Drüsengewebe der Blüten Nektar absondern, oft tief in der Kelchröhre verborgen ... Daß Nektar Leben bedeutet. Für das ganze Bienenvolk und nicht zuletzt für die hoffnungsvolle Brut.

Bienen, sie fliegen und tänzeln.

Ihr eifriger Flug? Ihr lohnender Tanz? Bei weitem kein Leerlauf, kein eitel Getue.

Sie verschaffen uns die Süße, das Heile, das Heilende, Labsal in vielen Leiden – den Honig. Der seine Urquelle in der hohen Zeit der Blüte hat.

Die blühenden Pflanzen. Unter dem Sammelnamen „Bienenweide" fachmännisch und vielsagend zusammengefaßt, verschwinden sie nicht in der Anonymität der Gemeinschaft. Denn jede von ihnen trägt einen Namen. Steht hoch in Ehren.

Die Bienen kennen zwar keine Namen, finden aber treffsicher jene Pflanzenbestände, die Pollen und Nektar spenden. Wieso? Dank der Kundschafterbienen, die ihren Kameradinnen, den Arbeiterinnen, Entfernung, Richtung und Ergiebigkeit einer Trachtenquelle mitteilen. Wie? Mittels ihrer Tanzsprache. Was der Schöpfer gegeben, hat ER eben gegeben. Fähigkeit und Leistung sind keine Schande. Sie sind Gnade, Geschenk.

Im Wechselbalg, im April, dessen Brandmal oder Schandfleck die Unbeständigkeit ist – wie man sagt –, da schwellen an die Knospen. Blumen, Kräuter und Bäume rüsten sich zum Blühen. In sichtbarem Reichtum. Den Bienen zur Freude.

Ob ich sie alle finde, die Frühlingspflanzen? Keine dieser lieblichen Geschöpfe übersehe?

Werd' es versuchen.

Die Gundelrebe, auch Erdefeu genannt. Das Hirtentäschel, als Dauerblüher bekannt. Der Huflattich, welcher keine Frühlings-Launenhaftigkeit fürchtet, früh schon erscheint und lange durchhält. Der Sauerklee, der im Schatten des Waldes glänzt.

Fast hätt' ich das Veilchen vergessen. Vom geschäft'gen Summen der Bienen umworben. Das dem Leberblümchen am Buchenhang nichts nachzuweinen hat in puncto Bienenliebe. Wenn ich schon vom Buschwindröschen nur wenig sage, das in willfähriger Bereitschaft und Hingabe bei jeder Brise nachdenklich seine Köpfchen wiegt. Den giftig-zornig-lilaroten Seidelbast im verschlafenen Tal erst gar nicht erwähne.

Und der Löwenzahn? Er ist ganz anders geartet. Selbstgefällig zeigt er seine Honigpotenz. Im goldgelben, rundmauligen Gegrinse. Und einmal befruchtet vom saugenden Kusse der Immen, ändern sich bald Form, Farbe und Antlitz. Aufgepustet als hellstrahlende Kugel, bereit, mit jedem zartesten Windhauch sich zu vermählen, hält er hin seine mit Fallschirmen versehenen Samen. Die in den Lüften dann wimmeln und segeln.

Lungenkraut, du Wankelmütige. Schwenkst von Rot in Blau um.

Taubnessel im Halbschatten. Waldmeister in Laubholzbeständen. Zänkischer Schlehdorn am Hange, im Boden verbissen. Mit blendend weiß leuchtenden Blüten. Wie aufgeklebte Schneeflocken, ohne Zahl.

Die Kuhschelle. Ist sie denn niemand? Sie, die zwischen „Kuh“ und „Küche“ schellt. Scheint in ihrem dicken Blütenknospen-Haarpelz ein Überbleibsel verruchter Fastnacht zu sein, wo zottige Perchten regieren.

Bei allem Kräuter-Philosophieren übersieht man eine, als wär's der Ausbund, die Gezeichnete der Nesseln. Weil sie nicht honigt. Ob das Süße allein schon alles sei im Leben? Es andere Qualitäten nicht gäbe?

Die Brennessel, der Wildnis Kraut. Unrühmlicher Ruf geht ihr voraus. Ihre Wehrhaftigkeit im Sinne, so mancher alles andere, alles Gute, verdrängt.

Nein.

Viel vermag sie, die Nessel.

Heilt dabei.

Sorgt sich um deine Gesundheit, das verrufene Wildkraut.

1. April

SORGE DICH UM DEN INNEREN MENSCHEN!

Naturentfremdung, ein grenzenloses Unglück, weil es den Menschen losreißt von seiner Wurzel, mit der er sich zutiefst verwachsen fühlt. Und losgerissen, wird der Mensch haltlos, verwundet, geschwächt. Siecht waidwund dahin, kränkelt an Leib, Seele und Geist. Leben aus der Natur allein kann den Menschen wieder gesunden. Ihn zurückführen zum Kosmos, zur Gesamteinheit, zum Schöpfer. Letztlich zu sich selbst.

Der *Löwenzahn* stärkt einzelne Organe unseres Körpers und regt sie zu größerer Tätigkeit an. Er erweist sich als blutreinigend und säfteverbessernd. Seine Wirkung erstreckt sich über den ganzen Oberbauch, erfaßt die Verdauungs- und Ausscheidungsorgane: Magen, Leber, Milz, Gallenblase, Bauchspeicheldrüse und Nieren. Schließlich ist Löwenzahn ein vorzügliches Mittel gegen chronische Hautkrankheiten.

Frühjahrskur mit *Löwenzahn:* Zur Anregung des Stoffwechsels und der Gallensekretion trinkt man 4 bis 6 Wochen hindurch täglich 2mal 1 Tasse Blättertee. Man kann dieser Kur aber auch mit täglich 3 Eßlöffel Löwenzahnsaft durchführen. – Beide Kuren wirken sich sehr günstig auf Rheuma und Gicht aus, ebenso auf Leber- und Gallenleiden. Vor allem bei Steinbildung zeigen sie ihre beruhigende Eigenschaft.

Die *Brennessel* ist eine der vielseitigsten Heilkräuter. – Frisch in Wasser über Nacht angesetzt, morgens abgeseiht und damit Hände, Füße oder den ganzen Körper abgewaschen, ergibt einen ausgezeichneten Hautreiz. – Vom Brennessel-Frischsaft 6 Wochen lang 3mal täglich 1 Eßlöffel voll zu gleichen Teilen mit Wasser verdünnt eingenommen, bereichert den Körper mit Vitaminen und Mineralsalzen. – Brennesseltee treibt den Harn ab und fördert die Verdauung.

Rheumakranke brauchen warme, gesunde Kleidung. Keine synthetischen Fasern. *Naturfasern* bevorzugen. Angora- und Schafwollwäsche haben Vorrang.

Schafgarbentee mit 5 Wermut-Tropfen pro Schale vermindert Schwindel bei alten Leuten.

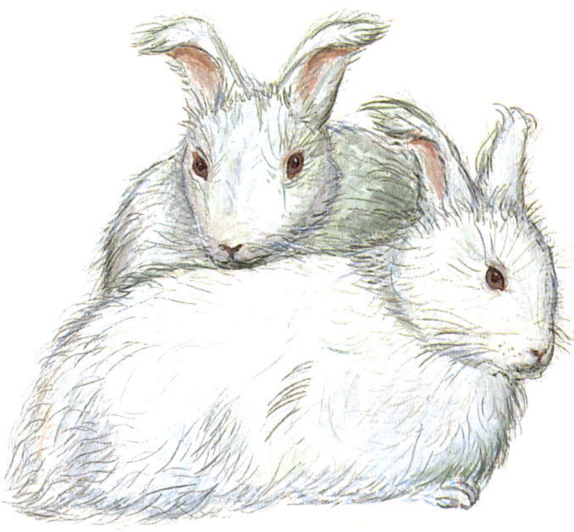

Angorahasen

Der Gartenrasen ist nach der Reinigung im Frühjahr für einen Kompostschleier mit feiner, gesiebter Komposterde sehr dankbar. Moos stirbt dadurch ab.

LEICHT UND LEER, ENGE VERWANDTE

„Ein Glück, daß ich Drüsen habe", sagte ein stark übergewichtiger, grundehrlicher Mensch, „denn ansonsten könnte ich doch nicht diese Körperteile für mein ‚hausgemachtes Zuviel-an-Gewicht' verantwortlich machen." – Ehrlichkeit sich selbst gegenüber müßte die ureigenste Grundtugend eines jeden Menschen sein. – Ja! Müßte es. – Eine Kunst, die man bei anderen als selbstverständlich erwartet. Bei sich selber aber ... Nachsicht übt.

Pionier der Frühlingsheilkräuter ist die *Brunnenkresse.* Wächst wild an offenen Brunnen – daher rührt auch der Name –, an Wasserstellen in Wiese und Wald. Verwendet werden die frischen jungen gewaschenen Blätter ohne Blüten und Wurzeln. Sammelzeit von April bis Juni. Kresse ist ein wertvolles Mittel bei Drüsen- und Kropferkrankungen. Zu jeder Jahreszeit leicht durchführbar sind die Preßsaftkuren. Früh, mittags und abends vom 5fach verdünnten Saft 1 Stamperl voll nehmen.

Gründonnerstagsuppe: Zuerst wird eine heiße Fleischbrühe bereitet, dann zerschneidet man pro Teller Suppe je 1 Eßlöffel voll von folgenden Kräutern: Brunnenkresse-, Bärlauch- und Gundelrebenblätter sowie Schlüsselblumenblätter und -blüten. In die Suppe mischen und vor dem Servieren zugedeckt noch kurz durchziehen lassen.

50 g getrocknete *Huflattichblätter* mit 1 l kochendem Wasser abbrühen, 15 Minuten zugedeckt ziehen lassen, abseihen, 2 Eßlöffel voll Apfelessig beigeben. Ziemlich heiß die Füße darin baden. Hilft bei übermäßig starker Schweißabsonderung.

Übergewicht wird zum Sargnagel. Man stirbt zu früh an den ernährungsbedingten Krankheiten des Herzens, des Kreislaufes und des Stoffwechsels.

Fencheltee beruhigt eine aufgeregte Gallenblase.

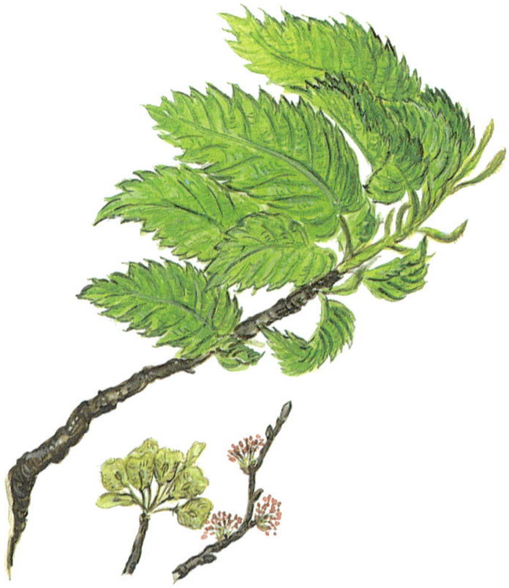

Feldulme

Die Feldulme oder der Rüster mit der heilkräftigen inneren Rindenschicht junger Zweige blüht von März bis April an Hügeln, in Auen und Parkanlagen.

3. April

MEIN BLICK GEHT IN DIE ZUKUNFT

Wer Sonnenschein um sich verbreiten will, muß dies bewußt anstreben. – Mit Dankbarkeit jeden Morgen aufstehen. – Grüßen kostet nichts, schenkt aber Achtung. – Das verzeihende Lächeln hilft anderen aus der Patsche. – Selbst Kranksein muß anderen nicht zur Marter werden. – „Geht einem einmal der Schimmel durch", so rasch wieder nach den Zügeln greifen. – Schlechtgelauntes Gesicht und herabhängende Mundwinkel sind Verdunkler, die Sonne schon verfinsternd, bevor sie aufgegangen.

Löwenzahn-Preßsaft wird aus frischen Wurzeln und Blättern hergestellt. Markenware ist hier zuverlässiger als selbstgemachter Saft. Täglich 3 Eßlöffel voll davon einnehmen, aufgeteilt je 1 vor den Mahlzeiten, mit etwas Wasser als Beigabe. Aktiviert vor allem Leber und Bauchspeicheldrüse und gilt als ausgezeichnetes Blutreinigungsmittel. – Schimpfen wir weniger über das „Unkraut Löwenzahn", preisen und benützen wir vielmehr das „Heilkraut Löwenzahn" zur Förderung der eigenen Gesundheit.

Werden Heilpflanzen gegen rheumatische Beschwerden eingesetzt, ist dabei zu beachten, daß als Hauptaufgabe der innerlichen Kräuterbehandlung eine Entschlackung und Stoffwechselanregung im Vordergrund zu stehen hat. Es geht hier vor allem darum, die innere Reinigung zu unterstützen. Und das geschieht durch die schweißtreibende Kraft. Deswegen werden dafür heute auch von der Schulmedizin in erster Linie wieder *Lindenblüten-* und *Holunderblütentee* herangezogen. Ihre Anwendung ist am günstigsten im Aufgußverfahren. Langzeitkur mit 1 Schale abends vor dem Schlafengehen.

Im Frühjahr beim Gang durch den erwachenden Wald das *Harz* von *Nadelbäumen* sammeln und täglich davon 5 bis 6 Körnlein kauen. Stärkt die Widerstandskraft der Atemwege. – Langzeitkur!

20 g *Eschensamen* auf 1 l Wasser als Abkochung. In eine Thermosflasche füllen, tagsüber trinken. Wirkt harntreibend.

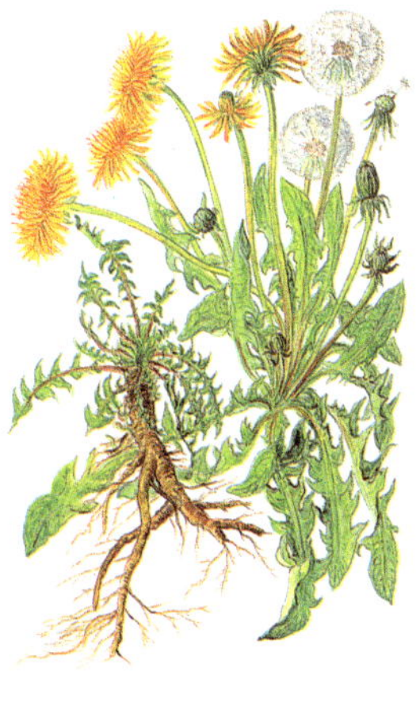

Löwenzahn

Der „Grenzbaum", die Esche, verkörpert das Lichte und Sonnenhafte. Stand schon bei den Germanen hoch im Kurs. Blitz und Schlangen meiden sie.

DIE HERZENSSTILLE, MEIN WEGWEISER

Das Osternachtfeuer, das nach altem Brauch vor vielen Kirchen entzündet wird, entbehrt seines tiefen Sinnes nicht. Es nimmt die alte Form des Holzes und bildet die neue Gestalt des Lichtes. Zeigt die innere Kraft, die bis jetzt verborgen und brach dalag. Das ist die Nacht, die uns den ewigen Tag geschenkt hat. – Schließe die Augen und schau das göttliche Licht in dir.

Eschenrinde wird im Frühjahr knapp vor dem Austrieb der Blätter von den 3- bis 4jährigen Ästen durch Schälung gewonnen. Trocknen, zerkleinern, lagern. – 50 g davon in 1 l kaltem Wasser zustellen, gut aufkochen, abseihen, in eine Thermosflasche füllen. Gilt als Heiltrank für fieberkranke Bettlägrige! – Man kann Langzeitkranken Erleichterung verschaffen, wenn man 15 g Eschenrinden-Pulver in 3 bis 4 Portionen tagsüber verabreicht und einen Schluck nachtrinken läßt.

Das Homöopathikum „Fraxinus D 10", *Esche,* täglich 3mal 20 Tropfen genommen, wird auf Langzeitdauer bei Depressionen mit nervöser Unruhe und Angstgefühl sowie bei Empfindungen eines heißen Fleckes auf dem Scheitel angewandt. Ebenso bei Wadenkrämpfen und bei Erschlaffung der Gebärmutterbänder.

Gänseblümchensalat schmeckt angenehm nußartig, erfrischend-kühlend. Wirkt gleichzeitig entgiftend, harntreibend, entzündungshemmend und stuhlfördernd. Übt außerdem einen günstigen Einfluß auf Leberleiden aus. Gerade im Rohgenuß liegt der große Wert der Pflanze zur Frühjahrsblutreinigung.

Bei Gicht und Rheumatismus überbrüht man 15 g getrocknete *Eschenblätter* mit 1 l Wasser. Über den ganzen Tag verteilt langsam und schluckweise getrunken, wirkt dies heilkräftig.

Schlüsselblumentee, 6 Wochen lang morgens 1 Tasse, erweist sich als vorbeugend bei Neigung zu Gliederschmerzen und Gliederentzündungen.

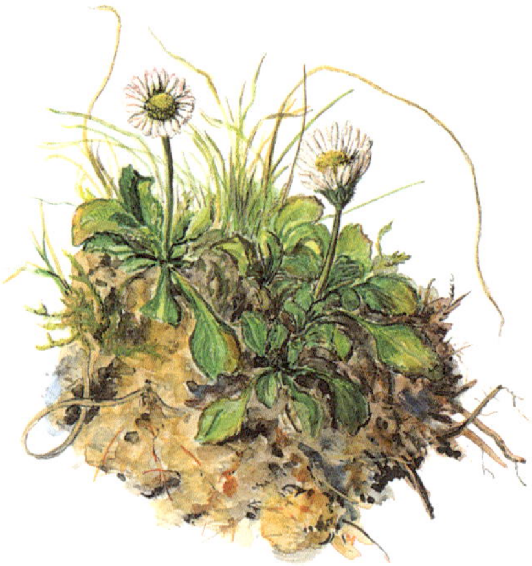

Gänseblümchen

Einfachheit als Grundmotiv ermöglicht unendlich viel Entfaltung. Blick auf das Gänseblümchen im Rasengrün und auf die Korbblütlerfamilie!

ZWEIMAL HÖREN, NUR EINMAL REDEN!

Die radikale Wende meiner ganzen Existenz brachte die Auferstehung des Herrn. Ohne Ostern wäre mein Leben trostlos. Hoffnungslos. Mit Ostern aber wird alles Tun und Denken ewigkeitsbezogen. Ich lebe zwischen zwei Ufern, dem Diesseits und dem Jenseits. Nicht hin- und hergerissen, nein, sondern inmitten einer wandelbaren Wirklichkeit, die nicht irgendwo ist, sondern nur grenzenlos begrenzt bezeichnet werden kann. Ostern, das Siegesfest menschlicher Wirklichkeit.

Hopfenzapfen, das sind die Hopfen-„Blumen", die auf ihren Schuppen den klebrigen, gelben, bitteren Stoff – „Lupulin" genannt – tragen, sollen in keiner Hausapotheke fehlen. – Ein vorzügliches beruhigendes und schlafförderndes Mittel. – Im Aufguß. 2 Teelöffel für 1/4 l kochendes Wasser. Schmerzstillender Tagestrunk für Patienten: 50 g Hopfenzapfen werden mit 1 l kochendem Wasser übergossen, 15 Minuten ziehen gelassen, abgeseiht, in eine Thermosflasche gefüllt. Tagsüber schluckweise eingeben.

In Waldgegenden mit Birkenbestand ist es von Anfang bis Ende April nicht schwer, sich frischen *Birkensaft* zu verschaffen. 3mal 1 Eßlöffel pro Tag eingenommen, gilt er als sinnvolle und wirksame Ration bei Erkrankungen der Harnwege, bei Nieren- und Blasenleiden, bei Rheuma, Gicht und Wassersucht, denn Birkensaft fördert die Ausscheidung der Harnsäure und kräftigt die Nieren. Die Abgabe des Urins wird verdreifacht, dadurch Herz und Kreislauf entlastet. Frischer Birkensaft ist stets sofort aufzubrauchen. Fügt man aber zu 3/4 l reinem Birkensaft 1/4 l Obstbrand hinzu, wird die Lagerung und Haltbarkeit ermöglicht.

Bei Ohrenschmerzen hat sich die *Dach-Hauswurz* bestens bewährt. Einige zerquetschte Blätter auspressen, den Saft anwärmen und erträglich warm ins Ohr träufeln. Täglich 2mal durchführen.

Hirtentäschel-Preßsaft aufziehen stillt Nasenbluten.

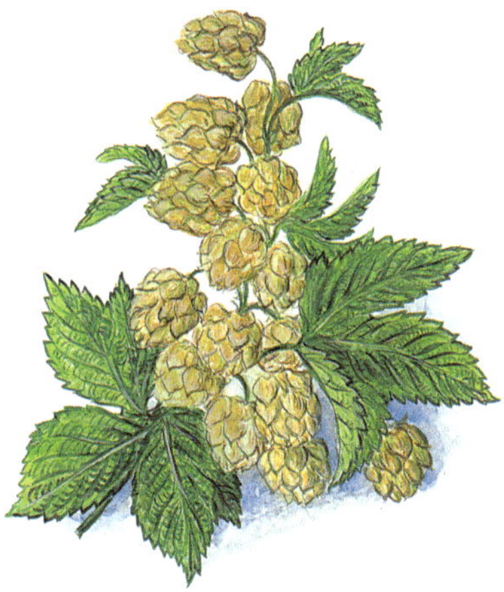

Hopfen

Buntbemalte oder gefärbte Ostereier haben einen tiefen Sinn. Sie erinnern an das Sprengen der Hülle. An das Werden neuen Lebens. An die Auferstehung.

WIE EINE SCHALE, SO MEIN LEBEN

Mein Leben hat einen Sinn. Das große Wunder der Auferstehung Jesu Christi ist für mich „eine gute Nachricht", die mich froh macht und fröhlich erhält. – Alle großen und kleinen Wunder in der Natur um mich herum, die gerade zur Osterzeit wieder eindeutig sichtbar werden, müssen mir zurufen: „Lach wieder! Nimm es nicht so tragisch. Auch du bist auf dem Weg des endgültigen Neu-Werdens."

Bei nervösem Herzklopfen *Kleine-Bibernellen-Wurzel* kauen! Sammelzeit März bis April, September bis Oktober auf Magerwiesen und Magerweiden, auf Böschungen und an Ufern. Verwendet wird die spindelförmige, ästige, scharf-harzig-aromatisch riechende Wurzel, außen von gelbbrauner Farbe. – Heilwirkung: schleimlösend, harntreibend, appetitanregend, verdauungsfördernd und krampflösend. Reinigt das Blut und hilft ungesunde Stoffe aus dem Körper zu entfernen. – Anwendung: 3- bis 4mal täglich einige Wurzelstücke kauen. – 2 Teelöffel Wurzelschnitt als Abkochung für ¼ l Wasser. 3 Tassen täglich. – 3mal 1 Eßlöffel Frischsaft oder 3mal pro Tag 1 Messerspitze Pulver einnehmen. Frischer Bibernellensaft stoppt Durchfall.

Eine *Trinkkur mit Meerwasser* kann man auch zu Hause durchführen. Flüssiges Meerwasserkonzentrat ist in Apotheken und Reformhäusern erhältlich. Es beinhaltet alle Mineralien und Spurenelemente in genau der Zusammensetzung, wie der Körper sie braucht. Übt eine anregende, regulierende Wirkung auf alle Stoffwechselvorgänge aus.

Verdauungsschwäche: *Gelbe Enzianwurzel* 3 Teile, *Anis* 2 Teile und *Rosmarin* 1 Teil. – 2 gehäufte Eßlöffel voll mit 1 l kochendem Wasser 3 Stunden ziehen lassen, abseihen. In eine Thermosflasche füllen, tagsüber vor dem Essen trinken.

Ringelblumenblüten frisch oder getrocknet beim Servieren in die heiße Suppe gegeben, fördern die Tätigkeit von Leber und Gallenblase.

Fußsohlen-Einreibungen mit *Fenchelöl* am Abend vermitteln Entspannung, schenken einen guten Schlaf.

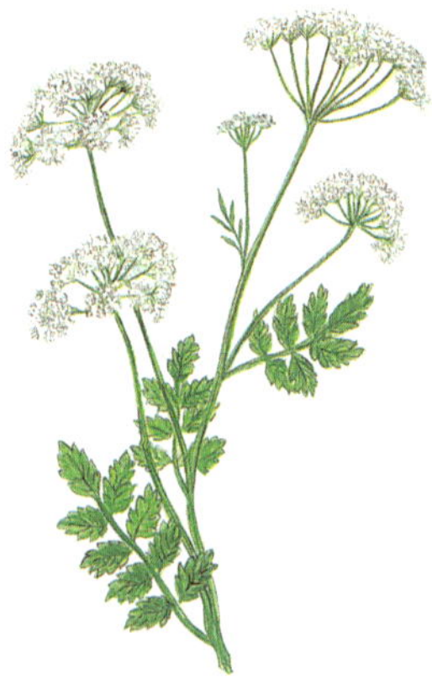

Kleine Bibernelle

Im April sprießende „Wildkräuter", die nicht erwünscht sind, durch rechtzeitiges Jäten im Garten gar nicht erst aufkommen lassen. Erspart viel Ärger.

7. April

DER MOND, ALLER BAUERN KALENDER

Ein bezaubernder Teppich lavendelblauer Anemonenblüten im Garten. Ein Rasenstück kurzstengeliger dunkelgelber Schlüsselblumen, die in ihren nektarreichen honigartig-duftenden „Schläuchen" je 5 getrennte orangefarbene Schlundflecke tragen und mit ihrem einschmeichelnden Wohlgeruch nicht nur die Bienen anlocken. Melancholisch-besinnlich leuchtendes Lila des Frühlings-Heidekrautes in der Heideecke. Dies und vieles andere. – Lerne im Geiste sehen, speichern, wiedererleben, was mit den Augen du heimträgst!

Die Natur schenkt uns in der *Schlüsselblume* auf vielfältige Weise eine Helferin bei allen Erkrankungen der Atemwege: Husten, Brustkatarrh, Verschleimungen, Erkältungen. Aber auch bei Schwächezuständen, Schwindelanfällen, Neuralgien, Migräne und Schlaflosigkeit zu empfehlen. – 2 Eßlöffel frischer oder getrockneter Blüten mit Kelch im Aufguß. Mit Honig süßen. Längere Zeit hindurch 3mal täglich langsam und schluckweise 1 Tasse trinken.

Himmelschlüsselblüten, in Staubzucker konserviert, gelten als herzstärkendes Mittel. In ein breithalsiges Glas zuerst eine daumendicke Schicht Zucker, dann eine gleichstarke Lage Blüten geben, dies abwechselnd fortführen, bis das Glas ganz voll ist. Als letztes eine Zuckerschicht. Verschlossen 14 Tage lang in die Sonne stellen. Dann dunkel und kühl lagern. Nach Bedarf täglich 3 bis 4 Teelöffel voll davon einnehmen.

In der Volksheilkunde wird die *Himmelschlüsselwurzel* als blasensteintreibender Nierentee verwendet. – 3 Eßlöffel voll in ½ l kaltem Wasser zustellen, kurz aufkochen, abseihen, mit Honig vermengen. Morgens dieses Quantum trinken. „Spült" so gleich zu Tagesbeginn die Nieren „richtig" durch.

Besenheide bekämpft Blasenentzündungen und fördert die Harnausscheidung bei Prostataleiden: 2 Teelöffel getrockneter Blüten für ¼ l Wasser im Aufguß. Täglich 3 Tassen davon einnehmen.

Huflattichblätter wirken als Tee stärker schleimlösend und reizlindernd als die Blüten.

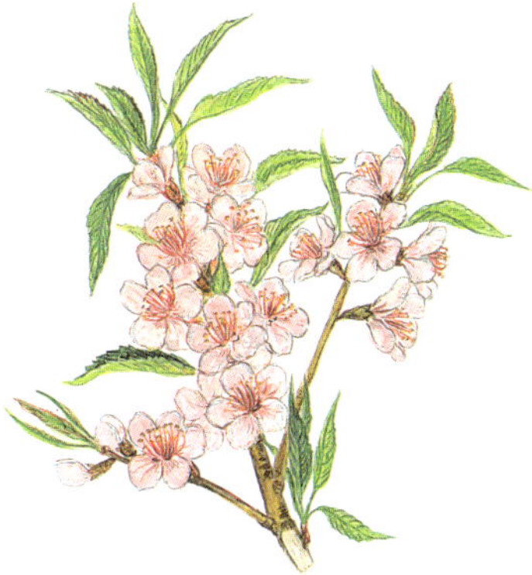

Blühender Zweig
vom Pfirsichbaum

Bei längerem ungünstigem Pfirsichblüten-Wetter kann sich der Gärtner helfen: Mit einem Kaninchenschwanz die Pollen von Blüte zu Blüte übertragen.

DÜSTERE GEDANKEN, ZEITVERGEUDER

Ich kenne viele Menschen, die im Grunde genommen nicht feige sind. Eines aber fehlt ihnen, der Mut zu sich selber. Jeden Abend den vergangenen Tag zu akzeptieren wie er war, ihn aber nicht zu isolieren, sondern als Startplatz für den morgigen Tag zu benützen. Auf ihm aufzubauen. Dann wird jeder Tag ein Ziegelstein für das Gebäude: „Dein Leben".

Zur Anregung des Stoffwechsels und zur Blutreinigung bei Rheumabeschwerden *Löwenzahntinktur* anwenden. 100 g frische zerschnittene Löwenzahnblätter und ebensoviel zerkleinerte Löwenzahnwurzeln werden 14 Tage lang in 1 l 75%igem Alkohol angesetzt. Täglich schütteln. Dann abseihen, den Rückstand mit einem ¾ l abgekochtem, kaltem Wasser 3 Stunden lang auslaugen, filtrieren, der ersten Flüssigkeit beifügen. Nochmals 14 Tage ins Fenster stellen, dann dunkel und kühl lagern. – Während einer 3-Monate-Kur nimmt man täglich 3mal ½ Stunde vor dem Essen je 25 Tropfen auf etwas Wasser ein.

Gesichtswasser, das man selber herstellen kann: Ein 1-Liter-Emailgefäß wird zur Hälfte mit frischen, abgezupften *Löwenzahn-Blütenblättern* angefüllt, die bei sonnigem Wetter zur Vollblüte gepflückt wurden, und läßt ½ l kaltes Wasser darüberlaufen. Das Ganze gut aufkochen, stehen und abkühlen lassen, abseihen. Den Rückstand auspressen, filtrieren. Die erhaltene Flüssigkeit in eine Weißglas-Literflasche füllen, mit 70%igem Alkohol auf 1 l ausgleichen und noch 14 Tage ins Fenster stellen. – Mit diesem Gesichtswasser reibt man sich täglich morgens die Haut ein. Es vermindert Gesichtsflecken und bewirkt einen reinen Teint. Im Frühjahr den gesamten Jahresbedarf an Löwenzahn-Lotion vorbereiten.

Schlehenblüten, im April gesammelt, ergeben in Aufguß-Zubereitung einen wertvollen Kräutertee mit stuhlfördernder, blutreinigender und krampflösender Wirkung.

Queckenwurzeltee, täglich früh und abends je 1 Tasse kurmäßig getrunken, bringt Drüsenanschwellungen zum Abklingen.

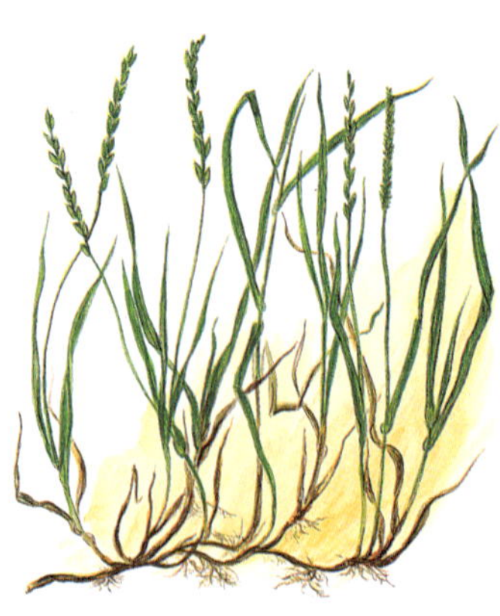

Quecke

März/April oder September/Oktober, das sind die richtigen Sammelzeiten für die Queckenwurzel mit ihrer stoffwechselfördernden, reizmildernden Heilkraft.

9. April

DER HIMMEL IST PURE WIRKLICHKEIT

Das über den Tod hinaus Gültigkeit hat: Das gute Werk von heute. Jetzt getan, nicht morgen. Nie zuwarten, gleich tun. Da müßte ich „stur" sein. Soviel an guten Werken „zusammenkratzen" wie nur irgend möglich. Ungesehen, ohne Aufsehen und in aller Stille. ER weiß es. Das genügt!

Die Heilwirkung des *Lungenkrautes* auf die erkrankten Lungenorgane ist auf den hohen Anteil an Kieselsäure, Kalksalzen, Harzen, Harzsäuren, fetten Ölen und eisengrünen Gerbstoff zurückzuführen. Die Blätter sind die inhaltsstoffreichsten Pflanzenteile. – Lungenkrauttee, im Aufguß zubereitet, wird kurmäßig getrunken bei Bronchialkatarrh, Heiserkeit, Husten, Hals- und Rachenentzündung. 3 Tassen pro Tag.

Thymiantee mit Honigzusatz, ein vorzügliches nervenstärkendes Getränk. Besonders bei Körperschwäche, Bleichsucht und Blutarmut zu empfehlen. Gute Besserung wurde bei „zerfahrenen" Kindern, die an Konzentrationsschwierigkeiten litten, erzielt. Aber auch nach langwieriger Krankheit blieb ein Erfolg nicht aus.

Täglich 3mal 20 Tropfen der homöopathischen Essenz „Prunus spinosa dil. D4" eingenommen – aus frischen Blüten des *Schlehdorns* hergestellt –, findet wirksame Anwendung bei Hämorrhoiden, Gicht, Rheumatismus, Störungen im Magen-Darm-Kanal, bei Darmkoliken und Blasenkrämpfen, ferner bei Erkrankungen der Luftwege in Verbindung mit Atembeschwerden.

Getrocknetes *Lungenkraut* pulverisieren, 1 Eßlöffel davon mit ebensoviel echtem Bienenhonig in 1 Glas warme Milch rühren. Früh und abends verabreicht, hilft es „schwachbrüstigen" Jugendlichen bestens.

Mit *Thymian* häufig die Speisen gewürzt, reinigt die Gesichtshaut und unterbindet zusätzlich die Geruchsbelästigung bei zu starker Körperausdünstung.

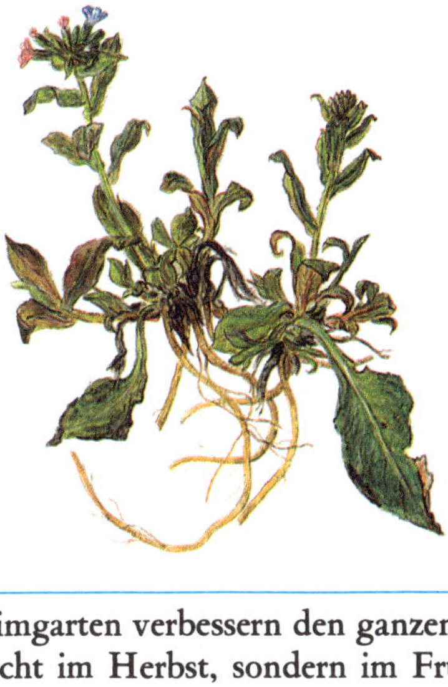

Lungenkraut

Thymian und Salbei im Heimgarten verbessern den ganzen Sommer über beachtlich die Luft. Diese Büsche nicht im Herbst, sondern im Frühjahr zurückschneiden.

EIN KOSTBARES GUT, UNSERE SPRACHE

Jeden Tag bin ich dankbar dafür, daß ich reden kann. Die Sprache ist ein wunderbares Geschenk, aber auch eine permanente Konfrontation. Ich muß über mein Wort wachen. „Wer setzt eine Wache vor meinen Mund, vor meine Lippen ein kunstvolles Siegel, damit ich durch sie nicht zu Fall komme und meine Zunge mich nicht ins Verderben stürzt?" (Sir 22,27)

In der Suppe blühendes *Thymiankraut* mitgesotten und mehrere Tage hintereinander gegessen, wirkt wurmtreibend bei Kindern wie auch bei Erwachsenen, fördert den Harnabgang, scheidet Giftstoffe aus, erwärmt Magen und Gedärme, öffnet die Verstopfung und den Darmausgang, fördert die Monatsregel der Frauen.

Geschwülste, die man nicht zum Abklingen bringen konnte, verschwinden bald, wenn man getrocknete blühende *Thymianspitzen* pulverisiert, mit Weinessig zu Brei vermischt und auflegt. Alle 8 Stunden den Verband wechseln.

2 Eßlöffel vom *Wohlriechenden Veilchen-Blüten-Blätter-Gemisch* werden mit ½ l kochendem Wasser übergossen, zugedeckt 15 Minuten lang ziehen gelassen, abgeseiht. Mit der einen Hälfte den Mund tüchtig ausspülen und den anderen ¼ l trinken. Durch mehrere Tage eingenommen, hilft es bei Entzündungen der Mundschleimhaut.

Haferkörner-Abkochung, täglich 3mal ¼ l getrunken, ist zur Raucherentwöhnung empfehlenswert. – 3 volle Eßlöffel nicht entspelzte, zerquetschte Körner mit ¾ l kaltem Wasser über Nacht ansetzen, morgens kurz aufkochen, ein wenig ziehen lassen, abseihen und in eine Thermosflasche füllen.

Veilchentee, 1 Stunde vor dem Schlafengehen verabreicht, gilt in der Volksheilkunde als anerkanntes Schlafmittel. Wirkungssteigerung bei Veilchentee-Fußbad davor.

Wacholderbeerensaft, regelmäßig eingenommen, hilft Zuckerkranken. 3mal täglich ½ Stunde vor dem Essen 1 Eßlöffel voll.

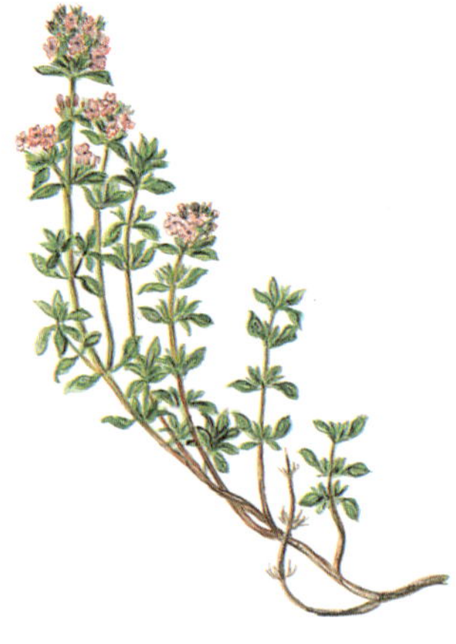

Thymian

Vom Wohlriechenden Veilchen werden Blüten, Blätter und das ganze Kraut in den Monaten März/April gesammelt und an zugiger Stelle getrocknet.

11. April

REINES HERZ ZEUGT KLAREN BLICK

Sich in den „Charakter" einer bestimmten Pflanze zu vertiefen, fördert die Selbsterkenntnis, bringt uns die Geschöpfe in Gottes freier Natur näher. Es zeigt uns schließlich, wie eng verbunden alles auf Erden untereinander durch Gottes allumfassende Liebe ist. – Ob das in unserer „nur auf sich selbst konzentriert seienden Zeit" nutzlos ist?

1 Teelöffel zerquetschte *Wacholderbeeren* für ¼ l Wasser im Aufguß, als Tagesgabe 1 oder höchstens 2 Tassen langsam und schluckweise eingenommen, hilft bei Magen- und Darmerkrankungen ebenso wie bei Diabetes. In diesen Fällen ungesüßt. – Wird hingegen kurz vor dem Trinken 1 Teelöffel echter Bienenhonig in den Tee eingerührt, steigert er die allgemeine Widerstandskraft, hebt den Stoffwechsel und leistet gute Dienste bei Erkrankungen der Atemwege.

Leidet man an argem Zahnschmerz und kann man den Zahnarzt nicht sofort erreichen, verbrenne man *Wacholderzweigspitzen* und *Wacholderbeeren* und sauge mittels eines Trichters den Rauch in den Mund ein. – So vertreibt man Zahnweh.

150 g kleingeschnittene frische *Efeublätter* werden in 1 l Apfelessig 8 Tage lang im warmen Raum angesetzt, dann abgeseiht. 1:3 mit Wasser verdünnt, wäscht man sich damit 2 Wochen lang täglich früh und abends die befallenen Körperteile und die hartnäckigste Krätze kann ausgeheilt werden! Von selbst eintrocknen lassen; wirkt zuverlässiger.

1 Eßlöffel *Brennessel-Samenkörner* in ⅛ l kaltem Wasser aufkochen, kurz ziehen lassen, den schleimigen Tee abseihen, mit Honig vermengen. Kindern bei Durchfall zu trinken geben.

Brennesselsaft auf Gaze aufgesogen und in die Nase gesteckt, bringt heftiges Nasenbluten zum Abklingen.

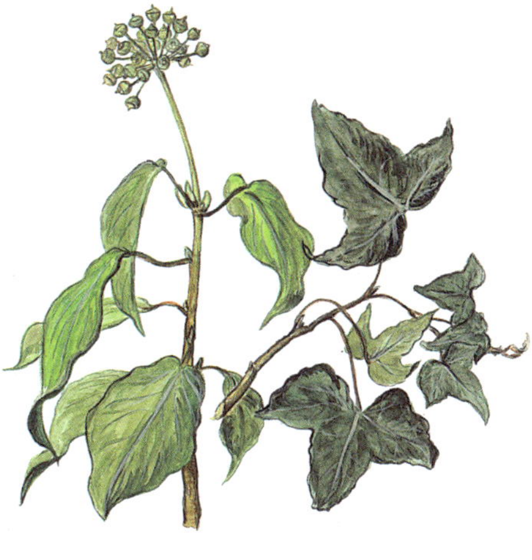

Efeu

Beim Trocknen der Himmelschlüsselblüten macht sich häufig der kleine schwarze Honigkäfer in großer Anzahl bemerkbar. Einfach abschütteln, er ist harmlos!

HÖRE AUF DEIN RECHTES GEWISSEN!

Dem gesunden Menschen fehlt nicht nur die Krankheit, sondern er besitzt etwas mehr. Er befindet sich nämlich in der positiv-glücklichen Lage körperlichen und seelischen Wohlbefindens. – Die Gesundheit muß sich auf den Gesamtmenschen auswirken, seine Einheit erfassen und bestätigen. Verständnis für Seele und Körper und deren Pflege stärken unser Wohlbefinden und fördern somit unsere Gesundheit.

Ein *Hausmittel,* das mild abführend wirkt. – Zäpfchen, aus einem Stück Kernseife, das man in Glyzerin eintaucht, hergestellt, sind mild abführend, wenn man sie in den After einführt. Man darf sie aber nicht dauernd anwenden, da ansonsten die Darmschleimhaut gereizt werden würde. – Alle „rasanten Abführmittel" soll man strengstens meiden.

Bei Husten, Bronchialkatarrh und Bronchitis *Seifenkraut-Tee* trinken, er löst Verschleimungen und fördert den Auswurf. Im Kaltauszug 4 Teelöffel Seifenkrautwurzel für 2 Tassen, über Nacht stehen lassen, morgens nur erwärmen, nicht aufkochen. 1 Tasse nüchtern verabreichen, den Rest in eine Thermosflasche füllen und abends vor dem Schlafengehen einnehmen.

Selbstvergiftung des Körpers wird durch Stoffwechselstörungen, durch Stauung von Kot und Schlacken im Dickdarm und durch Störungen der Darmflora verursacht. Dadurch bilden sich im Organismus giftige Stoffe, die ins Blut gelangen. Und die Folgen? Kopfschmerz, Reizbarkeit, Unlustgefühle, Leistungsschwäche, Benommenheit und Schwindel.

Wie kann man der Selbstvergiftung im eigenen Körper am erfolgreichsten entgegenwirken? Durch 6wöchige Blutreinigungskuren: täglich 3 Tassen *Löwenzahnblättertee* trinken und 3 Eßlöffel *Selleriesaft* einnehmen.

Sauer und süß kann man mischen, niemals aber bitter und süß.

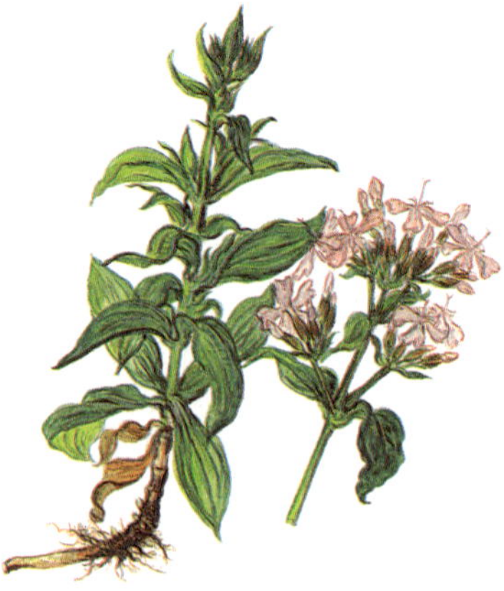

Seifenkraut

Frisch angelegte Rasenflächen nicht mit der Maschine mähen! Die erste Mahd mit Sense oder Sichel durchführen! Das festigt die Wurzelstöcke.

13. April

GOTTESERFAHRUNG, EINE SELTENHEIT?

Der Mensch setzt sich selber an die Stelle Gottes. Oder macht die Errungenschaften menschlichen Geistes zum Götzen, von dem er sich alles erwartet. Weil der Mensch eben etwas braucht, an das er sich anklammern kann. GOTT oder einen „Gott-Ersatz".

Breiumschläge sind Breisäcke, die in der Größe dem zu behandelnden Körperabschnitt entsprechen und über die 2 trockene Außentücher gelegt werden, wovon das letzte ein Wolltuch sein soll. In den Sack füllt man zerstoßenen Leinsamen, Haferkörner oder Weizenkleie, kocht kurz auf und legt das Ganze so heiß wie möglich auf. Breiumschläge erweichen Entzündungsherde, lindern Krämpfe und steigern den Blut- und Lymphfluß.

Das *Brennesselschlagen* ist ein altes Hausmittel, das vor allem bei hartnäckigem Rheuma angewandt wird: Frische, ganze Brennesselpflanzen am Morgen kurz über dem Boden abschneiden und damit am nackten Leibe den schmerzenden Stellen 3mal 7 Schläge versetzen. 3 Tage hintereinander morgens durchführen. 1 Woche aussetzen und wiederholen, insgesamt 7mal.

Eine *Brennesselsaftkur* wird mit Erfolg 6 Wochen lang im Frühjahr gemacht. Früh, mittags und abends nimmt man jeweils 1 Eßlöffel voll davon ein. Ein ausgezeichnetes und einfaches Mittel, die Frühjahrsmüdigkeit loszuwerden und eine Blutreinigungskur zu halten.

Massagen mit *Arnikatinktur, Johanniskraut-* oder *Pfefferminzöl* sowie Auflagen mit heißen *Heublumensäcken* lindern Kreuzschmerzen. Innerlich zusätzlich Goldruten-, Brennessel- oder Birkenblättertee kurmäßig anwenden!

Eigenblut-Behandlungen durch den Arzt haben sich bei Dauer-Kreuzschmerzen bewährt.

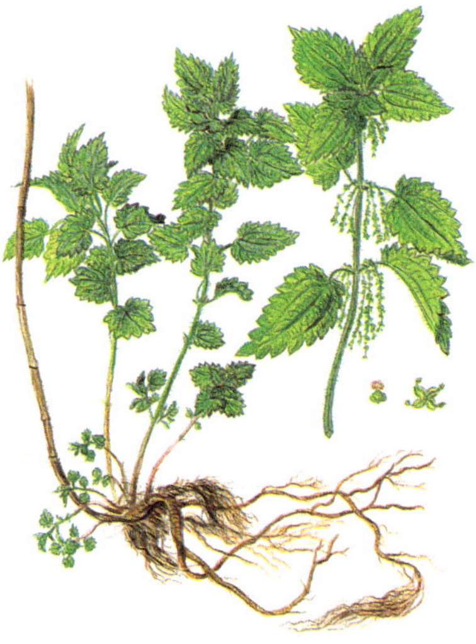

Brennessel

Die Brennessel, das Wildkraut und Heilkraut, soll aus deinem Garten nicht verbannt werden. Laß sie doch stehen in einer Ecke. Sie dankt es dir.

14. April

KEIN TAG IST WIE DER ANDERE

Das Aprilwetter ist eben unbeständig. Schneeschauer wechseln mit Regen, Wärme mit Kälte, Sonne mit Frost. – Die Liebe ist das Wirken Gottes, ist SEINE Kraft in uns! Hebt uns aus der kalten Atmosphäre des Alltags heraus. Macht uns beständig. – Wer die Kraft der Gottesliebe erfahren will, muß Liebe um sich herum verbreiten!

Das *Hirtentäschelkraut,* frisch oder getrocknet, im Ganzen oder pulverisiert, äußerlich angewandt, hat blutstillende Eigenschaft. Beseitigt zwar nicht die Ursache der Blutung, aber stillt das Blut, hält es zurück. Daher hilft es bei Nasenbluten. Hirtentäscheltee als Spülmittel hat sich nach dem Zahnziehen wie auch bei Hämorrhoidalblutungen bestens bewährt.

Hirtentäscheltee-Zubereitung: 8 Teelöffel des kleingeschnittenen Krautes für 1 l kochendes Wasser, überbrühen, 15 Minuten zugedeckt ziehen lassen, abseihen. – Tagsüber aufgeteilt getrunken, regelt es den Blutdruck.

Die homöopathische Essenz „Viola tricolor D4", *Acker-Stiefmütterchen,* ist bei Erwachsenen gegen Hautunreinheiten, Akne, lästige Mundfaulecken, aber auch gegen Rheuma und Gicht sehr hilfreich. Man nimmt 1 Woche lang früh und abends je 10 Tropfen auf 1 Eßlöffel Wasser ein. 1 Woche aussetzen und wiederholen. Diesen rhythmischen Wechsel kann man nach Bedarf folgen lassen.

Wenn dein *Apfelbaum* im Garten blüht, sollst du seine Blüten sammeln. Getrocknet und mit Apfelschalen gemischt, ergeben sie, im Aufguß zubereitet, einen nervenberuhigenden Schlaftee, dessen Wirkung noch erheblich verstärkt wird, wenn man mit echtem Bienenhonig süßt und 10 Tropfen Baldriantinktur hinzufügt.

Apfelwein mäßig, aber regelmäßig getrunken, beugt Gallensteinbildung vor.

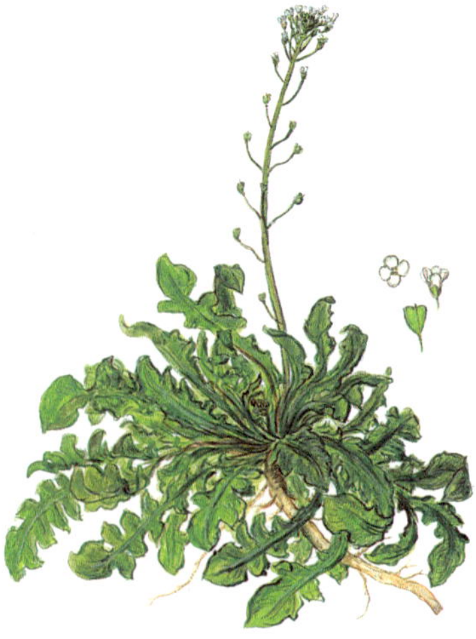

Hirtentäschel

Wo finde ich welche Pflanze? – Sich ein „selbstgemachtes Kräuterstandort-Buch" anzulegen, lohnt sich. Dann wird das „Kräuteln" leichtgemacht.

15. April

ICH LIEBE DAS GUTE, ZIEHE ES AN

Vom frühen Morgen bis spät in die Nacht hinein hören wir so vieles. Um das richtige Unterscheiden geht es! Das Wertvolle nur mitnehmen, das andere zur Seite schieben. – Es wird uns zwar nie ganz gelingen, weil das „Zur-Seite-Gestellte" im Unterbewußtsein wieder auftaucht und uns indirekt beeinflußt. Umso mehr müssen wir Worte des Evangeliums Christi als Worte des Lebens betrachten, die in den Vordergrund treten und den Ton angeben sollen. Bei soviel Tag für Tag Gehörtem.

10.000 l Luft atmet der erwachsene Mensch täglich ein. Er braucht sie für die Atmungsorgane, deren Hauptteil die beiden Lungenflügel darstellen. Hier erfolgt der Gasaustausch: Sauerstoff hinein, Kohlendioxyd heraus. Dafür stehen 100 m^2 Lungenoberfläche zur Verfügung, das ist das Ausmaß unserer „ausgebreiteten" Lunge. Diese Oberfläche wird durch verschmutzte Luft, Smog, Kälte, Zigarettenrauch, Infektionen, äußere Krafteinwirkung und letztlich durch Vererbung gefährdet. – Tu deshalb etwas für deine Lunge!

Zur Hemmung des krankheitsbedingten Durstgefühles bei Zuckerkranken, zur Heilung von Durchfall, Magen- und Darmkrämpfen trinke man täglich 2 bis 3 Tassen *Bohnenkraut-Tee.* – 2 Teelöffel getrockneten Krautes mit ¼ l kochendem Wasser übergießen, zugedeckt 15 Minuten ziehen lassen, abseihen. – Wirkt stark potenzfördernd, soll daher Kindern keinesfalls gegeben werden!

Bei „trübseligen Stimmungen" Rekonvaleszenter, nach schwerer, langwieriger Krankheit oder nach langem Spitalsaufenthalt: pro Person 1 Eßlöffel voll *Königskerzenblüten* in den Fleischtopf streuen und mitkochen. Auch in der Suppe servieren und mitessen, zusätzlich Anissamen ins Gebäck geben oder Körner zum Kauen verabreichen, abwechselnd auch Fenchelsamen.

Die *Königskerze* oder Wollblume wird mit Recht der „Lungenbalsam" und der „Alleskönner" für die Luftwege genannt. Als Tee im Aufguß ein guter Tagestrunk.

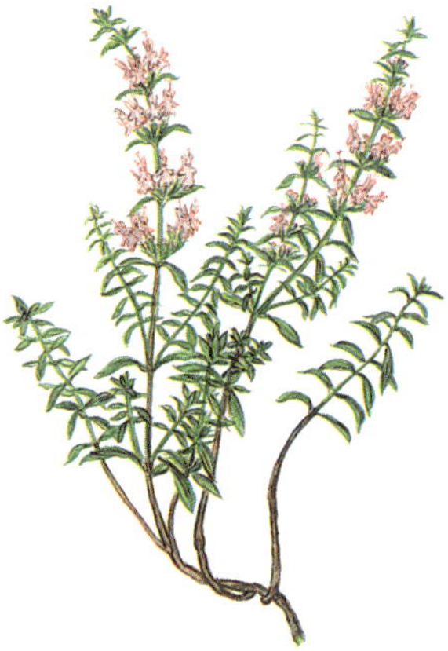

Bohnenkraut

Das einjährige Bohnenkraut eignet sich äußerst gut, im Blumentopf am Fenster gezogen zu werden. Jetzt säen. Mit Glasplatte abdecken. Feucht halten.

16. April

AUS DER STILLE WIRD LEBEN GEBOREN

Die Sekunden, sie eilen dahin. Werden zu Minuten, zu Stunden, Tagen, Wochen, Monaten und Jahren. Wir messen die Zeit mit der Uhr in der Hand. Identifizieren die Sekunde oft mit dem Schlag unseres Herzens. Beide erinnern uns an unsere Bestimmung: Wir sind für die Ewigkeit geboren! Leben und erleben den Augenblick.

Richtig würzen heißt, auf seine Gesundheit schauen! Das *Bohnenkraut* ist ein aromatisch stark duftendes, pfefferartiges Gewürz und Heilkraut. Es wird frisch oder getrocknet in der Küche zu Hülsenfrüchten, Fisch, Wurst und Einlegegurken verwendet, nimmt Kohlgemüse merkbar die blähenden Eigenschaften, ist auch ein wichtiger Bestandteil gebräuchlicher Gewürzmischungen. Frisch und feingehackt kann man Bohnenkraut vorzüglich Gurken- und Kartoffelsalaten beigeben. – Wirkt als Gewürz allgemein magen-darm-stärkend, baut Darmkrämpfen vor. Bohnenkraut gilt als ein magenfreundliches, anregendes Gewürzkraut, wird aber seiner antiseptischen Eigenschaft wegen auch gerne als Tee gereicht.

Das *tägliche Luftbad* soll nie fehlen. Kann es im Freien nicht stattfinden, dann wenigstens im Zimmer. Gönne deinem Körper die Möglichkeit, zwischen dem Wechsel von der Nacht- zur Tageswäsche über die Haut direkt mit der Außenluft in Kontakt zu kommen. Bürste die Haut dabei mit der Massagebürste! Als Minimum aber: deine Haut wenigstens mit der Hand oder einem rauhen Handtuch bearbeiten, reiben oder kneten. – Laufe täglich kurz bei geöffneter Oberlichte nackt in deinem Zimmer umher. Bewegung bei entblößtem Leibe tut gut!

Eibischwurzel ist ein altes reizmilderndes und entzündungshemmendes Hausmittel und bei Erkältung der oberen Luftwege anzuwenden. Im Kaltauszug bereitet, kurz angewärmt, mit Honig gesüßt, ergibt es ein ausgezeichnetes Hustenmittel.

Eibischwurzel-Sirup wirkt lindernd bei Entzündungen der Magenschleimhaut. 3mal täglich 1 Eßlöffel voll. Lauwarmen Schwarzen-Johannisbeer-Saft nachtrinken.

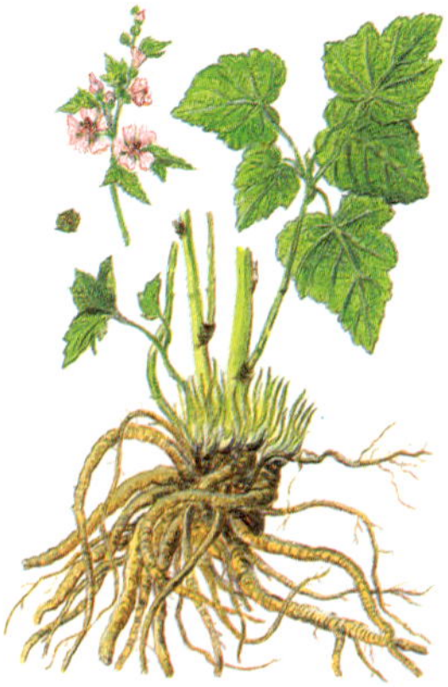

Eibisch

Eigenanbau von Gemüse hilft nicht nur sparen, sondern dient der Gesundheit in ganz besonderer Weise. Weil ich weiß, was ich wirklich esse.

17. April

WENDE DICH BEWUSST HIN ZUM HERRN!

Wer falsch denkt, „ver-fälscht" sein eigenes Lebensglück. Ich muß vor allem zu meinem „Da-Sein" stehen. Mir dessen bewußt sein, daß es auch ein „Nicht-Sein" meiner selbst geben könnte. Weil ich nicht „zufällig" bin, sondern gewollt, vom Schöpfer gerufen, muß ich mein Sein zum Dankgebet gestalten. Und der tatkräftigste Dank ist die Freude über mein Leben.

Bei Reizzuständen, Schlaflosigkeit, nervösem Herzklopfen, nervöser Unruhe, Platzangst und Menschenfurcht dieser *Tee:* Melissenblätter 5 Teile, Königskerzenblüten 4 Teile, Kamille 3 Teile, Basilienkraut 2 Teile, Gartenraute 1 Teil. – 1 Eßlöffel der Teemischung mit ¼ l kochendem Wasser abbrühen, zugedeckt 15 Minuten ziehen lassen, abseihen, 10 Tropfen Baldriantinktur dazugeben. Gelegentlich 1 Tasse trinken. Kurmäßig aber 3 Wochen lang früh und abends je 1 Tasse.

Lungenkraut als Hausmittel: In der Volksmedizin wird der Tee bei Halsweh, Heiserkeit, Husten und Verschleimung, bei Darminfekt, Durchfall und Blasenleiden sehr häufig eingesetzt. 2 Teelöffel frischen blühenden Krautes mit ¼ l kochendem Wasser übergießen, 15 Minuten ziehen lassen, mit Honig süßen. 3mal täglich 1 Tasse. – Durchfall und Darminfekt hingegen mit ungesüßtem Tee behandeln. Der gleiche Tee ist auch zum Gurgeln bei Heiserkeit sehr gut geeignet.

Um sich selber *Arnikatinktur* zu bereiten, werden frische oder auch getrocknete Blütenblätter in 90%igem Alkohol 2 Wochen lang im Verhältnis 75 g für ½ l angesetzt, dann mit destilliertem Wasser auf 70% verdünnt. Dunkel lagern!

10 g pulverisierte *Arnikawurzel* aus Eigenbau, in ¼ l warmem Wasser aufgelöst und nüchtern getrunken, gilt auf den Gebirgsbauernhöfen für Erwachsene als altes Volksheilmittel gegen andauernden Durchfall.

Feingeschnittene frische *Sauerampferblätter* geben der Suppe einen angenehm säuerlichen Geschmack und sind von blutreinigender Wirkung.

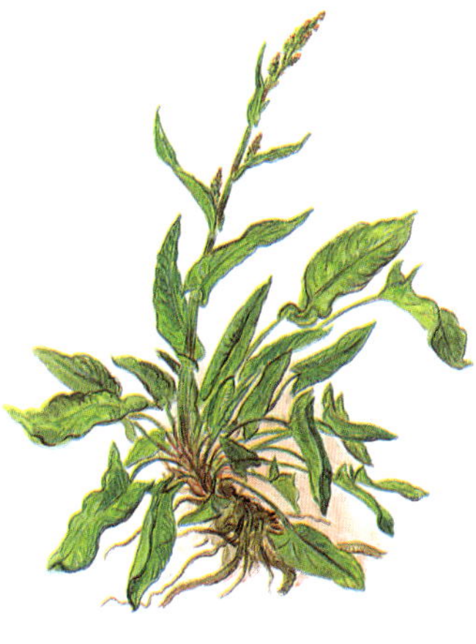

Sauerampfer

Du bereust es sicher nicht, einen „Heilkräuter-Sammel-Kalender" zu führen, um zur richtigen Zeit des Jahres die richtigen Pflanzen zu sammeln!

18. April

AUS DER UNGEWISSHEIT KOMMT ANGST

Eine gesunde, vernünftige Ernährung ist sicherlich die erste Grundbedingung für ein positives, dankbares Leben. Mein geistig-seelischer Beitrag, das Gebet, darf nicht fehlen. „Herr, öffne meine Lippen, damit ich DEIN Lob würdig verkünde!" Gibt es eine schönere Bitte? Eine edlere Haltung?

50 g getrocknetes blühendes *Leberblümchenkraut* wird klein geschnitten, mit ½ l Kornbranntwein 2 Wochen lang bei Zimmerwärme angesetzt, abgeseiht, der Rückstand ausgepreßt. Bei Leber-, Gallen- und Nierenleiden 3mal täglich 15 Tropfen auf 1 Eßlöffel Wasser einnehmen.

Leberblümchentee kann aus Blüten und Blättern, aber auch aus reinen Blüten hergestellt, jedoch nie frisch verwendet, sondern immer nur getrocknet und im Kaltansatz zubereitet werden. 2 Teelöffel pro Tasse 8 Stunden ansetzen, leicht anwärmen, abseihen. 2 Schalen täglich immer zuckerlos und schluckweise trinken. – Leberblümchentee ist sehr wirksam bei unfreiwilligem Harnabgang.

Leberblümchentee ist leber- und milzeröffnend, wassertreibend. Paracelsus schon hat das Leberblümchen wegen seiner leberartigen Form der Blätter als „Signum" für Leberheilung bezeichnet. Die moderne Naturheilkunde bestätigte dies. Leberblümchentee – wie oben richtig hergestellt – kann mit Erfolg bei Leberstauung, Leberschwellung, allgemeinen Gallenleiden, bei Gallensteinen, besonders bei Gallengrieß und bei Milzschwellung herangezogen werden.

Bei Herzklopfen nach plötzlicher Aufregung oder bei raschem Wetterumschwung im April 1 Eßlöffel *Bienenhonig* in einem Glas lauwarmem Wasser auflösen, 2 Eßlöffel Zitronensaft beimischen. Langsam und ruhig trinken. Trägt viel zur Linderung bei.

Frischer *Sauerklee* fördert den Stoffwechsel und belebt.

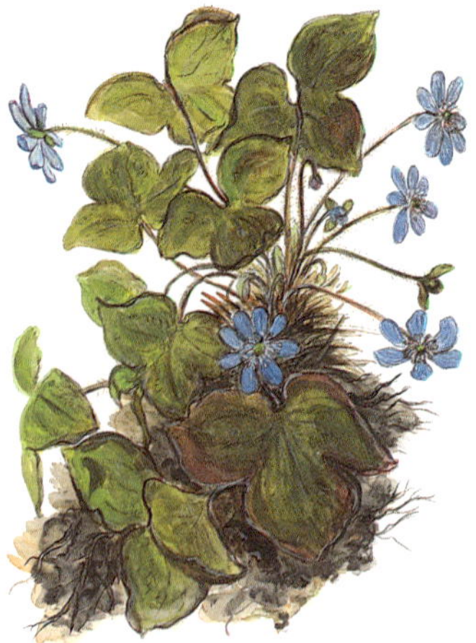

Leberblümchen

Da Schnittlauch in der Küche regelmäßig, aber in kleinsten Mengen verwendet werden soll, lohnt sich sogar die Kultur im Blumentopf am Fenster.

DENKEN LENKT LEBEN UND STREBEN

Verworrene Lebenslagen, verwickelte Situationen, heikle Umstände, mit alldem muß man im Leben rechnen und damit fertig werden. Jeder. Keiner ausgenommen. – Vieles davon haben wir selber durch unsere „Unzulänglichkeit", aber auch durch unsere „Ahnungslosigkeit" heraufbeschworen. Nun liegt es an uns, mit Klugheit, Gelassenheit, Zähigkeit und Vertrauen auf Gott in aller Ruhe die richtige Lösung zu finden.

Viele Magenleiden können behoben werden, indem man die Verdauung anregt und den Magen stärkt. Das vollbringt in großartiger Weise die *Gelbe Enzianwurzel.* – ½ Teelöffel zerkleinerte Wurzel, getrocknet oder frisch, mit ¼ l kochendem Wasser übergießen und 3 Stunden lang ziehen lassen, abseihen. Tagsüber kann man immer wieder einen kleinen zimmerwarmen Schluck davon nehmen.

Täglich 1 kleines Gläschen *Enzianwein* getrunken, hilft bei zuwenig Magensäure, bei Übelkeit und zur Stärkung des gesamten Organismus.

Wie wird *Enzianwein* zubereitet? 1 l Süßwein, 10 g zerkleinerte Enzianwurzel, 10 g Anis, 5 g Bitterklee, 5 g zerkleinerte Kalmuswurzel und 5 g zerkleinerte Orangenschalen 8 Tage lang im sonnigen Fenster ausziehen lassen, täglich schütteln. Abseihen und dunkel und kühl lagern.

25 g Blätter des *Haselstrauches,* im Jugendstadium gesammelt und getrocknet, in 1 l kochendem Wasser zugedeckt 15 Minuten ziehen lassen, abseihen, temperieren, mit Honig süßen und in eine Thermosflasche füllen. Tagsüber eingenommen, dient es als vortreffliches Blutreinigungsmittel.

1 Teelöffel gemahlenen *Bockshornklee-Samen* mit reichlich Honig mischen, täglich vor jeder Mahlzeit einnehmen, wirksam bei Untergewichtigkeit.

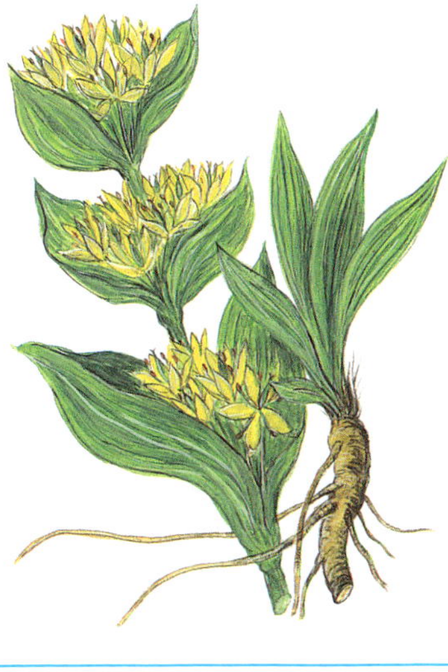

Gelber Enzian

Ein bißchen Erde in sonniger Ecke? Wermut gedeiht, genügsam wie er ist, auch hier noch ganz gut. Hilft deiner Gallenblase und Leber.

20. April

SEGENSREICHES WIRKEN BEFLÜGELT

Die eigenen Begabungen müssen mir genügen. Sie sind mein Wirtschaftskapital. Meine Talente sind mein Einsatz. Mit ihnen muß ich mein Auslangen finden, mich darauf konzentrieren und dankbar sein, daß ich sie habe. Und das ist nicht wenig. Ich kann mit meinem Hirn denken, mit meinem Herzen lieben. Mit meinen Verstand durchleuchten, meine Fähigkeiten erkennen und richtig einsetzen. Darauf kommt es an, daß ich mit meinen Begabungen etwas anzufangen weiß.

Der *Dost,* Oregano oder „Wohlgemut", aber auch „Schusterkraut" genannt, ist ein ausdauernder Lippenblütler, der von Juli bis Oktober hellpurpur in Doldenrispen blüht, 30 bis 50 cm hoch wird, würzig riecht und bitterherb schmeckt. Er kann jetzt noch durch Stockteilung vermehrt werden, liebt sonnigen Platz und eignet sich gut im Alpinum zwischen Steinen. – Getrocknetes Dostkraut ist ein beliebtes Pizzagewürz, verfeinert den Geschmack von Braten, Salaten, gebratenen Enten und Gänsen, von Hülsenfrüchte-Gerichten und Suppen.

Bei aufgesprungenen Händen gibt man 35 g zerschnittene frische *Weinblätter* und *-ranken* in 1 l kaltes Wasser, stellt zu und kocht gründlich auf, abseihen. Die Hände darin so heiß wie ertragbar gründlich baden, nicht abtrocknen, sondern einziehen lassen. Danach mit Hirschtalg gut einreiben. Mehrmals abends anwenden.

Frischgepreßten Saft von *Weidenblättern* auf einen Wattebausch träufeln und diesen abends vor dem Schlafengehen in das Ohr einführen lindert Ohrenschmerzen. Morgens, beim Erwachen, nimmt man den Pfropf wieder heraus.

Liebstöckelwurzel-Pulver, vor jeder Mahlzeit 1 Messerspitze voll eingenommen, verhindert Darmblähungen oder baut sie sehr wirksam ab.

Lungenkraut-Tee, im heißen Aufguß, ist nicht nur gut bei Heiserkeit und Halsentzündung, sondern auch bei blutigem Urin.

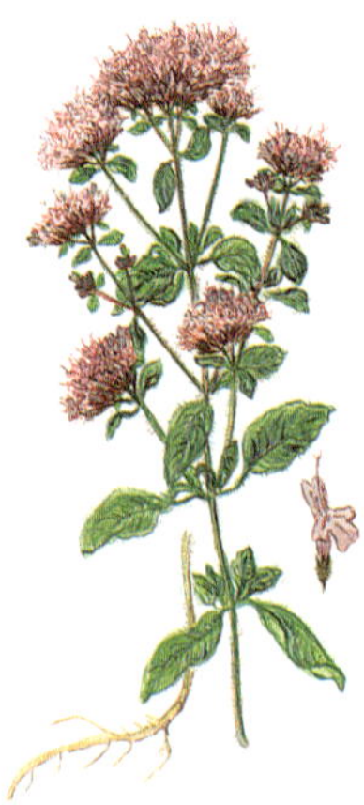

Dost

Alte Liebstöckel-Wurzelstöcke werden jetzt ausgegraben, geteilt und frisch gepflanzt. Den Rest ernten. Gesäubert, zerkleinert, getrocknet aufbewahren.

FREU DICH, MEINE SEELE, UND JUBLE!

Alle Erfolge meines Lebens hängen von meinem Vertrauen ab. Vertrauen zu mir selber, Selbstvertrauen. Vertrauen auf Gott, Gottvertrauen. – Sind diese Grundelemente vorhanden, dann bin ich wie ein Gärtner, der trotz aller Liebe zu den Blumen ein bißchen Erde braucht, um sie pflanzen zu können. – Von Zeit zu Zeit kontrolliere ich meine zwei Grundelemente nach. Dann werden die Probleme der Reihe nach „angegangen".

Prinzipien braucht man auch für die Küche, wenn man sich gesund ernähren und gesund leben will: Sparsam mit *Kochsalz* umgehen! Kochsalz zieht im Körper Wasser an, schwemmt auf, hebt den Blutdruck, belastet Herz und Nieren. – Rohkost leitet überflüssiges Kochsalz ab.

Ersetze Salz durch *Gewürzkräuter,* und dein Essen braucht nicht geschmacklos sein! Zwiebel, Knoblauch, Schnittlauch, Petersilie, Dillkraut, Thymian, Dost, Ysop, Estragon, Salbei, Kresse, Kerbelkraut, Majoranblätter, Kren oder Meerrettich, Kümmel, Fenchel, Anis, Kapern, Paprika und Curry-Pulver. – Richtig würzen ist eine Kunst, die man durchaus erlernen kann. Die genannten und noch viele andere Würzkräuter besitzen nicht nur Geschmacks- und Aromastoffe, sondern auch verschiedenartigste Wirkstoffe. Dem Körper in sparsamer Dosis immer wieder zugeführt, verfehlen sie ihre Heilkraft auf Langzeit nicht.

Ungesättigte Fettsäuren sind für die Funktion der Leber-Ferment-Systeme erforderlich. Fehlen sie in der Nahrung, dann kommt es zu Störungen im Zellstoffwechsel. – Ferner ist zu bemerken, daß ungesättigte Fettsäuren den Cholesterinspiegel nicht erhöhen. Deswegen tierische Fette bewußt durch *kaltgepreßte Pflanzenöle* ersetzen, weil sie reich an ungesättigten Fettsäuren sind. Sehr wertvoll ist das viel zuwenig bekannte *Mohnöl.*

Getrocknete *Liebstöckelblätter* als Gewürz verlieren zwar an Aroma, jedoch nicht an Heilkraft: beschleunigen den Eiweißabbau durch den Harn.

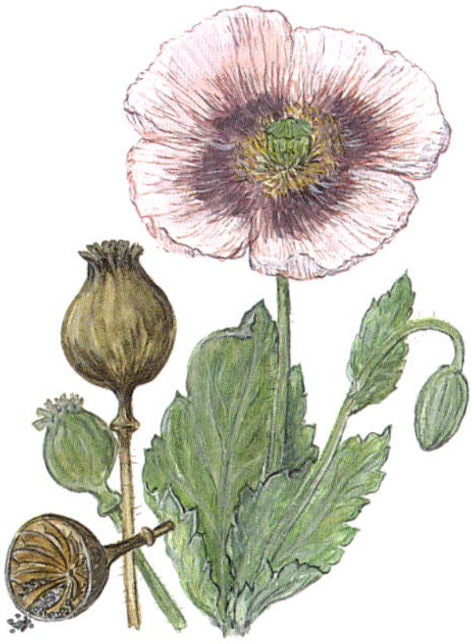

Speisemohn

Buschbohnen zur früheren Ernte in Töpfen vorkultivieren! Pro Topf 4 bis 5 Kerne 1 cm hoch mit guter Erde bedecken. Im Mai ins Freie, Abstand 40×40 cm.

22. April

AUCH UNGLAUBLICHES GLAUBEN LERNEN

Der leidende Bruder. Ob nackt oder voll Hunger. Ob verfolgt, gefangen, verleugnet. Ob unwissend oder auf Irrwegen des Geistes. Er ist mein Bruder. – Finde ich Leid und Not wie immer in meinem Leben, wozu fragen, „wer“ ist es? Geh einfach und hilf!

Denk dich beim Essen gesund! – Klingt wohl eigenartig, nicht wahr? Ja, doch es stimmt. Will man bewußt handeln, muß das Denken dem Handeln vorausgehen. So kommt es zum Überlegen, wobei Durchführung und Erfolg verglichen werden. Das gilt, wenn es um deine Gesundheit geht, ganz besonders beim Essen. – Willst du gegen Arteriosklerose vorbeugen, dann vergiß die Bedeutung des *Sonnenblumenöles* nicht. Aufgrund seines Gehaltes an essentiellen (ungesättigten) Fettsäuren stellt es nicht nur ein wertvolles, gesundes Nahrungsmittel dar, sondern ist eine anerkannte Ergänzung vorbeugender Arteriosklerose-Therapie.

Wald-Ehrenpreis, Veronica officinalis, ist das richtige Teekraut für Genesende nach schwerer Krankheit. 6 Teelöffel voll getrocknete Blütenspitzen mit ¾ l kochendem Wasser übergießen, zugedeckt 15 Minuten lang ziehen lassen, abseihen, in eine Thermosflasche füllen. Zwischen den Mahlzeiten trinken. – Fördert die Ausscheidung von Harnsäure, wirkt leicht appetitanregend, stärkend, magenfreundlich, verdauungsfördernd, beruhigend, wundheilend, blutreinigend und zusammenziehend.

Hautunreinheiten und Leberflecken können durch *Brunnenkresse* beseitigt werden! Man nehme frisches Kraut, zerquetsche es und lege dieses Kräutermus auf, mit einem Leinentüchlein befestigen, nach 5 Stunden heruntergeben. Täglich 2mal anwenden.

Nach einem russischen Rezept wirken die abgezupften äußeren Zungenblüten der *Sonnenblume,* im Aufguß als Tee zubereitet, gegen Brust- und Halskrankheiten.

Enthülste *Sonnenblumenkerne,* ein gesunder Energiespender bei Sport und auf Touren.

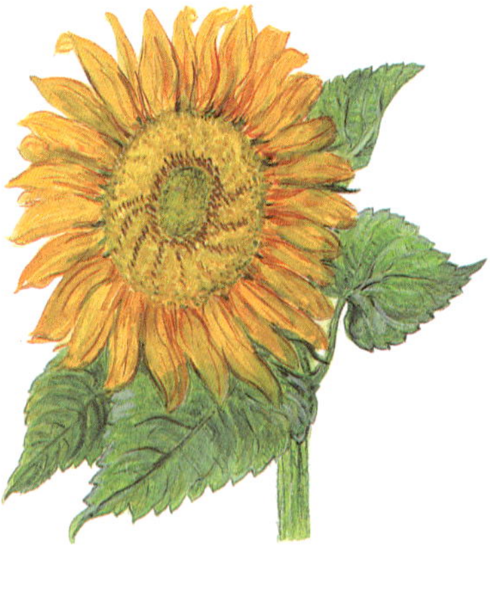

Sonnenblume

Wilder Lauch – beste Sammelzeit: die Monate April und Mai. Man riecht ihn in den Laub- und Auwäldern schon, bevor man ihn sieht, den Bärlauch.

WACHSE DER VOLLENDUNG ENTGEGEN!

Ein verbindliches Wesen vereint, weil es einem selbstlosen, dienendem Prinzip entspringt. Schafft Frieden, weckt Schaffenskraft. Kaum jemand kann einem solchen Menschen widerstehen, wenn er zur Mitarbeit einlädt. – Verbindliches Wesen kann nur von innen kommen, ist keine Mode, keine Mache. Keine Falle, auch kein Lockköder. Ein verbindliches Wesen wirkt ansteckend, löst eine Welle der Harmonie aus. In der Familie, am Arbeitsplatz. Oder sonst irgendwo.

Von altersher gilt *Bärlauch* als gutes Hausmittel bei Arterienverkalkung, Arteriosklerose und besonders, wenn sie schon ziemlich weit fortgeschritten ist. – Anwendung: Frische Bärlauchblätter werden fein zerschnitten und den Frühjahrssalaten beigemischt oder den Saft auspressen und täglich davon 3mal je 1 Eßlöffel voll einnehmen. Bärlauch ist ein unverbrauchtes Naturprodukt, muß jedoch stets frisch verwendet, darf nicht getrocknet werden. Einfrieren ist hingegen möglich!

Anis-Samen in der Küche: zum Würzen von Brot und anderen Backwaren. Paßt hervorragend zu Zwetschkenröster, gedünsteten Äpfeln, Aufläufen und, zerquetscht, zu Rotkraut, Gurken und Karotten. – Wie immer Anis auch eingesetzt wird, er wirkt appetitanregend und blähungswidrig. Anis in der Küche wird zum stillen Helfer für unsere Gesundheit.

Mittel gegen das lästige und ärgerliche „Schnackerl“: 2 Teelöffel *Aniskörner* werden im Mörser leicht angestoßen und im Aufguß zubereitet. 1 Schale warm, schluckweise und langsam zu sich genommen, ergibt ein altbewährtes Mittel gegen „Schnackerl“.

In den Diätzettel des Zuckerkranken bringt man Abwechslung, wenn man frische *Alantwurzel* so wie Kartoffeln kocht und auch auf die gleiche Art verarbeitet.

Ein Stückchen gut gereinigte *Alantwurzel,* vor der Mahlzeit gekaut, regt den Appetit beachtlich an.

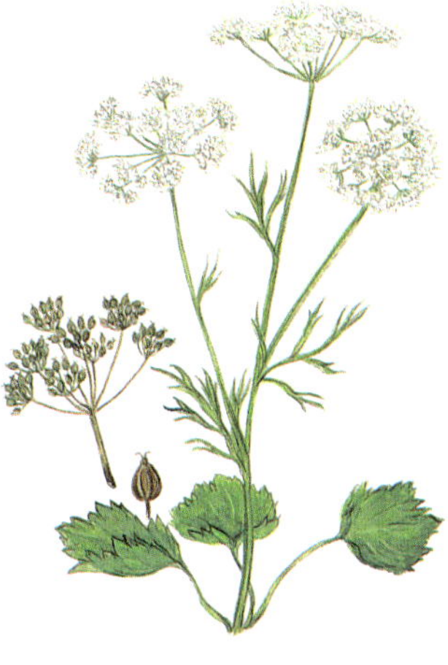

Anis

Die Heilpflanze Alant soll auch im eigenen Garten gezogen werden. Die Wurzel noch im Monat April ernten. Gleichzeitig Anlage neu auspflanzen.

24. April

SELBSTLOS SEIN SCHENKT FRIEDEN

Berufliche Verpflichtungen dürfen nicht immer und ewig den Vorrang haben. Sie müssen gelegentlich auch zurückgestellt werden können. Die Familie und die Gemeinschaft, der man angehört, verlangen ebenso ihr Recht, daß wir auch für sie da sind. „Sich-selber-Einteilen" kommt nicht von alleine, es muß gelernt sein.

Alant-Tinktur wird am besten noch im Monat April zubereitet, weil dieser Monat der günstigste zur Ernte der Wurzel ist. Frisch gegraben, sofort reinigen und fein schneiden. 50 g davon nehmen, 50 g süße Orangenschalen, 30 g getrocknetes Tausendguldenkraut und 20 g getrocknetes Wermutkraut beifügen, zerkleinern. In 1½ l 75%igem Obstbrand 14 Tage bei Zimmerwärme ansetzen oder an sonnigen Tagen ins Fenster stellen, täglich durchschütteln. Dann abseihen und auf 42% verdünnen, den Rückstand auspressen. – Gegen Magenschwäche, bei Appetitlosigkeit und Verschleimung der Atemwege vor jeder Mahlzeit 1 Likörgläschen voll einnehmen.

Getrocknete *Bohnenschalen,* in Abkochung als Tee zubereitet, wirken leicht blutzuckersenkend und harntreibend. 1 Teelöffel Bohnenschalen mit ⅛ l kaltem Wasser zustellen, kurz aufkochen, abseihen. 2mal täglich ⅛ l trinken. Man darf den Tee jedoch nicht länger als 6 Wochen anwenden. In zu großen Mengen genossen, zerstört Bohnenschalen-Tee den Vitamin-B-Komplex, und Magenbeschwerden können auftreten.

Baue vor dem Essen den Ärger ab und freue dich auf die Mahlzeit. Bei Ärger leiden vor allem Leber, Galle und Magen darunter, weil die nötige Säfteproduktion unterbunden wird.

Bei Störungen des Harnsäurehaushaltes wende *Heidekraut-Tee* an. Ein Morgentrunk. Er läßt dir die Morgenröte leuchten.

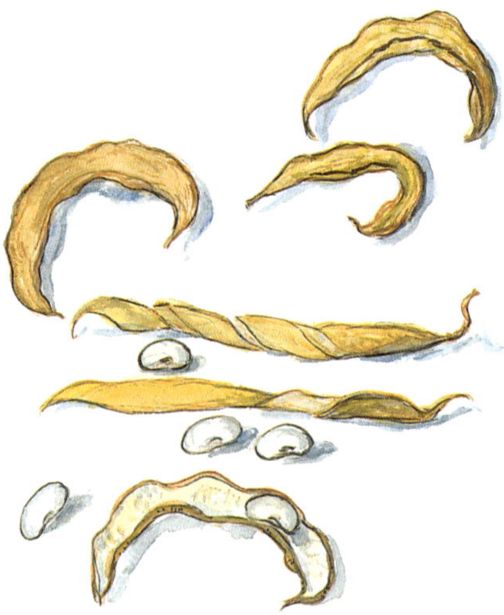

Bohnen

Nach warmem Regen tauchen Igel im Garten auf, ihr Winterschlaf ist beendet. Halte eine Stelle im Gartenzaun für sie offen. Sie suchen nach Artgenossen.

SUCHENDE ZUR ERKENNTNIS FÜHREN

Unser Selbstbewußtsein muß immer wieder Erschütterungen hinnehmen, Rückschläge erleben. Aber wer ehrlich nach vorne strebt, verliert den Mut nicht. Er weiß, daß auch Beharrlichkeit eine Tugend ist. Sie allein führt uns zu einem glücklichen Ende. – Ein Gedankengang, der am Feste des heiligen Evangelisten Markus, der uns Kunde vom Wirken des Herrn brachte, durchaus berechtigt ist.

Bei Magenschwäche und Magenverschleimung wirkt *Rosmarintee,* innerlich genommen, sehr hilfreich. Er stellt den Appetit wieder her und setzt die ins Stocken geratene Verdauung in Bewegung. – 2 Teelöffel getrockneter Rosmarin-Zweigspitzen mit ¼ l kochendem Wasser überbrühen, 15 Minuten zugedeckt ziehen lassen, abseihen. Morgens und abends je 1 Tasse.

Einreibemittel bei schwachen Beinen: Beinwellwurzel 50 g, Hirtentäschel 50 g, Pfefferminze 30 g, Thymian 30 g und Eichenrindenpulver 15 g in 1 l 70%igem Alkohol 14 Tage lang im warmen Raum ins Fenster stellen. Abseihen, mit destilliertem Wasser auf 40% verdünnen, in kleine Fläschchen abfüllen. – Nach einem heißen Salzwasser-Fußbad kalt nachspülen und dann mit diesem Mittel 3 Wochen täglich abends vor dem Schlafengehen gut einreiben. Früh und abends je 1 Tasse Kräftigungstee.

Kräftigungstee, innerlich anzuwenden: Moschus-Schafgarbe 50 g, Silbermantelkraut 50 g, Melisse 20 g, Nußblätter 20 g und Tausendguldenkraut 10 g, untereinander gut abmischen, 2 Teelöffel davon mit ¼ l kochendem Wasser übergießen, 15 Minuten zugedeckt ziehen lassen, abseihen. Kurmäßig 3 Wochen lang früh und abends je 1 Tasse einnehmen.

Die *Vogelmiere* oder der Hühnerdarm wird als blühendes Kraut bereits ab März und bis in den späten Herbst hinein gesammelt, ist geruchlos und schmeckt etwas bitter. Für Suppen oder Gemüse zu verwenden, sehr reich an Kali. Überdies sehr günstig für die Haut, sie festigt das Gewebe, stärkt Nerven und Muskeln.

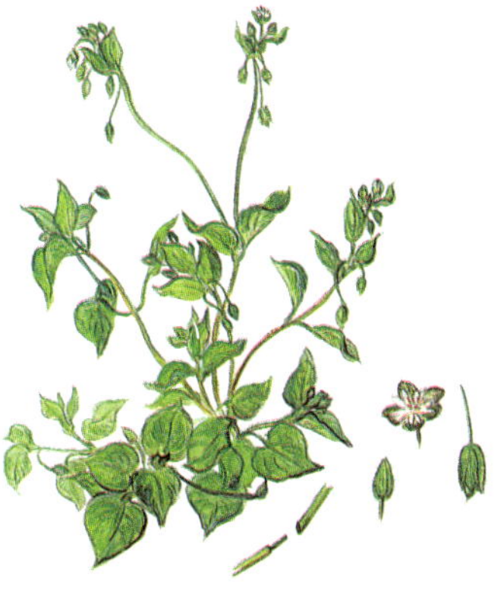

Vogelmiere

Die Vogelmiere wächst mit Vorliebe auf kultiviertem Land. Wuchert das ganze Jahr über üppig. Bildet dichte, hellgrüne Rasen. Ein wertvoller Bodenbedecker.

ZWIESPRACHE MIT GOTT MACHT REIF

Nichts anderes als die Kraft des Glaubens kann Ursprung echter Freude sein. Und diese Freude bleibt nicht verborgen. So wie alles Gute eben nach außen strebt, will auch sie sich mitteilen. Andere mitreißen, begeistern für das Gute. Weil dahinter die Treue und Liebe GOTTES zu uns Menschen steckt. Und Liebe bringt eben den Erdball zum Brennen. Liebe befruchtet und gebiert Freude. Aus innerer Unbändigkeit heraus.

Seine Freunde wissen es: Daß *Sauerampfer* am besten vor der Blüte schmeckt. – Daß an kühlen, regnerischen Tagen gesammelte Blätter viel milder sind als nach längerer Trockenheit gesammelte. – Daß die Volksheilkunde hauptsächlich den Sauerampfer für blutreinigende Frühjahrskuren verwendet. – Daß Menschen mit Neigung zu Sodbrennen und solche mit Oxalnierensteinen Sauerampfer unbedingt meiden müssen.

Menschen mit nervösem Magen sollen täglich einige Zeit hindurch früh und abends 1 Schale *Kamillentee* trinken. Im heißen Aufguß zubereitet, langsam und schluckweise einnehmen. Nicht gleich etwas nachessen, damit der Tee zur Entfaltung kommen kann.

Bittertees wirken besonders gut in kleinen Portionen öfters zwischen den Mahlzeiten genommen. Man benötigt im Vergleich zu anderen Tees weniger an Kräutern und Wurzeln. Oft genügt schon ½ Teelöffel voll für ¼ l Wasser.

Der Ruhm des *Lavendelduftes* gilt auch heute noch. Blütensträußchen in den Kleiderkasten gelegt, schützen vor Motten, erheben den Geist.

Spitzwegerichblätter sind am wertvollsten, wenn vor der Blüte gesammelt. Sie sind schleimreich und etwas bitter.

Bei der *Vollwertkost* werden alle scharfen und fetten Käsesorten gemieden.

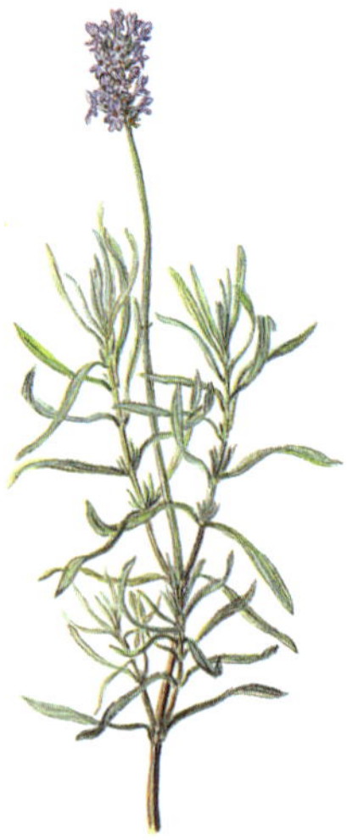

Lavendel

„Blumenwiese", eine Spezialpflanzung. Fertige Mischungen werden im Handel angeboten. Ein guter, bunter „Rasen". Trittfest, wenig Mäharbeit.

DEIN GEIST VERÄNDERT DIE WELT

In einer Knospe im Frühling sind Blüte, Blatt und Frucht vorhanden, ohne daß wir sie schon klar und deutlich sehen können. Auch in mir schlummert so vieles. Verborgen, abwartend. Bis es frei wird, sich entfaltet. Fruchten darf. Ein über alles weiser „Erbauer" hat in mich alles hineingelegt. Das Grundmaterial, den Grundstoff. Der nur darauf wartet, bis er in der Wärme meines Herzens wie im Schein der Frühlingssonne sich entwickeln kann. – In mir liegen funktionsfähig: Freude, Leben und Sieg.

Die *Tormentill-* oder *Blutwurz* ist ein spezifisches intern blutstillendes Heilmittel, fast ohne Geruch. Von stark würzigem, zusammenziehendem Geschmack, wird es als ausgesprochene Gerbstoffdroge zur Heilung chronischer infektiöser Darmkatarrhe, Dickdarmentzündungen, Gelbsucht und Leberschwellungen verwendet. – Die getrocknete und pulverisierte Wurzel muß gut verschlossen aufbewahrt werden. Eine alte Droge ist wertlos. Anwendung: Als Einfachstes erweist sich die Einnahme von Blutwurzpulver. Je nach Grad der Erkrankung täglich 3- bis 5mal 1 Messerspitze voll. 1 Schluck lauwarmes Wasser nachtrinken.

Damit Wunden schnell vernarben und keine unschönen Stellen an der Haut zurückbleiben: *Tormentillwurz,* Potentilla tormentilla. Walzenförmig oder knollig, beim Brechen innen weiß, färbt sich aber bald lachs- oder fleischrot, deswegen im Volksmund auch Blutwurz genannt. – Ihre Wirkungskraft ist stark zusammenziehend. 15 g der getrockneten und zerkleinerten Wurzel in ½ l kaltem Wasser über Nacht ansetzen. Morgens ganz kurz aufkochen, 5 Minuten ziehen lassen, abseihen, in eine Thermosflasche füllen. Den gesamten Tag über jeweils 1 Schluck trinken. Hilft zur schnellen Vernarbung, auch von alten Wunden. Zusätzlich reibt man abends mit Beinwellsalbe ein und wäscht morgens mit verdünnter Arnikatinktur nach.

Salbeitee stärkt sämtliche Drüsen unseres Körpers. Er regelt die Drüsentätigkeit, weil er erwärmt und festigt. – 1 Tag pro Woche Salbeitag.

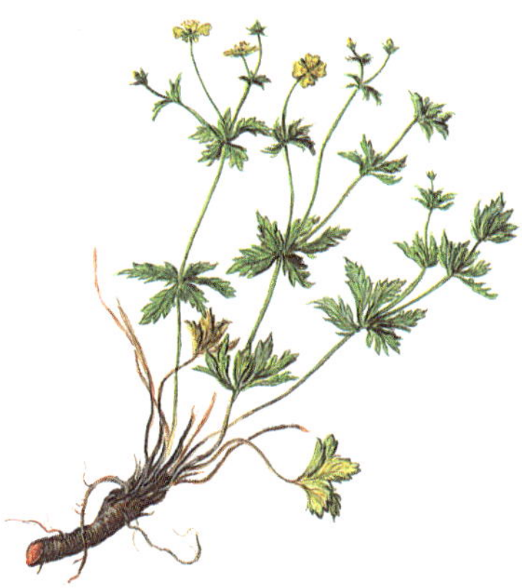

Blutwurz

Die Tormentill- oder Blutwurz findet man auf nassen wie trockenen Magerwiesen und in Mooren. Wird von März bis Mitte Mai ausgegraben.

28. April

DAS STERBEN IST DER WEG ZUM LEBEN

Ein alter Baumstumpf im Jungwald bringt mich zum Nachdenken. Müdes, verwelktes Gras neigt sich darüber. Von unten herauf sprießt aus dem gleichen Wurzelstock neues, hoffnungsvolles Grün. Drinnen im morschen Holz tummelt sich in ihren geheimen Gängen eine Vielzahl von Insekten. Sie wissen nichts von der stolzen Eiche, die hier ein Jahrhundert lang stand. Sie fürchten nur den Grünspecht mit seinen zwei „Vorlieben", Ameisen und alte Baumstümpfe. Hier hackt und trommelt er. Fragt die Ameisen nicht lange nach ihrem Namen. Pickt auf, was ihm in den langen, spitzen Schnabel läuft.

Willst du, daß Heilkräuter dir helfen, gesund zu bleiben, dann darfst du eines nicht vergessen: Heilkräuter „vertragen" keine Mottenkugeln, keine Fliegensprays. Überhaupt sind sie gegen alle Sprays in der Wohnung „allergisch".

Der *Gute Heinrich,* die Urform des Spinates, wächst auf stickstoff- und salzhaltigen Böden und Schuttstätten. Kann ab April gesammelt werden. Die jungen Blätter und Stengelspitzen eignen sich vortrefflich für Kräutersuppen, Gemüse, Salate. Wertvoll, weil bereits in einer gemüsearmen Zeit vorhanden.

Feine *Frühjahrskräutersuppe:* Ausgesuchte zarte Kräuter wie Guter Heinrich, Melde, Wiesenbocksbart, Scharbockskraut, Kleiner Wiesenknopf und Herzstücke von Gänseblümchen waschen, hacken. In wenig Wasser garkochen, mit klarer Rindsuppe aufgießen und mit etwas Mehl und Sauerrahm sämig machen. Ei einsprudeln. Vor dem Servieren frische Waldmeisterblätter und Hopfensprossen hineingeschnitten, verfeinert Duft und Geschmack.

Beinwellwurz, das Wundheilmittel bei Bein- und Knochenbrüchen! – Der Inhaltsstoff Allantoin wirkt knochen- und zellbildend. Cholin fördert die Durchblutung.

Fingernägel, mit *Knoblauchsaft* öfters eingerieben, werden schön, fest und widerstandsfähig.

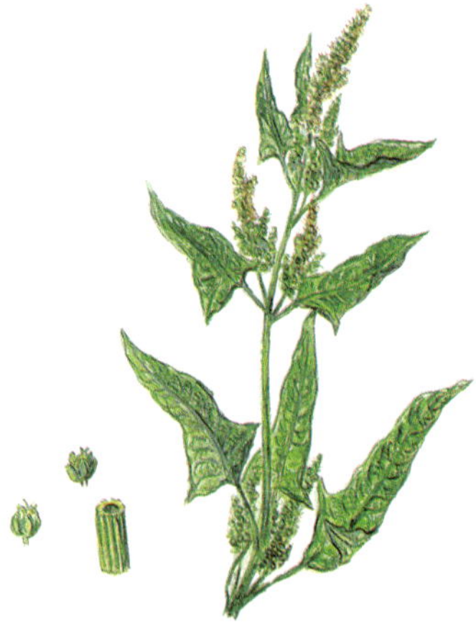

Guter Heinrich

Er beginnt auszutreiben, der Beinwell, das „Knochenkraut". Jetzt sammle die Wurzel. Trocknen, zerkleinern und aufbewahren.

29. April

TALENTE WECKEN UND AUCH ENTFALTEN

Nicht alle Nüsse, die man erntet, sind volle Nüsse, gute Nüsse. Man trifft gelegentlich auch taube Nüsse an. – Und sind die tauben Nüsse im Leben, auf die man da und dort stößt, ein Wunder? Muß immer alles gelingen? Sind nicht guter Wille und ehrliche Anstrengung auch ohne den gekrönten Erfolg eine Genugtuung? – Warum Leerläufe tragisch nehmen? Hast du das Deine getan, dann wisse, die Saat ist ausgestreut. Das Keimen und Gedeihen liegt nicht mehr in deiner Hand.

Verrichte jede *körperliche Arbeit,* die der Tag bringt. Weiche Anstrengungen nicht aus. Nicht dem Bücken und Aufstehen, dem Schuheschnüren, dem Tragen mäßig schwerer Gegenstände und dem Treppensteigen. Parke mit dem Fahrzeug nicht zu nahe am Bestimmungsort, so daß du dich selbst verpflichtest, ein Stück zu Fuß zu gehen. Das gleiche auch bei Bus- oder Tramwayfahrten. Steige eine Station früher oder später aus. Für kurze Strecken laß überhaupt das Auto in der Garage stehen. Mach dir das Leben härter durch Bewegung. Mach es dem Herzinfarkt schwerer, dir dein Leben zu rauben.

Bei schlecht heilenden Wunden *Weißen Andorntee* im Aufguß zubereiten. Die Wunde damit gründlich auswaschen, dann auf ein Leinenfleckerl eine Schicht Watte geben und obendrauf wieder ein Leinenfleckerl. Diesen Bauschen gut mit warmem Andorntee befeuchten, auflegen, abdecken und befestigen. Verband alle 8 Stunden wechseln.

Bei Rheuma- und Gichtschmerzen nimm 3 Teile getrocknete und zerkleinerte Weidenrinde, 2 Teile ebensolche Birkenblätter, 1 Teil Brennesselblätter und stelle daraus eine *Teemischung* her. Davon 2 Teelöffel mit ¼ l kochendem Wasser überbrühen, 15 Minuten zugedeckt ziehen lassen, abseihen. Täglich 3 Tassen davon einnehmen.

Einen Faden echten *Safran* wenigstens 1 Stunde lang in ein Glas lauwarmes Wasser gelegt und dann getrunken, stärkt den Magen und beruhigt die Nerven.

Feingehackte *Ackersenfblätter* werten Mischsalate geschmacksmäßig auf.

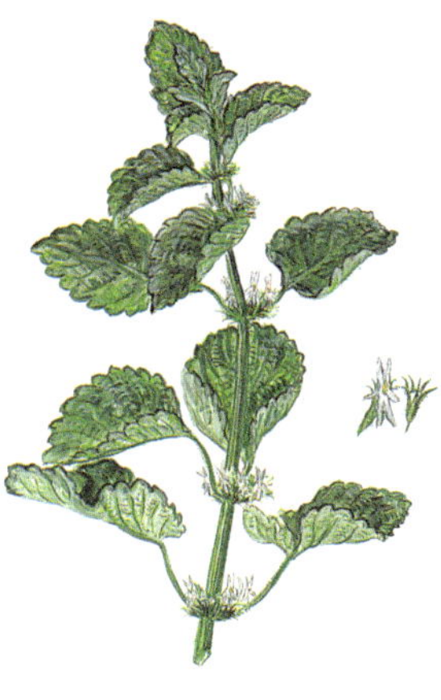

Weißer Andorn

Wie Mensch und Tier braucht auch jede Pflanze eine ausgeglichene Ernährung. Mangel oder Überschuß beeinträchtigen das Wachstum und die Qualität sehr.

30. April

SELBSTKÖNNER ZIEHEN KÖNNER AN

Glücklich, wenn du dahinterkommst, daß es bei „dir zu Hause" in einem eingefahrenen Trott dahingeht, ohne Schwung. Nicht lamentieren, überlegen, fragen: Was kann ich streichen? Wem kann ich helfen? Worüber soll ich weniger reden? Was darf ich nicht verschweigen? Und du wirst sehen – vorausgesetzt, du gibst dir darauf ehrlich Antwort und handelst gewissenhaft danach –, wie rasch du „für deinen Karren einen neuen Weg findest", der weder ausgefahren noch verfahren ist!

Platzangst und Phosphormangel sind identisch! – *Walderdbeeren* besitzen viel Phosphor. Menschen mit Platzangst sollten täglich Erdbeeren essen, sobald sie reif sind. Die Walderdbeerzeit kommt wieder. Rechtzeitig planen! Nicht übersehen und dann bereuen! Walderdbeeren sind den Erdbeeren aus dem Garten an Phosphorgehalt bei weitem überlegen. – Kinder und Jugendliche, die zu Prüfungen antreten, sollen ebenfalls häufig frische Walderdbeeren verzehren. Wenn diese nicht vorhanden sind, können „eingemachte Erdbeeren", das sind Erdbeermarmelade und Erdbeerkonfitüre, auch noch mit Erfolg verwendet werden. Doch frisch ist frisch! Und unübertrefflich.

Wie werden *Erdbeerkuren* durchgeführt? Mehrere Tage hindurch täglich ein größeres Quantum an Walderdbeeren essen. Etwa 1 Liter, aufgeteilt auf 4 bis 5 kleinere Portionen. Jede andere Nahrung weglassen oder zumindest stark einschränken. Am günstigsten ist es, Walderdbeerkuren zur Zeit der Fruchtreife wöchentlich an 1 Tag zu halten. Hilft bei: Unterleibsstockungen, Hämorrhoiden, Vollblütigkeit, Leber- und Milzanschoppungen und bei chronischer Verstopfung!

Brennesselwurzel-Tee – in Abkochung zubereitet – bei beginnender Wassersucht täglich 3 Tassen getrunken, bringt „trocknende Wirkung". Nach Pfarrer Kneipp: „Brennesselwurzel-Tee räumt überhaupt mit faulen Säften auf!"

Menschen, die leicht an Schüttelfrost leiden, dürfen keine *Erdbeeren* essen.

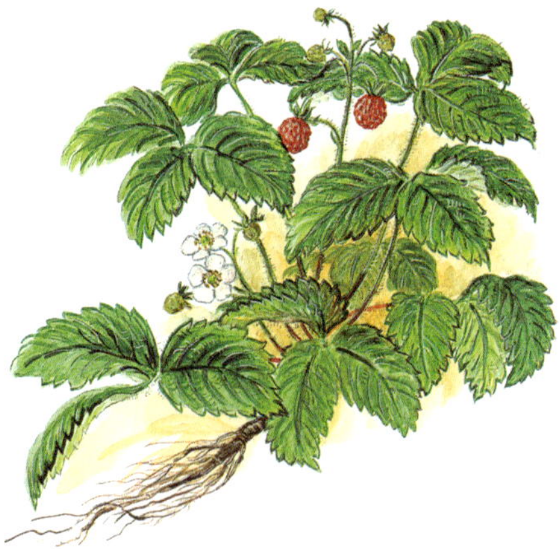

Walderdbeere

Fallen Brennesselwurzeln beim Reinigen des Gartens an, dann nicht wegwerfen! Unter fließendem Wasser reinigen. Trocknen, schneiden, aufbewahren, benützen.

Des Blühens
Pracht
erhebt
dein Sinnen

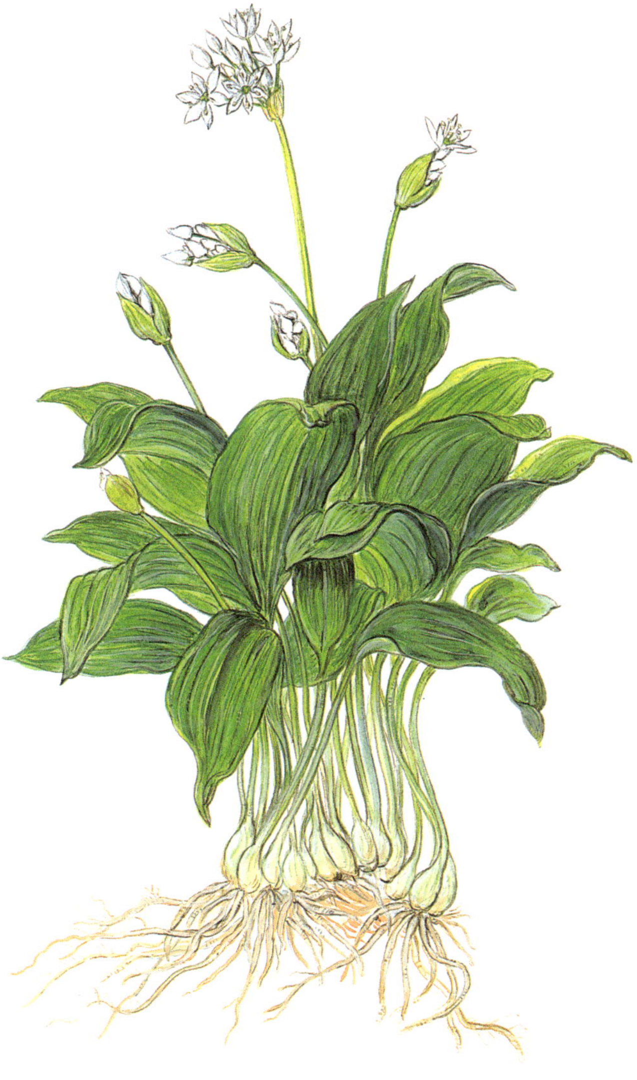

Bärlauch

Abduckvermögen.

Die Fähigkeit gewisser Typen?

Sich kleinmachen, ducken.

Der „Duckmäuser", der Heuchler und Heimlichtuer – Ausdrücke, die dazuzählen.

Das Abducken ist die oft einzige Waffe der Tierkinder.

Nur im Kleinmachen liegt ihre Chance, die gefahrvolle Jugendzeit zu überbrücken. Und dabei Erfahrung zu sammeln.

Lebe mit der Natur. Es erhebt dein Sinnen.

Unsere Gärten blühen und duften. Wahrhaftig ein Eden.

Jeder Tag überrascht uns von neuem.

Das Aufspringen der Knospen. Bald bunt, bald in verschämter Pastellfarbe tun sie sich auf zu Blüten, die wie Sterne des Tages leuchten.

Und der Wald?

Ein grüngestupfter Schattenfleck dort in der Talniederung, hingeduckt wie ein Jungtier. Erst oben am Hügel geht er in die Breite.

Der humusreiche Boden. Der Lichteinfall. Die schattige Kühle, die vorherrscht. All das bestimmt das Leben der Kräuter und Pflanzen, die hier daheim sind.

Mächtige Buchenstämme klettern gleichsam den sanften Hang hinan. Weiter unten, in der Senke, fließen Wald- und Graswuchs nahtlos ineinander über. Aufgelockert vom mutwilligen Bachlauf, eingesäumt von düsteren Erlen und hellen Silberpappeln, die prunkhaft schillernd und geschmeidig in der Sonne sich wiegen.

Spinnfäden umschmeicheln unser Gesicht, streicheln die Kleider. Muffig riecht der Boden nach schimmeliger Fäulnis.

Wilder Hopfen windet sich die Baumstämme empor. Und der Efeu daneben mit seinem dunkelgrünen Blattwerk fragt nicht lange, umgarnt die Wirtsbäume.

Die leuchtend weißen Blütendolden des Bärlauchs könntest du bei deinen Spaziergängen im Mai durch den Wald zwar für den Augenblick übersehen. Aber nicht lange. Denn der starke Knoblauchgeruch steigt dir in die Nase. Kitzelt deine Schleimhäute. Verrät die Anwesenheit des Waldlauchs.

„Bären-Lauch", „Wilder Knoblauch", „Zigeunerlauch" oder „Ramsel" genannt. Gut gegen Darminfektion und Arterienverkalkung. Ausgezeichnet zur Frühlings-Darmreinigung.

Starker, angenehmer Duft der armblütigen Maiglöckchen steht im brüsken Gegensatz zu dem des Bärlauchs. In dichten Beständen ganze Waldrieden erobernd, kann ihre Schönheit die Giftigkeit jedoch nicht wettmachen.

Der Waldmeister ist gerade dabei, zaghaft und umsichtig auf vierkantigem Stengel seine endständigen, reichverzweigten weißen Trugdolden zu öffnen und zu zeigen. Verströmt großzügig seinen eigenartigen Geruch, der an Maibowle erinnert.

Das Immergrün schiebt seine schnürfadenen Ausläufer gierig in die Breite. Möchte justament nicht „Totengrün" heißen und nur auf Gräbern wohnen. Will seinen guten Willen bekunden und mit einstimmen in den blühenden, stummen Dank an die Schöpfung. Läßt seine azurnen Trichterlein leuchten.

So schaue ich all die Herrlichkeit in Gottes Garten.
Stehe still.
Halte mir die Hände vor die Augen.
Täuschung oder Wahrheit?
Mir schien . . .
. . . als ging Sancta Maria durch den Wald.
Im Maien.

1. Mai

GEFÜHRT VON MARIENS MUTTERHAND

Kein Monat des Jahres ist besser zu Höhenflügen des Geistes und der Seele geeignet als der Monat Mai. Dabei hilft die Überlegung, welche Titel der christliche Glaube Maria verlieh. Weil in ihr kein Makel ist. Weil gegen diesen Turm keine Macht erfolgreich ankämpft. Weil sie des Christen Helferin sein will. Weil sie als geheimnisvoller Rosengarten mit ihrem himmlischen Dufte die Bedrängten erquickt. Weil sie, die Mutter des guten Rates, die Geister der Finsternis und des Irrtums durch das Licht des Glaubens vertreibt. – Nimm diese Gedanken mit, und der Monat Mai wird noch schöner für dich.

Die *Gundelrebe* oder der Erdefeu wächst an Zäunen, Mauern, Gebüschen und an Waldrändern. Gesammelt wird das ganze blühende Kraut oder die Blätter allein von April bis Juli. – Bereits 1 Teelöffel des frischgepreßten Saftes vertreibt Leibschmerzen bei Kindern. Gundelrebensaft, 6 Wochen lang täglich 3 Eßlöffel voll genommen, ist ein natürliches Abmagerungsmittel. Anstelle des Saftes kann man auch Tee trinken. 2 Teelöffel des frischen oder getrockneten Krautes im Aufguß zubereiten, 3 Tassen täglich.

Blühendes *Erdrauchkraut* stellt ein ausgezeichnetes Tonikum und gleichzeitig ein Blutreinigungsmittel dar. Besonders an warmen Tagen anzuraten. Getrocknet wird die Pflanze im Schatten und für den Winter aufbewahrt. – Bei Einkauf rezeptpflichtig. 1 Eßlöffel der zerschnittenen Pflanze mit ¼ l kaltem Wasser zustellen, zum Sieden bringen, dann sofort von der Herdplatte wegnehmen, 10 Minuten zugedeckt ziehen lassen, abseihen. – Man trinkt 10 Tage lang, nicht länger, vor jeder Mahlzeit 1 volle Tasse dieses Tees. Erdrauchkraut ist sehr hautfreundlich. Wirksam bei hartnäckigen Hautkrankheiten, bei Krätze, bei Leber- und Gallenleiden, bei chronischer Verstopfung und als Wurmtreibemittel.

Die Bitterkeit des *Flieders* bildet seinen medizinischen Wert. Fliederblüten werden gesammelt, im Schatten rasch getrocknet, damit sie die Farbe nicht verlieren. – Tee im Aufguß: Verdauungshelfer, Tonikum.

Veilchenblütentee, im Aufguß, ein gutes Gurgelmittel bei Halsentzündung.

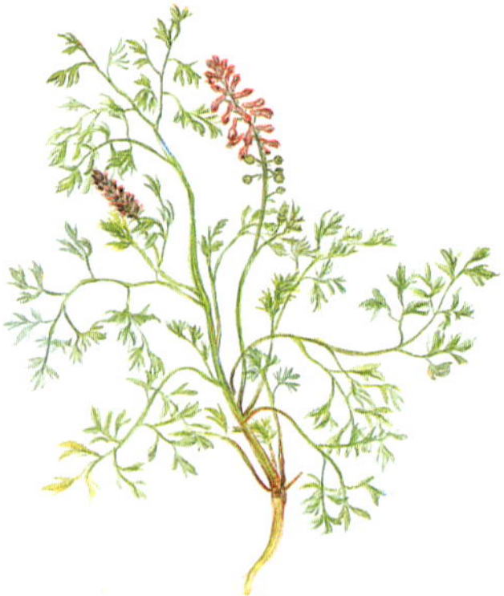

Erdrauch

Beim Kartoffel-Legen in die Furche Holzasche streuen, dadurch kommt man dem Kalibedürfnis dieser Pflanze sehr entgegen. Bringt reicheren Ertrag.

2. Mai

BLUMENBLÜHEN ERFREUT DIE HERZEN

Weiße, wolkenartige Schwaden und Schleier, besonders in den Abend-, Nacht- und Morgenstunden dicht über dem Boden und in geringen Höhen. – „Der Nebel fällt ein", sagen wir dann. Vorzeichen für die Nebelbildung sind häufig Dunststreifen. Bei Frost ist mit Nebel oft Reif- und Glatteisbildung verbunden. Bei starkem Nebel kann die Sichtweite auf 10, ja sogar auf 5 Meter zurückgehen. Die Wetterkunde spricht aber schon von „Nebel", wenn die Sichtweite unter 100 m liegt. – Stille Überlegungen aus der Welt, in der wir leben, heben uns hinein in die Welt des Geistes, die wir ersehnen. Nicht nur ersehnen, sondern anstreben müssen. Das nennt man „besinnliches Leben".

Die Ansammlung von Flüssigkeit in den Gewebsspalten oder in den Körperhöhlen bezeichnet man als Wassersucht. Schwellungen an den Füßen und Unterschenkeln entstehen. Es können sich bis zu 50 l überschüssiges Wasser in den Körperhöhlen anstauen. – 1 Teelöffel zerquetschte *Wacholderbeeren* und ebensoviel *Wermutkraut* mit ¼ l heißem Bier übergießen, 15 Minuten ziehen lassen, abseihen, langsam und schluckweise trinken.

Asthmaleidende sollen ähnlich wie Allergiker alle reizauslösenden Ursachen fernhalten: ungewaschene Wolle, Kunstfaserstoffe, Mehl- und Straßenstaub, Heu, aber auch besonders alle Haustiere mit Haardecke.

Bei Hautflechte: heißer *Holunderblätterbrei* (siehe 4. Mai), sparsam mit kaltgepreßtem Olivenöl vermengt, die betroffenen Stellen abends eingerieben, Verband angebracht und morgens abgewaschen, abgetrocknet, mit Arnikatinktur betupft, bringt diese Krankheit zum Abheilen.

Eigenartig in ihrer Wirkung ist die *Mistel.* Man könnte hier von einem „Doppelgesicht" sprechen. Sie erweist sich sowohl als blutdrucksenkend als auch als blutdrucksteigernd, je nach Bedarf.

Ginsengwurzel-Präparate verbessern die kritische Beobachtungsschärfe.

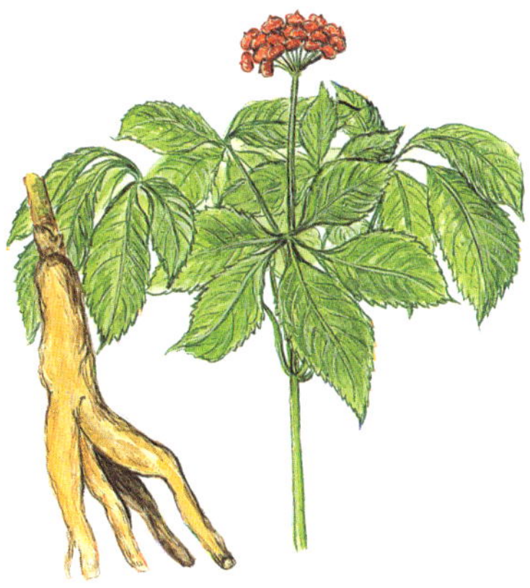

Ginseng

Bei Nachtfrösten besprenge man in den frühen Morgenstunden die gefährdeten Pflanzen im Garten. Eiswasser rettet vor Frostschäden!

3. Mai

VERGEBUNG ERBITTEN UND GEWÄHREN

Eine Rückkoppelung aus dem Einerlei des Alltags auf höhere Werteinheiten hin entreißt uns der Mittelmäßigkeit. Die Apostel waren direkte Zeugen der Tätigkeit des Erlösers. Philippus und Jakobus der Jüngere mögen uns Fürsprecher bei unserem Herrn und Meister sein, den höheren Werten des Lebens den Vorrang zu geben.

Meisterwurzwein, ein altes Hausmittel nach Gehirnschlag und bei Gehirnblutungen. Hier ist selbstverständlich in erster Linie die Hilfe des Arztes vonnöten. Dieser Rat ist bloß als Zusatzbehandlung oder vorbeugend zu verstehen. 30 g kleingeschnittene Meisterwurz-Wurzel in 1 l naturbelassenem Rotwein kurz aufkochen. 1 Stunde ziehen lassen, abfüllen. Stündlich einen kleinen Schluck trinken. Wirkt auch bei starkem Kopfweh oder bei Migräne.

Bei Zellulitis oder elefantiastischen Verdickungen am Körper, die besonders an den Oberschenkeln der Frauen auftreten, trinke man 6 Wochen lang täglich morgens nüchtern 1 Schale *Queckenwurzeltee.* – Diese Wurzel wird im Frühjahr ausgegraben, gereinigt, getrocknet und zerkleinert. 2 volle Eßlöffel der Droge womöglich über Nacht in ½ l kaltem Wasser ansetzen, morgens so lange kochen, bis die Hälfte des Wassers verdampft ist. Dann wieder gleichviel heißes Wasser nachgießen, abseihen. 1 Tasse trinken, den Rest kühl stellen und abends vor dem Schlafengehen einnehmen. Zusätzlich sehr günstig für die Funktion der Bauchspeicheldrüse.

Grüne, noch weiche Fichtenzapfen, Nadeln und junge Sprossen, sogenannte *„Maiwipferl“,* werden von April bis Mai gesammelt, im gleichen Verhältnis gemischt. Insgesamt 100 g in 1 l Wasser abkochen, abseihen. 3mal täglich Auflagen am Oberbauch angebracht, ½ Stunde oben gelassen, wirkt stark durchblutungsfördernd.

1 Handvoll *Hirtentäschelkraut* mit 1 l kochendem Wasser abbrühen. Ein Fuß- oder Handbad damit genommen, bringt Frauen Erleichterung, die unter Wallungen leiden und denen die Wechseljahre zu schaffen machen.

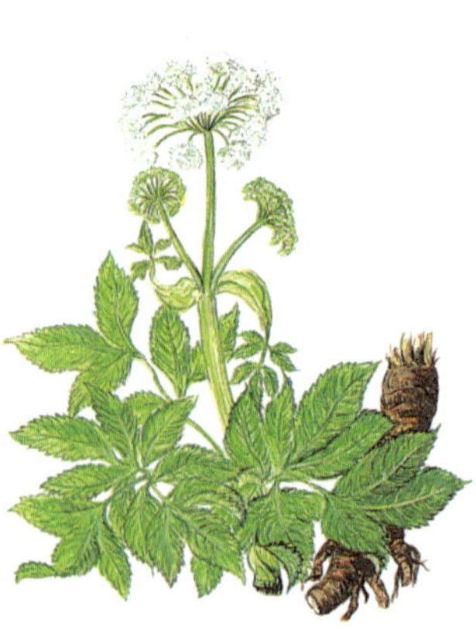

Meisterwurz

Düngertorf-Unterlagen im Frühbeet halten länger und intensiver die Wärme als der bekannte und beliebte Pferdemist. Erhöhen zusätzlich die Bodendurchlässigkeit.

MEIN LEBEN AUS DEM LEBEN LEBEN

Wenn die Natur blüht, kannst du doch nicht traurig sein! Im Mai ist die Zeit der „Gemütsreform". – Mach es praktisch. Eröffne ein Konto in der „Schöpferbank-Zentrale". Zahle ein: Freude, Begeisterung, Interesse zur Sache und positive Lebenseinstellung. Das soll das Konto deines Lebens werden. Stelle es dem „Weltnotstandsfonds" zur Verfügung. Mache dich zum geistigen Aktionär. Strebe danach: Proletarischer Kapitalist in Geistessachen zu sein. – Gott gebe, daß du mich verstehst! Amen! Halleluja!

Bei hartnäckigen Nagelbettgeschwüren nimmt man 2 bis 3 unter fließendem Wasser gereinigte *Schwarze-Holunder-Blätter* ohne Stengel, zerschneidet sie, fügt einige Eßlöffel kaltes Wasser bei und kocht sie so lange, bis ein dicker Brei entsteht. Dann gibt man wenige Tropfen kaltgepreßtes Olivenöl hinzu, streicht dies auf ein Leinenfleckerl und legt es 12 Stunden lang als Fingerling an. Morgens lauwarm abwaschen und mit Arnikatinktur nachbehandeln.

Wenn die ersten *Kirschen* reif werden, soll man für den schwächlichen Magen etwas tun, fleißig Süßkirschen essen. Die süßen sind nämlich leichter verdaulich als die sauren. Süßkirschen besitzen eine auflösende Kraft, wirken gut gegen „harten" Bauch und sind in größerer Menge genossen „laxativ", stuhltreibend. – Nach Kirschengenuß niemals Wasser nachtrinken! Auf keinen Fall Kerne schlucken, das könnte tödlichen Ausgang nehmen!

Attich, das ist der einjährige Holunder, die „Goldwurzel" gegen Bauchwassersucht, er scheidet das „Schlechte" durch den Urin aus. Im Frühjahr graben, reinigen, zerkleinern. 2 Teelöffel der Wurzel mit ¼ l kaltem Wasser zustellen, kurz aufkochen, 5 Minuten ziehen lassen, abseihen. Als Tagesration früh und abends je 1 Tasse.

Menschen, die von Fallsucht oder Epilepsie geplagt werden, sollen *Johanniskraut-Tee* trinken und vorher ½ Teelöffel *Meisterwurzpulver* einnehmen.

Als erweichendes Mittel der Gedärme gibt es nichts Besseres als *Leinsamen-Kauen.*

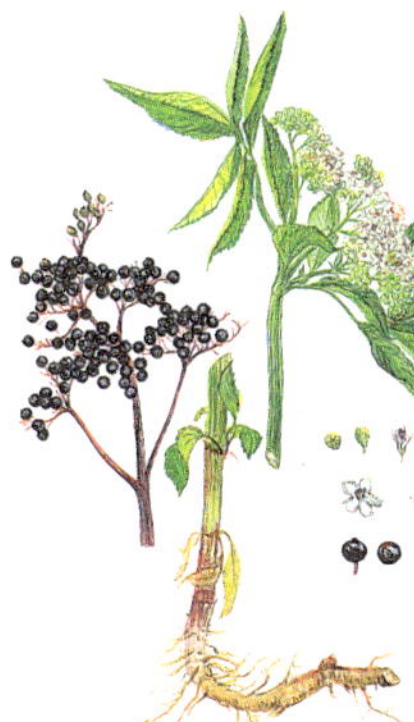

Attich

Trotz aller Liebe zu den Pflanzen im eigenen Garten nicht vergessen: Sie brauchen unsere beständige Zuwendung, anhaltende Betreuung und Dauerpflege.

ERFOLG ZEIGT UNS VIELE GESICHTER

Hast du um dich herum einen Mißstand erkannt, dann darfst du nicht die Vogel-Strauß-Politik wählen. Den Weg des süßen Ausweichens, den Kopf in den Sand stecken, nichts hören und nichts sehen wollen. – Nein. Du bist verpflichtet, das Negative durch das Positive zu ersetzen, den Mißstand aus der Welt zu schaffen. – Wenn es am Morgen in deinem Zimmer dunkel ist, schimpfst du auch nicht über das „fehlende" Licht, sondern du gehst und öffnest die Jalousien. – Ja! Also!

Beifußstengel, dürr und trocken, stehen neben der frisch sprossenden ausdauernden Heilpflanze. An Hecken, Zäunen, Mauern, Wegrändern, Böschungen und Schuttplätzen vorzufinden. Die Büsche werden bis 170 cm hoch. Jetzt ist die richtige Zeit, einen Stock auszugraben, zu teilen und in das Kräuterbeet deines Gartens zu verpflanzen. Ein Heil- und Gewürzkraut, seit Jahrtausenden in Gebrauch. Eine einzige Pflanze deckt den Bedarf einer ganzen Familie, wirkt appetitanregend, verdauungsfördernd und galletreibend. Verwendung findet das Kraut, welches vor der Vollblüte im Juli und August gesammelt wird. Tee, im Aufguß zubereitet, hilft, innerlich eingenommen, bei Störungen des Verdauungstraktes, bei Beschwerden im kleinen Beckenorgan der Frau und bei Perioden-Unpäßlichkeiten.

Beifuß als Gewürz paßt zu allem fettem Fleisch: Enten-, Gänse, Hammel- und Schweinebraten. Aber auch zur „Kalbshaxen" ist Beifußgewürz nicht zu verachten, weil es sich als stark fettlösend erweist und die Fettverdauung beschleunigt.

Wiesenschaumkraut, zu Beginn der Blüte gesammelt und an einem schattigen Ort getrocknet, übt als Tee, im heißen Aufguß zubereitet, eine wohltuende Reizwirkung auf Leber und Niere aus. Gutes Blutreinigungsmittel.

„Arnikageist" zum Einreiben ist ein altbäuerliches Heilmittel gegen „Hexenschuß".

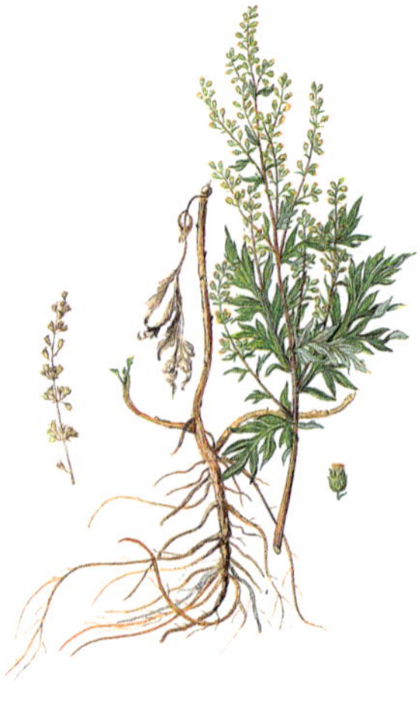

Beifuß

Irgendwo in deinem Anwesen eine kahle Mauer? So denk an den Efeu und pflanze ihn dort. Er braucht nicht viel. Erde genügt. Den Rest macht er von selbst.

6. Mai

GOTT IST IMMER UNTERWEGS ZU MIR

Bunte Blumen der Lüfte, farbenfroh-zerbrechliche Gebilde, die an sonnigen Frühjahrstagen über Blumenwiesen gaukeln, auf Blüten sitzen, am Nektar saugen, sich daran laben. Auch im Schwirrflug in der Luft stehen bleiben können, einen „Rückwärtsgang" kennen. Das sind die Schmetterlinge. Bestimmte Arten besitzen Schreckaugen, können sich bis zur Unsichtbarkeit tarnen, um zu überleben. – 2000 Arten davon gibt es noch in Mitteleuropa. Das ist nur mehr die Hälfte von denen, die es einmal gab. – Noch haben wir sie, die in allen Farben schillernden Schmetterlinge. Schauen lernen, freuen lernen, danken lernen. Für die Schmetterlinge.

Wenn die Säfte im *Flieder* steigen, enthält er die meisten heilenden Kräfte. Gesammelt werden im Frühling die Rinde der jungen Zweige, die frischen Blätter, die wohlriechenden Blüten, etwas später die Früchte. Im Schatten gut trocknen lassen und für den Winter aufbewahren. Flieder zählt zu den Bitterdrogen und stärkt in besonderer Weise den Tonus, die Magennerven. – Achtung! Unterscheide Flieder und Holunder.

50 bis 60 g getrocknete *Fliederblüten* werden mit 1 l kochendem Wasser übergossen, 15 Minuten ziehen gelassen, abgeseiht. Auf den ganzen Tag aufgeteilt, langsam und schluckweise getrunken, ergibt dies ein vorzügliches Stärkungsmittel für den Oberbauch.

Bei leichtem Fieber: 50 g getrocknete *Fliederblätter* im Heißaufguß mit 1 l Wasser als Tee zubereiten. Tagsüber einnehmen. Wirkt stark fiebersenkend.

Nach Bienen- oder Wespenstich eine *Zwiebelscheibe* herunterschneiden und die schmerzende Stelle damit gut einreiben. Das vermindert augenblicklich die Schmerzen. Vorher Stachel entfernen.

Für Kinder, Kranke und Greise ist die *Karotte* einfach unersetzlich. 2 frische Möhren gerieben, zu 1 l Honigwasser gemischt – Labtrank für jedermann.

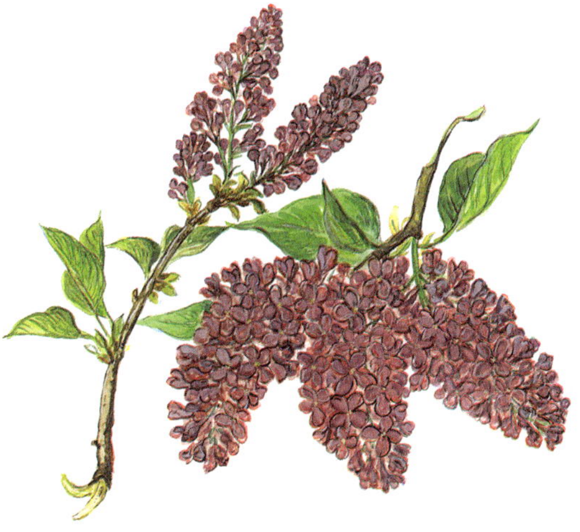

Flieder

Setze einen Fliederstrauch vor deiner Haustür oder in der Nähe ein. Das hartholzige, lichtsuchende Gewächs – Genuß für Augen, Nase und Magen!

GRÜBLER HABEN KEINE WAHRE TIEFE

Jeder braucht seine ganze Kraft, um in der Liebe zu wachsen. Selbstverwirklichung und Annahme des Nächsten, das sind die zwei Pfeiler, die in uns den Herrn und Schöpfer loben und preisen. Da wir SEIN Werk sind, das dankt und teilt. – Nicht erschöpfen in Selbstmitleid, was mit Verweichlichung gleichzuschalten ist. Sei auf der Hut, dich selbst zu bemitleiden. Es zieht dich nach unten. Nicht nachgeben! In der Härte liegt die Tugend. Raus aus dem Glashaus der Verweichlichung!

Hat das Baby Durchfall, dann kurze Zeit die Milch weglassen, durch *Möhrensuppe* ersetzen. Gartenmöhren, in der Suppe mitgekocht, nur ganz wenig gesalzen, sind ein wirksames Mittel gegen Durchfall bei Säuglingen. Danach erst wieder langsam auf Milchernährung umsteigen.

Die *Nachtkerze* oder Rapontika, ein wertvolles Wurzelgemüse. Im Mai des zweiten Vegetationsjahres, solange die Blattrosette noch am Boden liegt und bevor der Stengel austreibt, wird die tiefsitzende Wurzel mit einem Distelstecher ausgegraben. Die Blätter beseitigen, die Wurzel gründlich waschen, abschaben und in Salzwasser dünsten. Nun in Scheiben schneiden und mit Essig und Öl als Salat zubereiten. – Die frische Wurzel fühlt sich schleimig-klebrig an, der Geschmack ist leicht süßlich, die Farbe je nach Standort rosa oder gelblich. – Nachtkerzenwurzel als Salat verleiht sehr viel Kraft. Nach einem alten Sprichtwort heißt es: „1 Pfund Rapontikawurzel gibt mehr Kraft als 1 Pfund Ochsenfleisch."

Altersvergeßlichkeit kann man mit *Sanddornblüten-Tee,* im Aufguß zubereitet, eindämmen. 3 Monate hindurch früh und abends 1 Tasse nehmen. – Sanddorn blüht von März bis Mai. Außerhalb von Gärten findet man ihn an den Nebenflüssen der Donau und des Rheins, im Dünenland der Ost- und Nordsee. Liebt sandige, kieshaltige Böden.

Blasentangtee, im Aufguß zubereitet, reguliert die Funktionen der Schilddrüse.

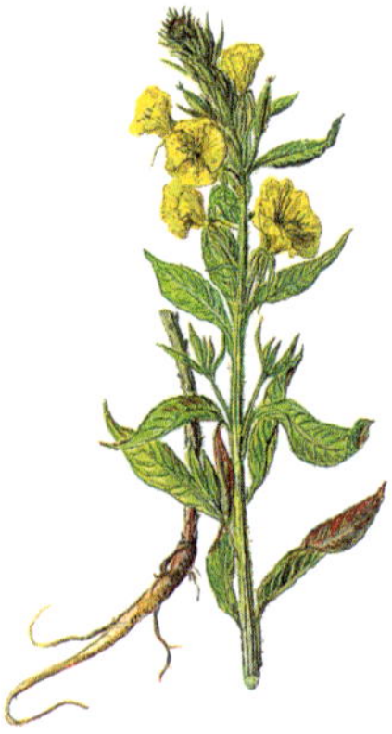

Nachtkerze

Die Knoblauchrauke jetzt sammeln! In Laubwäldern, an Zäunen. Fein gehackt, schmeckt sie im Topfenkäse lauchartig scharf und ist appetitanregend.

SONNENSCHEIN VERTREIBT DIE WOLKEN

So viele arbeiten auf „verborgenem Posten". Aber sie arbeiten dort, wo sie hingehören. Tun das, was sie tun müssen und nichts anderes. – Wir dürfen sie nicht allein lassen! Müssen uns mit ihnen solidarisch fühlen. Sie sollen das spüren: „Ich bin nicht allein. Andere denken an mich, brauchen meine Arbeit auf ‚verborgenem Posten'. Weil ER ihn sieht, diesen Posten, und haben will. Auch mich dort sieht und sehen will."

Menschen, die sehr leicht an Seitenstechen leiden, sollen 5 volle Eßlöffel zerschnittene und getrocknete *Salbeiblätter* in 1 l naturbelassenem Rotwein 8 Tage lang im warmen Raum ansetzen. Abseihen, in Flaschen abfüllen, kühl und dunkel lagern. Einige Zeit hindurch, vor allem vor und nach Wanderungen und Fußmärschen, täglich davon 2 bis 3 Stamperl trinken. Stärkt auch die Nerven bei Zittern, Schlag, Krampf und Fallsucht.

Harnblasenstein, Steingrieß und überschüssige Harnsäure werden gelöst und abgeleitet, wenn man 1 Eßlöffel frische, zerkleinerte *Schwarze-Holunder-Blüten* in ½ l Apfelessig 8 Tage lang ansetzt, abseiht und täglich davon 2 Eßlöffel voll mit ⅛ l lauwarmem Wasser verdünnt und mit Honig gesüßt einnimmt.

Bei starker Nervosität *Baldrianwurzel, Hopfenblüten* und *Melissenkraut* zu gleichen Teilen mischen, 2 Teelöffel davon mit ¼ l kochendem Wasser überbrühen, 15 Minuten ziehen lassen, abseihen. Nachmittags und abends eine ¾ Stunde vor dem Schlafengehen je 1 Tasse langsam und schluckweise trinken.

Weißdorn blüht im Mai und Juni. Gesammelt werden die Blüten gemeinsam mit den frischen Blätterbüscheln. Im Schatten trocknen. 2 Teelöffel für ¼ l Wasser, im Aufguß zubereiten. Kurmäßig bei Herz-Kreislauf-Beschwerden anwenden.

Zerdrückten *Knoblauch* sofort gebrauchen. Nicht stehen lassen. Ist empfindlich gegen Sauerstoff.

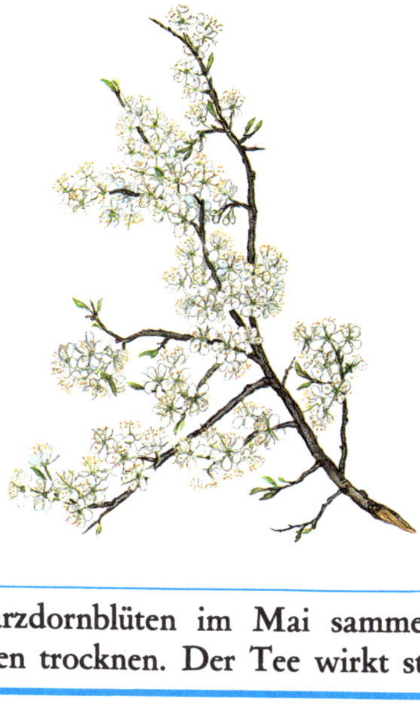

Schlehdorn

Schlehdorn- oder Schwarzdornblüten im Mai sammeln. Achtung, Enddornen! Im Schatten trocknen. Der Tee wirkt stuhlfördernd.

ERKANNTE OHNMACHT WIRD ZUR MACHT

Bewußt Essen heißt: eine dankbare Hinwendung meines Geistes und meiner Seele zu DEM, der micht sättigt. Mein Tischgebet braucht keine bestimmte Form, die zur Gewohnheit wird. Vielmehr soll es die spontanen Schwingungen meiner Seele ausdrücken, die vielfältig sein können. Dankbarkeit, Freude, gesunde Ruhe und aufmerksamer Genuß. Eines aber darf nie fehlen, der Gedanke: „Wer von meinen Brüdern und Schwestern in der Welt leidet Hunger?" Die Frage wird zur stillen Bitte, ja zur Verpflichtung, nach eigenen Kräften zu helfen.

Weißdorn-Blüten-Blätter-Tee: In den Monaten Mai und Juni werden die Blüten gemeinsam mit den soeben sprossenden Blättern, die in Büscheln stehen, gesammelt. Schnell und vorsichtig im Schatten trocknen, zerkleinern, in gutschließenden Gefäßen aufbewahren. – Täglich 3mal 1 Tasse im Aufguß. Mit Honig gesüßt, verstärkt es die Wirkung. – Hilfreich bei allen Kreislauf- und Herzbeschwerden mit folglich kalten Händen und Füßen.

Wird Kalium dem Körper im richtigen Ausmaß regelmäßig zugeführt, können Lähmungen verschiedenster Art beseitigt werden, verschwinden oder verringern sich Gedächtnisschwäche, Kopfschmerzen und Herzklopfen. Reich an Kalium sind junge *Hopfentriebe, -ranken, -sprossen* und *-blätter.* Sie werden kleingeschnitten zu Rohsalaten gemischt oder vor dem Servieren Suppen und Eintöpfen beigefügt. Schmecken leicht bitter. Wirken anregend bei Schwächezuständen und Erschöpfungen.

Sollten dir rote Haare bei deinem Kinde nicht gefallen, dann wasche sie ihm täglich abends mit leicht angewärmter, dicker, das ist *fettreicher Milch.* – Übrigens auch sehr günstig für die Kopfhaut. – Die Milch 15 bis 20 Minuten einwirken lassen, dann lauwarm nachspülen. Diese Prozedur hat sich aber nur bei kleinen Kindern bewährt. Rot schlägt um in bräunlich.

Spitzwegerichtee immer gut warm und mit Honig gesüßt trinken. Bei Körperschwäche weit wirksamer als Lebertran.

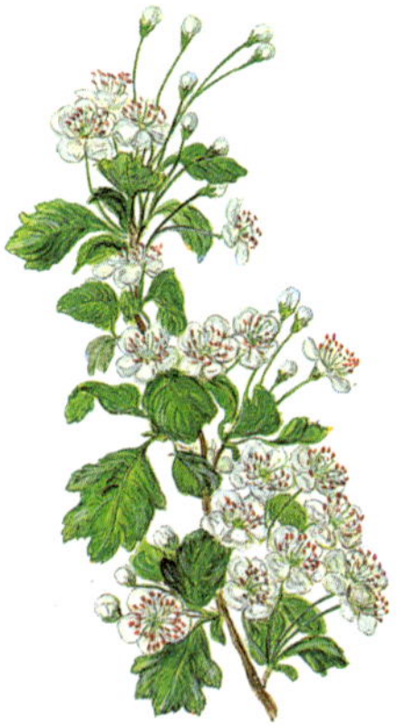

Weißdorn

Hauptpflanztermine im Garten: Mitte bis Ende Mai. Die Tage möglicher Spätfröste beachten: erfahrungsgemäß 10. bis 15. Mai, im Volksmund „Eisheilige" genannt.

10. Mai

INNERE RUHE SETZT ÄUSSERE VORAUS

Ich will von den Menschen geachtet werden, die von mir Achtung erwarten. Dieses Verlangen ist durchaus legitim. Um aber gerecht zu sein, muß auch der Nachsatz seine volle Berechtigung haben. Und die hat er. – Aus dieser Achtung vorm anderen und vor mir ergibt sich die Grundformel der Selbstachtung! Auf diese wieder baut das Ernstnehmen meiner selbst und der eigenen Leistung auf. Und von der Würdigung meiner selbst hängt so vieles ab.

Waschungen mit bewährten Hausmitteln bei Gelenk- und Gliederschmerzen: 20 g frische Blüten und Ranken des wildwachsenden *Hopfens* fein zerschneiden, mit ½ l Bier übergießen, gut aufkochen und abseihen. Abends vor dem Schlafengehen damit die schmerzenden Glieder waschen, das hat bereits vielfache Hilfe gebracht.

Tripmadam oder Salat-Fetthenne wird heute noch von den Bergbauern als wirksames Mittel zur Beseitigung ihrer Hühneraugen verwendet. Die Blatthaut dafür in kleinen Lappen abziehen und auflegen. – Die Haut rund um das Hühnerauge vorher mit Schweineschmalz einreiben.

Warme Kompressen mit *Schwarzem-Holunderblüten-Essig* in Honigwasser 3- bis 5mal täglich 5 bis 8 Minuten über die Augen gelegt, bringt Bindehautentzündung der Augen zum Abflauen. – 1 Teelöffel des Essigs und 1 Teelöffel Honig für ⅛ l lauwarmes Wasser.

Frische *Bäckerhefe* zu essen ist zwar ungefährlich, aber ein Zuviel kann den Harnsäurespiegel erhöhen! Deshalb sind bei regelmäßiger Einnahme *Hefeflocken* vorzuziehen. Einfach übers Essen streuen!

Hat man sich einen Splitter eingezogen, bindet man eine frische *Zwiebelscheibe* zirka 3 Stunden darüber. Dann läßt er sich mühelos entfernen. Mit Arnikatinktur nachtupfen.

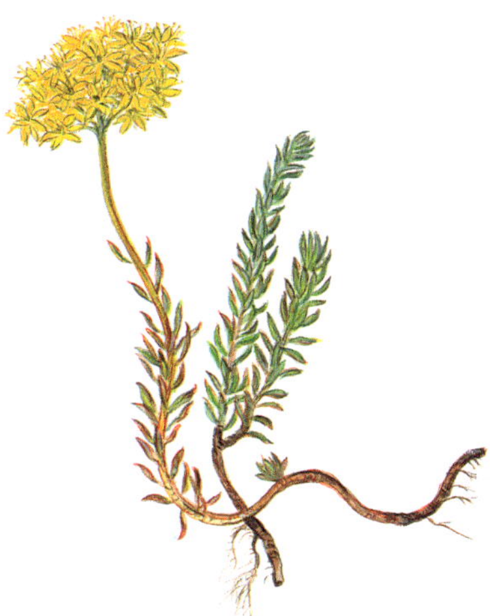

Tripmadam

Die Himbeergallmücke legt Anfang Mai ihre Eier in die Risse der Himbeer-Ruten, die dann gelbe Flecken bekommen. Rainfarntee-Spritzung hilft!

KLUG SEIN UND EINFACH BLEIBEN!

Die Erfahrung anderer ist ein guter Lehrmeister. Verzweifelte Menschen, Menschen ohne Ausweg und Aussicht auf Änderung ihrer Lage, haben im Gebet einen neuen Weg gesehen. Eine neue Zukunft tat sich ihnen auf! Sie erfuhren es persönlich, daß sie nicht allein gelassen werden, sondern einem guten HERRN gehören. Und daß der HERR zu ihnen gehört. – Das Gebet ist ein Weg der Hoffnung. Nicht nur in der Verzweiflung!

Warum *Schafsmilch* so gesund ist? Die Orotsäure (Vitamin B_{13}) schleust das Magnesium in die Zellen ein, reguliert so die Körpertemperatur, schützt die Leber, senkt die Harnsäurewerte im Blut und somit das Risiko eines Gichtanfalles oder die Bildung von Nierensteinen. Erhöht die Lern- und Merkfähigkeit, baut Magen- und Darmleiden ab, stillt den Durchfall bei Säuglingen. Die Schafsmilch hat einen hohen Orotsäuregehalt. Ihre Heilwirkung wird dadurch stark unterstützt, daß die Fettpartikel in ihr sehr fein verteilt sind. Ein kranker oder schwacher Magen verträgt eine solche Milch besser.

Ziegenmilch besitzt nur 10%, Kuhmilch 25% des Orotsäuregehaltes von Schafsmilch. Der tägliche Bedarf eines Erwachsenen an Orotsäure schwankt zwischen 50 und 200 mg. Das sind 100 bis 400 ml Schafsmilch. – Günstige Orotsäure- oder Vitamin-B_{13}-Quellen sind außerdem noch Buttermilch, Joghurt, Kefir, Topfen und Sauerkraut.

Bei akuter Gallenblasen-Entzündung werden 2 Teelöffel *Fenchelsamen* im Mörser zerstoßen, mit ¼ l kochendem Wasser übergossen. 15 Minuten ziehen lassen, abseihen. Ziemlich warm langsam und schluckweise trinken.

Vorbeugend gegen Heuschnupfen: Morgens nach dem Aufstehen 1 Tasse *Löwenzahnblätter-Tee* mit Zitronensaft-Beigabe und abends *Lindenblütentee* schluckweise nehmen.

Bei Völlegefühl am Morgen 1 Glas *Tomatensaft* trinken. Frühstück streichen.

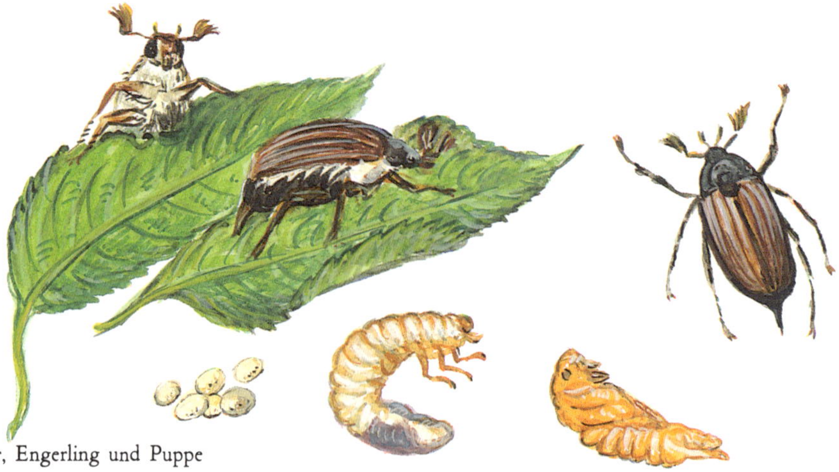

Maikäfer, Engerling und Puppe

Lockerer Boden wird vom Maikäfer zur Eiablage gemieden, trockener und fester bevorzugt! Dauermulchen unter Gehölzen gilt als Vorbeugung gegen Engerlingplage.

12. Mai

SAG ÖFTER EIN DANKE DEINER MUTTER!

Abstand gewinnen von den alltäglichen Dingen, die uns einerseits erfreuen, aber andererseits auch betrüben. Das ist sehr wichtig. Unbedingt notwendig, will ich den Gleichmut bewahren. Dazu verhilft uns die Gewohnheit, alles Störende und Verstimmende, aber auch alles Geglückte und Erfolgbringende zu erforschen. Gelassen hinnehmen, dabei die Ruhe nicht verlieren. – Die Erfahrung läßt mich 8 Seelentrüber erkennen: 1. Den Gewinn. – 2. Den Verlust. – 3. Den Ruhm. – 4. Die Unehre. – 5. Das Lob. – 6. Den Tadel. – 7. Das Glück. – 8. Das Unglück.

Die *Traubenkirsche* in der Volksheilkunde und als Hausmittel. – Wächst im Niederwald, an feuchten Waldstellen, an Waldrändern gerne in Gesellschaft von Erle, Weide und Eiche. Blütezeit Mai, Reifezeit Juli bis August. Inhaltsstoff Prunasin, an und für sich giftig, in kleineren Gaben aber heilend. – Junge Ästchen und geschälte Rinde im Kaltansatz, 1 Stunde, mit Aufkochung, 2 Teelöffel für ¼ l. Wurde und wird auch heute noch in den bäuerlichen Gegenden als Hausmittel gegen chronische und hartnäckige Gicht verwendet. Nicht länger als 3 Wochen täglich früh und abends 1 Tasse.

Ärger mit brüchigen Fingernägeln? *Hirsekorn* als Heildiät! Es gibt nichts Besseres. Darmbakterien und Darmflora werden dadurch wieder gepflegt und der Säureüberschuß im Blut behoben. Hirse enthält viel lösliche Kieselsäure und Fluor. Diese braucht unser Körper, angefangen von den Haarspitzen bis zu den Zehennägeln. Haut, Haare und Nägel werden gekräftigt.

Gelegentlicher Schluckauf kann aus harmloser Ursache, wie beim Einnehmen kalter Getränke, entstehen. Eine unwillkürlich schnelle, krampfartige Zusammenziehung des Zwerchfells, mit tönender Atmung. – *Pfefferminztee* trinken! – Auch ein leichter Schlag auf den Rücken kann helfen.

Lungenkraut-Tee, mit Honig gesüßt, ist wegen seiner Kieselsäure, Schleimstoffe und Saponine ein ausgezeichneter Familientee im Monat Mai.

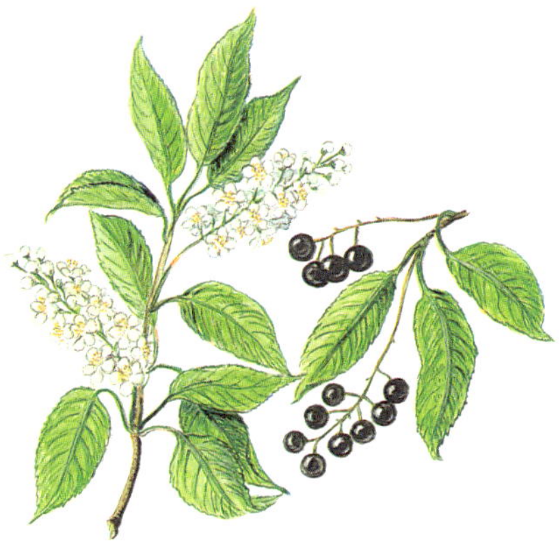

Traubenkirsche

Echter Hopfen eignet sich gut zur „Wandverkleidung". Nur die weiblichen Pflanzen werden medizinisch verwendet.

13. Mai

JEDER TAG SEI EIN NEUES BEGINNEN

Jedes Stück Wild in freier Wildbahn hat sein Revier. Einen Bereich oder ein Territorium, eben einen Lebensraum, der gegen Angehörige derselben Art verteidigt wird. Und durch Anbringen bestimmter Markierungen gekennzeichnet ist. Die Nachbarn respektieren diese Grenzen. Ein gelegentlich fremder Eindringling wird angegriffen und vertrieben. Unterliegt er, dann muß er weichen. Geht selber auf Reviersuche. – Des Menschen verteidigungswürdiges Revier heißt „Ehrfurcht vor dem Leben". Hier darf er nicht zurückweichen.

100 g kleingeschnittene, frisch gegrabene und gereinigte *Brennesselwurzeln* in 1 l Weinessig ansetzen, 8 Tage in der Sonne stehen lassen, täglich einmal gut durchschütteln, abseihen. Längere Zeit hindurch jeden Tag früh und abends 1 Eßlöffel voll davon mit einem Gläschen lauwarmem Wasser einnehmen und zusätzlich abends den Haarboden gründlich mit dieser Mischung durchmassieren, so daß die Fingerspitzen die Kopfhaut fest berühren. Hilft gegen Haarausfall und gegen Schuppenbildung.

Eibisch-Gesichtswasser, von köstlichem Duft und goldbrauner Farbe, stärkt, erfrischt, beruhigt. – 35 g getrocknete Eibischwurzelteilchen werden mit 250 g Hamameliswasser übergossen, durchgerührt, zugedeckt; über Nacht ziehen lassen, abseihen. Weitere 250 g Hamameliswasser auf Körpertemperatur erwärmen, darin 25 g echten Bienenhonig auflösen, mit der ersten Flüssigkeit vermischen und in dunkle, kleine Fläschchen füllen. Mehrmals täglich Gesicht, Hals und Hände damit einreiben.

Beim Austrieb werden die jungen, frischen Blätter der wildwachsenden *Wegwarte* gesammelt als Frühjahrsgemüse, Salat und gehackt aufs Butter- oder Käsebrot. Für Salate gibt man sie zu Löwenzahnblättern, Vogelmierekraut und jungen Giersch- und Bärenklaublättern.

Wegwartewurzel enthält viel Inulin, daher wertvolles Diabetiker-Gemüse, das sich auch kochen und wie Kartoffel verwerten läßt.

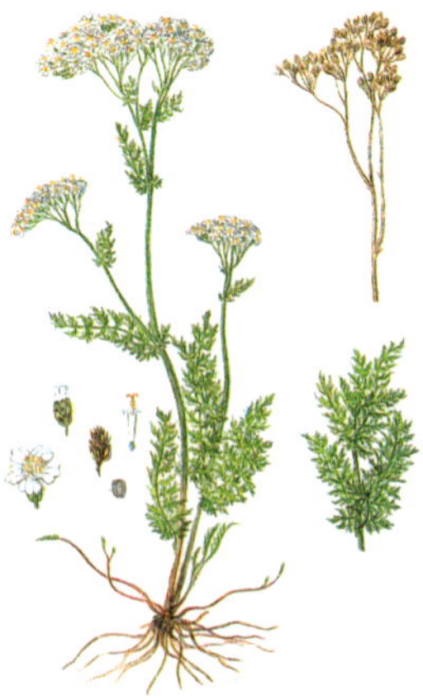

Schafgarbe

Jetzt kann man noch Schafgarbe aus der Wildnis in den Garten umpflanzen. Neben den frischen Blättern an den alten, verdorrten Stengeln eindeutig zu erkennen.

14. Mai

WILLE GOTTES, DER WAHRHEIT WURZEL

Ich bin nicht dem Verderben ausgeliefert. Zuversicht in jeder Lebenslage muß die Himmelfahrt Christi in mein Leben tragen. – Schöngeistig reden kann inhaltlos sein, wenn unerschütterlicher Glaube fehlt. Dann ist es schwer, dem Leben einen Sinn abzugewinnen. Und die Folge? Man lebt nur mehr erdenbezogen.

Das Inhalieren von *Zwiebeldämpfen* hilft gegen Migräne. 1 große oder 2 mittlere Zwiebeln werden von der braunen Schale befreit, klein geschnitten, mit 1 l kochendem Wasser übergossen. Hinsetzen, ein Tuch über den Kopf stülpen, ruhig und gelassen die Dämpfe einatmen. Stellt man unter den Topf eine Elektroplatte, ist dies noch günstiger. Inhalationszeit: 15 Minuten. Anschließend einige Zeit im Zimmer bleiben. 2 bis 3 Wochen lang täglich abends durchführen, mit Ausnahme jenes Abends, an dem man ein Vollbad nimmt.

Vollbad zur Migräne-Behandlung: 150 g getrocknete oder frische *Melisse* mit 3 l kochendem Wasser überbrühen, 15 Minuten ziehen lassen, abseihen, dem Badewasser beifügen. 15 Minuten baden. Zur Förderung der Durchblutung danach den Körper mit ätherischem Wacholderöl einreiben, welches man vorher 1:2 mit einem pflanzlichen Öl vermischt.

Traubenkirschen-Rinden-Tee, 3 Teelöffel für ¼ l Wasser, in Abkochung zubereitet, schluckweise getrunken, beruhigt bei epileptischen Anfällen. Wegen des Inhaltsstoffes Prunasin, einem Blausäureglukosid, darf bei diesen starken Gaben nur bei Anfällen täglich 1 Tasse und nicht mehr verabreicht werden. Ansonsten könnte es zu Kopfschmerzen, Erbrechen oder Durchfall kommen. In kleiner Dosis, nach obiger Vorschrift eingenommen, wirkt dieser Inhaltsstoff überraschend gut heilend.

1 bis 2 Tassen *Zinnkraut-Tee,* nüchtern am Morgen getrunken, ist die billigste „Wasserdränage" des Körpers. Auch bewährt gegen Fettpolster oder Wasseransammlung in Händen und Füßen.

Gegen Schwermut in den Wechseljahren täglich 3mal 20 Tropfen *Johanniskrautöl.*

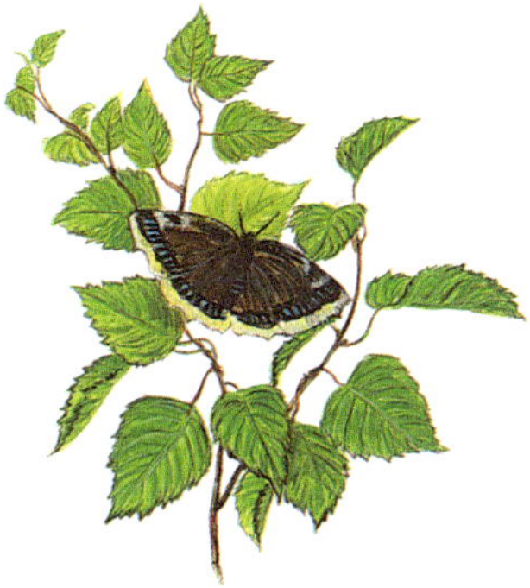

Trauermantel

Birken, Weiden, Pappeln und Rüster braucht der Trauermantel zur Eiablage und als Raupenfutter. Lebensgemeinschaften darf der Mensch nicht stören!

NICHT ZERBRECHEN, BLICK ZUM HIMMEL!

Dein Ja zum Wagnis macht interessant dein Dasein. Stärkt das Selbstvertrauen, fordert den Mut heraus. Der Mutige hat nicht nur mehr Erfolg im Leben, sondern er ist auch aufgeschlossener und lebt deswegen gesünder. – Einmal das Richtige erkannt, muß man es mit Schwung in Angriff nehmen.

Furunkel, Karbunkel oder Geschwüre? Die eingeschmolzene Entzündung eines Haarbalges ist ein Furunkel. Sind mehrere Haarbälge davon betroffen, spricht man von einem Karbunkel. Furunkel und Karbunkel sind Geschwüre, die man nicht auf die leichte Schulter nehmen darf. Sofort Arzt aufsuchen! Der Karbunkel kann schwer krank machen: Schüttelfrost und hohes Fieber. Die zusammenhängenden Lymphbahnen können dabei in Mitleidenschaft gezogen werden. Unsere Sorge muß es sein, daß sich das Eiter nach außenhin entleert. – Heiße *Heublumen*-Packungen, heiße *Bockshornklee-Samen*-Auflagen im Wechsel mit heißen *Schmierseifen*-Teilbädern in übersättigter Lösung. Zusätzlich täglich 3 Schalen folgender *Teemischung:* einem ¾ l kaltem Wasser werden 3 Teelöffel Angelikawurzel-Feinschnitt beigegeben, 1 Stunde angesetzt, aufgekocht und je ½ Teelöffel Holunderblüten und Lindenblüten hinzugefügt. 15 Minuten ziehen lassen, abseihen. Leichte Kost und täglich 2 Gläser Sauerkrautsaft gehören zur Gesamtkur.

Beständiges, lästiges Afterjucken kann durch die Einnahme von täglich 2 Tassen *Ehrenpreistee* und durch gründliche Waschung mit einem doppelt so starken Aufguß zum Verschwinden gebracht werden. Ursache des Juckens könnte auch beginnende Diabetes sein, deshalb den Arzt befragen.

3 Tassen *Weißen-Taubnessel-Tee,* im Aufguß zubereitet, 3 Tage hindurch getrunken, haben oft bei Harnstauungen und akuten Schwierigkeiten beim Harnlassen geholfen. Die Weiße Taubnessel trägt das Prädikat, „letzte Hilfe bei alten Männern zu sein“.

Mit der *Sonne* steigt untertags Gesundheit durchs geöffnete Schlafzimmerfenster ein. Sagten schon die Alten.

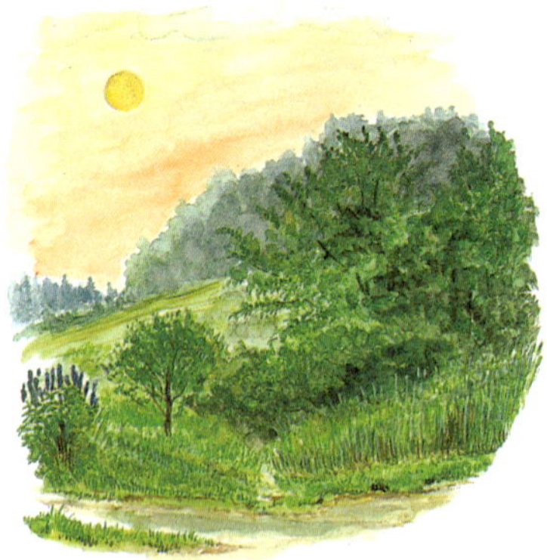

Sonnenaufgang

Kleine Steckzwiebeln, vor dem Auspflanzen 1 Tag in Wasser gelegt, treiben viel rascher aus. Man erhält so eine frühere Ernte. Gut zu wissen!

16. Mai

HASSE DAS BÖSE, LIEBE DEN BRUDER!

Kann mich nicht auch die Technik beten lehren? Fernseh-Übertragung via Satelliten, Raketenakrobatik im Weltraum. Was immer an fast unvorstellbar Neuem es gibt: Ob es die Computertechnik ist, die bis in meine Rocktasche kriecht und mich begleitet, oder irgendetwas anderes, was unter das Sammelwort „Technik" und „Fortschritt" fällt – all das fordert mich heraus, entweder die Wunder der Technik einfach achselzuckend, kaltschnäuzig und selbstverständlich zu registrieren oder ein „Ehre sei Gott in der Höhe!" anzustimmen.

Bei Schlafstörungen nicht sofort zu den körperfremden Narkotika greifen. Es gibt eine Anzahl *Heilpflanzen,* die als natürliche Schlafmittel angesehen werden können und für einfache Schlafstörungen von großer Bedeutung sind: Anis, Baldrian, Dill, Eisenkraut, Haferstroh, Heidekraut, Himmelschlüssel, Hopfen, Johanniskraut, Lavendel, Melisse, Passionsblume, Pfefferminze, Veilchen, Waldmeister und Weiße Taubnessel. – Alle als Tee im Aufguß.

Frischgepflückte Blätter und Kräuterspitzen des *Eisenkrautes,* im Aufguß zubereitet, sind ein ausgezeichnetes Nervenberuhigungsmittel zur Bekämpfung der Schlaflosigkeit. – Das Eisenkraut kann auch getrocknet verwendet werden. War bereits bei den Germanen wegen seiner das Denkvermögen anregenden Eigenschaft sehr beliebt, wurde damals schon den Kindern verabreicht, um die Lernfähigkeit zu fördern.

Birkenblätter, von Mitte Mai an bis Ende Juni gesammelt, im Schatten getrocknet, sind hervorragend wirksam gegen Adernverhärtung oder Arteriosklerose. – 2 Eßlöffel zerschnittene und gut getrocknete Blätter werden mit ½ l kaltem Wasser übergossen, kurz aufwallen lassen, 15 Minuten ziehen, abseihen, mit Honig süßen, abkühlen. Tagsüber aufgeteilt trinken.

Baldrian, ein natürliches Nervenmittel, beruhigt das nervöse Herz. Am einfachsten sind die bekannten „Baldriantropfen" einzunehmen, 3mal täglich 10 Tropfen auf einem Eßlöffel Wasser.

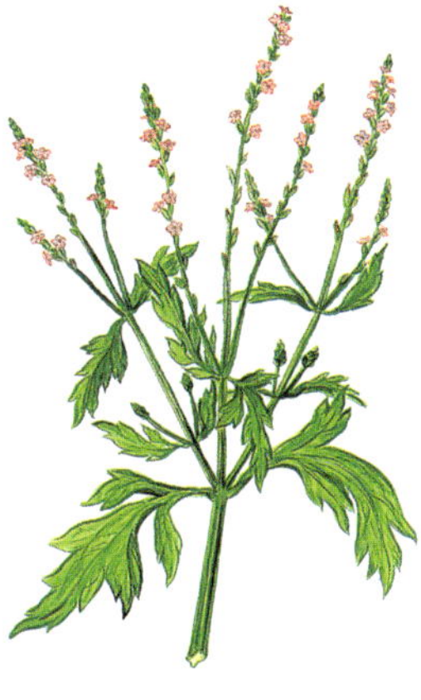

Eisenkraut

Stangenbohnen zwischen 15. und 25. Mai legen. Am günstigsten bei abnehmendem Mond. In ihrem Schutz gedeihen Gurken sehr gut.

17. Mai

FREUDIGE KRAFT BEFLÜGELT MEIN TUN

Sonne und Liebe ähneln einander sehr. Die Sonne leuchtet nach allen Seiten hin, kennt keinen Schatten. Nur Gegenstände, die sich von der Sonne nicht gänzlich durchdringen lassen, werfen „als Rebellion" ihre dunklen Schatten. Immer dorthin, wo das Licht nicht hinkommt. Schatten ist die Kehrseite des Lichtes. – Liebe ist ein Gegenspiel. Der Liebende empfängt von überallher den Widerschein seiner Liebe, ist gefragt, wirkt anziehend, weil er beglückt. Der Liebende trägt Glück und Freude aus dem Dunkel in das Licht. Nur wo Liebe fehlt, verbreitet sich der dunkle Schatten der Trostlosigkeit.

Die Erfahrung hat gezeigt, daß unsere Körperorgane am besten auf die Heilwirkung der Kräuter und Pflanzen reagieren, wenn wir die Anwendungsart häufig wechseln: als Tee, als Pulver, als Gewürz, frisch in Salaten genossen, in Suppen, als Tinktur, als Salbe, als Auflage, als Wickel, als Bad oder Dunst. Aber auch in allerkleinsten Mengen in homöopathischen Essenzen. – Diese verschiedenen Anwendungsweisen geben uns selber die Möglichkeit, nicht Sklave einer einzigen Zubereitungsart zu sein. Wir werden nicht abhängig vom „Teehäferl". Dem Körper tut diese Abwechslung gut, und er antwortet positiv darauf.

Zur Linderung von Unterleibsschmerzen der Frauen, besonders nach Operationen, aber selbstverständlich im Einvernehmen mit dem Arzt: 50 g *Weiße-Taubnessel-Blüten* in 1 l Apfelwein 8 Tage lang ansetzen, in die Sonne stellen und täglich schütteln. Abseihen und davon jeden Tag 2 kleine Gläschen trinken. – Auch bei Schmerzen an der Brust oder bei Brustbeschwerden hilfreich.

Der *Wacholderstrauch* ist ein Zypressengewächs. Seine Beeren, immer wieder in kleinen und kleinsten Mengen pro Tag gekaut, sind für den alternden Menschen wegen der nierenreinigenden, harntreibenden und appetitfördernden Wirkung unerläßlich.

Haselstrauchblätter-Aufguß, als Kompresse warm auf Wunden oder Geschwüre aufgelegt, läßt diese bald ausheilen. Alle 5 Stunden wechseln.

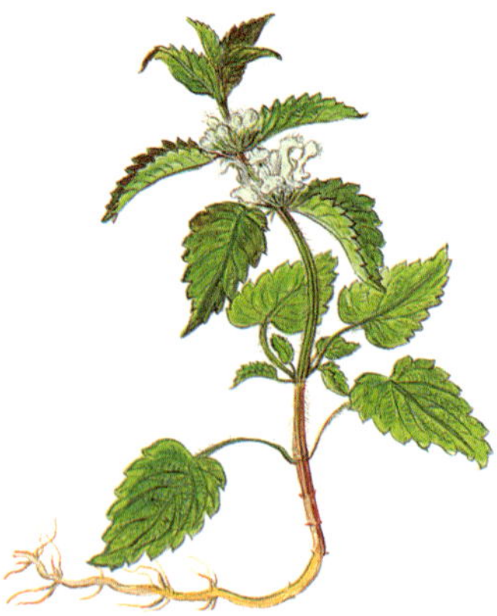

Weiße Taubnessel

In Zwiebelbeete sät man Kamille ein. Zwiebeln entwickeln sich besonders gut in deren Nachbarschaft. Kamille ist zusätzlich ein wertvolles Heilkraut.

18. Mai

EINHEIT IST DER GEMEINSCHAFT KRONE

Gute oder schlechte Zeiten, ob es diese gibt? Oder ob sich nur die Art zu leben geändert hat? Zu denken, zu verdienen, zu konsumieren, seine Dienste zu leisten? Oder weil sich die Menschen geändert haben? Sie sind es, welche die Zeiten bestimmen. – Die „Qualität" der Zeiten, die guten oder schlechten, sind immer eine Herausforderung an die eigene Persönlichkeit. In ihr liegt die „Zeitenwende".

Manche Menschen, besonders Frauen, leiden schwer darunter, daß ihre Hände immer „schweißfeucht" sind. Hier ein altbewährtes Hausmittel gegen die „lästig-feuchten Hände": Die *Weidenrinde,* obwohl dieselbe ansonsten schweißtreibend wirkt, hat sie sich örtlich zur Schweißhemmung bestens bewährt. 5 Eßlöffel frische oder getrocknete Weidenrinde, feingeschnitten, wird in 1 l kaltem Wasser zugestellt, einige Minuten aufgekocht, abgeseiht. Leicht temperieren lassen und 10 Minuten lang die Hände darin baden. Dann nicht abtrocknen, von selbst einziehen lassen.

Eine Hilfe für alternde Menschen sind *Flechtentees* und Flechten-Präparate. Das Altern kann man zwar nicht vermeiden, aber erträglicher gestalten und die Begleiterscheinungen hinausschieben. Die den Flechtenarten eigenen Bitterstoffe wirken sich sowohl auf die Nieren als auch auf die Lunge sehr günstig aus und bringen so optimale Chlorophyllbestände in das Blut, was wiederum für die Zellentätigkeit sehr vorteilhaft ist.

Der *Perltang,* Carrageenmoos, Knorpeltang oder Irländisches Moos, stellt eine ausgesprochene Meeresheilpflanze dar, und zwar eine Braunalge aus der Atlantikküste. – In Apotheken erhältlich. Als Abkochung zubereitet, fördert sie die Tatkraft älterer Menschen, verzögert das Altern.

Ätherisches *Wacholderöl,* mit kaltgepreßtem Pflanzenöl 1:2 verdünnt, führt durch Einreibung der Hände und Füße dem Körper ungewöhnliche Wärmemengen zu.

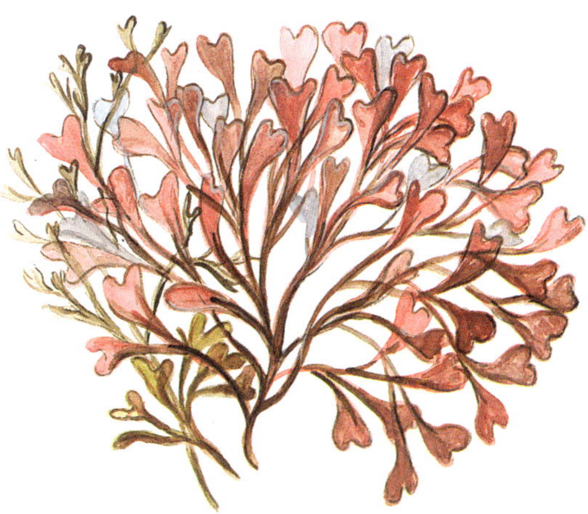

Perltang

Man kann den Geschmack der Speisekartoffeln im Garten verbessern, indem man im Frühling zwischen den Reihen Pfefferminzstecklinge pflanzt.

19. Mai

EIN BLÜHENDER BAUM, MEIN LEBEN

Der Mensch ist ein wunderbar feinfühliges Wesen. Er reagiert auf seine Umgebung. Auf die Bestandstoffe seiner Kleidung, auf das Baumaterial seines Hauses, auf das Material seiner Einrichtungs- und Gebrauchsgegenstände. Er ändert seine Verhaltensweise, spricht darauf an. Ganz besonders beim Umgang mit Pflanzen. Es bleibt dabei nicht beim rein materiellen Kontakt. Menschen, die Pflanzen als Heilmittel nehmen, erleben mit der Zeit das Mysterium der Pflanze, das bewegt und den Geist aufbaut.

Spitzwegerich, eine uralte Heilpflanze, hat sich bei allen Erkrankungen der Atmungsorgane bestens bewährt, besonders bei Verschleimungen und bei Lungenasthma. Die Pflanze wirkt zusammenziehend und entzündungshemmend. Sehr beliebt ist die Anwendung des frischen Preßsaftes. 3mal täglich je 1 Eßlöffel voll mit ½ Eßlöffel erwärmtem Wasser vermischen und einnehmen.

Schmerzstillende Heilkräuter oder Analgetica: Baldrianwurzel, blühendes Ehrenpreiskraut, blühende Heidekrautspitzen, Hopfenfruchtzapfen, Johanniskrautblüten und -blätter, Lavendelblüten, Melissenblätter, Mistelblätter, Orangenschalen, Petersilienwurzel und -blätter, Pfefferminzblätter und Ringelblumenblüten. – Baldrian- und Petersilienwurzel als Abkochung, alle übrigen Kräuter im Aufguß zubereiten.

Will man einen Fremdkörper aus dem Auge entfernen, riecht man einige Male an einer angeschnittenen *Zwiebel* und bewegt anschließend das obere Augenlid auf und ab, dadurch wird der Fremdkörper in den Tränenguß gespült.

Seitenstechen bei Jugendlichen wird meistens durch übereiltes, zu rasches Gehen verursacht. Kurz stehenbleiben, ein milder Druck auf die schmerzende Stelle und gleichzeitiges Anhalten des Atems schafft rasch Abhilfe.

Der Bitterstoff des *Enzians* mindert die geschlechtliche Reizbarkeit des Mannes. Ist daher vorbeugend gegen Erregungszustände anwendbar.

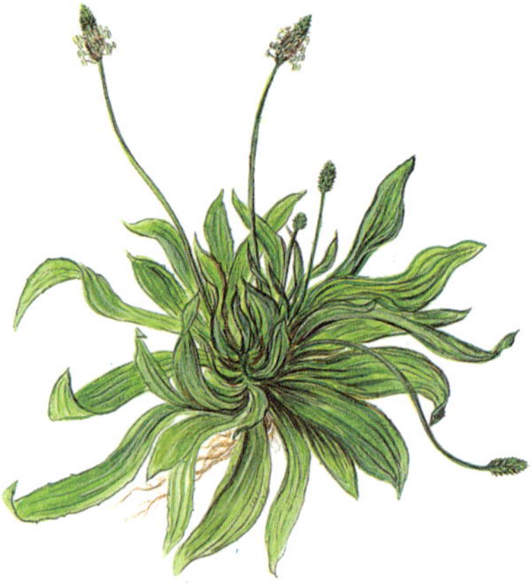

Spitzwegerich

Wo Petersilie steht, welche gut in Mischkultur mit Zwiebel und Radieschen gedeiht, dort heißt es „Sperrgebiet für Schnecken". Des Geruches wegen.

GOTTES GEIST IST ÜBERALL AM WERK

Die Liebe zu den Tieren ist gut und richtig. Tiere spiegeln die Vielfalt der Eigenschaften Gottes. Sie werden zu unzertrennlichen Gefährten des Menschen, dürfen aber den Menschen nicht vom Menschen trennen. Die Liebe zum Tier darf keinesfalls Ersatz werden. Ein Aushängeschild menschlicher Verlassenheit in puncto zwischenmenschlicher Beziehungen.

Eine erhöhte Widerstandskraft der Schleimhautgefäße wird durch das planmäßige Trinken von *Eichenrindentee* erreicht. Besonders alternde Menschen sollten bewußt größten Wert darauf legen, alles Schwammige aus ihrem Körper zu verbannen. Es fördert ansonsten die Degenerierung und Zersetzung. Das Zusammenziehende hingegen begünstigt den Weiterbestand und verjüngt die Zellen. – 2 Teelöffel feingeschnittene Eichenrinde werden über Nacht in ¼ l kaltem Wasser angesetzt. In der Früh gründlich aufkochen, abseihen. Auf nüchternen Magen warm und schluckweise trinken, einmal in der Woche, das ganze Jahr hindurch.

Bei Händezittern erweist sich *Blasentangtee* als hilfreich. Blasentang ist eine Meerespflanze, die in der Gezeitenzone der europäischen Meere, aber auch im Stillen Ozean vorkommt. In den Handel kommt die getrocknete Pflanze. Sie quillt im Wasser auf, wird schleimig-schlüpfrig, mit schwachem Seegeruch. – 2 Teelöffel mit ¼ l kochendem Wasser überbrühen, 20 Minuten zugedeckt ziehen lassen, abseihen. Täglich früh und abends je 1 Tasse einnehmen.

Hühneraugen kann man mit einem uralten Hausmittel innerhalb von 24 Stunden heben und entfernen. Angewärmtes *Fichtenpech* wird auf das Hühnerauge gedrückt, mit Heftpflaster befestigt. 1 Tag und 1 Nacht lang oben lassen. Ein heißes Salzwasser-Fußbad nehmen, das Hühnerauge vorsichtig herausschälen. Lauwarm abwaschen, abtrocknen und mit Arnikatinktur nachtupfen.

Blasentangtee, 2 g für ¼ l im Aufguß, 6 Wochen lang früh und abends je 1 Tasse getrunken, wird mit Erfolg bei Fettsucht eingesetzt.

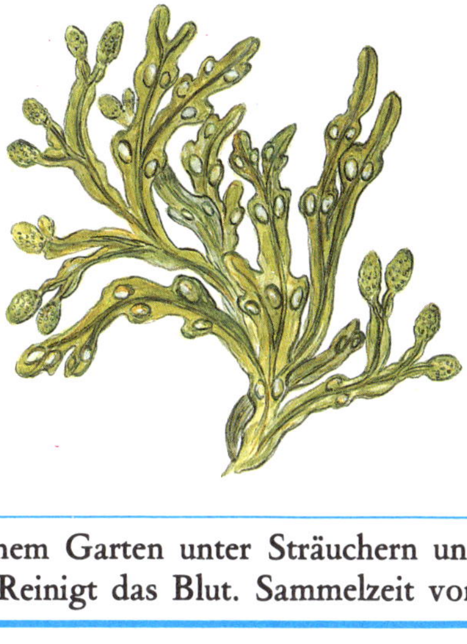

Blasentang

Laß den Erdrauch in deinem Garten unter Sträuchern und in Beeten wuchern! Tut deiner Galle gut. Reinigt das Blut. Sammelzeit von April bis August.

BIENENKÖRBE SIND DES LANDES SEGEN

Die Mystik ist die höchste Stufe des Gebetes. Der Mensch sucht darin durch Hingabe und Versenkung zur persönlichen Vereinigung mit Gott zu gelangen. Sie ist das Verschmelzen des Liebeswillens zwischen Liebendem und Geliebtem zu einem einzigen Quell übernatürlich fruchtbarer Liebe. – Der deutsche Mystiker Hermann-Josef von Steinfeld, Gedenktag am 21. Mai, kann Meister und Führer zur Gottesfindung und -vereinigung sein.

Die pyramidenähnlichen, prächtigen weiß- oder rotfarbigen Blütenkerzen der *Roßkastanien* werden Ende Mai bis Anfang Juni bei Sonnenschein gesammelt. Die Einzelblüten von den Rispen abzupfen, im Halbschatten unter Zugluft trocknen. 2 Teelöffel für ¼ l kochendes Wasser, im Aufguß, täglich 2 Tassen trinken. Ergibt eine großartige Hilfe bei kranken Venen, kräftigt sie, beschleunigt die Blutströmung, beseitigt so Blutstauungen.

Roßkastanienblüten-Tinktur: 150 g frische, womöglich rote Blüten mit 1 l 98%igem Alkohol übergießen, 2 Wochen in einem gut geschlossenen Glasgefäß in das sonnige Fenster stellen, täglich schütteln. Dann abseihen, den Rückstand mit ½ l abgekochtem und ausgekühltem Wasser übergießen, 3 Stunden stehen lassen, filtrieren und der ersten Flüssigkeit beifügen. Das ergibt eine 50%ige Tinktur, die noch 14 Tage ins Fenster gestellt, danach 3 Monate dunkel und kühl gelagert wird. Sie dient als Einreibemittel bei Rheumatismus, Gicht, Krampfadern und Hämorrhoiden. Zusätzlich 3mal täglich 10 bis 12 Tropfen einnehmen.

Schmerzende Amputationsstümpfe behandelt man abends mit *Beinwellsalbe,* indem man dieselbe auf ein Leinenfleckchen streicht und über Nacht auflegt, morgens mit verdünnter Arnikatinktur abwäscht.

Der *Löwenzahn,* ob Rohkost, Tee, Saft oder Gemüse, hilft Magen, Darm, Gallenblase, Leber, Milz und Bauchspeicheldrüse.

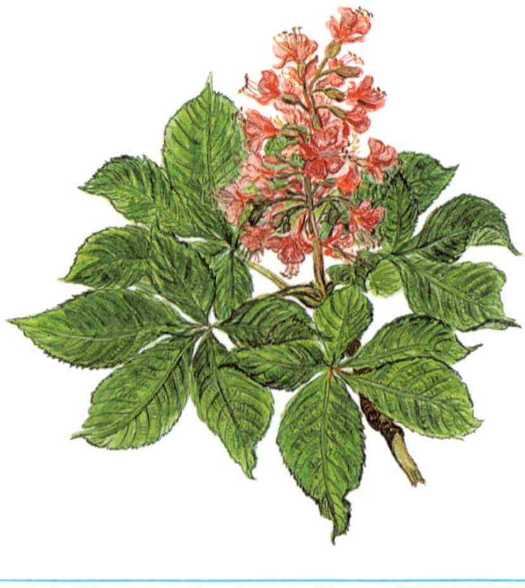

Roßkastanie

Veredelte Fliederbüsche und Fliederbäume treiben gerne unerwünschte Wurzeltriebe. Abgemähtes Gras, im näheren Umkreis ausgelegt, verhindert dies.

BAU IM HIMMEL ZUR ZEIT AUF ERDEN!

„Uniformieren“ ist der Trend unserer Zeit. Weg mit allem „Ureigenen“, „Persönlichen“, „Individuellen“. Wir haben kaum mehr ein Verständnis für eine „mühsame“ Arbeitsleistung. Oder daß wir gar von einer „wertvollen“ Arbeitsleistung sprechen würden. So ist es nicht verwunderlich, wenn das Wort „Beruf“ nicht mehr hoch im Kurs steht. – Wie sieht es bei mir aus? Bedeutet mein „Be-ruf“ „Ruf Gottes an mich“? Oder habe ich nur einen „Job“? Eine „Gelegenheits-Arbeit“, eine „An-Stellung“?

Bei längerer körperlicher Arbeit werden die Muskel mit Milchsäure überladen. Dies erzeugt eine angenehme Müdigkeit. Deswegen ist *körperliche Arbeit* der beste Ausgleich zur G ... Schlafvorbereitung! Nicht umsonst heißt es: „Nach getaner Arbei

Al ... Hämorrhoiden: als Einreibungen
und ... s-Salbe, lauwarmes kaltgepreßtes
Oliv ... oder Ausspülen mit Schafgarben-
oder ... kochung mit Eichenrinde. – Zum
Löse ... altauszug, einnehmen. Bei Stauun-
gen ... nsaft. – Zur allgemeinen Blutreini-
gung ... wenzahnblätter-Tee.

B ... ng; im heißen Aufguß: Huflattich-
blätt ... endes Acker-Stiefmütterchen-Kraut
und ... heiß aufgegossen: Leinsamen. –
3 St ... nkraut.

E ... thischen Essenz *Schwefeljod,* „Sulfur
joda ... eit hindurch verabreichen. Vom Arzt
abe

I ... rdauung legen. *Rohes Sauerkraut* und
Fruchtsäfte dürfen keinen Tag ...

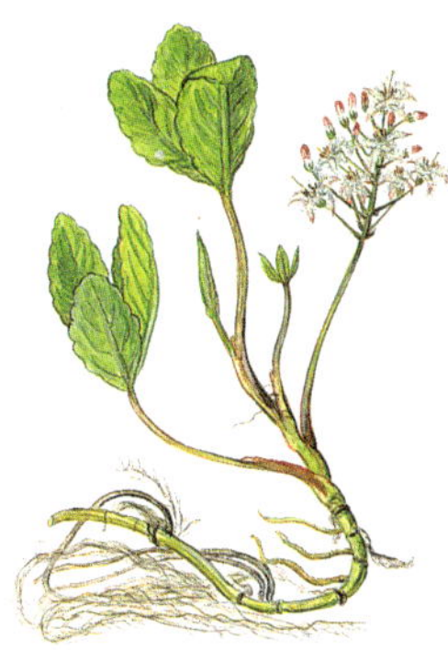

Bitterklee

Kompostieren im Garten macht sehr viel Spaß. Läßt alle biologischen Abfälle dem Garten zurückgeben. Er soll auch wieder das Seine haben.

23. Mai

ICH ESSE, WÄHREND ANDERE HUNGERN

Humorlose Menschen sind traurige Egoisten. Ohne Verständnis für andere, ohne Liebe. Können sich nur in eine einzige Lage hineindenken, in die eigene. Finden bloß einen Menschen wichtig, sich selber. – Ein wenig Abstand nehmen. Einen Schritt zurücktreten. Über sich selber lächeln.

Hetzerei, Rastlosigkeit, Oberflächlichkeit und ungezügelter Ehrgeiz führen fast unfehlbar zu Herzbeschwerden. Ändert man sich nicht grundlegend, dann kommt es zu deutlich spürbaren Herzschmerzen, verursacht durch das starke Zusammenziehen der Herzmuskulatur. Erregungszustände, Herzklopfen und Angstgefühle sind die Folge. Medikamente alleine schaffen es hier nicht. *Selbstbesinnung* kann in diesem Falle gesundheitsfördernd sein. Sie führt dazu, Ursachen aus dem Weg zu räumen!

Bei nervösbedingten Herzbeschwerden und bei Herzklopfen wirkt *Herzgespann* regulierend und schmerzlindernd ein. In akuten Fällen nimmt man viertelstündlich 5 Tropfen der homöopathischen Essenz „Leonurus cardiaca D1", aber nicht öfter als 5mal hintereinander. Das sind sogenannte Notstandstropfen bei Herzschmerzen!

Herzstärkender Mischtee: Herzgespann 60 g, Weißdornblüten-Blätter-Gemisch 40 g, Weinraute 20 g, Hirtentäschel 15 g und Schafgarbe 15 g im heißen Augfuß zubereiten. 3 Wochen lang 3mal täglich 1 Tasse vor den Mahlzeiten trinken. – Dies wäre auch der „Typentrank" für den Sanguiniker, der häufig an Kopfschmerzen leidet und dessen Blutdruck sich sehr unregelmäßig zeigt.

Bei Atemnot und Verschleimung der Atemwege: 2 Teelöffel *Herzgespann* werden mit ¼ l kochendem Wasser übergossen und zugedeckt 15 Minuten ziehen gelassen, abseihen und schluckweise nach den Mahlzeiten einnehmen.

Knoblauch regelmäßig genießen, das braucht vor allem der Phlegmatiker. Tut aber jedermann gut.

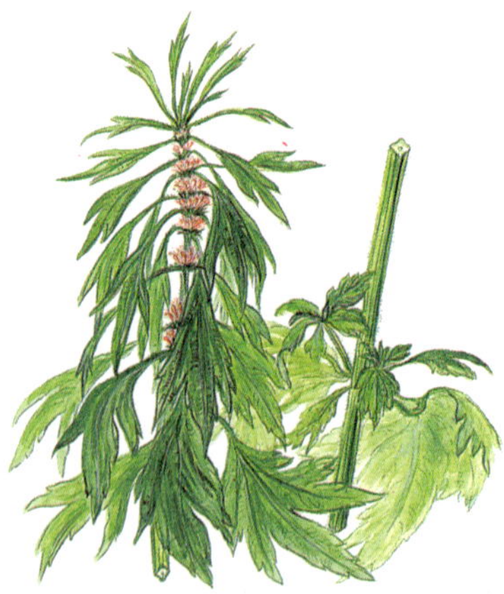

Herzgespann

Kreuzblütler werden gerne von Erdflöhen befallen, vor allem im Jugendstadium. Je lockerer die Erde, desto weniger Flöhe. Sie lieben festen Boden.

24. Mai

GÜTE IST STÄRKE, NICHT SCHWÄCHE

Sturm und Feuer sind zwei Begriffe, die eine radikale Veränderung hinterlassen können. – Am Pfingstfeste geht es nicht um eine katastrophale Verwüstung. Es handelt sich im Gegenteil um den Geist Gottes, der alles Sein erfüllt und durchdringt. Der Leben spendet, standhaft und fest macht. Der die Weisheit des Lebens schenkt und Rat zur rechten Zeit verleiht. Das Wehen des göttlichen Geistes reinigt und belebt. Seinem Rauschen will ich angelweit das Tor meines Herzens und meines Geistes auftun.

Unter Frühlingskur verstehe ich keine Gewaltkur. Ich lasse auf meinen Körper alle erreichbaren Frühlingskräuter einwirken. In Teeform, durch Aufguß. In Salatform. Feingeschnitten als Suppenbeigabe, als Beimischung zu Topfenkäse und Eierspeise. Die wichtigsten *Frühlingskur-Kräuter* sind: weit voran Brennesselblätter, weiters Schafgarbenblätter, Schlüsselblumenblätter, Veilchenblätter und -blüten, Gänseblümchenkraut und -blüten, Gundelrebe, Ehrenpreis und nicht zu vergessen Löwenzahnblätter. – Das allein aber wäre nur eine halbe Frühlingskur, wenn die tägliche Bewegung im Freien und eine gesunde Atmung fehlten.

10 g frische oder getrocknete, feingeschnittene *Huflattichblätter* in ⅛ l Weißwein kochen, abseihen. Daraus eine gut saugende Auflage mit reichlich Gaze und Watte bereiten und als Umschlag auf Furunkeln, Wunden und Geschwüren verwenden: zeitigt großartige Heilerfolge. – Nicht übersehen: Ausgetretener Eiter ist zu entfernen und die Öffnung mit Wundalkohol zu reinigen.

Beim Schlafen soll der Kopf nie unter die Decke gesteckt werden. Man atmet so seine ganze eigene Ausdünstung wieder ein. Und das ist schädlich. – Um den Kopf warm zu halten, haben sich immer noch *Schlafhaube, Schlafmütze* oder das *Kopftuch* bewährt.

In den Lippen sitzt der Genuß, in der Leber aber der Verdruß, wenn wir nicht rechtzeitig auf ihre Sprache gehört haben.

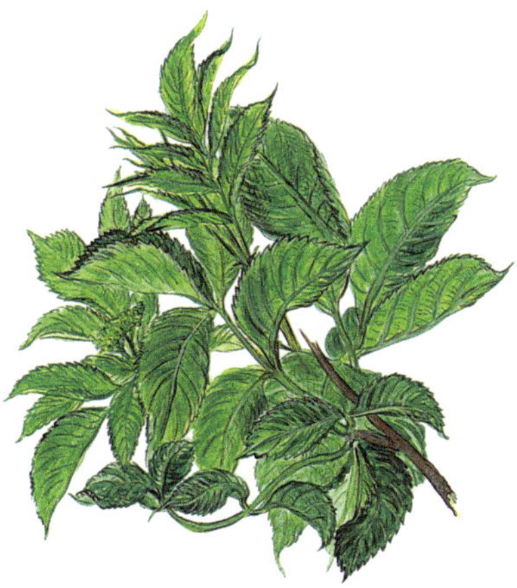

Schwarzer Holunder

Holunderblätter, in Wasser angesetzt, werden bald zur Jauche. In die Erdlöcher der Wühlmäuse gegossen, vertreibt sie die lästigen Gesellen.

ECHTER MUT KOMMT NUR VON OBEN

Gesetzt den Fall, ich könnte nicht denken. Was würde ich nicht alles geben, um denken zu können! – Total widersprüchlich, diese Überlegung, weil sie voraussetzt, daß ich verstehe, was „Denken-Können" für ein hohes Gut ist. – Denken, ein Erlebnis des Geistes, einzig und allein dem Menschengeschlecht eigen! Ich kann denken. Es lohnt sich, darüber einmal nachzudenken. Und dafür zu danken.

Bluter oder Hämophile sind Menschen, bei denen auftretende Blutungen nur schwer gestillt werden können. Solchen Menschen fehlt das Vitamin K_1, Phyllochinon. Jenes Vitamin, das verhindert, daß ich zum „Bluter" werde. Das lichtempfindliche, „antihämorrhagische", gegen Blutungen wirksame Vitamin ist an der Bildung des Blutgerinnungsstoffes Prothrombin beteiligt. Fehlt dieser Stoff, dann führt dies zur Blutungsneigung. Besonders bei Menschen nach Gelbsucht besteht diese Gefahr. – Der Tagesbedarf des Vitamins K_1 liegt bei 2 bis 5 mg und wird dann gedeckt, wenn man öfters *Tomaten, Kartoffeln, Spinat, Kohl, Erdbeeren* und *Leber* ißt.

Je nach Klima und Lage blüht anfangs Juni oder auch schon früher der *Borretsch.* Einige blühende Zweigspitzen des Krautes in eine Flasche gegeben, diese mit Apfelessig angefüllt, gut abgeschlossen und 8 Tage lang ins Fenster gestellt, ergibt Borretsch-Essig, einen wertvollen Würzspender.

Diesen *Borretsch-Essig* kann man aber auch als Hausmittel bei unreiner Haut, bei Kopfschuppen und bei zu hohem Cholesterinspiegel einsetzen, indem man morgens 1 Glas lauwarmem Wasser 2 Eßlöffel davon beimischt und nüchtern trinkt. – Bei Kopfhautschuppen 2mal pro Woche den Kopf mit Borretsch-Essigwasser waschen. Bei unreiner Haut werden außer der innerlichen Behandlung die Stellen damit abgerieben.

Weißzuckergenuß übersäuert das Blut, schadet dem Stoffwechsel, ist ein Kalk- und Vitamin-B-Räuber, fördert Zahnkaries.

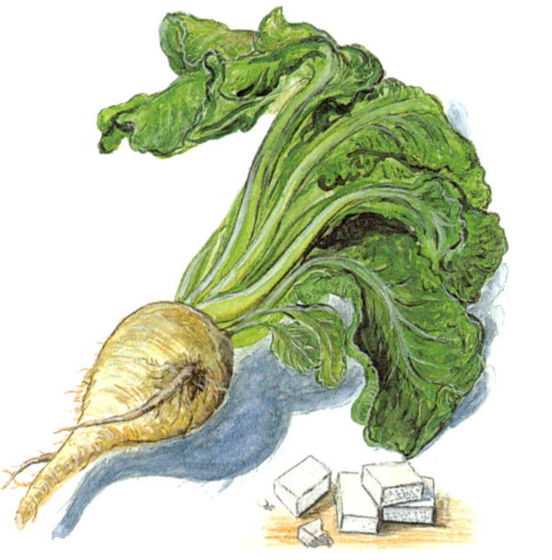

Zuckerrübe

Zwiebeln und Karotten abwechselnd in Reihen nebeneinander pflanzen. Zwiebelgeruch hält die Möhrenfliege, Karottengeruch die Zwiebelfliege fern.

26. Mai

EINSATZFREUDIGE MENSCHEN ERBAUEN

Die Konzentrationsfähigkeit nicht unterschätzen! Sie ist ein wertvoller Faktor in der Selbsterziehung. Ein geistiges Vermögen, das „Konzentrations-Vermögen". Es befähigt, genau zu sein, erfinderisch zu werden, schöpferisch tätig zu sein, neue Ideen zu haben. – Jener Mensch, der dieses geistige Sich-Sammeln kennt, von der Macht des Gebetes weiß, den Einfluß der Stille schätzt, der wird auch die Herrschaft über seine Gedanken innehaben.

Wie wichtig doch *„Gesundheitsdenken"* am Morgen ist. Mit Schwung in den neuen Tag hinein, mich auf den heutigen Tag besinnen. Weil er mir gehört, dieser Tag, ihn „flott" beginnen. – Fenster auf, Luft herein. Füße heben, stampfen, Zehen und Finger betätigen. Hände ausschütteln. Einige Runden laufen, auch wenn es nur im Zimmer ist, oder auf dem Stand. Die Stiegen rauf und runter. – Dieses auf Bewegung und gezielte „Unruhe" hin ausgerichtete, konzentrierte „In-der-Früh-Anfangen" bildet eine „gesundheitsdenkende Grundlage" am Morgen.

Wenig bekannt ist der wohltuende, sehr wirksame *Dillfrüchtetee* bei Blähungen, Magensaftmangel und Verkrampfungen der Bauchorgane. – 1 Teelöffel Samenkörner leicht anstampfen, mit ¼ l kochendem Wasser übergießen, 15 Minuten ziehen lassen, abseihen. Als Tagesdosis 3 Tassen ungesüßt trinken.

Bei Infektionsanfälligkeit 3mal täglich 1 Eßlöffel voll Preßsaft des *Bachehrenpreises,* der Bachbunge, einnehmen. – *Hagebuttenmarmelade* regeneriert den Gesamtorganismus infolge ihrer vielseitigen Vitaminanteile. Ohne Unterbrechung 3 Monate hindurch täglich 2mal je 1 Eßlöffel voll.

3 Eßlöffel *Gerste* in 1 l Wasser weichgesotten, abgeseiht, ist großartig zum Waschen von rauhen und zersprungenen Händen, mit leicht angewärmtem kaltgepreßtem Olivenöl tüchtig nachreiben.

Fingernägel vom rechten Daumen bis zum linken Kleinfinger kurz durchdrücken – das beruhigt und befreit.

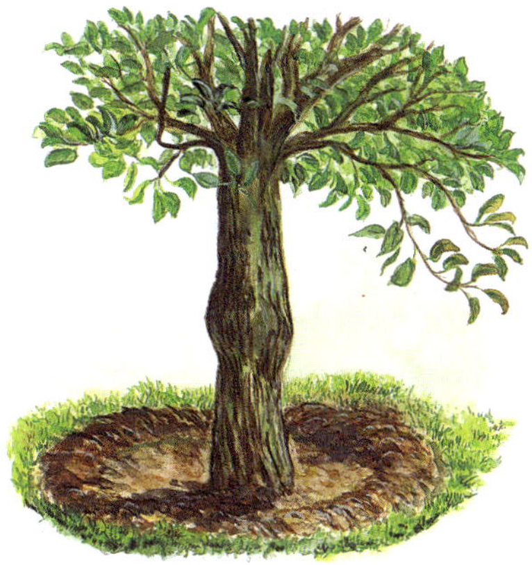

Veredelungsstelle vom Buschbaum

Veredelungsstellen bei Buschbäumen und Spindelbüschen nie mit Erde abdecken! Sonst wird die Wüchsigkeit gefördert, die Fruchtbarkeit aber verzögert.

KLEINER REGEN LÖSCHT GROSSEN STAUB

In diesem unserem irdischen Leben ist alles Wegstrecke. Nicht perfekte Erfüllung oder erreichtes Ziel. Selbst die beglückende Liebe zweier Menschen kann nur ein bescheidener, begrenzter Anfang sein. Der die Richtung anzeigt, dabei aber weit über sich selbst hinausweist. Weil alle menschliche Liebe auf Erden die letzte Erfüllung schuldig bleibt. Die ungetrübte, uneingeschränkte und gänzliche Vereinigung hier auf Erden finden wir nicht, können sie nur anstreben. Die Hoffnung auf die Erfüllung im Unendlichen bleibt jedoch offen.

Rote-Johannisbeer-Früchte – als frisches Obst gegessen, zu Marmelade verarbeitet, sterilisierten Saft zubereitet – sind reichliche Spender von Vitamin C und beachtlicher Mengen von Hexosen. Das ist ein Sammelname für einfache Zuckerarten, die sich für den Körper als sehr günstig erweisen. Hingegen haben Rote-Johannisbeer-Früchte keinen Rohrzuckergehalt, was natürlich für unsere Gesundheit keinen Nachteil bringt. – Organische Säuren, Apfelsäure und große Mengen an Zitronensäure sind wertvolle Hilfen gegen die Überfettung des Organismus. Pektin fördert die Verdauung, hält die Magenschleimhäute gesund. Invertin tut den Drüsen wohl. Methylsalicylat und roter Farbstoff kommen der Blutbildung zugute. Dank unseren Roten-Johannisbeer-Sträuchern! Und eine Bitte . . . an wen?

Alle Arten Hautkrankheiten heilen rascher aus, wenn man die befallenen Stellen einige Male während des Tages mit *Schwarzer-Holunderblüten-Essig-Honig*-Verdünnung einreibt. – 2 Eßlöffel voll des Essigs und 1 Teelöffel Honig für 1/8 l lauwarmes Wasser.

Rhabarberstengel, ab dem Frühjahr und den ganzen Sommer über ohne Blätter als wohlschmeckendes Kompott zubereitet, sind eine sehr wirksame Hilfe zur flotten und starken Darmentleerung.

Bärlauch reinigt Magen, Gedärme und Blut, senkt den Blutdruck.

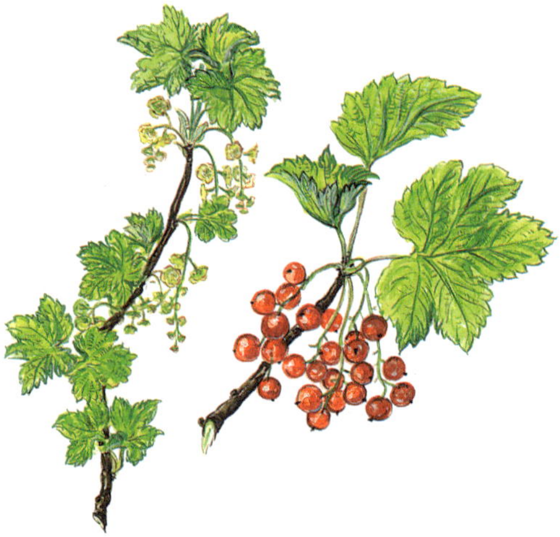

Rote Johannisbeere

Bohnenstangen sollen zwar stark, aber von geringem Durchmesser sein. Damit die Ranken gezwungen werden, viele Windungen zu machen. Sind so ertragreicher.

28. Mai

LASS DEINEN WEG FÜR ANDERE OFFEN!

Die Erde ist schön. Ich liebe sie. Mit allem, was sie an sich hat, hervorbringt, mir immer wieder aufs neue schenkt. Ich lebe so gerne auf dieser meiner Erde, die mir der Schöpfer gab. – Wenn ich so denke, bin ich keinesfalls ein Egoist. Weil du genauso denken kannst. Und dabei auch recht behältst. Weil Gott sich jedem ganz schenkt, sich dabei keinem verweigert. Das ist es eben, dieses Einzelne und Allgemeine zugleich. In Gott. Für alle Seine Geschöpfe dazusein, das ist göttlich. Nur Gott kann es. – Meine Erde eine Stiege. Zum Himmel.

Varikozele oder Krampfaderbruch, eine krampfartige Umbildung, krankhafte Erweiterungen und Schlängelungen der Venen des Samenstranges im Hodensack des Mannes. Sehr schmerzhaft. Oft die Folge sitzender Beschäftigungen, die zu Stauungen im Unterleib führen. – Was dagegen tun? *Roßkastanienblüten* gesammelt, frisch oder getrocknet, im heißen Aufguß als Tee zubereitet, täglich 3 Tassen getrunken, helfen bei diesem Leiden. Ferner täglich abends mit Johanniskrautöl und morgens mit Arnikatinktur einreiben. – Viel Salat aus grünen Bohnen, Fisolen essen. – Zur Abwechslung bei der Teeanwendung folgende Einzelkräuter: blühendes Kraut von Schafgarbe, Vogelknöterich, Goldrute und Lindenblüten.

Dort, wo die weißen Blutkörperchen zuwenig aktiv sind und der Körper nicht genügend Abwehrkräfte gegen Infektionskrankheiten besitzt, fehlt Kieselsäure, die niemand in so reichlichem Ausmaß vermitteln kann wie die frisch austreibenden Halme des *Zinnkrautes.* 2 Teelöffel voll 3 Stunden mit ¼ l kaltem Wasser ansetzen, dann aufkochen, kurz ziehen lassen, abseihen. Kurmäßig 3 Wochen lang täglich 3 Tassen einnehmen.

Schwangere Frauen sollen vor allem in den letzten 2 Monaten vor der Niederkunft mäßig essen. Überernährung während der Schwangerschaft kann beim geborenen Baby später in Appetitlosigkeit umschlagen.

1 Teelöffel voll *Zwetschkenbaum-Harz* in 1 l warmem Wein auflösen, in verschlossener Flasche lagern. 2mal täglich 1 Stamperl getrunken, löst diese Mischung Steine auf!

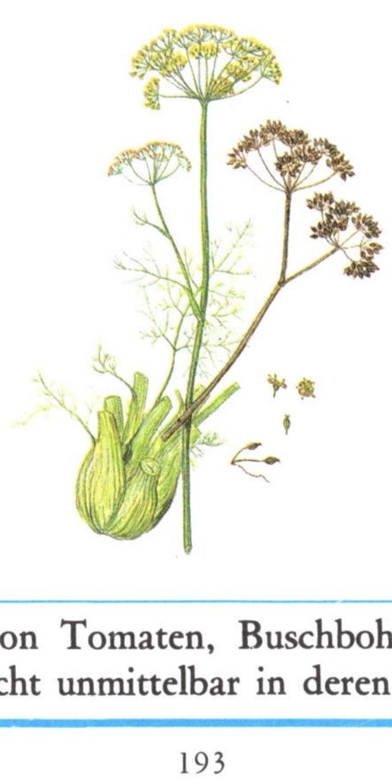

Fenchel

Fenchel wirkt in der Nähe von Tomaten, Buschbohnen und Kümmel wachstumshemmend. Soll deshalb nicht unmittelbar in deren Umgebung gesät werden.

29. Mai

FRÖHLICHE GESICHTER BEGLÜCKEN

Sterben möcht' ich nicht. – Nichts widerspricht mir so sehr, finde ich so furchtbar sinnlos wie das Sterben als absolutes Ende. Ich kann mich nicht damit abfinden, daß ich aufhören würde zu sein. Alles in mir wehrt sich dagegen. Alles in mir möchte nicht „Nicht-Sein". Mit allen meinen Fasern hänge ich am Leben. Deshalb finde ich die Stelle erlösend und ermutigend, wo es bei Matthäus 22,32b heißt: „ER ist doch nicht der Gott der Toten, sondern der Gott der Lebenden."

Nach dem Verblühen der Zwetschkenbäume die *Zwetschkenbaum-Blätter* sammeln. 100 g frischgepflückte Blätter in 1 l Weißwein kurz aufkochen, ½ Stunde ziehen lassen, abseihen, 3 volle Eßlöffel echten Bienenhonig beimischen und in verkorkter Flasche dunkel und kühl lagern. – Leicht angewärmt früh und abends je ein Schnapsgläschen voll davon getrunken, gilt in der Volksheilkunde als Heiltrank bei Halsschmerzen und geschwollenen Mandeln! – Weiters wird zur Stärkung des Zahnfleisches empfohlen, täglich damit den Mund zu spülen.

Waldmeister entfaltet seine größte Heilwirkung Ende Mai, kurz vor der Blüte. Wird zuerst im Schatten getrocknet, denn nur durch die Trocknung entwickelt sich der typische Waldmeistergeruch, hervorgerufen durch den Inhaltsstoff Cumarin. Dieser bewirkt die Klärung des Harns und die Tötung der Keime. Waldmeistertee – im Heißaufguß, 2 Teelöffel für ¼ l Wasser, nicht mehr als 2 Tassen pro Tag eingenommen – reguliert unregelmäßige Herztätigkeit, beseitigt Schlaflosigkeit.

Einige Tropfen *ätherisches Wacholderöl* in lauwarmes Wasser gegeben, gut durchgeschüttelt und über Nacht Zahnprothesen hineingelegt, verleiht den ganzen Tag über einen guten Mundgeruch.

Waldmeistertee wirkt hervorragend bei Leberstauungen, Gelbsucht und Schmerzen in der Gallenblase.

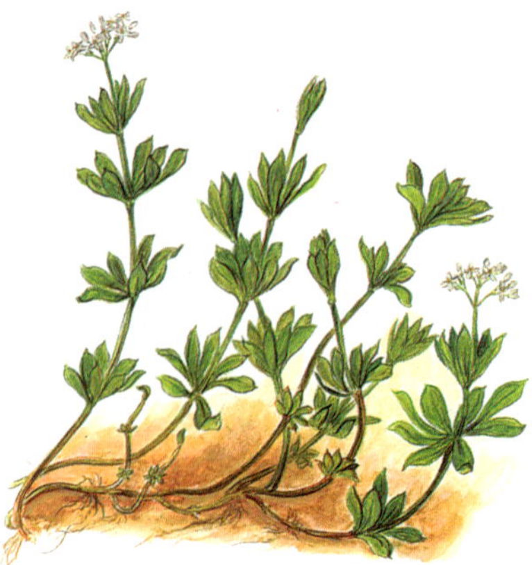

Waldmeister

Um Gemüsepflanzen vor Erdflöhen zu schützen, deckt man sie mit Holunderblättern leicht ab oder stäubt auf die taufrischen Blätter Roggenmehl.

DIE SORGEN VON DER SEELE REDEN

An das Gute im Menschen glauben. Im anderen eben den anderen sehen, der „anders" ist, als ich es bin. Ihn ernst nehmen, akzeptieren. Mit seinen ihm eigenen Charakterzügen, seiner ganzen Vielschichtigkeit. Den Mut dazu haben, das Gute, die Fähigkeiten in ihm zu bejahen, auch wenn sie mir selber fehlen. Und gerade deswegen. – Aufräumen mit der eingewurzelten Meinung, daß andere schlechter wären als ich selbst. Das ist Kampf dem Egoismus, tatkräftige Liebe und lebendige Hoffnung in einem.

Der *Odermennig,* das „Heil aller Schäden", gedeiht gern entlang von Holzzäunen, Waldrändern, sonnigen Rainen und Böschungen. Gesammelt werden die Blätter oder die ganze Pflanze vor der Blüte, ohne Wurzel, in den Monaten Mai bis August. Getrocknet, für Tee zerkleinert oder zu feinem Pulver zerstoßen. – Gerbstoff, Bitterstoff, ätherisches Öl und eine beachtliche Menge an Kieselsäure bestimmen Heilkraft und Anwendung: bei Leberleiden, nervöser Erregbarkeit, chronischem Gallenblasenleiden, Störungen der Saftabsonderung im Verdauungskanal.

Odermennigtee: 2 Teelöffel des Krautes mit ¼ l kochendem Wasser überbrühen, 15 Minuten ziehen lassen, abseihen, 3mal täglich 1 Tasse trinken. Der gleiche Tee kann auch bei schlecht heilenden Wunden und juckenden Hautausschlägen als Badewasser verwendet werden.

Vom *Wald-Sauerklee* oder Hasenklee einzelne frische Blätter kauen oder sie Salaten beigeben: bei Sodbrennen, Stoffwechsel-, Verdauungs-, Leber- und Gallenstörungen, zur Stärkung des Körpers und gleichzeitig als Vorbeugung gegen Steinbildung.

Kiefernsprossen jetzt sammeln. Zur Teebereitung im Aufguß frisch oder getrocknet verwenden. Wirken blutreinigend, anregend, stärkend und nervenberuhigend.

Mai/Juni hat *Petersilienkraut* als Gewürz die wertvollsten Inhaltsstoffe. Zu dieser Zeit fleißig, aber mäßig gebrauchen.

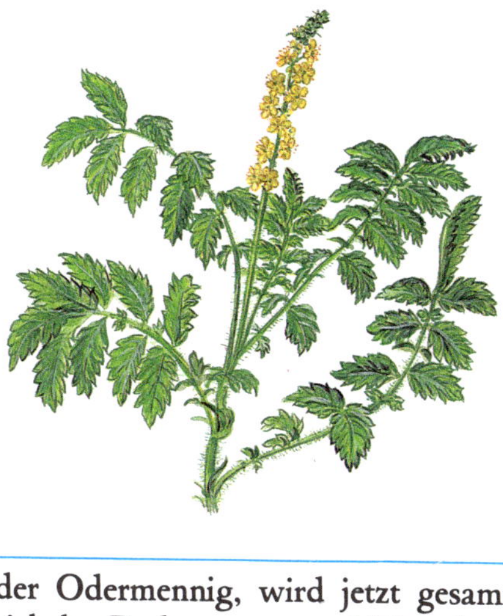

Odermennig

Das „Heil aller Schäden", der Odermennig, wird jetzt gesammelt. Noch bevor die üppig entwickelte Bodenrosette zu blühen beginnt.

JEDER TAG FORDERT ZUM WAGNIS AUF

Wir begegnen Gott im praktischen täglichen Leben. Diese Begegnung hat viele Formen. Eine davon ist das Essen. Setze ich mich zu Tische, dann vollziehe ich keinen „tierischen Akt". Mit jedem Bissen berühre ich Gottes Allmacht und Wirken. Meine Nahrungsmittel wachsen durch SEINE Kraft. SEINE Kinder, meine Schwestern und Brüder, haben sie geerntet, verarbeitet, veredelt, zubereitet. – Durch das Essen erhalte ich mein Leben. Bin imstande zu schaffen, zu beten, den Brüdern zu helfen. Und über alles kann ich mich freuen und meinem Ziel entgegengehen.

Quendeltee und seine Anwendung: *Feldthymian,* auch Sandthymian genannt, wächst von Tieflagen bis in die Almregionen hinauf, enthält reichlich ätherisches Öl und den stark desinfizierenden Thymiankampfer Thymol, daher schleimlösend, schleimabführend und gleichzeitig keimtötend. Weiters enthält die Pflanze Carvacrol, ein Saponin, Glykosid, Gerbstoffe und beachtliche Mengen Mangan. – Ihr Wirkungsbereich: Verschleimung der Atmungsorgane, Husten, Bronchialkatarrh, Keuchhusten, als magen- und nervenstärkendes Tonikum bei Magenkrampf und Schlaflosigkeit Erwachsener, aber ganz besonders bei Kindern. Hier ist es ratsam, mit Honig zu süßen. – Zubereitung im Aufguß, 2 Teelöffel für ¼ l Wasser, täglich 2 bis 3 Tassen warm, langsam und schluckweise trinken. Am wirksamsten in dreiwöchiger Kur.

150 g *Quendelblütenspitzen* von Mai bis September gesammelt, zerkleinert, in 1 l 75%igem Ansatzalkohol 14 Tage lang in die Sonne gestellt, täglich geschüttelt, dann abgeseiht, mit ½ l destilliertem Wasser verdünnt, ergibt ein vorzügliches Einreibemittel für Stirn, Hinterkopf und Wirbelsäule, stärkt Gedächtnis und Denkkraft.

Bad zur allgemeinen Belebung und zur Stärkung der Glieder, sehr vorteilhaft für Sportler: Quendelkraut, Ringelblumenblüten, Schafgarbenkraut und Wacholderbeeren zu gleichen Teilen mischen. – 5 Teelöffel mit 1 l heißem Wasser übergießen, aufwallen lassen, abseihen, dem Badewasser beifügen.

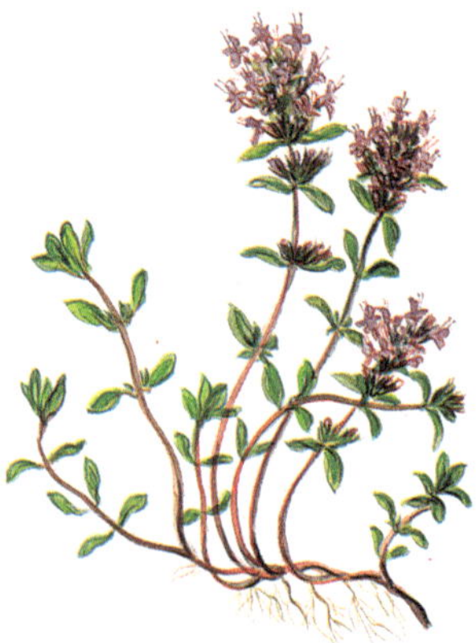

Quendel

Gesammelte Erfahrungen: Eine Buschbohnenreihe zwischen Tomatenreihen nährt den Boden. Petersilie als Randgewächs verbessert das Aroma der Tomate.

Des Jahres
Höh'
bringt
die Entfaltung

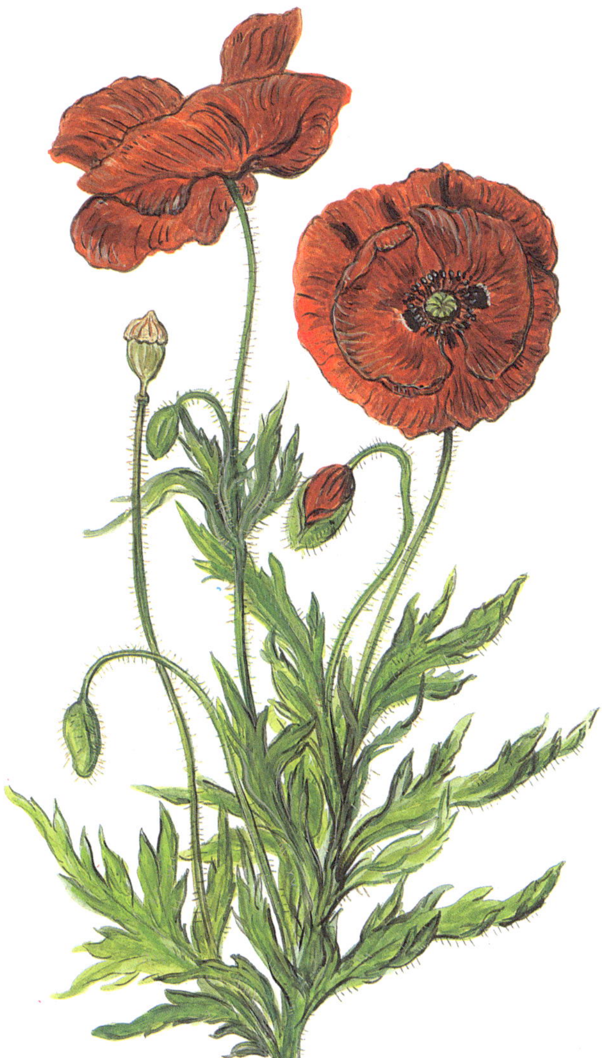

Klatschmohn

Himmelstürmer.
Das sollst du sein.
Im Rosenmonat Juni.
Zur Zeit des Blühens, des Duftens.
Halt an. Verweile. Blick empor.

Schau auf zum Himmel. Dann ist es nur mehr ein kurzes Stück des Weges. Vom Himmel zu Gott, von dort zu dir. Und eine einmalige Leiter wird dir gegeben, auf der du auf- und absteigen kannst.

Genießt gute Aussicht dabei.
Siehst die Sonne am Tag.
Die Sterne zur Zeit der Nacht.

Und Wolken aufgetürmt in vielfältiger Form. Sie ziehen oben vorüber in ihrer Pracht.

Dann erkennst du IHN, die Leuchte am Tag, das Hell in der Nacht.

Machtvoll weist ER dich hin und überwältigend zugleich: Daß ER es ist, der SEIENDE, der nie vergeht. In dem alles ist. Nur in IHM allein. Absolut.

„Blicke auf zum Himmel und zähle die Sterne . . .!"

Klar und leuchtend. Ruhig und bewegt zugleich. Stillschweigend und jubelnd. So siehst du den Himmel. Im Juni.

Wenn scharfer Schneide Rauschen verhallt in zufriedenem Summen vollbrachter Arbeit. Die Halme fallen, der Lebenssaft schwindet, aufgesogen von der Sonne begierigem Strahl. Und, weggetragen, in leiser Schwermut der Duft noch einmal sich wendet hin zur Mutter Erde, bedeckt wie lockerer, netzartiger Tüll die entblößte, geschorene Wiese. Zurück bleibt ein aromatischer Hauch.

Des Hähers schallend Gelächter.

Es ertönt vom Waldrand herüber. Auf seinem Standbaum, einer alten verkrüppelten Föhre, deren Wipfel zerklüftet, gespalten vom Blitz wie ein gebrochener Arm herabhängt, sitzt er, der Späher. Bunter Vertreter der Rabenvögel. Und Hüter des Waldes.

Ich geh' über die Felder, die eingehüllt in des Klatschmohns Scharlachrot leuchten.

Rundum schwillt die Flut des Lebens unbändig an.

Hätte dabei fast den Andorn übersehen, „Helfkraut" und „Weißleuchtkraut", seiner Wirkung und Farbe wegen so benannt. Der gern an Feldrändern steht, bescheiden duftet.

Ich ziehe weiter. Hin zur feuchten Wiese, die beinah zum Moor wird. Da blendet mich im strahlenden Licht der Sonne das güldne Geflunkel des „Bergwohlverleih", der Arnika mit ihren Körbchenblüten. Möchte fast sich aufdrängen, im Lebenskampf erworbene Stöße und Anstöße zu heilen.

Am Rande der Wiese, wo der Boden trocken und spröde, da prangen wie blaßblaue Sterne am Tage die kurzlebigen Blüten des „Heils aller Schäden" in Massen. Als Ehrenpreis nicht minder beliebt.

Da heb' ich den Fuß, um sie nicht zu zertreten, die „Juniträne", „Verbene", das Eisenkraut. Es möchte helfen, ein gesundes, frohes Leben zu erreichen.

Wieder bin ich beim Klatschmohn angelangt. Bei der Kornrose. Zart zerknittert, wie feinstes Seidenpapier, ihre vier Blütenblätter. Eine herrliche Pracht.

Knie mich nieder. Verspüre die Nähe des Feuermohns. Neige mich zu ihm hin, der jetzt, so scheint es, noch feuriger erglüht unter meinem Blick.

Dann bin ich ganz Ohr und lausche.

Höre ihn deutlich, den Minnesänger in Farbe.

Den Tambour meines Herzens.

IM WALDE REGNET'S IMMER ZWEIMAL

Es war ein wunderbarer Tag, an dem ich versuchte, einen Menschen liebzugewinnen, der mir zuvor nicht nahestand. Nicht „sympathisch“ war, den ich „an der Seite liegen ließ“. „Links überholte“. Wie konnte dies nur geschehen? Ist er doch mein Nächster. – Das passierte vor allem darum, weil ich mich zuwenig um ihn „kümmerte“. Eigenartig, dieser Ausdruck: „Mir um einen anderen Menschen Kummer machen“, mich um ihn sorgen. Dann erst lerne ich diesen Menschen kennen und schätzen. Nachdem ich ihn liebgewonnen habe.

Nur wenige wissen es, daß am *Quittenbaum* sogar das Laub heilsam ist. Quittenlaub wird von Ende Mai bis in den September hinein gesammelt. 150 g davon frisch oder getrocknet und zerkleinert in ein Gefäß mit 3 l kochendem Wasser geben und auf eine Elektroplatte stellen, diese unter einen Stuhl schieben, dem der Boden entfernt worden ist. Bei Mastdarm- oder Gebärmuttervorfall täglich 10 Minuten lang ein solches Dampfbad genommen, gilt in der Volksheilkunde als altes, erprobtes Hausmittel.

An schattigen Plätzen entlang von Mauern steht der *Holunder* jetzt in Vollblüte. Die Blüten sammeln und trocknen, sind als Tee sehr wertvoll, regen die Schweißdrüsen an und entgiften den Körper. Holunderblütentee im heißen Aufguß zubereiten, 2 Teelöffel für ¼ l kochendes Wasser. – Die schweißtreibende Wirkung wird noch verstärkt, wenn man vorher ein 20 Minuten langes heißes Fußbad mit Zusatz von Holunderblütentee nimmt.

Himbeerblüten gesammelt, Blütenblätter abgezupft, zerrieben, mit soviel echtem Bienenhonig abgemischt, daß eine einheitliche Masse entsteht, gut verschlossen, dunkel und kühl gelagert, ergeben eine wertvolle Hilfe gegen Augenentzündungen. Bei der Anwendung auf den Augenlidern und in den Augenwinkeln diesen Honig in einigen Tropfen warmem Wasser auflösen und so verdünnt gebrauchen, ist gleichzeitig augenreinigend und -stärkend. 15 bis 20 Minuten einwirken lassen, dann lauwarm abwaschen.

Hirtentäschelkraut, der billigste blutdrucksenkende Tee, ist leider zuwenig bekannt.

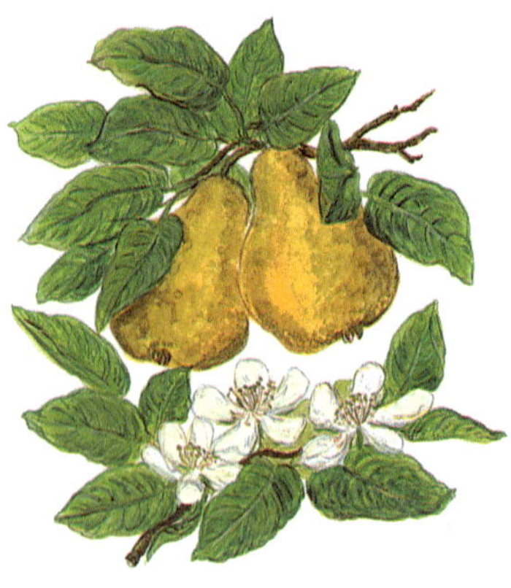

Quitte

Regelmäßige Dunggüsse mit Humuswasser sorgen für gutes Gedeihen aller Pflanzen im Garten! 1 Schaufel feinen Kompost in 1 Eimer Wasser verrühren.

ALLES STAUNEN SCHON VERLERNT?

„Wer geradeaus seinen Weg geht, fürchtet den Herrn, wer krumme Wege geht, verachtet ihn." (Spr 14,2) „Durch Liebe und Treue wird Schuld gesühnt, durch Gottesfurcht weicht man dem Bösen aus." (Spr 16,6) – Eigentlich ist dem nichts mehr hinzuzufügen. Ein wenig darüber nachdenken. Steckt doch dahinter, rein menschlich gesehen, ein tiefer pädagogischer Sinn: Der „Liebende" hat Angst, dem „Geliebten" weh zu tun. Und „Gott tut man weh", wenn man das Böse vorzieht. Deswegen: Gott ist der Inbegriff alles Guten, und weil ich IHN liebe, meide ich, hasse ich das Unrecht.

Die *Eiche,* das Sinnbild des Mächtigen, Starken und Heiligen. „Stark für stark, fest für fest." Ein Grundsatz aus der Signaturlehre der Natur- und Volksheilkunde des Mittelalters. – Die Eichenrinde ist schon seit alters die „Schutzfrau der Haut". Die robuste Eiche für die wertvolle Hülle des Körpers! Daraus erklärt sich auch, daß schon die Nähe der Eiche auf unsere Haut einen günstigen Einfluß ausübt. Spaziergänge durch den Eichenwald haben therapeutischen Wert. – Nicht nur Menschen, sondern auch Pflanzen besitzen eine Ausstrahlungskraft.

Anwendung des *Eichenrinden-Absudes:* Er wird wegen der zusammenziehenden Wirkung geschätzt, bei allen Hauterkrankungen, wo vorerst einmal eine gewisse Straffheit notwendig ist. Hier kann seine Benützung allein schon zur Heilung führen, bei anderen, schwereren Formen stellt er eine ideale Therapie-Ergänzung dar.

Gute Erfolge mit Eichenrinden-Absud-Behandlung bei Unterschenkelgeschwüren, Hämorrhoiden, Afterschrunden und bei zu starker Schweißabsonderung.

Hautunreinheiten werden leicht beseitigt: *Lupinen* oder Wolfsbohnen rösten, durch die Kaffeemühle treiben, 1 Eßlöffel Pulver mit etwas Olivenöl zu Brei mischen, im Gesicht auftragen, nach 20 Minuten abwaschen.

1 Eßlöffel *Apfelmarmelade* nach der Mahlzeit fördert Verdauung und Stuhlgang, wird durch das Nachtrinken 1 Schale Sauermilch noch verstärkt.

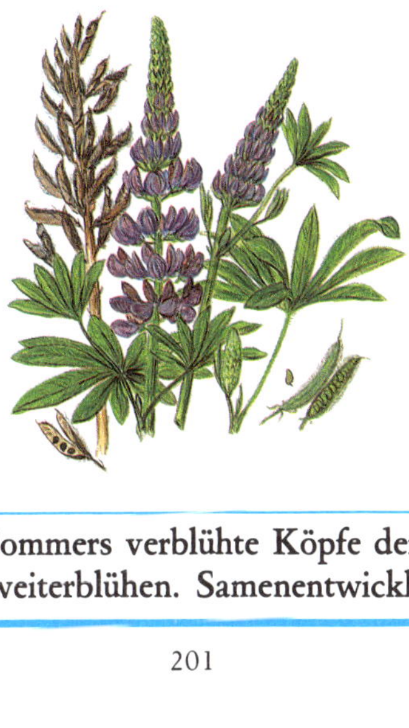

Lupine

Je rascher man während des Sommers verblühte Köpfe der Blumen abschneidet, desto fleißiger werden sie weiterblühen. Samenentwicklung braucht Kraft!

3. Juni

WENDE DEIN DENKEN DEM LICHTE ZU!

Versprechen, welche nicht eingelöst werden. Vieles wird heute versprochen, ohne daß gleichzeitig der feste Wille vorhanden ist, das Versprochene auch zu halten. Wie viele Versprechen werden nicht eingelöst? – Ein treuer Mensch leuchtet wie ein Stern in der Nacht. Auch in einer rasch vergessenden Welt steht der Aufrichtige zu seinem Wort. – Kann man sich auf mich verlassen? Verspreche ich zu leicht und zu viel? Das nämlich wäre Prahlerei. – Daher: wenig versprechen, viel halten!

Auf Feld- und Waldwegen, von den Rädern der schweren Fahrzeuge niedergedrückt, wächst sie noch, die *Wegwarte*. Ein Sinnbild menschlicher Willenskraft, alles Schwere zu ertragen und nicht aufzugeben.

Die *Gundelrebe* regt die Harnausscheidung an. Wuchert an Hecken, im Gartenrasen, unter Obstbäumen, auf Waldwiesen und an Rainen. Gesammelt wird das blühende Kraut von März bis Juni. Hat einen schwachen, würzigen Geruch, schmeckt etwas bitter und zusammenziehend. Die Heilpflanze eignet sich ausgezeichnet bei katarrhalischen Reizungen der ableitenden Harnwege. Tee aus frischem oder getrocknetem Kraut im Aufguß zubereiten, 3 Tassen täglich trinken. – Gundelrebe mundet auch großartig in Frühjahrskräutersuppen, gemischt mit Gänseblümchen, Ehrenpreis, Schafgarben-, Löwenzahn-, Schlüsselblumen- und Veilchenblättern.

Weißdorn-Blüten-Blätter-Tee, im Aufguß hergestellt, täglich davon 1 Tasse früh oder abends getrunken, stärkt den Kreislauf, unterstützt die Herztätigkeit, die besonders in der warmen Jahreszeit in Mitleidenschaft gezogen wird.

Jetzt sind die *Salbeiblätter* am wertvollsten. Täglich ein frisches Blatt kauen bringt viele Vorteile, vor allem aber behebt es Nervenschwäche, regt die Lebertätigkeit an, festigt Magen und Darm.

1 Handvoll getrockneter *Himbeerblätter* im heißen Fußbadewasser kräftigt nach Anstrengungen.

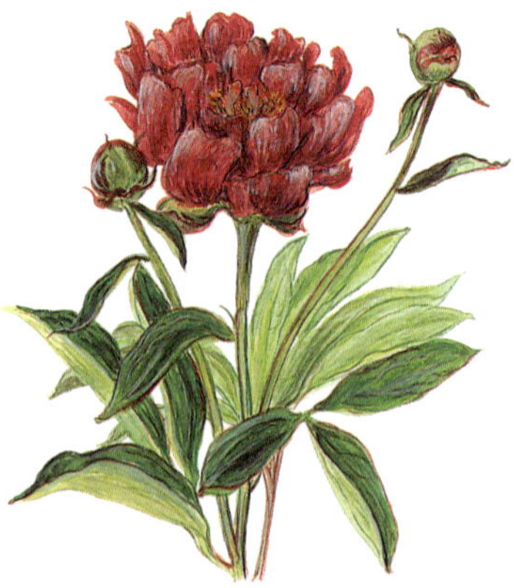

Pfingstrose

Anfang Juni ist die Zeit der Pfingstrosenblüte. Fallen die Blütenblätter ab, so nicht gleich einsammeln. Genieße die roten Tupfer im grünen Rasen.

SCHAU SIE, DIE SCHÖNHEIT DER WIESEN!

„Weiße Mädchen“ streuen Blumen auf den Weg, den Birkenbäumchen majestätisch einsäumen. Dann trägt der Priester unter dem Baldachin des „Himmels“ den Leib Christi in der Monstranz darüber. Nach dem „Umzug“ werden die Straßen gekehrt, die Birkenstämmchen entfernt und verbrannt. – War all das verlorene Mühe?

Die *Melisse* wird nicht umsonst „Frauenkraut“ oder „Mutterkraut“ genannt. Aber sie ist nicht nur ausschließlich „für Frauen da“, obwohl sie ihnen in vielem hilft. Melissentee bewährt sich vielfach bei Verkrampfungen, Blähungen, Verdauungsstörungen verbunden mit Krämpfen, Schlafstörungen, Herzjagen, Herzklopfen, Wetterfühligkeit, Erregungszuständen, Spannungen im Hinterkopf, Migräne, Kopfschmerzen und Menstruationsbeschwerden. – Früh und abends je 1 Tasse, bei akuten Schmerzen zusätzlich mittags eine 3. Schale.

Weiße-Taubnessel-Blüten, im heißen Aufguß als Tee getrunken, stillen die innere Unruhe! ½ Stunde vor dem Schlafengehen mit Honig gesüßt eingenommen, vermitteln sie einen ausgezeichneten Schlaf. Das gesamte blühende Kraut der Weißen Taubnessel kann für diesen Zweck herangezogen werden.

Färberginstertee als mildes Herzmittel. Bei Herzkammerflimmern und Herzrhythmusstörungen trinkt man früh und abends je 1 Tasse, im Aufguß zubereitet, ohne zu süßen. Wirkt beruhigend, reguliert die Herzfrequenz und verbessert den Blutfluß in den Adern, besonders in den Venen.

Himbeerblättertee, im Aufguß, 3 Tassen täglich, bringt Heilungshilfe von innen heraus. Die Wirkung wird verstärkt, wenn mit Honig gesüßt.

Frühzeitiges Ergrauen der Haare ist meist auf einen *Mineralstoffmangel* zurückzuführen. Kann aber auch Vererbung sein.

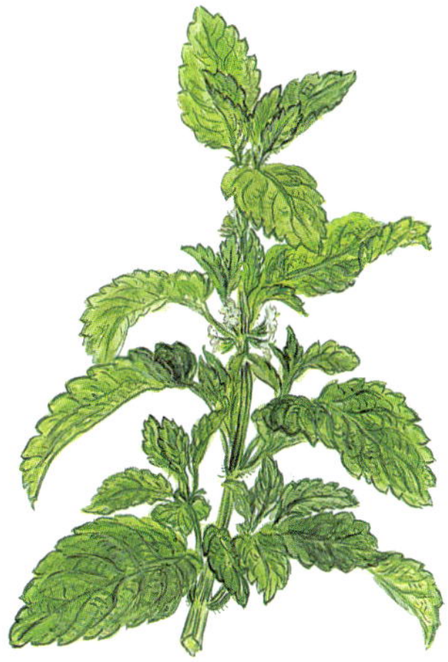

Melisse

Willst du den ganzen Sommer über Grünerbsen ernten, dann säe sie jetzt in sonniger Lage. Die Pflanzen sind sehr mehltauanfällig, wollen keinen Schatten.

5. Juni

SAG „VATER" ZU GOTT, DAS GENÜGT!

Ringelspiel oder Langlauf. Was ist unser Leben? So oder so? Tag für Tag das Kalenderblatt von gestern herunterreißen, Datum ändern, ansonsten bleibt alles beim alten. Und wir „werkeln weiter". Nach der gleichen Melodie, abgedroschen und abgeleiert, laufen wir im Kreis herum. Uns selber nach. Wie beim Ringelspiel. – Ob das Leben nicht doch mehr ist? Ein „Im-Langlauf-auf-den-Endspurt-Anpeilen"? Bewußt. Gekonnt.

Im eigenen Garten finden wir nicht selten Überraschungen vor. Da und dort gehen neue Pflanzen auf. Im ersten Augenblick können wir sie nicht identifizieren, beim Namen nennen, weil wir sie noch nicht kennen. Nicht ausreißen! Entwickeln lassen. Wenn Holzpflanzen in unserem Garten Fuß fassen, wartet man 1 oder 2 Jahre. Gräbt sie aber aus, solange sie nicht zu starke und zu lange Wurzeln haben und setzt sie dort hin, wo man sie haben will. – Die Natur ist ein wunderbarer Wegweiser. Sie sagt uns, was hier gedeihen möchte oder stehen und wachsen könnte. Hör doch ein wenig auf die *Stimme der Schöpfung.* Liebe das „Wilde", das „Urwüchsige" und beschränke dich nicht auf das „Fremdländische".

Salzgurken schädigen die Nieren. *Essiggurken* hingegen reinigen Magen und Gedärme und säubern das Blut. – Viel wertvoller noch sind die rohen, feingeschnittenen, nicht zu früh geernteten größeren *Salatgurken,* die ungesalzen und ohne Öl, aber mit Zitronensaft beträufelt, serviert werden. 100 g Gurken enthalten nur 10 Kalorien, das sind 42 Joule. Äußerst wertvoll ist ihr Reichtum an Mineralsalzen und Spurenelementen, wie Eisen, Jod, Kalzium, Phosphorsäure und ein Enzym, das ähnlich wie Insulin wirkt, es aber nicht ersetzen kann.

Lahme Glieder nach Schlaganfällen können Besserung erfahren. Täglich mehrere Male mit *Ysopöl* einreiben. – 150 g Ysop-Blütenspitzen fein geschnitten mit 1 l kaltgepreßtem Olivenöl 14 Tage lang ansetzen.

Bei Überfunktion der Schilddrüse vorwiegend *vegetarisch* leben. Auf Fisch und Süßmilch verzichten. – Sauermilchprodukte schaden jedoch nicht.

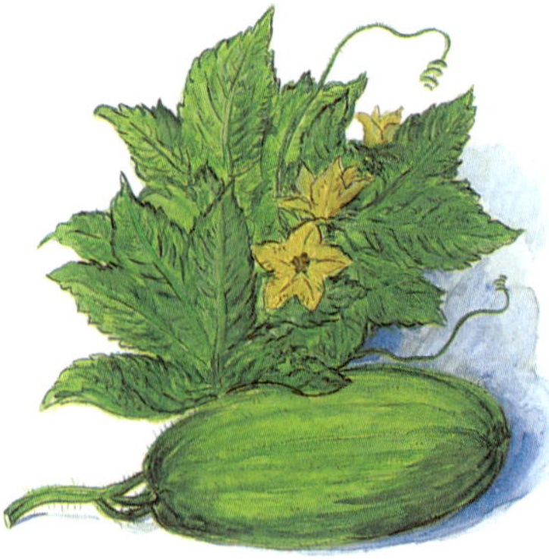

Gurke

Junge Gurkenpflanzen vor praller Sonnenbestrahlung durch Reisigabdeckung schützen. Abends gießen. Gedeihen so am besten.

GRÄBEN WEICHEN UND PFADE WERDEN

Der heilige Norbert von Xanten war ein begeisterter Prediger, der viel zur Entfaltung des geistigen Lebens beitrug. – So leicht ist es, zur Schar der „Halbherzigen" abzugleiten und auf seichtem Moorboden dahinzuschleichen, ohne inneren Antrieb und Feuer. Die eigenen Kräfte freimachen, muß die Devise unseres Lebens lauten.

Veränderungen an der weiblichen Brust, wie Entzündungen, Knotenbildung oder Anschwellungen, müssen unverzüglich dem Arzt gemeldet werden. – Als *Hausmittel* haben sich Kamillentee- oder Topfenauflagen bewährt. Auch Leinsamenbrei oder Bockshornkleesamen-Brei sind abwechselnd zu empfehlen. – Täglich 3mal 1 Tasse Ringelblumenblüten-Tee, im Aufguß zubereitet, trinken. – Gleichzeitig Bohnenkaffee und Alkohol, Fleisch und scharfe Getränke meiden. Das Rauchen unbedingt einstellen.

Allgemeingültig für alle Hautleiden kann ich als Zusatzbehandlung der normalen Therapie *Erdrauchtee* anraten. Erdrauch ist rezeptpflichtig. Zubereitung siehe 1. Mai. 3 Wochen hindurch 2 Schalen täglich: morgens nüchtern, abends 1 Stunde vor dem Schlafengehen. – Dies dient der Entgiftung des Gesamtorganismus und zur Förderung der Verdauung. Den ganzen Körper täglich mit einem in Erdrauchtee getränkten Waschlappen abreiben.

Bei Migräne, verursacht durch Gallenstauungen, ist eine 2malige *10-Tage-Erdrauch-Teekur* sehr zu empfehlen. – Die Schmerzen im rechten Oberbauch werden behoben, das Essen leichter verdaut und Kopfschmerzen verschwinden.

Zur Reinigung der Harnwege und gleichzeitig als Nervenberuhigung: 3 Eßlöffel frischen *Borretschsaft* in 1/4 l leicht erwärmter Milch. Je 1 Tasse zum Frühstück und am Abend trinken.

Beifußblätter, vor der Blütezeit gesammelt, sind ein vorzügliches Gewürzkraut.

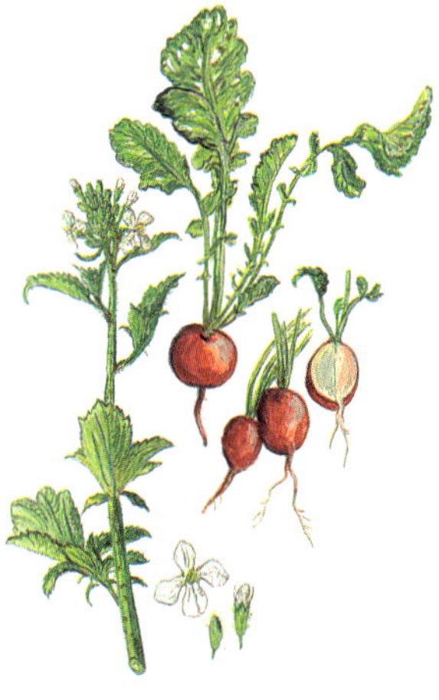

Radieschen

Radieschensamen bis August in 20-cm-Reihenabstand und einem Pflanzabstand von 5 cm in den Boden drücken. Leicht mit feiner Erde bedecken.

DIE ZUKUNFT LIEGT IN GOTTES HAND

Dürre Hitze ist das Ende allen Lebens. Die 4 größten Familien der Blütenpflanzen sind die Orchideen, die Korbblütler, die Hülsenfrüchte und die Gräser. Mit 20.000 Arten und mit der eigensinnigsten Formenvielfalt findet man die Orchideen auf allen Kontinenten und in allen Klimazonen. Nur reine Wüstengebiete werden gemieden. – Kein Wasser, beständige Hitze, die Feinde allen Lebens. Sind nicht beständige Trockenheit ohne Erfrischung auch das Ende allen geistigen Lebens?

Ein fäulniswidriges und innerlich reinigendes Hausmittel ist der *Beifuß.* Er wird zwar „Wilder Wermut" genannt, schmeckt aber bei weitem nicht so bitter, sondern viel aromatischer und auch „erträglicher". – Anwendung: bei allen Magen- und Darmstörungen mit üblem Mundgeruch und bei stark stinkender Kotausscheidung. – 2 Teelöffel des Krautes im Aufguß. Nur 5 Minuten ziehen lassen, das genügt. Früh und abends je 1 Tasse Tee vor den Mahlzeiten einnehmen. Nicht süßen.

Menschen, die „Denkschwierigkeiten" haben oder von Zeit zu Zeit an Schwindelanfällen leiden, sollen mehrmals pro Jahr einige Zeit hindurch täglich morgens gleich nach dem Aufstehen 1 Tasse *Beifußtee* trinken. Zur Teezubereitung werden bis zur Blütezeit der Pflanze die oberen Triebspitzen geschnitten, in Bündel gebunden und an einem luftigen Platz aufgehängt.

Malva neglecta, die *Käsepappel,* dem lateinischen Namen nach die „Vernachlässigte", die „Übersehene". Die zweijährige Pflanze ist im Juni zur beginnenden Blütezeit am wertvollsten. Im Kaltansatz zubereiten, erwärmen, trinken und gurgeln. Beliebt bei Heiserkeit, Rachenentzündung und Husten.

Junge *Spitzwegerichblätter* werden vor der Blüte geschnitten, gründlich unter fließendem Wasser gereinigt und die an der Unterseite befindlichen zähen Fäden gezogen. Gehackt ergeben die Blätter eine gesunde Rohkost.

Schwangere Frauen sollen *Beifußtee* meiden!

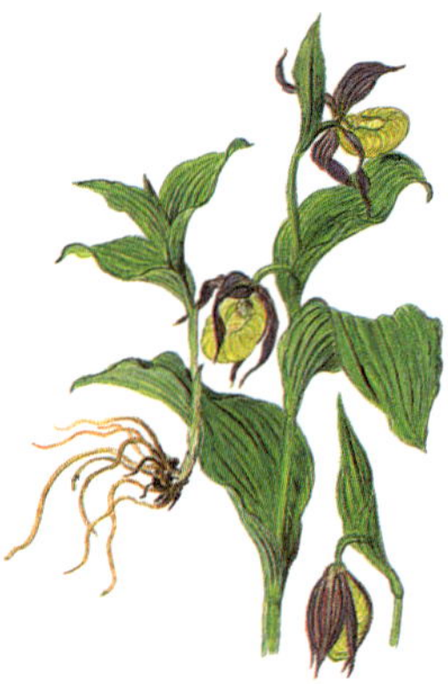

Frauenschuh

Mach aus dem „Unkraut" Beifuß das „Gewürzkraut" Beifuß. Pflanze es in deinem Garten entlang der Mauer oder des Zaunes.

SCHÖN IST EIN PLAUDERNDER BACH

Alles meinem Gott zu Ehren! In der Arbeit, in der Ruh'! – Die gute Meinung. Sie ist sehr wichtig. Durchdringt alles, erhebt es, verleiht jeder noch so einfachen Handlung bleibenden Wert. Ewigkeitswert. – Man könnte die gute Meinung wie den Ehrenpreis „Heil aller Schäden" nennen.

Wenn du dein Blut liebst, deinen wichtigsten Lebenssaft, dann lege auf das Atmen großen Wert. Durch das Atmen gelangt Sauerstoff über die Zellen in alle Organe des Körpers. Das Blut ist aber auch der Träger der wertvollen Mineralsalze. Eisen- und Sauerstoffzufuhr zeigen sich in einem rosigen und gut durchbluteten Aussehen. – *Gundelrebe* oder *Erdefeu* und *Brennessel,* frisch oder getrocknet, in Tee- oder Pulverform, führen unserem Körper in reichlichem Ausmaße Eisen zu. Noch ist die „goldene Zeit" der Gundelrebe und der Brennessel. Mach sie für dein Blut zur „Eisenzeit"!

Gesündere Gesichtshaut. Wie? Blühendes *Ehrenpreiskraut* 2 Teile, *Schafgarbenblätter* vor der Blüte ebenfalls 2 Teile und *Walnußblätter* 1 Teil. Alles grob schneiden, 1 festen Eßlöffel voll davon mit ¼ l kochendem Wasser überbrühen. Nur 10 Minuten ziehen lassen, damit der Tee nicht zu bitter schmeckt. 6 Wochen lang täglich morgens nüchtern 1 Tasse warm, schluckweise und langsam einnehmen. Verschönert nicht nur die Gesichtshaut und verleiht ein gesundes Aussehen, sondern behebt gleichzeitig auch Verdauungsbeschwerden.

„Trink Eisen in dein Blut!" Nimm 150 g *ungeschwefelte Rosinen* und setze sie in 1 l naturbelassenem Rotwein 8 Tage lang im warmen Raum an. Schüttle täglich die Flasche gründlich durch, seihe dann ab. Gönne dir jeden Tag mittags und abends je 1 Schnapsgläschen davon. Ein altes beliebtes Hausmittel, schenkt mehr Frische, Unternehmungslust und Lebensfreude.

Sauerstoffreiche, frische Luft bedeutet den ersten Schritt zur Schönheitspflege.

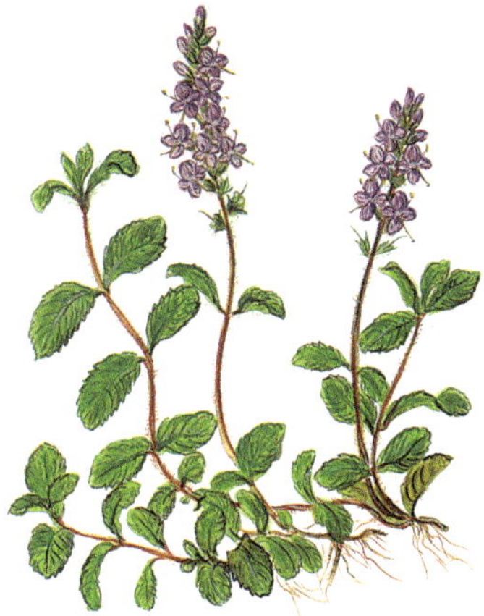

Ehrenpreis

Erdbeerbeete abends zwischen den Reihen mit Wasser gründlich berieseln. Verlängert die Erntezeit beträchtlich, bringt frische, schmackhafte Beeren.

LASS DEINE HOFFNUNG NIEMALS SINKEN!

Jeder Tag, den ich erleben darf, soll in mir die Antwort des Lobes und des Dankes wecken. Gott muß gelobt werden. Jeden Tag aufs neue. – So spricht heute noch der gläubige Jude beim Anblick blühender Bäume und Sträucher im Frühling: „Gelobt seist du, Ewiger, unser Gott, König der Welt, der du es an nichts hast fehlen lassen in deiner Welt und in ihr Geschöpfe und gute Bäume erschaffen hast, damit die Menschen zu erquicken."

Nur wenige wissen, daß der bei uns als Viehfutter angebaute *Rotklee* zu den „Deutschen Heilpflanzen" zählt und besonders in der Volksheilkunde bei leichter chronischer Stuhlverstopfung und zur Anregung der Funktion von Leber und Galle verwendet wird, auch bei Husten und Katarrhen. – Die Blütenköpfchen im Stadium des Aufblühens ohne Stengel sammeln, rasch bei starker Zugluft trocknen. Die Droge muß das frische Aussehen bewahren, braun gewordene Blüten sind wertlos. – Zubereitung: 2 Teelöffel mit ¼ l kochendem Wasser überbrühen, zugedeckt 15 Minuten ziehen lassen, abseihen. Längere Zeit hindurch früh und abends je 1 Tasse trinken.

Birkenblätter spielen als Hausmittel im Volke immer noch eine sehr große gesundheitsfördernde Rolle. Frische oder getrocknete Blätter, im Aufguß zubereitet, 3mal täglich 1 Tasse eingenommen, das hilft bei Gicht, Rheuma, Wassersucht, Blasenentzündung, Nierensteinen, Blutarmut und Hautausschlägen.

Junge Blätter und Stengeltriebe der *Echten Engelwurz,* in der ersten Junihälfte gesammelt, riechen zerkleinert durchdringend würzig und eignen sich vortrefflich als Gewürzkraut zu Suppen und Mischgemüse. Kurz vor dem Servieren hinzugegeben, wirkt es anregend, magenstärkend und blutreinigend.

Für Frauen ist *Johanniskraut* der beste Allgemeintee. Sie reagieren sehr günstig darauf. Wenn die ersten gelben Blüten erscheinen, beginnt die Sammelzeit.

Ebereschentee von frischgepflückten Blüten wird bei Lungenkatarrh empfohlen. Sei nicht faul. Pflücke und trockne die Blüten für den Winter.

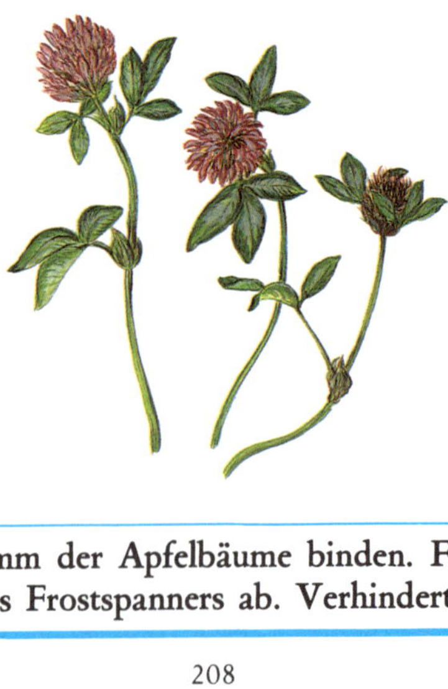

Rotklee

Leimgürtel fest an den Stamm der Apfelbäume binden. Fängt die emporkriechenden Weibchen des Frostspanners ab. Verhindert Wurmstich.

WEIL DER HERR DICH ÜBER ALLES MAG

Menschen sind auf ihre Mitmenschen angewiesen. Ohne die anderen geht es nicht. Das ist ein Grundsatz, der auch für mich Geltung hat. Täglich bewahrheitet er sich in meinem Leben. – Auf mein richtiges Verhältnis zu meinem Nächsten, zu dem, der neben mir lebt, kommt es an. In meinem Leben, Tag für Tag, auch heute. Daß ich ihn mag. Annehme.

Die beste Sammelzeit für *Walnußblätter* ist der Monat Juni. Da soll man seinen Jahresbedarf eindecken. Walnußblätter, im Aufguß zubereitet, gelten als blutreinigend, entzündungshemmend, stoffwechselanregend, stärkend und appetitanregend. Die Wirkung beruht auf Gerbstoffen, ätherischem Öl und dem Bitterstoff Juglon. Man nimmt 4 Teelöffel feingeschnittener Blätter für ½ l kochendes Wasser, trinkt 2 Tassen tagsüber schluckweise. Eingesetzt bei Darmkatarrh, Hautkrankheiten, Geschwüren, Durchfall, Gicht und Eingeweidewürmern.

Was ist eine lymphatische Blutentmischung? Zwischen den einzelnen Zellen fließt die Gewebsflüssigkeit oder Lymphe. Sie vermittelt den Stoffaustausch zwischen dem Blut und allen Zellen. Dabei spielen die Lymphknötchen und die Mandeln eine Rolle. – *Walnußblättertee* kann das regelmäßige Fließen dieser Gewebsflüssigkeit beschleunigen und so den allgemeinen Gesundheitszustand des Gesamtorganismus verbessern. Besonders wichtig wird diese Wirkung bei Lymphdrüsenerkrankungen!

Die *Meerzwiebel,* obwohl giftig, stellt von jeher ein in den Bauernhäusern ansässiges, sehr beachtenswertes Hausmittel dar. Die zerquetschten fleischigen Blätter werden nur äußerlich zum Abheilen hartnäckiger alter Wunden verwendet.

Zur Festigung des Haarbodens dient eine häufige Kopfhautmassage mit *Walnußblätter-Abkochung.*

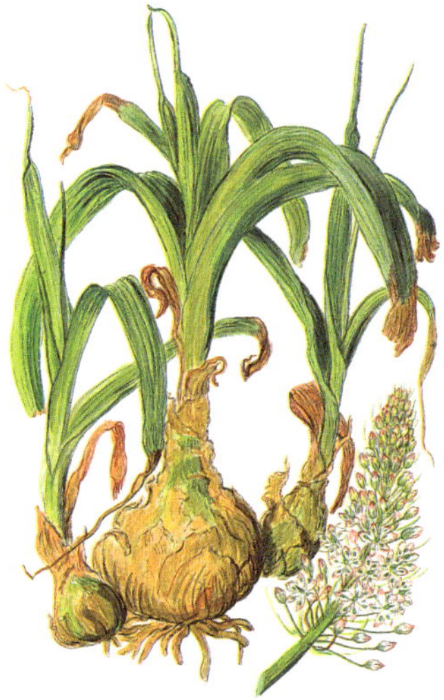

Meerzwiebel

Immergrüne Hecken rund ums Haus machen es wohnlich. Sie können jetzt geschnitten werden, von der Basis sich nach obenhin verjüngend.

11. Juni

RECHT DENKEN, OHNE TRICKS DENKEN!

Als Maßstab unserer Leistungen muß unser Durchhalten im Beseitigen der auftauchenden Schwierigkeiten angesehen werden. Widersacher kann man am besten dadurch entmachten, indem man unbeirrt seinen Weg geht und felsenfest an das glaubt, was man verkündet und im Gewissen verantworten kann. – Der Apostel Barnabas kann uns Ansporn dazu sein.

Bohnenkraut wird jetzt kurz vor dem Aufblühen abgeschnitten, gebündelt und zum Trocknen aufgehängt. Das zerkleinerte oder gerebelte Gewürz in gut verschließbaren Dosen aufbewahren und fleißig benützen. – Es übt eine belebende Wirkung auf viele unserer Organe aus. Ist vor allem appetitanregend und die Mannespotenz fördernd.

Bohnenkraut-Tee ist am wirkungsvollsten, wenn längere Zeit hindurch morgens nüchtern 1 Schale getrunken wird. Im Aufguß zubereitet, löst er Krämpfe am Morgen, wirkt Blähungen entgegen. Fördert den Auswurf. Auch eine starke bakterientötende Eigenschaft schreibt man dem Bohnenkraut-Tee zu.

Der Wert eines *Rotkleeblüten-Bades* ist allgemein viel zuwenig bekannt. Kleeblütenköpfe, nicht von gedüngten Äckern, sondern von Magerwiesen, bei voller Sonne einsammeln, im Schatten trocknen, in gut verschlossenen Gefäßen lagern. 150 g in ein Leinensäckchen füllen, abbinden, in die Badewanne legen, Heißwasser darüberlaufen lassen, ausdrücken. – Dieses Bad entgiftet die Leber, beruhigt, stärkt.

Starker *Walderdbeer*-Konsum erweist sich für den Gesamtorganismus nicht nur als erfrischend und stärkend, sondern macht sich ganz besonders günstig bei der Haut bemerkbar, verleiht ihr Glanz und Schönheit. Kann allen jenen bestens empfohlen werden, die nicht an Erdbeerallergie leiden.

Frische *Arnika-Blütenblätter,* sparsam in Salaten, fördern den Kreislauf.

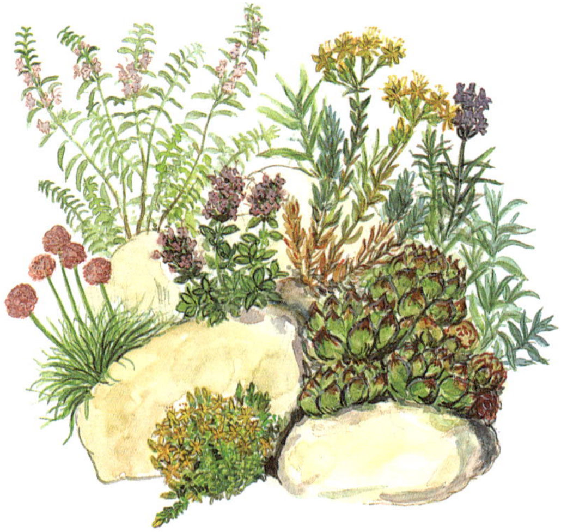

Steingarten

Bohnenkraut mit seinen hübschen lilafarbenen Lippenblüten gilt als beliebte Bienenweide und Steingartenbepflanzung. Paßt zu Hauswurz, Quendel . . .

IM LAND DER STILLE WOHNT GOTT

Eine fromme Legende erzählt: „Als Gott die Berge schuf, fragten ihn die Engel: ‚Herr, gibt es in deiner Schöpfung noch etwas Gewaltigeres als die Berge?' Da antwortete der Herr: ‚Ja, das Eisen, denn es zerbricht sie.' – ‚Gibt es', so fragten sie weiter, ‚noch etwas Stärkeres als das Eisen?' ‚Ja, das Feuer, denn das schmilzt das Eisen.' – ‚Und gibt es noch etwas Stärkeres als das Feuer?' – ‚Ja, das Wasser, denn es löscht das Feuer.' – ‚Und was ist das Allerstärkste auf Erden?' – Da gab der Herr die Antwort: ‚Das Stärkste alles Starken ist die Liebe, denn sie überwindet alles.' "

Heidelbeerblätter im Monat Juni unbedingt noch rechtzeitig vor der Beerenreife sammeln. Der im Blatt enthaltene Heilstoff, das Myrtillin, ist nämlich zur Zeit der Beerenreife nicht mehr vorhanden. Richtig gesammelte und getrocknete Heidelbeerblätter sind ein klinisch erprobtes, ganz vorzügliches Heilmittel bei Zuckerkrankheit. Sie setzen nicht nur die Zuckerausscheidung herab, sondern vermögen diese auch gänzlich aufzuheben. – Ständige Kontrolle des Blutzuckerspiegels ist unbedingt erforderlich! Eine Behandlung auf eigene Faust, ohne Einverständnis des Arztes, darf keinesfalls durchgeführt werden.

Heidelbeerblätter-Tee wird stets aus getrockneten Blättern zubereitet. 2 Teelöffel für ¼ l kochendes Wasser, 15 Minuten ziehen lassen. Tagesration nur 2 Tassen.

Bei Zuckerkrankheit ist es ratsamer, diese *Teemischung* zu verwenden: Brennessel 4 Teile, Bohnenschalen 3 Teile, Löwenzahnblätter 3 Teile, Heidelbeerblätter 2 Teile, Schafgarbe 2 Teile und Tausendguldenkraut 1 Teil. 2 Teelöffel der Mischung für ¼ l kochendes Wasser, im Aufguß. Täglich 3 Tassen.

Bei allzu leichter, immer wiederkehrender Erregbarkeit lohnt es sich, 1 Monat lang morgens nüchtern 1 Tasse *Lavendelblütentee* zu trinken.

Heidelbeersaft, mit Honig vermischt und 3mal täglich 1 Stamperl eingenommen, behebt Appetitmangel.

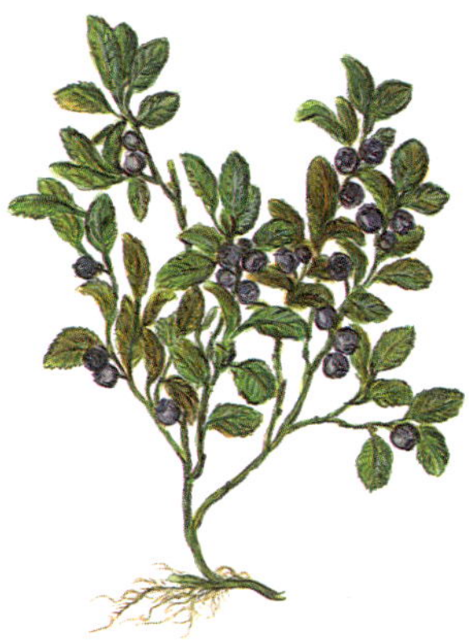

Heidelbeere

Mit dem Rasenmäher bei jedem Schnitt die Richtung ändern – der Länge nach, der Quere nach und schließlich von Ecke zu Ecke. So erreicht man gleichmäßigen Wuchs.

DATEN FORDERN DICH AUF ZU TATEN

„Schnell wird der Mensch seines Besitzes Knecht, statt über ihn zu herrschen." Vom „Hammer der Ketzer", dem großen Prediger des 13. Jahrhunderts, dem hl. Antonius von Padua. Infolge zahlreicher Gebetserhörungen, Krankenheilungen und Wunder wurde er bereits 10 Monate nach seinem Tode heiliggesprochen. – Berühmt ist seine Predigt an die Fische. – Nach ihm wurde auch das „Antoniuskraut" benannt, der Heil-Ziest oder die Betonie, dessen Blätter an diesem Tag gesammelt werden und, als Tee zubereitet, bei Nervenerkrankungen, seelischen Störungen, bei Schwindel und periodischen Kopfschmerzen in der Volksheilkunde seit alters mit Erfolg angewandt wird.

Viel zuwenig bekannt als Hausmittel sind die *Schwarzen-Johannisbeer-Blätter*. Sammelzeit: Monat Juni. Das in den Blättern enthaltene ätherische Öl fördert die Nierentätigkeit, eine nicht zu unterschätzende Tatsache. – Schwarzer-Johannisbeer-Blätter-Tee ist ein Gesundheitstrank ersten Ranges, der als Familientee wenigstens einmal in der Woche nicht fehlen dürfte.

Zubereitung von *Schwarzem-Johannisbeer-Blätter-Tee:* 2 Teelöffel getrockneter und zerkleinerter Blätter mit ¼ l siedendem Wasser übergießen, 15 Minuten zugedeckt ziehen lassen, abseihen. Als Hausmittel zum Gesundbleiben an einem Tag in der Woche früh und abends je 1 Tasse trinken. Als 3-Wochen-Kur zum Gesundwerden 3 Tassen täglich. Wirkt allgemein stärkend.

Bei Nierenbeckenentzündung eine *Leinsamen-Teekur* durchführen. 2 gestrichene Teelöffel Leinsamen in ¼ l kochendes Wasser geben, kurz weiterkochen und ½ Stunde zugedeckt ziehen lassen. 3 Wochen lang früh und abends je 1 Tasse dieses sehr schleimigen Tees ohne Abseihen einnehmen, zuvor aber gut umrühren.

Leinsamen, geschroten eingenommen, trägt viel zur Regelung der Fettverdauung und des Cholesteringehaltes im Blut bei.

Heil-Ziest- oder Antoniuskraut-Tee mit Honig ist ein feines Hausgetränk.

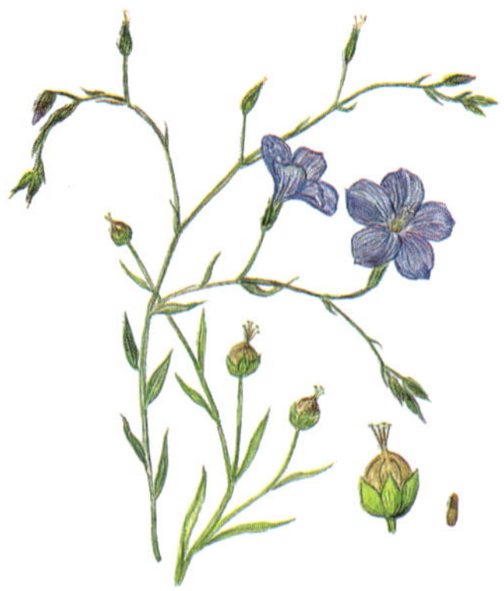

Lein

Sträucher im Garten sind für das Mulchen sehr dankbar: abgemähtes Gras einfach handbreit im Kreis auslegen. Dient als wertvoller Wasserspeicher.

HEHR IST DIE SCHULE DER BERGWELT

Juninächte sind kostbar für „Träumer". Im Teich quaken die Frösche, Unken spielen den Baß dazu. „Nachtjäger" mit ihrem „Radargerät" segeln schwungvoll vorbei. „Sehen mit ihren Ohren" bei stockfinsterer Nacht, die Fledermäuse. Der Waldkauz läßt durch seinen Ruf das Blut in den Venen erstarren. Einen Augenblick nur.

Bei Blutstauungen im Unterleib, die zu Krampfadern und Hämorrhoiden führen, soll man sich einige Zeit hindurch auf *reizlose Kost* umstellen, die vorwiegend aus Gemüse, Obst, Vollkornbrot, Honig, Buttermilch und Sauermilch besteht. Alle starken Gewürze und jeder Alkohol sind absolut zu streichen.

Sitzende Beschäftigung mit weichem Kissen als Unterlage fördert Blutstauungen im Unterleib, vor allem aber Hämorrhoiden. *Sessel mit Holzfläche* sind für „Dauersitzer" am gesündesten.

Das *Schöllkraut* hat eine sehr umfassende Heilwirkung vorzuweisen bei Leber- und Gallenleiden, bei Gallensteinkrankheiten, bei rechtsseitiger Lungenentzündung, bei erhöhter Anfälligkeit des Körpers für Krankheiten bedingt durch Harnsäureüberschuß oder auch durch Grippeviren. Empfehlenswert ist die homöopathische Essenz „Chelidonium majus D4–D6". Vom Arzt verschreiben lassen und 3mal täglich 12–15 Tropfen einnehmen.

Herzenge, Neigung zu Bluthochdruck bei Beginn der Wechseljahre? Hier längere Zeit hindurch täglich 3 Schalen folgender Tees trinken: Morgens *Schafgarbe,* mittags *Rosmarin* und abends *Johanniskraut.* Im Aufguß zubereiten.

Bei Arterienverkalkung oder Arteriosklerose haben sich Teekuren mit *Schwarzen-Johannisbeer-Blättern* als von sehr großem Nutzen erwiesen.

Das lästige Kopfjucken schwindet, wenn man die Kopfhaut gut mit *Apfelessigwasser* massiert.

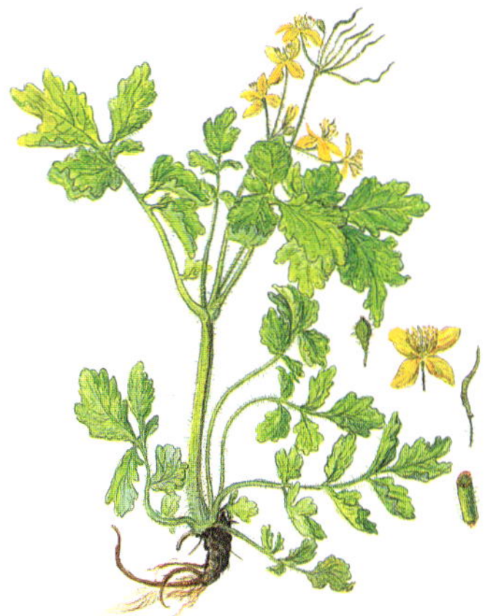

Schöllkraut

Wenn Apfelbäume mit viel Fruchtbehang nun beginnen, einen Teil ihrer Früchte abzuwerfen, dann ist das der natürliche „Junifall".

15. Juni

DIE HAND AM PULS DER ZEIT HABEN

„Kultur“ kann man nicht in einer „Flaschen- und Döschenparade“ über dem Waschbekken demonstrieren. – Wer viele „Kosmetika“ braucht und verbraucht, hat der „schon“ Kultur? Nein, Kultur sitzt nicht im Lippenstift oder im Nagellack, Kultur liegt viel tiefer. Ist ein geistig-unvergänglicher Wert, der in der Veredelung und Verfeinerung der menschlichen Natur zum Ausdruck kommt. Wahre Kultur hat ihren Ausgangspunkt in der religiös geformten Seele. Das heißt, der Mensch fühlt sich an Gott gebunden. Von IHM abhängig.

Der *Echte Eibisch* enthält in den Wurzeln viel Pflanzenschleim, der erweichend, beruhigend, reizlindernd, hustenlösend, leicht abführend und entzündungshemmend wirkt. – Wird in der Medizin bei Husten als schleimlösendes und reizlinderndes Mittel eingesetzt und bei Halsbeschwerden zum Gurgeln verwendet. In ¼ l lauwarmem Wasser 2 Teelöffel zerkleinerte und getrocknete Wurzel 1 Stunde ansetzen, dann abseihen und leicht erwärmen, ohne zu kochen, mit Honig süßen. Nur in dieser Zubereitungsweise werden die wertvollen Schleimstoffe nicht vernichtet.

Aus *Eibischblättern* und *-blüten,* den Sommer über geerntet und frisch herangezogen, kann man ebenfalls einen Kräutertee herstellen, den man jedoch nur kalt ansetzen darf, am besten über Nacht. Man nimmt vom feingeschnittenen Blätter-Blüten-Gemisch 2 Teelöffel voll für ¼ l Wasser. – Richtig zubereiteter Eibischtee ist hilfreich bei Bronchitis und Bronchialasthma.

Man sieht häufig die „Rose am Stock“ über Gartenzäune grüßen. – Blütenblätter nicht abfallen lassen. Infolge des hohen Schleimstoffgehaltes liefern *Stockrosenblüten* getrocknet einen wertvollen Haustee, der wegen seiner hustenlindernden und krampflösenden Eigenschaften geschätzt wird. Zubereitung wie Eibischblüten.

Barfuß über den taufrischen Rasen laufen, nicht abtrocknen, fördert den Kreislauf, hilft mit zur Abhärtung.

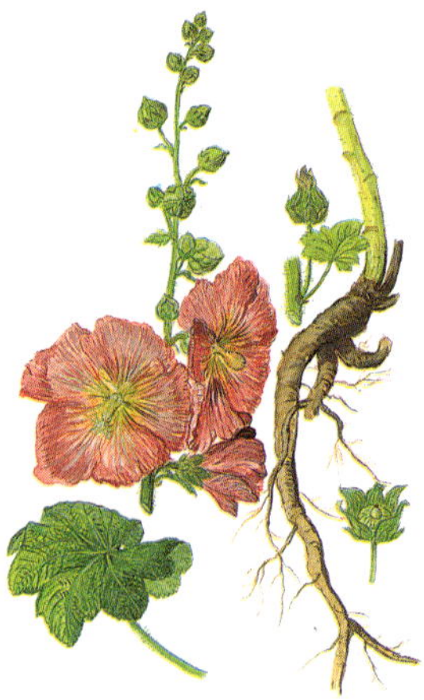

Stockrose

Der Echte Eibisch, von jeher in den Kloster- und Bauerngärten daheim, hat einen sehr hohen Nährstoffbedarf. Braucht öfters flüssige Dunggaben, soll er gut gedeihen.

16. Juni

ÜBERHÖRE DER WÄLDER RAUSCHEN NICHT!

Orientierung heißt, sich zurechtfinden, ausrichten, die Himmelsrichtung nach der aufgehenden Sonne bestimmen. – Kann auch ich im Leben die Orientierung verlieren? Ja, das geschieht immer dann, wenn ich meinen Blick von Gott abwende. Das Nebensächliche tritt in den Vordergrund und die „gesunde" Mitte ist verloren. Ich finde mich nicht mehr zurecht. Wundere mich, daß „die ganze Welt aus allen Banden geraten ist".

Ein Hausmittel gegen alle Art von Krämpfen: der *Gartenthymian.* Ein Kräuterkissen, mit getrocknetem blühendem Thymiankraut gefüllt und ins Bett gelegt, dient nicht nur als Nervenstärkung, sondern auch als Vorbeugung gegen nächtliche Wadenkrämpfe. Während des Tages in ein Plastiksäckchen gegeben, um es vor unnötiger Ausdunstung zu schützen, kann es wenigstens 3 Monate lang mit gutem Erfolg benützt werden. Dann den Inhalt erneuern.

Einige frische blühende *Thymianzweige* in einer vollen Flasche mit naturbelassenem Weißwein dienen nicht nur der Aromatisierung des Weines, auch die Heilwirkung dieses Lippenblütlers wird dem Weine mitgegeben: antiseptisch, krampf- und schleimlösend, harntreibend, durchfallhemmend, menstruationsregulierend, appetitanregend, magenstärkend, gallentreibend, narbenbildend, kräftigend, hautpflegend und nervenstärkend.

Wegwarteblätter, vor der Blüte gesammelt, gereinigt, faschiert und ausgepreßt, ergeben ein vorzügliches Hausmittel, das Hautunreinheiten rasch beseitigt. Man betupft die entsprechenden Stellen und läßt den Saft eintrocknen. – Diesen Wegwarte-Preßsaft stets sofort verwenden oder, um ihn haltbar zu machen, 1:1 mit 70%igem Alkohol mischen. Kindern darf die Mischung nicht gegeben werden!

Hilfe bei Harnverhalten: *Wegwarte-* und *Petersilienblätter* zu gleichen Teilen sehr klein schneiden, daraus einen Tee im Aufguß bereiten. Schluckweise tagsüber getrunken, ist er von harntreibender und blutreinigender Eigenschaft.

Empfindliche Gesichtshaut einmal wöchentlich mit *Kamillentee* waschen.

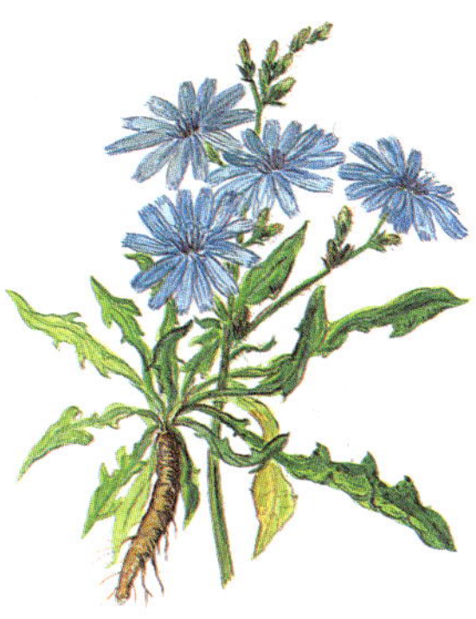

Wegwarte

Der Kopfsalat hält den Erdfloh fern, der sonst Rüben, Radieschen und auch Rettich gern besucht. Deswegen Salat mittendurch in Reihen setzen.

SYMBOLE SIND KLARE ZEICHENSPRACHE

Zu einer Persönlichkeit reift man nur dann heran, wenn man an die eigenen Ideale glaubt, davon selbst überzeugt ist. Das erst gibt unserem Reden Bedeutung und Gewicht. Läßt andere aufhorchen, läßt uns sie überzeugen. Fehlt diese Innerlichkeit, so werden alle Worte zu „leerem Gerede". – Menschen, denen wir begegnen, mit denen wir sprechen, verspüren es sehr wohl, wieweit wir an uns selber glauben oder an uns sogar irre werden. Nur der innere Glaube, für den wir durch unsere Worte Zeugnis ablegen, kann andere zur Überzeugung führen.

Farnkrautblätter sammeln, fein schneiden und ein breithalsiges Glas damit locker anfüllen, 96%igen Alkohol darübergießen, bis die Masse gut abgedeckt ist. Das verschlossene Glas 14 Tage in die Sonne stellen, täglich durchschütteln. Abseihen und mit destilliertem Wasser auf 50% verdünnen, dunkel lagern. – Nur äußerlich anwenden als Einreibemittel bei Wadenkrämpfen, Hexenschuß, Rheuma und Ischias.

Jäger, Heger und Förster lächeln, wenn sie mich belauschen. „Deo gratias et Mariae", Gott und Maria sei gedankt, spreche ich kniend auf modrigem Waldboden, wenn ich dem *Tausendguldenkraut* begegne. So sehr achte ich die Heilkraft des Tausendguldenkrautes.

Jung sprießendes *Waldmoos,* jetzt gesammelt, ergibt frisch oder getrocknet eine wertvolle Fußbäder-Zugabe zur Stärkung der Füße und gegen Fußschmerzen. – 2 Handvoll für 1 l kochendes Wasser, ganz kurz aufwallen lassen, von der Flamme wegnehmen. Ziehdauer 20 Minuten, abseihen, dem Fußbadewasser beifügen.

250 g *kaltgepreßtes Olivenöl* mit ebensoviel *Weißwein* mischen und 125 g feingeschnittene *Walnußblätter* hinzufügen, 14 Tage in die Sonne stellen. Abseihen, auspressen, dunkel und kühl lagern. Vor Gebrauch schütteln. Man hat nun ein hervorragendes Kopfhaut-Einreibemittel zur Hand.

Frischer *Schöllkrautsaft:* 3mal täglich damit Warzen abtupfen.

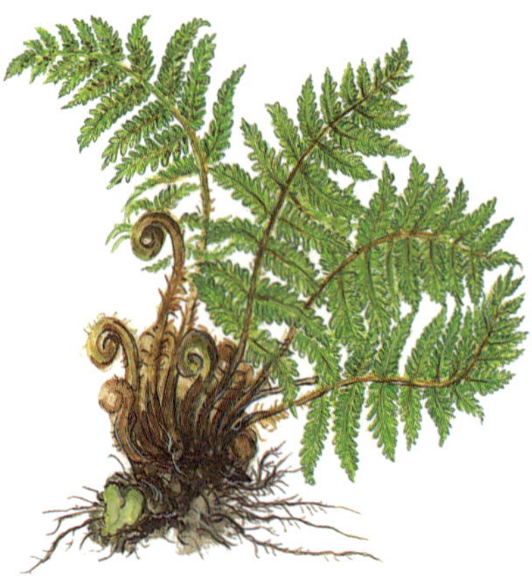

Wurmfarn

Will man das farnähnliche Grün des Spargels für die Vase oder zum Blumenbinden verwenden, darf man keine Spargeltriebe für die Küche ernten.

18. Juni

TECHNIK ALLEIN IST NICHT ALLES

Welcher Monat des Jahres ist geeigneter, uns zur „Wiesenbetrachtung im Kleinen" anzueifern, als der Heumond? – Sultane der Wiese, Beherrscher, Gebieter und Befehlshaber im grünbunten Reich sind die Ameisen. Das Kaninchen verläßt seinen Bau und wandert ab, wenn eine Kolonie der Hautflügler, der Ameisen, in der Nähe ihr Quartier aufschlägt. Die Vögel bangen um ihren Nachwuchs und vermeiden es, dort ein Nest zu bauen, wo die Heerstraße der Ameisen vorbeiführt. Ist die Brut flügge, dann haben es die Alten gern, ein Ameisenbad zu nehmen und ihre Federn mit der Ameisensäure zu reinigen. Denn die Erde um den Ameisenhaufen ist getränkt vom Ausscheidungsprodukt dieser Tierchen. – Ein Bruchteil einer „Kleinschau" nur.

Die Blätter des *Heil-Ziest* im Juni sammeln. Heil-Ziest-Tee hilft besonders Frauen, die unter Krampfadergeschwüren leiden. 2 Teelöffel des zerkleinerten frischen oder getrockneten Krautes im Aufguß zubereiten, täglich 3 Tassen.

Gänsefuß oder Weiße Melde kann vom Frühjahr an bis hin zum Frost abgeschnitten werden. Im Frühjahr nimmt man das ganze Kraut, später nur mehr die Zweigspitzen. – Sie ist leicht zu finden. Gilt als wichtige Wildgemüse-Pflanze. Eignet sich für Suppen, Salate, zur Entsaftung, aber auch als Wildspinat. Die Kochzeit dauert länger als bei Feldspinat. Milder Geschmack.

Frauenmantelblätter, frisch gesammelt, gereinigt, zerquetscht und aufgelegt, heilen Wunden, Stiche und Schnitte. – Im Gebirge wächst ein Verwandter, der *Silbermantel.* Er ist noch wirksamer.

Einen Mundvoll Leitungswasser nehmen, einige Zeit im Mund belassen, dann ausspucken. Schafft Abwechslung bei geistiger Übermüdung.

Heil-Ziest-Tee, wertvoll für Asthmakranke, besonders bei Anfällen.

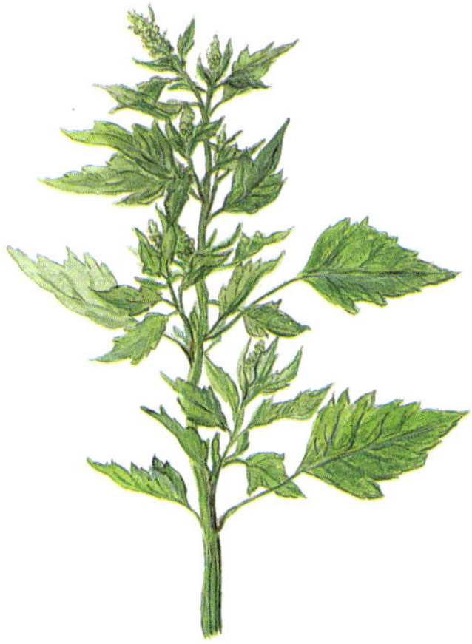

Gänsefuß

Werden Feuerbohnen abends mit lauwarmem Wasser gegossen, kann man den Fruchtansatz beachtlich vermehren und somit den Ertrag steigern.

STILLER WEG DURCH BELEBTES LEBEN

Das glänzende Irrlicht aller Zeiten ist die Gier nach Geld. Das wahre Licht aber, das mir den Weg des Lebens erleuchtet, sind die geistigen Werte meiner Seele. Wie die Freude am Gutsein, die Freude am Helfen, die Freude an Gottes Natur.

Die mehrjährige *Bergflockenblume* mit ihren kornblumenblauen Blüten gilt als dankbare Gartenpflanze, die auch im Alpengarten zwischen Steinbrocken gedeiht. Nach der ersten Blütenernte im Juni geschnitten, blüht sie im August nochmals. Die Centaurea montana wird wegen ihres Gehaltes an Bitterstoff bei Verdauungsstörungen und als leberstärkender Tee, im Aufguß, empfohlen. Günstig ist 6 Wochen lang das tägliche Trinken von 1 Tasse am Morgen.

Bei Gallenstein- oder Gallengrießbildung, verbunden mit kolikartigen Zuständen, kann folgende *Teemischung* zuverlässige Linderung der Schmerzanfälle bringen: 2 Teile Brennessel, 2 Teile Odermennig und 1 Teil Wermut. 2 Teelöffel dieser Mischung übergieße man mit ¼ l kochendem Wasser. Nach 15 Minuten abseihen und in kleinen Schlucken möglichst warm trinken. Obwohl der Tee sehr bitter schmeckt, soll man ihn nicht süßen, denn nur so können die darin enthaltenen Gerb- und Bitterstoffe voll zur Wirkung gelangen.

Ein Kaltauszug vom *Tausendguldenkraut* ist ein vortrefflicher Badezusatz bei Übermüdung und unreiner Haut. 3 Eßlöffel des Krautes mit 1 l kaltem Wasser 12 Stunden lang stehen lassen, abseihen und dem Badewasser beifügen.

Ehrenpreistee ist wirksam bei Afterjucken, auch bei Migräne. 2 Teelöffel des getrockneten blühenden Krautes werden mit ¼ l Wasser überbrüht, Ziehdauer 15 Minuten. Täglich früh und abends je 1 Tasse einnehmen.

Bitterkräuter regen den Magen an, so daß dieser mehr Magensäure produziert, sich besser zusammenzieht und sich rascher entleert.

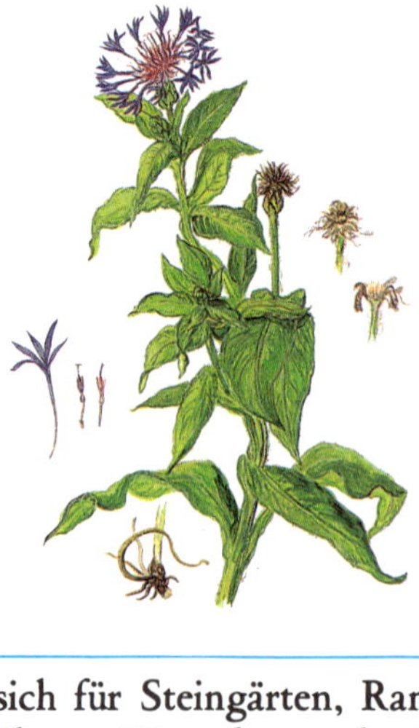

Bergflockenblume

Die Bergflockenblume eignet sich für Steingärten, Randbepflanzungen, Einfassungen. Die Blüten sind eine heilsame Bitterdroge, der Kornblume gleichwertig.

FRIEDEN SCHAFFEN, AUCH OHNE WAFFEN

Die Maulwurfsgrille verheert Pflanzungen, indem sie Wurzeln und Knollen in den unterirdischen Gängen, die sie bewohnt, zerstört. Diese Gänge gräbt sie mit den Vorderbeinen, die wie die Schaufeln des Maulwurfes geformt sind, daher rührt ihr Name Maulwurfsgrille. – Ich begann unlängst mit einem netten Mann eine Geschäftsverbindung, er war mir sympathisch. Zwar etwas zerfahren, aber er mochte mich, gewann mein Vertrauen, kam mir in mancher Hinsicht entgegen. Jemand anderer mußte mir, ohne gefragt zu werden, seine weit zurückliegende „unrühmliche" Vergangenheit offenlegen. – Ich dachte an die Maulwurfsgrille. So etwas soll öfter passieren.

Frisch geerntete *Borretschblätter* werden fein geschnitten, mit leicht erwärmtem Fichtenharz abgeknetet, auf Abszesse oder Furunkel gelegt, mit einem kleinen Leinenfleckchen abgedeckt und mit Heftpflaster festgehalten. Nach 8 Stunden erneuern. Nach dem Reifwerden Eiter ausdrücken und mit Arnikatinktur abtupfen.

Menschen, die viel reden müssen, und alle, die ihren Rachen sauber halten wollen, sollen morgens etwas *Salz* in lauwarmem Wasser auflösen und damit kräftig gurgeln. Anschließend gut aushusten, ein Glas warme *Honigmilch* nachtrinken.

Quellsalzpastillen, aus natürlichem Thermalquellenwasser gewonnen und in Apotheken erhältlich, wirken wohltuend auf die Schleimhäute des Mund- und Rachenraumes sowie der oberen Luftwege ein und fördern deren natürliche Feuchtigkeitsbildung. – Ein einfaches Mittel, das vorbeugend vor Erkältungskeimen schützt. In akuten Fällen lutsche man halbstündlich 1 Pastille.

Vom *Borretsch* im Garten können für den Frischgebrauch fortlaufend frische zarte Blätter und Triebspitzen geerntet werden. Salaten beigemischt, verleihen sie ihnen einen würzigen, angenehmen Geschmack.

Grüne *Goldmelissen-* oder Monardenblätter, gekaut, beseitigen Eßunlust. Ihr Geschmack liegt zwischen Minze und Zitronenmelisse. Würzig, etwas scharf.

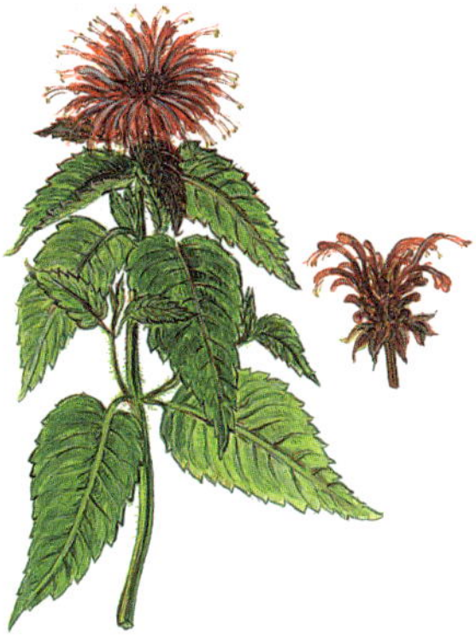

Goldmelisse

Petersilien- und Liebstöckelblätter nie durch Einkürzen ernten. Das Zentrum unberührt stehen lassen. Außenblätter unten am Stock mitsamt dem Stengel abschneiden.

21. Juni

TAG UND NACHT BESTIMMEN WACHSTUM

Bauernhöfe, Kirchtürme und alte Bauten, sie alle leben. Schwalben und Mauersegler werden von ihnen angezogen. Geschäftig ist die Vielfalt der Sperlingsvögel dabei, unsere Sträucher und Bäume von unerwünschtem Kleingetier freizuhalten. Der unstete Wandergeselle Windhauch bringt das glänzende Laub der Pappeln im Sonnenschein zum Erzittern. Versetzt Weizen-, Gersten-, Haferhalme und die ganze Gräserfamilie in lebhafte Bewegung. Wolkenreiter jagen durch die Luft. Und abends wirft die Sonne verschwenderisch ihr Rot hinein in das Grün. Verwandelt alles in eine Traumfarbe. Die Mondsichel stiehlt sich, fast schamhaft vor soviel Lichtverschwendung der großen Schwester, über den Bergrücken herauf, auf dem da oder dort die ersten Sonnwendfeuer leuchten. Auch Blitze, nicht feige, zucken auf wie feindliche Geschoße und schicken ihr Gemurre hinterdrein. – So geht der Frühling zu Ende. Der Sommer wird geboren. Heute.

Die *Brombeeren* klammern sich in der Waldlichtung oder am Waldrand mit all ihren abwärtsgekrümmten Dornen an die Nachbarpflanzen an. Im August pflückt man die reifen Beeren, jetzt aber geht man auf „Brombeer-Blätter-Pirsch". Die Stengel abschneiden, sie sind wertlos. Die Blätter im Dachboden zum Trocknen ausbreiten, dann in Papiersäcken verschnürt aufbewahren. Getrocknete Blätter erst vor der Verwendung kleinschneiden.

Die Blätter der *Waldbrombeere* zählen zum „Deutschen Tee", besitzen zusammenziehende und keimtötende Kraft, sollen bei Durchfall und zur allgemeinen Förderung der Widerstandskraft des Körpers nur getrocknet als Tee im Aufguß zubereitet werden. 2 Teelöffel für 1/4 l kochendes Wasser, 15 Minuten ziehen lassen, abseihen.

Quendeltee, 6 Wochen lang täglich 2 Tassen, bei Epilepsie oder Fallsucht angewendet, hat guten Erfolg gebracht.

Walderdbeeren als Frischkost bereichern den Körper.

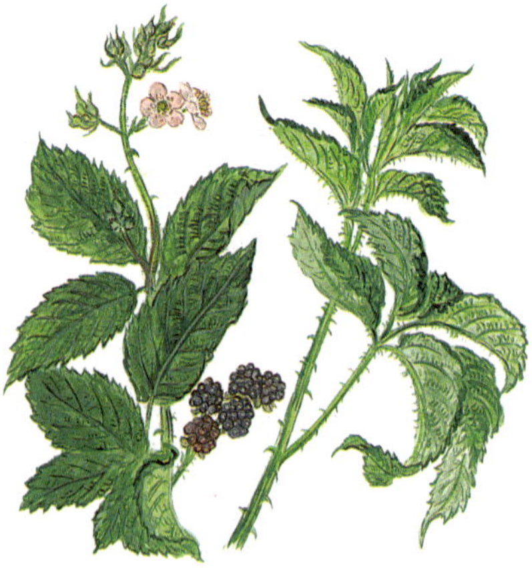

Waldbrombeere

Um Beerenobst vor Vogelfraß zu schützen, halbiert man Knoblauchzehen, steckt sie auf oberseits eingeschnittene Stöcke und setzt sie in Abständen in den Boden.

22. Juni

MEIN WEGWEISER SEI DU NUR, O GOTT!

Meister an Oberflächlichkeit und Seichtheit sind wir. Fast unübertrefflich. Das fängt schon bei unseren seichten Beobachtungen an. – Die Steinläufer haben niemals tausend Füße. Wir nennen sie aber trotzdem „Tausendfüßler". Auch wenn wir beim Nachzählen in natura je nach Art nicht weiter als bis 15, 20 oder höchstens 25 Paare kommen. Bescheidenere „Naturbeobachter" bezeichnen sie als „Hundertfüßler", übertreiben dabei nur um 100%. – Warum bleiben wir nicht bei der Wahrheit und sagen einfach „Steinläufer" zu ihnen?

Man muß keine außergewöhnliche Erfahrung besitzen, um zu erkennen, daß viele Krankheiten durch „Vorbeugen zur rechten Zeit" verhütet werden können, daß ein gesunder Körper eventuell auftretende Krankheiten leichter bewältigt als ein verwöhnter und somit schwächlicher Organismus.

Nicht jeder Teller auf deinem Tisch muß seufzen. Obwohl wir täglich Eiweiß in unserer Nahrung aufnehmen, sollen wir sehr sparsam sein, diesen Eiweißbedarf mit Fleisch zu decken. *Hülsenfrüchte* – nicht aus der Dose, sondern selber gekocht und zubereitet – können unseren Eiweißbedarf bestens befriedigen. Bitte nicht übersehen, auch Sojaprodukte wie Tofu sind hochwertige Eiweißquellen.

Mageren, bleichsüchtigen Menschen empfehle ich zu Beginn einer jeden Jahreszeit *Wermut-Tausendguldenkraut-Mischtee* (zu gleichen Teilen). – 1 Teelöffel voll dieser Mischung abends in ½ l kaltem Wasser ansetzen, über Nacht stehen lassen, morgens abseihen. 3 Wochen lang früh und abends je 1 Tasse trinken.

2 Teelöffel frisch gesammelte und zerkleinerte *Borretschblätter* im Aufguß zubereiten. Früh und abends je 1 Tasse schluckweise einnehmen, hilft bei Thrombosenbildung.

Feingeschnittene frische *Huflattichblätter,* Speisen beigemischt, fördern die Verdauung beachtlich.

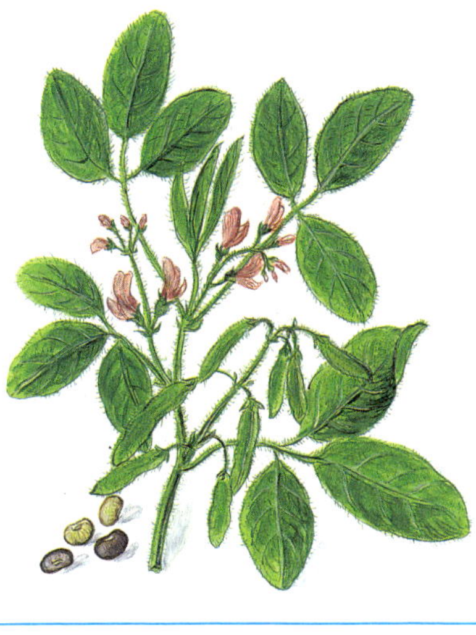

Sojapflanze

Jetzt ist die günstigste Sammelzeit für Dach- oder Hauswurzblätter. Während der Blüte nicht sammeln und verwenden, weil weniger wirksam.

HELLEM ABEND FOLGT HEITRER MORGEN

Willst du den neuen Tag erleben, dann mußt du mit dem Hahnenschrei aufstehen. Noch bevor der Morgen graut hinausgehen, hinauf auf eine Anhöhe oder einen Berg steigen. Um dich schauen, um dich horchen. Dann hörst du, wie geschäftig das Leben erwacht. Wie die Nachtruhe schwindet und der Tag dynamisch sein Recht fordert. Dann fühlst du dich dem Herrn über Tag und Nacht ein Stück nähergekommen.

Herstellung von *Rosenessig:* 30 g frische Rote-Rosen-Blütenblätter werden mit 1 l kochendem Apfelessig übergossen. In gut abgeschlossenem Glase 8 Tage lang in die Sonne stellen. Abseihen, in kleinere Flaschen füllen, kühl und dunkel lagern. – Mit Wasser verdünnt, eignet er sich vorzüglich zu Körperwaschungen, als Kompresse bei Brandwunden und Insektenstichen. Bei Halskrankheiten 2 Teelöffel davon mit 1 Glas lauwarmem Wasser mischen und als Trunk nehmen.

Junge *Borretschblätter* und die frischen himmelblauen Blüten sollen in kleinen Mengen Frischsalaten beigegeben werden, gemeinsam mit einigen Fäden gerissenem Kren. Marinierte Salate, mit Ausnahme von Kartoffelsalat, ½ Stunde vor dem Essen der Sonnenbestrahlung ausgesetzt, erhöhen ihre Wirkung zur Gesunderhaltung der Haut und haben cholesterinspiegelsenkende Eigenschaft.

Waldbrombeerblätter-Tee bei Durchfall ohne Honig trinken. – Zur Stärkung der Abwehrkräfte im Körper nach dem Ziehenlassen und Abseihen mit Honig süßen und etwas Zitronensaft dazugeben. – Brombeerblätter ohne Stiel und junge Triebe können den ganzen Sommer über geerntet werden.

Fährt man mit dem Zeigefinger unter die große Zehe und preßt man mit dem Daumen oben einige Minuten lang auf das Gelenk, fördert man die Schlafbereitschaft und legt Gedanken ab. Beide Zehen drücken. – Diese *Akupressur* wirkt über das Gehirn.

Borretschsaft, kurmäßig eingenommen, hellt das Gemüt auf.

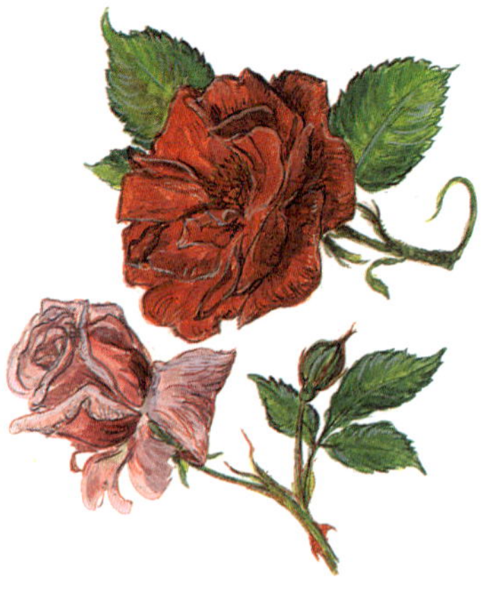

Gartenrose

Abgeheute Wiesen locken eine Unzahl Vögel zur Nahrungssuche heran. Beobachte sie still. Versuche sie kennenzulernen.

ALLES KRUMME MUSS GERADE WERDEN

„Es ist dir nicht erlaubt, daß du . . . !" – Was unter den Satzteil „Punkte . . . Punkte" fällt, betrifft dich rein persönlich. Die Antwort sollst du nicht „anstandshalber" geben. Nein! Du sollst sie überhaupt nicht sofort geben. Sollst darüber nachdenken. Ein Leben lang. An den denken, der den Mut hatte, diese Worte an einen Mächtigen des Landes, an den König Herodes, zu richten und dafür sein Leben lassen mußte. Er, Johannes der Täufer. Der Mut hatte und Wegbereiter war, „für DEN, DER nach ihm kommen sollte".

Heute, am Johannistag, beschäftigen wir uns mit dem *Johanniskraut:* Es wirkt nervenberuhigend, entzündungswidrig und verdauungsregulierend. – 2 Teelöffel frischer oder getrockneter Blütenteile werden in ¼ l kochendes Wasser gegeben, kurz aufwallen lassen, von der Flamme wegnehmen, 15 Minuten Ziehdauer, abseihen. Davon trinkt man täglich 2 bis 3 Tassen bei Depressionszuständen, Schlaflosigkeit, Magen-Darm-Beschwerden, bei Gallen- und Nierenleiden.

Bei Rheumaanfällen, Nervenschmerzen, Hexenschuß und Gicht verwendet man *Johanniskrautöl* äußerlich, indem man die betroffenen schmerzenden Stellen mehrmals während des Tages, besonders aber abends vor dem Schlafengehen, damit einmassiert. Am nächsten Tag morgens erweist es sich als günstig, die gleichen Stellen mit Arnikatinktur nachzureiben.

Unbedingt beachten, daß Johanniskraut, wie immer angewendet, lichtempfindlich macht, Sonnenbrand und Sonnenstich fördert.

Blondhaarige Menschen können sich ihre schöne Haarfarbe lange erhalten, wenn sie nach dem Kopfwaschen ihre Haare mit warmem *Kamillenblütentee* nachspülen.

Bei Blähungen und Magenschmerzen die homöopathische Essenz „Levisticum D4–D6", *Liebstöckel.* 3mal täglich 10 Tropfen.

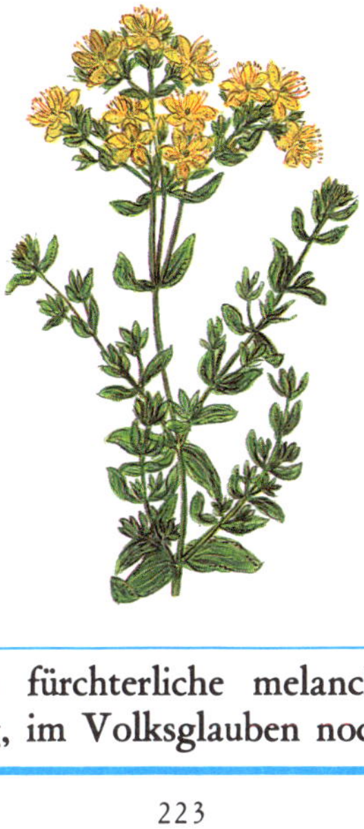

Johanniskraut

„Johanniskrautblüten vertreiben fürchterliche melancholische Gedanken!" – Alter Sammeltip für den Johannitag, im Volksglauben noch immer zu Recht verankert.

Das fruchtende Jahr
25. Juni bis 24. Dezember

DEIN WEG ZUM ZIEL

Der Reife entgegen

Er lag im untersten Fach eines Werkzeugkastens. In meinem Elternhaus.

Ich fand ihn dort.

Den alten Schotterhammer mit dem abgebrochenen Stiel. Von der Zeit fürsorglich umhüllt mit weichem Spinnengewebe. Zum Trost, so schien es, um den Schmerz des Vergessenseins leichter zu erdulden.

Als junges Bürscherl hielt ich ihn in meiner Rechten. Vom Vater dazu angeleitet, Schottersteine klein zu kriegen. Die unsere Wege fahrbar machen sollten. Generationen hatten ihn bereits vor mir gebraucht. Und auch noch jemand nach mir. Der Hammer, abgenützt, breitgeschlagen, blieb letztlich verstümmelt, alt und ausgedient liegen.

Steine werden heute mit Maschinen zu Schotter gemacht.

Schotterhammer sind überflüssig geworden.

Sinnlos Gespinne morscher Gedanken?

Oder bin ich nicht auch ein Werkzeug? Beständig durchglüht in feuriger Esse eines liebenden Gottes. Der nur eines will. Mich führen. Der Reife entgegen.

Ich glaube an meine künftige Vollendung. In vielfältiger Weise.

Ich glaube an die Hilfe in Krankheit und Todesgefahr.

Ich glaube an die Auferstehung nach dem Tode und an das Ewige Leben.

Ich glaube auch an meine innere Erfahrung der Gemeinschaft mit Gott.

Im fruchtenden Jahr

Geheimnisvoll. Ein Mysterium. Der Jahresablauf in der Natur.

Wie ein Rad ist er. Dreht sich im Kreise. Erfaßt alles. Unterworfen einer wunderbaren Ordnung und einem Rhythmus regelmäßiger Wiederkehr.

Umfängt auch dich. Zieht dich mit hinein. Trägt dich.

Läßt dich das Jahr erleben.

Das Jahr für Jahr zu deinem Jahr wird. Voll vom Zauber der Überraschung. Zeugt es immer wieder aufs neue Bangen und Hoffen zugleich. Auf deinem Weg zum Ziel.

In der Stille der Weihnacht hat es begonnen.

Dort schon vollzog sich die Vorbereitung auf den kommenden Aufstieg der Lebenssäfte. Der in der Folge nicht mehr zu bremsen war. Was einmal in den Fluß kam, mußte seinen vorgezeichneten Weg gehen. Und geht ihn auch.

Aufbaustoffe sammeln sich fortwährend in den einzelnen Zellen. Die Natur ist erstanden. Erblüht und leuchtet. Und dieses Werden, das aus der Erde, von unten kommt, wird getragen vom Lichte.

Form und Gestalt werden geschaffen. Im Keimen. Wachsen. Und Blühen.

Die Startetappe ist bewältigt. Die erste Jahreshälfte beendet. Der Weg frei zum Erfolg.

Nun kann das Fruchten beginnen.

Das Reifen und Zeitigen. Das Vollenden.

Der Krönung und Würde Zeit ist da. Das fruchtende Jahr.

In seiner Ausgangsbasis vom Sommer beeinflußt. Im malerischen Herbst erst in die Endphase getreten. Bevor alles langsam ausklingt. Verstummt. Zur Ruhe sich neiget.

Scheinbar nur. In Wirklichkeit aber Kräfte sammelt. Für ein neues Beginnen.

Ein Fruchten. Für alle Zeiten.

Krönung meines Lebens

Ein Edelstein, der Frieden bringt.

Der Beryll. Von blasser, glänzender, transparenter Farbe.

Es wird von ihm unter anderem gesagt, „daß er wirksam ist gegen Gefahren der Feinde und gegen Streitigkeiten“. Und „daß er einen milde in den Sitten macht und einen guten Charakter verleiht“.

So schreibt der Patron, Beschützer und Fürsprecher der Naturwissenschaftler, der Heilige Albert der Große, „Über die Edelsteine und ihre höheren Eigenschaften“.

Sein Beiname „Magnus“, der „Große“, bezieht sich nicht auf seine rege Tätigkeit als Philosoph, Theologe und Naturwissenschaftler, sondern auf sein lebenslanges Bemühen um den Frieden unter den Menschen.

Gesundheit und Krankheit sind ein Glied in einer langen Kette. Von Bemühungen, Überlegungen, Erfahrungen. Oder? Von Nachlässigkeiten, Fehlern und Sünden.

Eine friedvolle, ausgeglichene Lebensart bringt eine vorbeugende und auch eine heilende Wirkung zuwege.

Friede ist Krönung jeder Tat. Auch Krönung meines Lebens. Der Weg zur Seligkeit.

„Selig die Frieden stiften, denn sie werden Söhne Gottes genannt werden“ (Mt 5,9).

Friede mit mir. Wenn ich trotz meiner Schwäche auf den Herrn vertraue.

Friede mit meinem Nächsten. Wenn ich das Gute im andern achte.

Friede mit der Schöpfung. Wenn ich sie nicht zerstöre, sondern schütze.

HANDFESTES BÜNDNIS

Alle Bäume haben Knospen

Haine waren einst, in früheren Kulturen, Stätten der Gottesverehrung. Sie boten dem Menschen aber auch Schutz und Nahrung.

Bäume. Sträucher. Wälder. Hecken. Und Haine. Mit dem Menschen aufs innigste verbunden.

Wurzeln. Stämme. Zweige. Und Knospen. Sprechen eine Sprache, die der Mensch versteht. Verstanden hat. Doch vieles ist ihm verlorengegangen. Zugunsten des Zivilisierten blieb das Natürliche auf der Strecke.

Ich bin als Waldlandkind geboren. Wohltuender Schatten und geheimnisvolles Dunkel des Waldes umfingen mich. Auf Schritt und Tritt. Wo immer ich hinwollte, folgte mir der Wald mit seinem Mysterium.

Das Röhren des Hirsches in der Brunftzeit. Das Bellen des Bockes und sein zorniges Stampfen, wenn jemand in sein Revier eindringt. Das Geheule der Füchse während ihrer Ranz, mitten im eiskalten Winter. Der Ruf des Kuckucks zur Zeit der Brautschau, weil er im Echo sehnsüchtig Antwort erwartet.

Als Startappell für meine jugendlichen Streifzüge durch Busch und Wald galt mir dies alles.

So bin ich zum „Wald-Menschen" geworden. Innerlich bedachtsam, lauschend schauend und versonnen. Egal, wo das Leben mich auch hintrieb.

Eine Weite trage ich in mir. Niemand kann sie mir nehmen, diese Welt meines Lebens. Im Baum signalisiert. Für mich als Zeichen gesetzt.

Wenn der Löwenzahn zaudert, ob er es wagen sollte, in den neuen Frühling zu gukken mit seinen gezähnten Blättern. Geschweige denn Mut dazu hat, mit der Blüte Körblein den schelmischen Kuß der Sonnenstrahlen zu erwidern. Dann bricht es durch, das Leben der Bäume. Schon lange bevor die winzigkleinen Mauseöhrlein-Blätter ihr Gelbgrün der Sonne unter die Nase halten, sind sie da. Die Knospen.

Alle Bäume haben Knospen.

Bereits im Vorjahr gebildet. Im nebelschwangeren Herbst, wo Friedhofsstimmung in der Menschen Herzen einzieht. Da warten sie ruhig unter ihrer Harz-Schutzschicht auf den Winter. Schlafen und träumen vom Frühling.

Die Knospen in Harz gehören zu den Baumschätzen. Für Tier und Mensch. Sind Medizin. Nahrung. Und Symbol unseres eigenen Lebens. Das nie abgeschlossen ist. Sondern wird. Immer wieder. Von Tag zu Tag. Von Jahr zu Jahr. Doch nicht willkürlich. Sondern in einem sinnvollen Rhythmus.

Alle Bäume haben Knospen.

Auch dein Lebensbaum. Er ist nicht steril. Unfruchtbar. Ertraglos.

Du wächst im Leben. Beständig. Hinaus über deine sichtbaren Grenzen.

Laß uns eins werden

Entseele die Natur nicht. Nimm ihr nicht ihren Charakter.

Laß sie sprechen. Vom Auf und Ab. Vom Künden des Sich-selbst-Erneuerns. Vom Werden und Fruchten.

Realistisch. Im eigentlichen Baum-Leben.

Symbolisch. Auf mich, dich, den Menschen bezogen.

„Dein" Baum-Leben hast du zu Grabe tragen lassen.

Klang-los.

Und Klage-los.

Und was bleibt dann noch von dir?

Ein herzloses Skelett. Ein chemisch-physikalisches Geflecht. Das vor der Reife Angst hat.

Wo man verlernt, die Alters-Rolle im Welttheater würdevoll über die Bühne zu bringen.

Wo Alter nicht mehr zur Krönung, sondern zur Last wird.

Mit diesen Gedanken stand ich heute vor dem Altar. Als Priester in der Feier des heiligen Opfers.

„Wir danken Dir, daß Du uns berufen hast, vor Dir zu stehen und Dir zu dienen. . . . und laß uns eins werden durch den Heiligen Geist."

Der Tag ging weiter. Ein Tag im März.

„Was ein richtiger März ist, soll eingehen wie ein Löwe und ausgehen wie ein Lamm."

Nicht spurlos vergehen die Jahre

Ungeahnte Bereiche von Geist und Seele gibt es.

Zahlen spielen in deinem Leben eine Rolle.

Die Zahl Sieben teilt es. In sinnvolle Abschnitte.

Aus der Antike, besonders aber aus der Bibel, leitet sich die christliche Symbolik oder Aussagekraft bestimmter Zahlen ab.

„Drei" steht für Gott. Für die Vollkommenheit. Für etwas in sich Abgeschlossenes.

„Vier" ist die Zahl der Welt. Der Ordnung. Der Schöpfung. Der Elemente. Der Himmelsrichtungen. Und der Jahreszeiten.

„Sieben", die heilige Zahl. Die Summe von Drei und Vier. Von Gott und Welt.

Dreimal sieben wird zum Höhepunkt oder Scheitelpunkt im „Werdenden Jahr" des Lebens. Formt den Zenit der Jugend. Zweimal erlebt, geht sie zu Ende. Mit Zweiundvierzig.

Dann folgt die geistige Reife. Das „Fruchtende Jahr" des Lebens.

In dieser Altersstufe übertrug Gott Mose die Führung Seines auserwählten Volkes.

Nichts Unbedeutendes, nichts Kleinlich-Übersehbares gibt es in unserem Leben.

Alles hat seinen Bezug.

Wird zum handfesten Bündnis.

Am Tag des Lichtes, zur Zeit der Geburt des Herrn, fang jedes Erdenjahr aufs neue an.

Am Feste des Vorläufers Christi, des Rufers in der Wüste, zu Johanni, denk an deine Bestimmung, einst Erntetag zu halten. Voll, reich, gotterfüllt.

Jedes Alter ist schön.

So wie jeder Tag des Jahres schön ist.

Auf seine Weise.

Im Werden. Im Reifen.

In der Jugend. Im Alter.

Harth, am Feste der Verkündigung des Herrn,
den 25. März 1989 *Hermann-Josef Weidinger*

Des Schöpfers Bild durchdringt die Formen

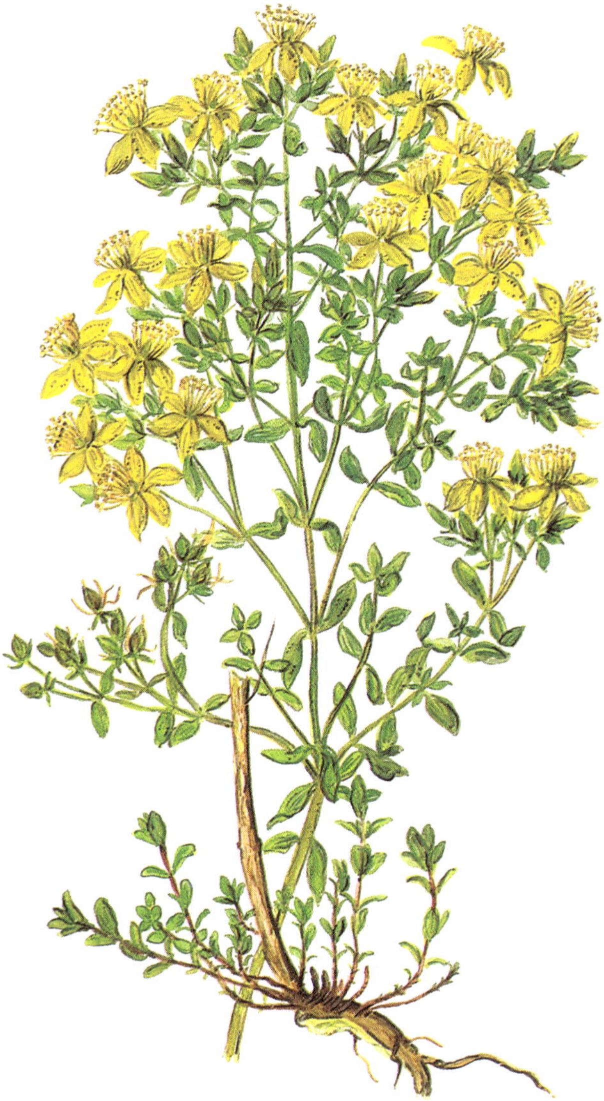

Johanniskraut

Vielfaltgefunkel. Im Juni-Sommer.

Aus smaragdgrünen Wipfeln leuchten die Kirschen.

An des Waldes Böschung braten rote Rubin-Tröpfchen in durstigem Zwerg-Kräutergewühl. Edelmütig laden sie zur Walderdbeer-Jause. Die Rosen in den Gärten prangen und sprühen wie Feuerwerk am sommerlichen Abendhimmel. Rahmweiße Doldenteller des heilsamen Holunders wiegen sich im warmen Winde. Falter und Spatzen, Bienen und Stare haben es eilig. Nicht zurück bleibt die schwerfällige Hummel mit geschäft'gem Gebrumme.

Abgeschlossen ist die aufwärtsschreitende Tendenz des Jahres. Der Höhepunkt erreicht. Der Entfaltung folgt die Reife. Dem Werden die Vollendung. Schritt für Schritt.

Ein Liebkind der Sonne begrüßt den Sommer. Mit tiefgelben Blüten. Bescheiden. Trotz auffallender Schönheit. Braucht nicht viel. Ein lichtes Plätzchen im Walde. Zwischen Dornengestrüpp. Ein bißchen Wegrand. Und es ist schon zufrieden. Blüht und duftet harzig-balsamisch. Den ganzen Sommer hinein.

Lieblich das Aroma. Zu urdenklichen Zeiten schon ein geschätztes „heiliges" Heilmittel. Das „Gottes-Güte-Kraut".

Noch viele andere Namen hat der Volksglaube für das Johanniskraut. Jagenteufl. Sankt-Johannes-Blut. Hexenkraut. Elfenblut. Hartheu. Christi Kreuzblut.

Gilt als eines der wichtigsten „magischen" Kräuter gegen alles Böse und Dämonische.

Magie. Mystik. Mythologie. Religion. Volksheilkunde. Überall spielt das Johanniskraut eine Rolle. Verleiht aber dem auslaufenden Junimonat sein unauslöschliches Zeichen.

Wirkt gegen Depressionen. Beruhigt die Nerven. Fördert den Schlaf.

Such es. Und acht' es.

Das Johanniskraut.

WERDEN UND FRUCHTEN, EINE EINHEIT

Geheimnisvolle Zeit. Um Johanni. Zeit der Sommer-Sonnenwende. Ein Verströmen des Schöpferischen vollzieht sich. In der Erscheinungswelt um uns. Noch sind die Nächte hell. Nicht lange mehr, dann hat der Sommer seine zeitliche Höhe erreicht. Hat sich voll entfaltet. Eine spürbare Rückwanderung beginnt, zum Dunkel hin. Die Heimkehr ins Verborgene. Geheimnisvolle Kräfte der Natur ändern ihre Richtung. Von außen nach innen. Verursacht vom Sonnenlichte. Das lahm wird und schwächer. – Im menschlichen Leben, beim Überschreiten der Lebensmitte, geschieht das gleiche: Reifen und Welken. Ein Hintereinander. Wird ertragen. Um des inneren Wachstums willen.

Noch unter dem Kusse der Maiensonne haben sich am Waldesrand unschuldige Blütenaugen geöffnet. Keine Endstation. Denn . . . In den Monaten Juni und Juli grüßen uns die rotleuchtenden Früchte der *Erdbeere.* Köstlich munden sie. Kühlen und lösen auf.

Die hohe entzündungswidrige Wirkung steht beim Kamillenblütentee im Vordergrund. – *Kamillenblütenöl:* 65 g frische Kamillenblüten in ½ l kaltgepreßtem Olivenöl 14 Tage lang in der Sonne ansetzen. Dann abseihen und den Rückstand auspressen. Dunkel und kühl lagern. Bewährtes Mittel gegen „Bäckerkrätze". Auch anzuwenden bei schwer heilenden Ekzemen und zur Auspinselung bei Ohrengang-Entzündung.

Bei Blasenschmerzen und Blasenkrämpfen bringt *Kamillenblütenöl* als Einreibemittel spürbare Erleichterung. Wichtig ist es, daß die Blase warmgehalten wird. Über Nacht ein gegerbtes Katzenfell auflegen. Mit der Haarseite nach unten.

Frischen *Brunnenkressesaft,* dem man 4mal soviel 70%igen Alkohol beifügt, in Fläschchen füllen. Dunkel und kühl lagern. Zur täglichen Kopfhautmassage, 1:1 mit Wasser verdünnt, verwenden. Leistet ausgezeichnete Dienste bei Haarausfall.

Blühendes *Herzgespann* jetzt sammeln, lindert als Tee Kropfbeschwerden.

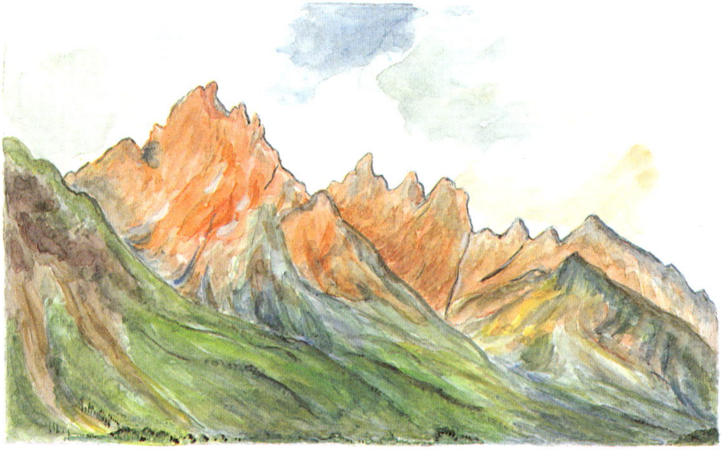

Alpenglühen am Morgen

Nun ist die Erntezeit für die Kulturpflanze „Weißer Andorn", die zu blühen beginnt. Wertvoll für Nerven, Magen, Drüsen, Haut, Blut, Gebärmutter.

26. Juni

DES LEBENS GLÜCK UND LAST ERTRAGEN

Jedesmal, wenn wir in der Liebe zu jemandem versagen, entfernen wir uns von Gott. Im Denken beginnt unser Gut- oder Schlecht-Sein. Denn auch Gedanken-Wünsche haben Kraft und Wirkung. – Gott können wir keine Vorschriften machen. Nur dankbar annehmen, was ER uns gibt. Um die Erfüllung SEINES Willens bitten. In SEINER Liebe bleiben wollen. – Mißgunst unserem Nächsten gegenüber, Segen Gottes, den wir ihm nicht gönnen, kann bei uns selber zum Schaden werden.

Bewegung, Arbeit und Ruhe spielen für unsere Gesundheit eine nicht untergeordnete Rolle. Wir müssen sie in einen richtigen Einklang bringen. Ohne Bewegung und Arbeit werden die Muskeln weich, das Herz träge, der Kreislauf läßt zu wünschen übrig.

Sprossen und zarte Blätter der *Waldhimbeere* sammelt man im Juni und Juli. Sie haben in der Volksheilkunde eine breite Anwendungsskala gefunden. Durchfall, Grimmen der Eingeweide, gestörte, unregelmäßige oder zu starke Regel. Hier wird der Tee getrunken, im Aufguß zubereitet. – Umschläge und Waschungen mit günstiger Wirkung führt man bei Flechten, Hautunreinheiten, Geschwüren und triefenden Augen durch. – Als Mund- und Gurgelwasser hingegen gebraucht, heilt Himbeerblätter-Tee Mundfäule und Zahngeschwüre.

Die ersten *Karotten* aus dem Garten bilden für Menschen aller Altersstufen einen wertvollen und gesunden Zusatz zum Frühstück. Eine junge Karotte wird fein gerieben, mit etwas Zitronensaft und Honig vermischt, nüchtern eingenommen. Schützt vor frühzeitiger Ermüdung und hebt spürbar den Gesundheitszustand.

Knoblauch, in kleineren Mengen regelmäßig längere Zeit – 3 bis 6 Monate – angewandt, wirkt effektvoll vorbeugend gegen Darmentzündung, Bluthochdruck und Arterienverkalkung. – Ein Majoranblatt nachgekaut, nimmt den lästigen Geruch.

Gelbes Labkraut während der Blüte sammeln und trocknen. Eignet sich als Schlafkissen-Füllung. Erweist sich als „strahlenabwehrend".

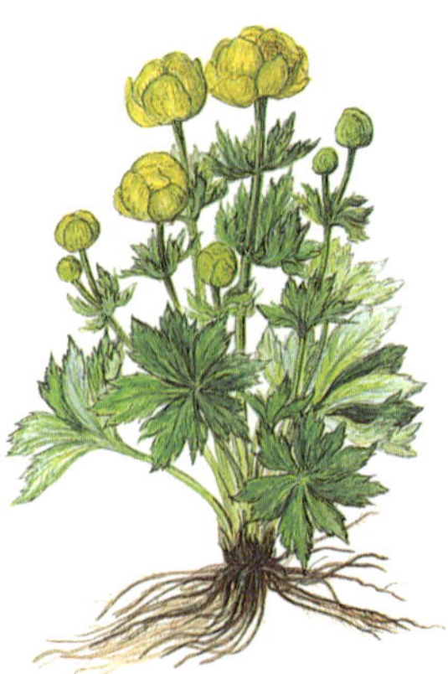

Trollblume

Die Trollblume ist durch Wiesen-Trockenlegung vom Aussterben bedroht. Bei Feuchtwetter kugelrund, zeigt sie bei Schönwetter mehr als hundert Staubfäden.

ZEICHEN SEIN UND ZEICHEN SETZEN

Gewisse Pflanzenarten, heute allgemein bekannt, haben sich häufig „ihr Land" erst mühsam erobern müssen. Die Robinie wurde im Jahre 1601 von Jean Robin, dem französischen Hofgärtner, aus Nordamerika nach Europa eingeführt. Und erhielt seinen Namen. Zuerst als Parkbaum gedacht, drang sie 100 Jahre später in die Forstwirtschaft ein. Diese leicht verwildernde Pflanze trat ihren Siegeszug bald durch ganz Europa an. Ist zur beliebten Bienenweide geworden. – Innere Werte müssen er-kannt und an-er-kannt werden.

Gelegentlicher Streit ist durchaus kein Malheur. Streit hat auch seine Lichtseiten: Setzt aufgestaute Energien frei. Verhilft bei entsprechender Lenkung dem Organismus, sein inneres Gleichgewicht wiederherzustellen.

Robinienwein: 150 g abgezupfte frische Robinienblüten werden mit 1 l gutem Weißwein übergossen, 8 Tage lang im warmen Raum stehen lassen, abseihen. Dunkel und kühl lagern. 2mal täglich ein kleines Gläschen davon genommen, wirkt magenstärkend. Fördert das allgemeine Wohlbefinden.

Die nektarreichen, nach Jasmin duftenden *Robinienblüten* werden zur Zeit der Vollblüte gesammelt, abgezupft. 1 voller Eßlöffel davon mit ¼ l kochendem Wasser übergossen, 15 Minuten ziehen gelassen, abgeseiht, ergibt einen überaus wohlschmeckenden Frühstückstee.

2 Teile *Wundkleeblüten* und 1 Teil *Spitzwegerichblätter* mischen, 1 Eßlöffel davon mit kochendem Wasser übergießen, 15 Minuten ziehen lassen, abseihen. Dient zum Wunden-Auswaschen bei offenen Füßen.

Robinienblütentee kann angewandt werden: bei Blutarmut, Kopfschmerzen, Leberschwäche und Magenverstimmung.

Bärlauch wirkt vorbeugend und heilend bei Arteriosklerose.

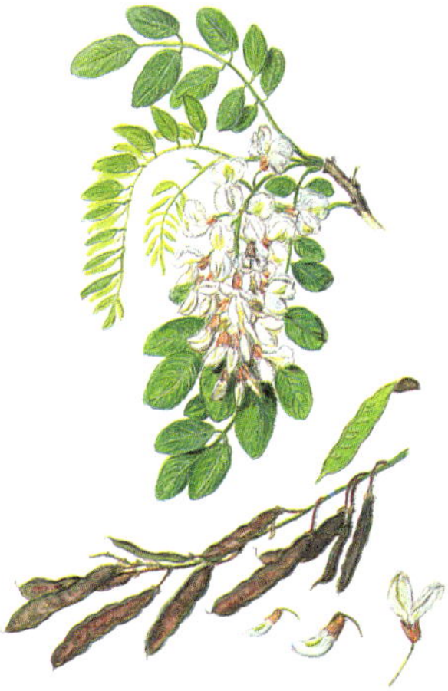

Robinie

Die Birke im Garten genießt schlechten Ruf als Wasserräuber. – Abhilfe: Rundherum den Boden ausheben. Torfmull-Gartenerde-Gemisch nachfüllen. Reichlich gießen.

WIR WOLLEN WIEDER NEU BEGINNEN

Essen und Trinken beeinflußt unseren Seelenzustand. Übermäßiges Verlangen nach Speise und Trank zeugt von einem Zwiespalt. Das Leibliche verdrängt hier das Geistige. In uns. – Ein Rollentausch ist absolut notwendig! Umdenken. Einkehr halten.

Bei Nahrungsmitteln sollten vor allem *Gemüse* und *Obst* bevorzugt werden. Sie weisen nämlich reichlich Mineralsalze und Vitamine auf. Was sehr wichtig für die Gesunderhaltung des Körpers ist. Alles Gemüse soll nur leicht gedämpft werden. Vielfach aber roh als Salate genießen.

Kohl und *Kraut* sind nicht nur für die Gedärme gesund, sondern Krautblattauflagen haben sich bei Arthrose bestens bewährt. – Man nimmt hiezu die äußeren grünen Kohl- oder Krautblätter, zerdrückt sie mit einem Nudelholz und legt sie in der Nacht über die betroffene, schmerzende auf. Mit einem Tuch befestigen. Am nächsten Morgen herunternehmen und mit Beinwellsalbe gründlich einreiben. Längere Zeit im gleichen Turnus früh und abends die Behandlung fortsetzen.

Bei Sonnenallergie die direkte Sonnenbestrahlung meiden. – Nicht ohne Sonnenhut oder Tuch ins Freie gehen. Eine 3-Wochen-Kur folgender *Teemischung* durchführen: Eisenkraut 4 Teile, Hagebuttenfrüchte 4 Teile, Anissamen 3 Teile, Basilikum 3 Teile, Lavendelblüten 3 Teile, Bohnenkraut 2 Teile, Quendelkraut 2 Teile, Ringelblumenblüten 2 Teile und Ysopkraut 1 Teil. Im Aufguß zubereiten. Täglich langsam und schluckweise ¼ l trinken. 1 Woche aussetzen, dann Kur wiederholen.

Natürliche *Sonnenschutzmittel* zum Einreiben: Latschenkiefernöl, Nußöl. Sparsam das eine oder andere auftragen und gut massieren. – Oder kaltgepreßtes Olivenöl, mit etwas Zitronensaft vermischt, dazu verwenden.

Auf *gegerbtem Schaffell* schlafen, lindert Arthrose-Schmerzen.

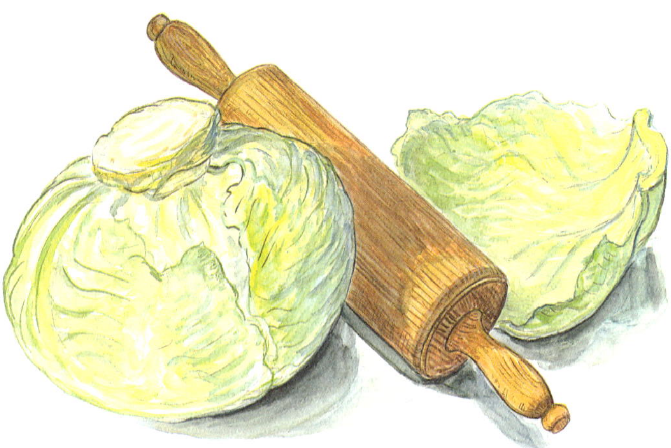

Kraut

Glühwürmchen-Leuchten in Juninächten „Positionslichter" des Weibchens. Macht sich durch abwechselndes Einschalten und Auslöschen dem Männchen bemerkbar.

EINSICHT IST FÜR JEDERMANN GUT

In der Wirklichkeit leben. Nicht in einem eigenen Machwerk. Hohl und ohne Sinn. Ich muß zu mir finden. Zu meinem ganzen Ich. Dabei hilft mir auch das Hören auf die Meinung anderer. Der Rat eines Freundes. Die Stimme des eigenen Gewissens. Die Lehre der Kirche. – Es gibt auch heute noch Wegweiser, Helfer, Auswege aus der Verstricktheit. „Du bist Petrus, und auf diesen Felsen werde ich meine Kirche bauen." (Mt 16,18)

Je tiefgründiger der Boden, je frostfreier die Lage, umso besser entwickelt sich der Walnußbaum. – In der Natur, aber ebenso in unserem Körper hat alles seinen Bezug. Gesundheit ist nichts Isolierbares, Losgetrenntes. Ist hingegen die Summe vieler Einzelheiten, die harmonisieren und funktionieren.

Walnußblättertee: Grüne oder getrocknete Blätter, im heißen Aufguß als Tee zubereitet, 3 Tassen davon täglich getrunken, hat sich gut bewährt bei Zuckerkrankheit und bei Gelbsucht. Stärkt schwache Nerven. Bei Mandel-, Hals- und Kehlkopfleiden verwendet man den Tee zum Gurgeln. – Die frischen Blätter werden in den Monaten Juni und Juli gesammelt. Sofort im Halbschatten bei Zugluft getrocknet, damit sie grün und somit wirkungsvoll bleiben.

Bei Katarrhen der Atemwege weiche 10 g frische oder getrocknete *„Fichtenwipferl"* in ¼ l kaltem Wasser über Nacht ein, koche am nächsten Morgen auf und lasse 10 Minuten ziehen. Abseihen. Mit Honig gesüßt täglich 2 Tassen 1 Woche lang trinken. Dann 1 Woche Pause. In diesem Turnus, wenn nötig, wiederholen.

Getrocknete *Farnkrautblätter,* unter das Leintuch gelegt oder in ein Kräuterkissen gefüllt, gelten als altes Hausmittel zur Vermittlung eines guten Schlafes.

Bei Harnröhrenkatarrh und Blasenschlaffheit hat sich *Heidelbeerblätter-Tee* als hilfreich erwiesen.

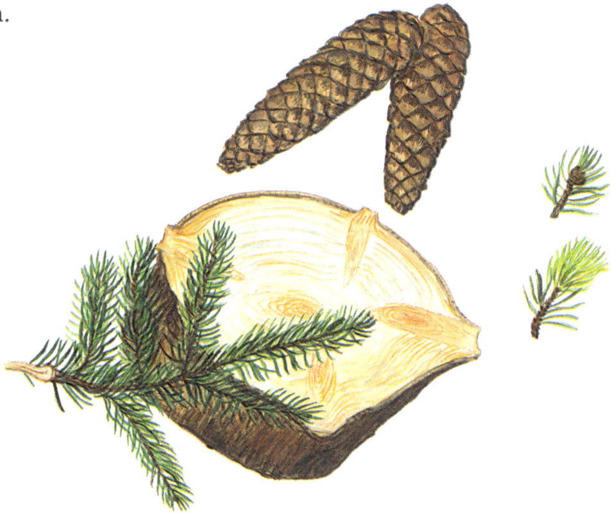

Fichtenwipferl

Das angenehm riechende ätherische Öl der Nußblätter und der kühle Schatten des Baumes machen das Rasten unter dem Nußbaum zur Erholung.

SEELENGRÖSSE, EIN REIFES WACHSEN

Nach altägyptischer Lebenslehre ist der „Schweiger" ein Mensch, der seine Emotionen unter Kontrolle hält. „Die schädigende Rede" meidet und „die gute Rede" hoch schätzt. Der wahre Schweiger wird mit einem Baum verglichen, „der im Sonnenlicht aufwächst. Er grünt und verdoppelt seine Früchte. Er steht im Angesicht seines Herrn, seine Früchte sind süß, sein Schatten ist angenehm, sein Ende findet er als Monument." – Der Mensch, der die Kunst des Schweigens beherrscht, lebt weiter in der Erinnerung. Der Schwätzer hingegen ist bald vergessen.

Lesen bildet. Öffnet uns. Schafft wertvollen Erkenntnissen Eingang. Macht aufnahmebereit. Schweigen und Lesen lassen sich wunderbar miteinander vereinen. Oder ist das Schweigen-Können eine Grundbedingung zum richtigen Lesen-Lernen? – Die heilige Hildegard von Bingen sagt: „Seelentrost und Herzensfreude aus Büchern zu schöpfen, wird uns Waage-Geborenen vom Heiligen Geist in die Wiege gelegt."

Frische *Birkenblätter,* jetzt gesammelt und verwendet, sind am wirksamsten, weil sie in ihrer Fülle der Heilkraft stehen. Im Aufguß als Tee zubereitet, erzielen sie die 5- bis 6fache Menge an Harnabgabe. Das erweist sich bei gichtischen Leiden und bei Erkrankungen der Blase als sehr günstig. Bei Birkenblätter-Teekuren treten keinerlei nachteilige Folgen auf.

Öfters während des Tages einige frische oder getrocknete *Salbeiblätter* ruhig kauen, befreit ältere Menschen vom lästigen Speichelfluß. Reinigt die Mundhöhle, schränkt den Appetit ein. Nimmt die Lust zum so ungesunden Naschen.

Schöllkraut ist giftig. Bei Spaziergängen muß davor gewarnt werden, daß Kinder Zweige davon abbrechen und am gelben Milchsaft lecken.

An heißen Tagen *Thymiantee* trinken. Erleichtert die Atmung.

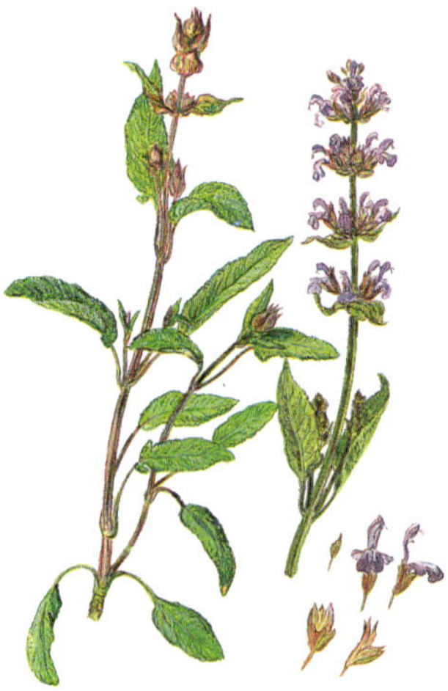

Salbei

Gartenrosen haben uns mit der ersten Blüte erfreut. Bekommen sie jetzt eine Flüssigdüngung mit Brennesseljauche, sagen sie danke.

Des Geistes Macht wächst in der Stille

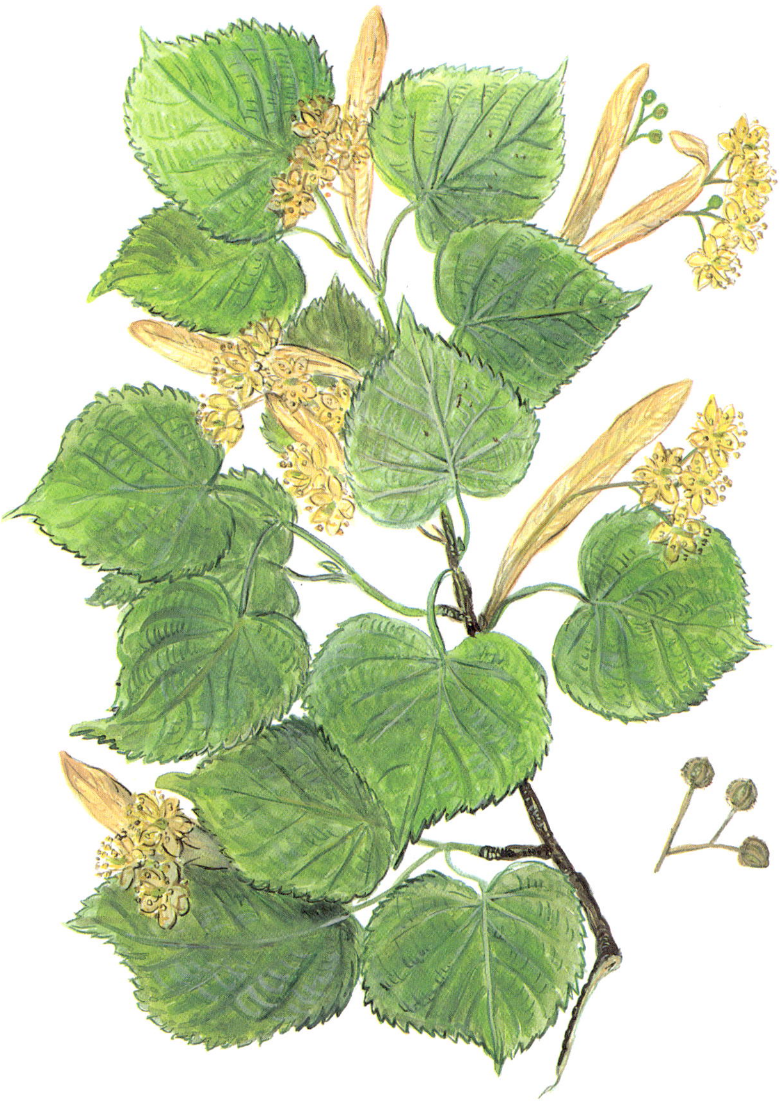

Linde

Hortung.

Auf Dauer aufspeichern.

Für später. Für karge Zeiten. Heimtragen. Einen Hort anlegen. Als Vorrat sammeln. Mit dem Herzen. Mit den Augen. Mit der Seele.

Querfeldein hoppelt Meister Lampe. Der Hase. Gelbbraune Färbung, ein Gemisch roter, brauner und gelblicher Töne im weichen Fell. Ein Abbild frohen Sonnengefunkels.

So findet er überall Deckung. Unter dem breitblättrigen Dach des Rübenfeldes. In den Kartoffeläckern. Im Maisfeld.

Und das Getreide? Ob es „Giebelgleiche" feiert?

Erwachsen es dasteht. Im Erblühen. Hochzeitsnärrische Pollen, von des Windhauches Kalesche getragen, erfüllen ihre fruchtende Sendung. In schicksalhafter Luftreise.

Gelbes Wolkengefluder treibt über Raine und Wege. Manchmal graugrünlich schattiert. Und wenn am Himmel plötzlich nasse Last sich entladet, bleiben danach gelbgrünliche Streifen verschämt am Boden zurück.

Bald scheint wieder die Sonne. Drückend, brennend heiß. Der Bauer freut sich. „Das Korn setzt Kern an", sagt er. Blickt dankbar nach oben. Hofft auf gute Ernte.

Glatt, grau und gerillt die Rinde. Weiträumig die Krone der sommergrünen Hagebuche. Unten am Boden wuchert zum Stamm hin allerlei Gebüsch. Gleichsam jubelnd und dankend, daß nicht der Pflugschar unersättlich Begierde alles hinwegriß, was zum Leben an Erde es braucht.

Dort sitzt er! Der Buschwürger. Im Geäste.

Mittelgroß. Mit kräftigem, gebogenem Schnabel. Die Zehen mit scharfen Klauen versehen. Um Beutetiere packen zu können.

Rauh sind seine Rufe. Teilweise sehr klangvoll.

Nach altem Volksglauben lockt er damit seine Opfer an. Heuschrecken und Spinnen frißt der lebhafte Vogel. Jede

Art von Insekten, Reptilien, Jungvögel und kleine Säugetiere sind seiner nicht sicher. Spießt sie oft in Nestnähe auf Dornen.

Bevorzugt offenes Gelände mit Sträuchern.

Sitzt. Wartet. Blickt feldeinwärts. Wo eine Rebhuhnfamilie bemüht ist, Nahrung zu suchen. Nicht weit weg schlägt die Wachtel im Kornfeld. Und der Hamster? Er sorgt sich. Um Vorrat. Für den Winter.

Die Feldwege entlang gehen im Juli die Menschen. Zwischen blühenden Feldern, die zur Reife tendieren.

Menschen im Urlaub. Genießen die Freiheit. Erleben die Ferien. Wandern sorglos dahin.

Den Himmel über dem Kopfe. Die Sonne im Herzen. Die Freude in den Augen. Den Frieden in der Seele.

Gehortet. Gespeichert. Für später. Für karge Zeiten.

Damit Vorrat da ist. Wenn die Kälte des Werktages allzuoft einzieht. Ungebeten Platz nimmt. In jedem Winkel.

Darum raffe zusammen. Mit Ehrgeiz und Umsicht. Was dein Geist mag erhaschen.

Wenn du wanderst im Juli. Unter der frohmachenden Sonne. Dann öffne alle Sinne.

Eine leichte Prise durchbricht die lastende Schwüle. Treibt einen Geruch vor sich her. Bezeichnend. Einmalig. Lieblich anmutend. Erinnert an Honig.

Ein Blick zurück. Du siehst sie. Die stattliche Linde.

In voller Blüte. Sie honigt. Schenkt uns hellfarbenes Süß. Von köstlichem Geschmack. Ein Honig, der ausgleicht. Der festhält und hortet den inneren Wert echten Mensch-Seins.

Die Lindenarten geben in ihrem Blütennektar das weiter, was ihrem Pflanzencharakter entspricht.

Gemeinschaftssinn.

Ein Denken in die Breite, das andere miteinschließt.

Geselligkeit, die verbindet.

Sangeslust und Fabulierfreude.

1. Juli

FUSSGEHER-KÖNIG ODER AUTO-SKLAVE

Wandere hinaus, entdecke die Natur wieder. Bäume, Gräser, Wind und Wolken. Laß sie einziehen in dein eigenes Ich. Bleib' stehen und schau dreimal: Mit den Augen, mit dem Hirn und mit dem Herzen. Nur so erlebst du, was „innerer Reichtum" ist. Dann spürst du es ganz von selber in dir und findest die Antwort: ein inniges, stilles Danke.

Rechtzeitig daran denken: Frischer ungesüßter *Roter-Ribisel-Saft,* das ideale Tagesgetränk für Zuckerkranke. Gleichzeitig ein großartiger Durstlöscher für arbeitende Menschen. Ein wertvoller Ersatz für Wein. Es muß nicht immer Alkohol sein.

Färberginster, Genista tinctoria, bei Blutniederdruck. Zur Blütezeit von Mai bis Juli werden die nicht verholzten Triebe mit den Blüten gesammelt und an einem schattigen Ort getrocknet. Inhaltsstoffe sind: Gerbstoffe, ätherisches Öl, Pflanzenschleim, Alkaloide und Flavonoide. Der Blutdruck wird durch allgemeine Gefäßverengung gesteigert, die Atmung angeregt. Wirkt ferner harntreibend und stuhlfördernd. – 2 Teelöffel des Krautes mit 1 Tasse siedendem Wasser aufgießen, 5 Minuten ziehen lassen, abseihen. Tagesmenge nur 2 Tassen. Höchstens 3 Wochen, dann ebensolange aussetzen.

Die blutbildende Eigenschaft des Volksnahrungsmittels *Gartenspinat* ist allgemein bekannt. Weniger bekannt ist hingegen die Tatsache, daß seine Wirkungskräfte unmittelbar nach der Ernte am stärksten sind und nach 4 Tagen Stehen- und Verwelken-Lassen 75% verlorengehen. Bei trockenem, sonnigem Wetter gepflückter Spinat kann bei 0,5 bis 1° C gelagert, 8 Wochen ohne Wirkstoffverlust aufbewahrt werden.

Die richtige und gesunde Zubereitung des *Spinats:* Nicht lange einwässern. Kurz dünsten und nach der Fertigstellung sofort servieren. Spinat darf nie aufgewärmt werden. Wäre gesundheitsschädlich.

Walderdbeeren sind besonders reich an Fruchtsäuren und deshalb als Gesundheitsmittel nicht hoch genug einzuschätzen.

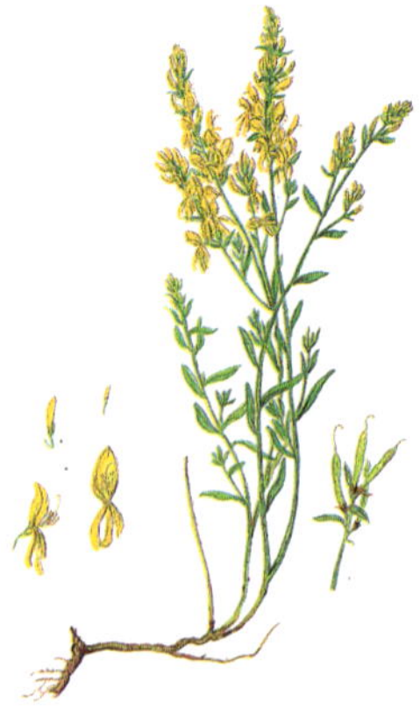

Färberginster

Wilde Stiefmütterchen wachsen im Garten gerne im Halbschatten von Beerensträuchern und Blumenstauden. Samen reifen lassen, sorgen so für Selbstverbreitung.

MENSCHENWÜRDE AN ERSTER STELLE

Mein rechtes Verhalten von Mensch zu Mensch könnte heute einmal Gegenstand meiner morgendlichen Überlegung sein. Ich denke an alle, die mir diesen Tag begegnen werden. Könnte mir vorstellen, daß ich dabei in meiner Hand ein Lämpchen trage, mit dem ich ihnen voranleuchte. Den Weg zeige. Es kann ein Wort sein. Ein Lächeln. Ein ruhiges Anhören. Ein Segensgruß. Ein Händereichen. – Heute: Fest Mariä Heimsuchung. Maria besucht ihre Base Elisabeth. „Geburtstag" des Magnificats. „Hoch preist meine Seele den Herrn."

Zu keiner anderen Jahreszeit sind *Rohkostkuren* so gefragt wie im Hochsommer. Weil zu dieser Zeit viel Reifes zur Verfügung steht. Oft aus dem eigenen Garten. Und einem der Appetit auf heiße Speisen an Hitzetagen vergeht. – Roh ist gesund.

Brunnenkresse als Wildkräutersalat: 3 Teile Brunnenkresseblätter, 2 Teile Löwenzahnblätter und 1 Teil Brennesselblätter. Gleichzeitig reibt man 1 Apfel, ganz wenig Kren, mischt dieses Mus ab und serviert es zusätzlich zum Salat. Schmeckt vorzüglich, regt den Appetit an, hält geistig und körperlich frisch.

Ein *Frühstücks-Vorschlag* für Sommertage: Frisch geschrotete, über Nacht eingeweichte Haferkörner oder Haferflocken und Leinsamen zu gleichen Teilen mischen. Einen geriebenen Apfel, ganz wenig Kren mit Sauerrahm, zerhackte Feigen oder Trokkenrosinen und etwas Honig beifügen, gut abrühren. Morgens langsam auslöffeln. – Als Nachtrunk 1 Tasse Thymiantee oder Salbeitee, im Aufguß.

Lavendelzweige zur Blütezeit bei praller Sonne gegen Mittag hin abschneiden. Im Halbschatten trocknen. In ein Leinensäckchen füllen. Unter das Kopfkissen legen. Hilft bei Kopfschmerzen, schenkt einen erquickenden Schlaf.

Suchst du nach einem stärkenden und leicht anregenden Hausmittel: *Ehrenpreistee* mit Honig zum Frühstück. Mit Zitrone kühl getrunken, Durstlöscher an Hitzetagen.

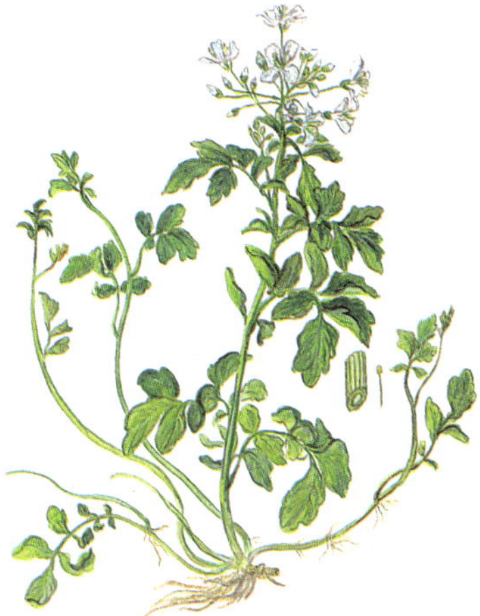

Brunnenkresse

Das Wintergemüse entwickelt sich besser mit einer stickstoffhaltigen Gabe von Hornmehl und feinem Kompost aus dem eigenen Garten.

3. Juli

DIE SCHÖPFUNG FÜHRT ZUM SCHÖPFER

Wir sind zu abgebrüht! Haben keinen Sinn mehr für kleine Erlebnisse des Alltags. Für tausend Freuden, die uns jeden Morgen erwarten. Wir genießen nicht den Augenblick. Hetzen in die Zukunft, um der unbewältigten Gegenwart zu entfliehen. – Macht uns das glücklich? – Nur wer stehenbleiben kann, um sich schaut und still betrachtet, der ist kein Durchgänger durchs Leben. Sondern ein Wanderer. In den Sommer hinein.

Die wertvollen Heilstoffe der *Linde,* ätherisches Öl, Schleim und Flavonoide, befinden sich in der Blüte. Lindenblüten duften ausschließlich an heißen Sommernachmittagen, da werden sie auch von den Bienen beflogen. Dies ist die richtige Sammelzeit der Blüten. Im Schatten trocknen. – Teezubereitung: 2 Teelöffel für ¼ l kochendes Wasser, 15 Minuten ziehen lassen, abseihen und besonders abends 1 Tasse trinken.

Brunnenkressesaft wirkt nicht nur blutreinigend, sondern vor allem blutverbessernd. Treibt den Restharn ab, regt das Drüsensystem an, fördert die Gallenabsonderung und – was nicht übersehen werden darf, weil es für den Stoffwechsel so wertvoll ist – stärkt die Nierendurchblutung und sichert so ein störungsfreies Funktionieren dieser so notwendigen Drüsen.

„Cassis" selbst hergestellt. ¼ l frischgepreßter *Schwarzer-Johannisbeer-Saft* mit 1 l naturreinem Obstbrand 4 Wochen lang in gut verschlossenem Glasgefäß in die Sonne stellen, täglich durchschütteln. 6 Monate Kellerlagerung. – Hilfreich bei Steinkoliken. Regt die Magentätigkeit an. Reinigt das Blut. Leitet mit dem Harn alle krankheitserregenden und giftigen Stoffe ab. Vor dem Mittagessen 1 kleines Stamperl trinken.

Nach Insektenstichen wird zuerst der Stachel, falls vorhanden, entfernt und dann die Stichstelle mit frischen, zerdrückten *Wermutblättern* ausgiebig eingerieben.

Pastinakfrüchte wie Dill als Küchengewürz für Gemüse und Salate verwenden.

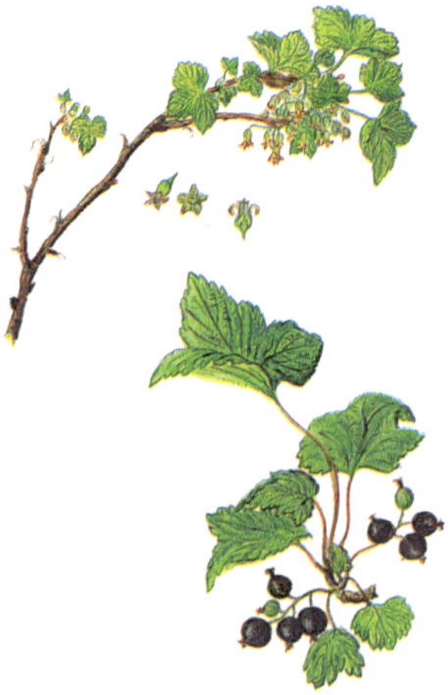

Schwarze Johannisbeere

Die Wurzelnähe von Knoblauch auf wachstums- und duftmüde Rosen wirkt neu belebend. Der Gehalt an Rosenöl und Rosenduft steigt an.

ZUVERSICHT UND VERTRAUEN ERHEBEN

Bedächtig und gewissenhaft handelt, wer bei allem, was er tut, immer auch an das Wohl der anderen denkt. Nicht nur auf den Erfolg im eigenen Interesse bedacht ist, sondern sich fragt, wie kann ich dabei dem anderen helfen und seine Menschenwürde achten? Diese Denkweise kommt nicht von selbst. Anstreben!

Eine einfache Blume. Ohne Duft. Aber mit einer starken freundlichen Ausstrahlung. Das ist die Margerite. Fanalähnlich leuchtet ihr reines Weiß aus des dottergelben Körbchens Mitte. – Die bescheidene Margerite ist wie du und ich, wie jeder Mensch. Wir brauchen alle viel Sonne.

Hollerwein-Zubereitung: Zur Zeit des Holunderblühens pflückt man 8 Holunderblütendolden, fügt 2 in Scheiben geschnittene, ungespritzte Zitronen, 8 l Wasser, ½ kg Rohzucker und 10 g Bäckerhefe hinzu. Alles in ein großes Gefäß, jedoch nicht aus Aluminium oder Blech, geben. Zugedeckt 8 bis 10 Tage lang stehen lassen, dann abseihen, in Flaschen füllen. Gut verschlossen und kühl lagern. Schäumt beim Gebrauch auf. Man hat ein gesundes, wohlschmeckendes Getränk im Haus, das äußerst erfrischt.

Lavendel besitzt eine hohe magen- und darmstärkende Kraft. Vor allem, wenn es darum geht, Entzündungen vorzubeugen. – Ein altes Hausmittel in dieser Richtung: je 1 Teelöffel blühendes Lavendelkraut und Majorankraut mit ¼ l kochendem Wasser übergießen, 15 Minuten ziehen lassen, abseihen. Morgens nüchtern und abends ½ Stunde vor dem Essen 1 Tasse sehr warm trinken.

Als *Verdauungshilfe* genügt es schon, beide Arme über dem Oberbauch nebeneinanderzulegen, mit der Handinnenfläche den Ellbogen der anderen Hand einzuhüllen und dabei die Augen zu schließen.

Vor Spaziergängen in den Wald den Körper mit *Lavendelöl* einreiben, schützt vor Insektenbelästigung.

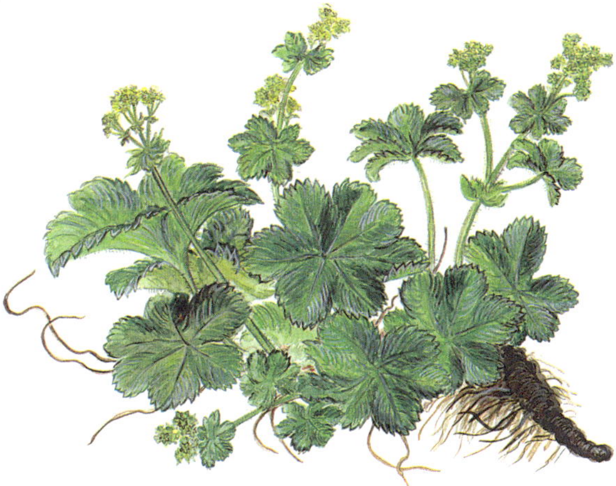

Frauenmantel

Will man Frauenmantel in der eigenen Gartenwiese vermehren, muß man einige Stöcke beim Grasmähen verschonen. Nach der Reife die Samen ausstreuen.

ÜBERGIB GOTT GÄNZLICH DEIN LEBEN

„Kühler Trunk für eine lechzende Seele ist gute Kunde aus fernem Lande." So heißt es im Buch der Sprichwörter 25,25. – Die Sehnsucht nach einem fernen Land bedeutet letzten Endes das Heimweh nach dem ewigen Leben. Wo jeder Schein wegfällt. Jede Hülle abgelegt wird. Jede Verwirrung ein Ende hat. Jede Hoffnung erfüllt ist. Diese Stunde aber liegt in Gottes Hand. Bis dorthin bleibt uns nur eines: „Das ist es, was Gott will: eure Heiligung." (1 Thess 4,3)

Frische, völlig ausgereifte *Schwarze Johannisbeeren* schmecken zwar süß, aber mit einem eigenartigen Nachgeschmack und wanzenähnlichem Geruch. Man kann sich jedoch bald daran gewöhnen. Die Früchte enthalten nicht nur Vitamin C, sondern auch das „Lungenvitamin" J und verhindern so das Aufkommen von schweren Infektionen, vor allem von Lungenentzündungen. – Schwarze Johannisbeeren, frisch genossen, sind von hoher antibakterieller Wirkung. Können nicht genug empfohlen werden.

Brunnenkressesuppe: Brunnenkresseblätter mit kleingeschnittenen Kartoffeln und Karottenscheiben in reichlich Wasser langsam garkochen. Passieren, mit wenig Salz und etwas Pfeffer würzen. Mit Sauerrahm binden, ein Stück Butter beifügen. Zugedeckt etwas stehen lassen. Knapp vor dem Servieren feingeschnittene Tripmadam, Mauerpfeffer genannt, und Schnittlauch darüberstreuen.

Bei Blutniederdruck kann ich *„pikante" Gemüse und Kräuter* sehr anraten. Dazu zählen Meerrettich, Radieschen, Retticharten, Bohnen, Kraut, Endiviensalat, Brennessel, Wegwartewurzel oder Cichorie und Basilikum.

Bei Magen-Darm-Verstimmung 1 Tasse warmen *Bohnenkrauttee* langsam trinken. – Blühende Spitzen abschneiden. Im heißen Aufguß zubereiten.

Johanniskrautöl gegen Rückenschmerzen und Kreislaufstörungen einsetzen.

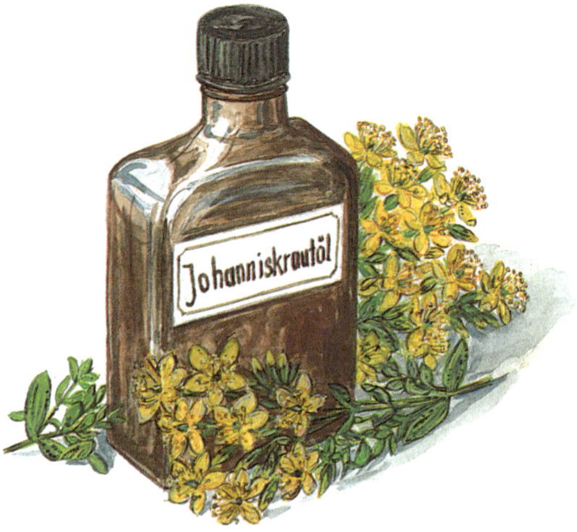

Johanniskrautöl

Zeit des Wanderns. – Hinterlasse keine Visitkarten deiner Unordnung. Wirf prinzipiell nichts weg. Umweltschutz beginnt im kleinen, bei dir.

NATURSCHUTZ IST HERZENSBILDUNG

Die Natur sauber halten. Mich ihr gegenüber verantwortlich fühlen. Meine Aufgabe. Daraus eine logische Folgerung ziehen. Was auch in der Tat sichtbar werden muß. Mich ernstlich fragen: Was trage ich dazu bei, um den Kosmos im kleinen, die Welt um mich herum sauber, echt und unverfälscht zu bewahren?

Deine Gesundheit geht durch die Küchentür! Das „Reißen" – Rheuma- und Gichtschmerzen – kann eingeschränkt werden. Nieren pflegen. Und das erfolgt via Küche: weniger Rindsuppe, Rind-, Schweinefleisch, Wildbret, Geselchtes. Keinen Alkohol!

Welches Mittel gibt es gegen Blähungen bei Erwachsenen? – *Basilienkrauttee:* 2 Teelöffel frisches oder getrocknetes Basilienkraut werden mit ¼ l kochendem Wasser überbrüht. 15 Minuten zugedeckt ziehen lassen, abseihen. 1 Tasse morgens getrunken, wirkt vorbeugend. Nach 3 Wochen aussetzen. Jetzt *Dosttee* einnehmen: Frisches blühendes Kraut auf die gleiche Weise wie oben zubereiten. Gerbstoff, Bitterstoff und ätherisches Öl im Dost kurbeln die Magen-Darm-Tätigkeit an. Senken den Cholesterinspiegel.

Madonnenlilie, Weiße Lilie, Jungfernlilie. Blüten werden im ersten Stadium ihres Aufblühens bei voller Sonne und trockenem Wetter gepflückt. Klein geschnitten. 75 g Blüten für ½ l reines kaltgepreßtes Olivenöl. 14 Tage im verschlossenen Glasgefäß in die Sonne stellen. Abseihen, den Rückstand auspressen. In kleine braune Fläschchen füllen. Dunkel und kühl lagern. Haltbarkeit ein halbes Jahr. – Madonnenlilienöl lindert, heilt Verbrennungen, aufgesprungene oder entzündete Haut.

Spitzwegerichblätter besitzen neben Schleim und Kieselsäure eine antibiotische Substanz, sind deswegen wundheilend und entzündungshemmend. Hierin liegt auch die hustenlindernde Wirkung.

Zum Abgewöhnen des Weintrinkens *Thymiantee* regelmäßig einnehmen. Gleichzeitig für Vitaminzufuhr sorgen: Karottensaft mit Zitrone. 3mal täglich 1 Eßlöffel voll.

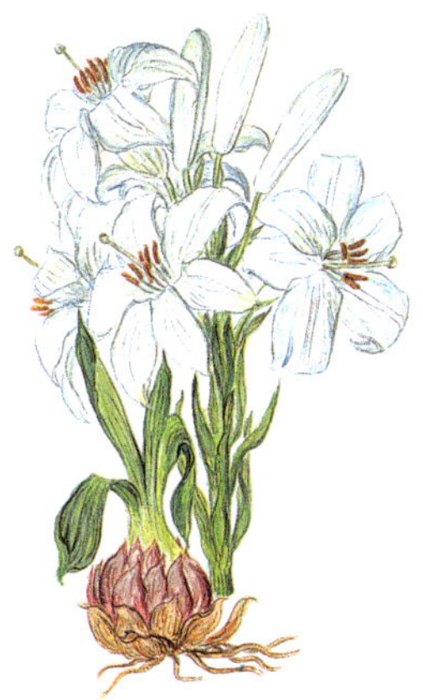

Madonnenlilie

Weiße Madonnenlilien werden nach dem Abernten der Blüten im Stengel auf 12–15 cm zurückgeschnitten, damit sich neue Brutzwiebeln entwickeln können.

NUR DIE GEISTESHALTUNG ÄNDERT DICH

Denker und geistig Rege müssen in besonderer Weise dem richtigen Atmen große Aufmerksamkeit schenken. Mehrmals pro Tag durch gezieltes, bewußtes Atmen die Luftwege reinigen. Tun sie das nicht, ermüden sie sehr rasch. Weil ihr Blut und somit auch ihr Gehirn zuwenig mit Sauerstoff versorgt wird. Das ist jedoch noch nicht der einzige Nachteil. Asthma und Bronchialleiden erwarten sie. Da „Denk-" und „Lebenspol" eine Störung erleiden.

Ivalikör oder Schweizer Alpenkräuterlikör wird aus der *Bergschafgarbe,* Moschus-Schafgarbe, hergestellt. Die leicht behaarte Pflanze mit ihren drüsig-punktierten Laubblättern wird gesammelt, wenn ihre Strahlenblüten sich öffnen. Getrocknet erst kommt das duftig-herbe Aroma zur Entfaltung. 100 g getrocknete und zerkleinerte Blütenköpfe über Nacht in ½ l reinem frischem Quellenwasser einweichen. Morgens mit ½ l gutem Obstbrand übergießen. In verschlossenem Glas 4 Monate lang ansetzen. – Der Iva-Bitter stimuliert die Sekretion der Verdauungssäfte. Regt den Appetit an.

Schmutzige Hände nach Hantieren mit Obst und Gemüse bringt man am leichtesten rein, wenn man sie mit *Schweinefett* gut einreibt, dann mit Kernseife und heißem Wasser abwäscht und mit einem rauhen Tuch abtrocknet. Mit *Zitronensaft* nachreiben.

Die *Schafgarbe,* ein ausgezeichnetes „Frauenkraut"! Bei übermäßigen Blutungen und bei Ausfluß soll sie aber keinesfalls angewandt werden, wenn vorher nicht der Arzt befragt wurde. Hingegen vorbeugend einsetzen.

Unausgereifte, ganz grün geerntete *Gurken* sind schwer verdaulich. Können Aufstoßen oder Magendrücken verursachen. Die Nachteile kann man durch ganz feines Hacheln vermindern.

Je 1 Eßlöffel *Lilienöl* und *Zwiebelsaft,* 1 Teelöffel *Honig* und 1 *Eigelb* mischen. Empfindliche Gesichtshaut abends damit einreiben. Morgens lauwarm abwaschen.

Kampf den ausgetrockneten Lippen: mit *Madonnenlilienöl* betupfen.

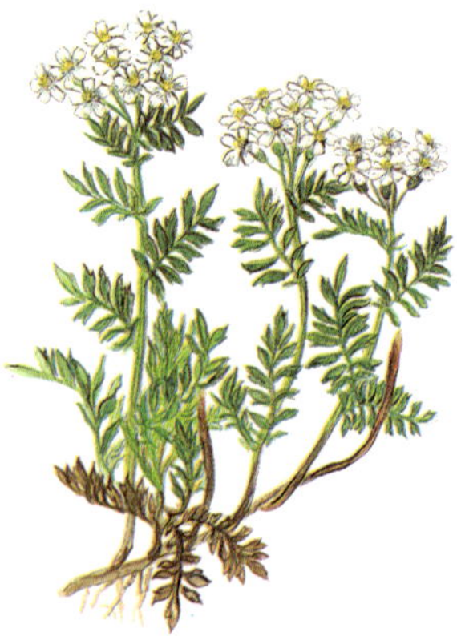

Moschus-Schafgarbe

Gurken regelmäßig ernten, wenn die Früchte die ersten hellen Streifen der Reife zeigen, dann tragen sie fleißiger und liefern weiterhin ihre wertvolle Küchenbeihilfe.

ERSEHNE DIE RUHE DEINES GEISTES

Da läuten die Glocken. Vom Kirchturm herüber. Jeden Tag erschallen sie. Künden am Morgen den neuen Tag an. Erzählen von seinem Höhepunkt zu Mittag. Läuten ihn auch wieder aus, den Tag, und laden zum Ausspannen im Abendfrieden ein. – Immer wenn ich sie höre, die Glocken, dann halte ich ein wenig inne. Ich sehe den Engel, der Maria die Botschaft brachte. Höre ihr Ja. Und denke daran, wie das Unmögliche Wirklichkeit wurde. Gott wird Mensch. Das Wort wird Fleisch. „Das alles für mich." Sage ich mir. Und gehe meinen Weg weiter. Fahre mit meiner Arbeit fort. Oder begebe mich zu Tisch.

So wertvoll Trinkkuren durch Zufuhr von Mineralwässern und den darin gelösten Elektrolyten zum Erzielen günstiger Wirkungen sind, darf dennoch nicht kritiklos vorgegangen werden. Man könnte ansonsten mehr Schaden als Nutzen anrichten. Der Arzt ist es, der auch bei sogenannten „natürlichen" Heilverfahren für den Patienten Indikation und Kontraindikation abzuwägen hat.

Frische *Gewürzkräuter* zur Zeit der beginnenden Blüte ernten. Unter fließendem Wasser reinigen. Durch den Fleischwolf drehen. Die Kräutermasse in ein Glas geben und andrücken. Soviel Apfel- oder Weinessig darübergießen, bis er fingerbreit über den Kräutern steht. – Kräuter in Essig finden im Winter willkommene Verwendung in der Küche. Weil sie den Appetit anregen und Fett lösen.

Wer an einer unruhigen Gallenblase leidet, bereite sich im Aufguß eine *Teemischung* aus 3 Teilen Odermennig, 2 Teilen Melisse, 1 Teil Wermut. Ziemlich warm trinken. Schmeckt zwar sehr bitter, hilft aber rasch, und die Schmerzen weichen. Nicht süßen.

Bei geistiger Abgespanntheit rühre man in ¼ l reinen *Apfelsaft* 1 Eßlöffel echten *Bienenhonig* und trinke davon zwischen den Mahlzeiten vormittags und nachmittags je 1 Glas.

Gerstenmehl, in Butter geröstet, als Suppe aufgegossen, stopft Durchfall.

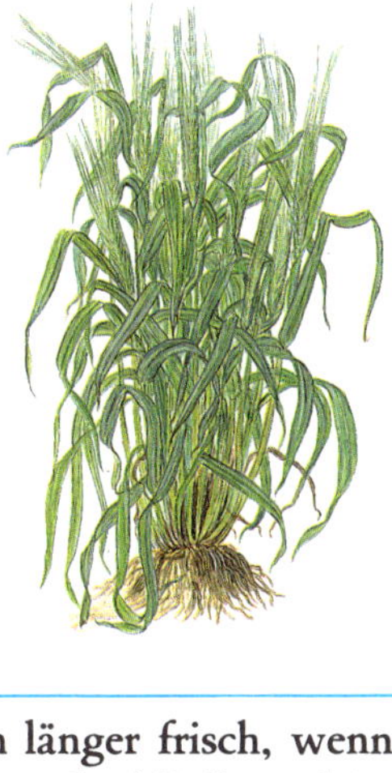

Gerste

Suppenkräuter im Vorrat bleiben länger frisch, wenn man sie in einem leeren Marmeladeglas aufbewahrt, gut abschließt und in den Kühlschrank stellt.

BEWUSST ERDNAH MIT DEM HERZEN SEIN

Im rechten Umgang mit Verwandten, Kollegen, Mitarbeitern, allen Mitmenschen, die ich heute treffe, muß ich erkennen lassen, daß ich Christi Liebe hineintragen will. In die Herzen der Menschen, denen ich auf diesem kurzen Stück des Weges, am heutigen Tag, begegne. Mein „Personalausweis" wird dabei jene Art und Weise sein, wie ich mit ihnen zusammenlebe. Im Denken. Im Reden. Im Verhandeln.

Zur Verhütung von Schlaganfällen verordnen manche Ärzte *Rautentee.* Früh und abends je 1 Tasse getrunken. 1 gehäuften Teelöffel mit ¼ l kochendem Wasser überbrühen und 5 Minuten ziehen lassen. – Gartenraute wirkt am besten, wenn man sie nur von Zeit zu Zeit nimmt. Das heißt 1 Woche lang täglich 2 Tassen, dann 1 Woche aussetzen. Allein auf diese Weise kann man es mit Erfolg längere Zeit hindurch praktizieren, ohne den Körper zu sehr daran zu gewöhnen und somit den spürbaren Effekt zu reduzieren.

Bei Herz-Vorhof-Flimmern jede Übererregung meiden. Salzlose Diät und Frischkost trägt viel zur Entwässerung der Gewebe bei. Zusätzlich *Goldruten-, Zinnkraut-* oder *Brennesseltee* einnehmen, 3 Tassen täglich, vor den Mahlzeiten. Weiters ist zu empfehlen, täglich 1 Zehe Knoblauch roh essen. Wirkt günstig auf Gefäße und Blutdruck ein.

Die Erfahrung lehrt, daß „Gallenblasen-Operierte" an Flatulenz, an übermäßigem Auftreten von Darmgasen, gefolgt von lästiger Lärmentwicklung, leiden. – ½ Stunde vor der Mahlzeit *Bittertees* trinken. Oder ein kleines Gläschen Magenbitter.

Öfter während des Tages zur Zeit der Baumblüte und der Heuernte die Nase mit *lauwarmem Zitronenwasser* durchspülen und auch gurgeln. Hilft bei Heuschnupfen.

Kräutertees gegen Flatulenz: Tausendguldenkraut, Mariendistelsamen, Gelbe Enzianwurzel, Kalmuswurzel, Schafgarbe, Kornblume.

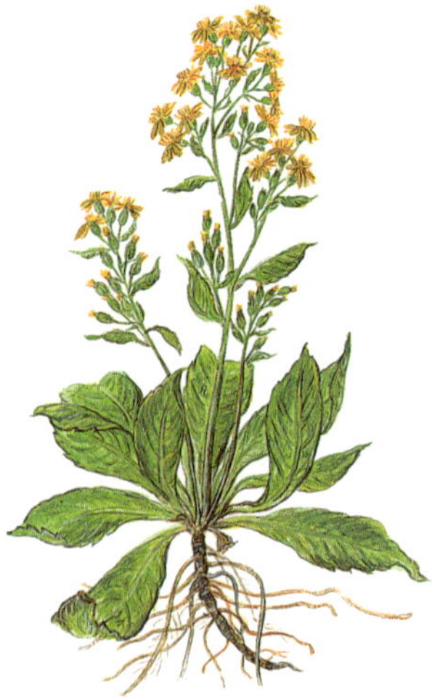

Goldrute

Die Echte Goldrute, mit ihren goldgelben, endständigen Traubenrispen, ist ein wahrer, nicht alltäglicher Schmuck für jeden Garten.

HINHÖREN VOLLBRINGT STAUNENSWERTES

Wozu Hühnervögel Kröpfe haben? Frage ich mich und suche nach der Antwort. – Der Kropf dient der Erweichung und zum Teil auch der Vorverdauung harter Pflanzenteile, vor allem der Körner. Die dann im sehr muskulösen Magen, häufig mit Hilfe aufgenommener Steinchen, zermahlen werden. – Was bei dieser Tatsache besonderen Eindruck auf mich macht? Daß der Kropf der Hühnervögel stark „dehnungsfähig" ist. – Und ich? Bin leicht „angerührt". Kaum fähig, manches „einzustecken". Muß das so sein? Können nicht auch Hühner predigen? Aufs richtige Hören kommt es an.

Ein Blumenbeet an der Sonne in meinem Pfarrgarten. Vor fast dreißig Jahren. Damals begegnete ich dem *Schwarzkümmel.* Es war Liebe auf den ersten Blick. Ein verliebter Pfarrer! Verliebt in eine Blume. Ein Heilkraut. Jetzt fing ich an zu denken, mich damit zu beschäftigen. – Man lernt eben durch Erfahrung, wenn man Dinge mit Liebe tut. Auch in der Pflanzenheilkunde.

2 Teelöffel zerstoßene *Schwarzkümmelsamen* mit ¼ l kochendem Wasser übergossen, 15 Minuten ziehen gelassen, abgeseiht und täglich 2 Tassen getrunken, hilft Wöchnerinnen bei mangelnder Milchsekretion.

Junge, frische *Schafgarbenblätter* klein geschnitten, können als Gewürz zu Soßen und Suppen gegeben werden. Aber ebenso Käseaufstriche bereichert die etwas herbe Schafgarbe sowohl geschmacklich als auch durch ihre Vitamine.

Im Juli gepflückte *Alantblätter* heilen Wunden oder nässende Flechten, wenn man sie gut reinigt, anquetscht und auflegt. Nach 5 Stunden wechseln.

Schwarzkümmeltee erweist sich als harntreibend und blähungswidrig sowie als wurmtreibend und menstruationsfördernd.

Der Rohgenuß frischer *Roter Johannisbeeren* wirkt der Magenuntersäuerung entgegen.

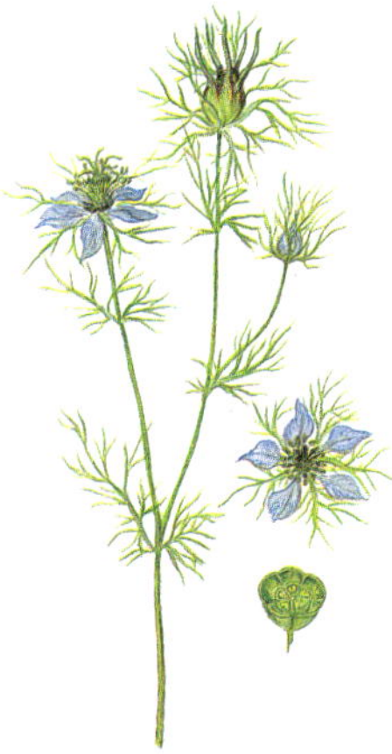

Schwarzkümmel

Schwarzkümmel, ein einjähriges Hahnenfußgewächs, kann durch Aussaat auch bei uns im Garten an sonnigen Stellen mit Feuchtigkeit gezogen werden.

MEHR BRUDER ALS HERR SEIN, ÜBERALL

Stoßdämpfer im Auto. Öl im Getriebe. Beide vereint, ermöglichen eine zuverlässige und angenehme Fahrt. Ähnlich ist es bei uns Menschen. Mit bestimmten Verhaltensmaßnahmen und Eigenschaften. Ohne sie ist ein reibungsloses Miteinander-Leben nicht möglich. Dafür hat man verschiedene Ausdrücke geprägt. „Kultur des Gemeinschaftslebens". „Anstandsregeln". „Christliche Tugenden". Im Grunde kommt alles auf den gleichen Nenner. Nämlich auf das, was wir „christliche Nächstenliebe" heißen. – „Liebe den Nächsten wie dich selbst." Versuche es, ihn so zu lieben. Heute. Praktisch. Vorsatzmäßig. Und du fährst durch den Alltag „mit Stoßdämpfern und Öl".

Nicht nur Krankheiten machen uns krank. Alles Unübersehbare. Unsichere. Das Schwert, das über unserem Haupte hängt. An einem Haarfaden balanciert. All das trägt unendlich viel dazu bei, daß wir das innere Gleichgewicht verlieren. Und dann . . . sind die Tore für viele Leiden geöffnet. Deswegen: „Lebe jeden Tag so, als wäre es der letzte deines Lebens, und du wirst alt werden."

Blühendes *Gänsefingerkraut* bei Schönwetter pflücken, im Halbschatten trocknen, dann klein schneiden und gut verschlossen aufbewahren. Im Aufguß zubereitet, ist Gänsefingerkraut- oder Anserinentee wegen seiner krampflösenden Wirkung bei Muskel- und Sehnenschmerzen zu empfehlen. Früh und abends 1 Tasse, 3 Wochen lang.

Der *Echte oder Gelbe Steinklee* zählt zu den erweichenden Kräutern. – Jetzt gesammelt, im Schatten getrocknet, dienen die abgerebelten Blüten als wertvoller Zusatz zu Streichkäse und als Beimischung zu Sauermilch! Der honigähnliche Geruch beruhigt.

Frisches blühendes *Steinkleekraut,* klein geschnitten, auf Geschwülste, Beulen und Geschwüre aufgelegt, wirkt erweichend. Nach 5 Stunden erneuern.

Weiße Taubnessel-Blüten, in Öl angesetzt, einen darin getränkten Gazestreifen über Nacht anbringen, mildert Hämorrhoidenschmerzen.

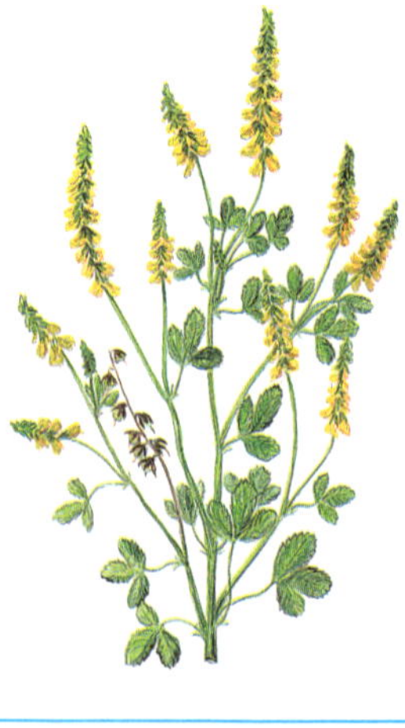

Gelber Steinklee

Der zweijährige Gelbe Steinklee oder Honigklee, ein hübscher „Schmetterlingsblütler". Sammelzeit Juli – August. Gute Abschlußbepflanzung, 40–90 cm hoch.

12. Juli

DES GEISTES STÄRKUNG TUT OFT NOT

Die versalzene Suppe schmeckt nicht mehr. Kaum bringt man sie hinunter. Es kostet Anstrengung. Und man läuft Gefahr, dabei seine Nieren zu schädigen. Richtig angewandt, nimmt Salz die Fahlheit der Speisen hinweg. Zaubert in sie Geschmack hinein. – Würzendes Salz will ich sein. In der Gesellschaft. Das Gleichgewicht herstellen. Ob das nicht schwer ist? Ich, am Seil des Lebens. Die Balance halten?

Die *Ernährung* übt einen wesentlichen Einfluß auf den Gehalt der Harnsäure im menschlichen Körper aus. Vegetarische Kost bringt keine Vermehrung der Harnsäure im Urin zuwege. Bei gemischter Kost hingegen steigt sie bereits. Umsomehr bei reichlicher Fleischnahrung. Hier kann die Zunahme der Harnsäure innerhalb von 24 Stunden bereits 1,5 g bedeuten. Und daß Harnsäure es ist, die Rheuma und Gichtschmerzen verschuldet, dürfte nicht unbekannt sein.

Häufiges Aufstoßen, begleitet von Magenkrämpfen und Nervosität, bedingt durch Hetzerei und Überforderung, wird durch eine 4wöchige Kur mit *Kalmuswurzelpulver-Einnahme* behoben. ½ Teelöffel Pulver vor jeder Mahlzeit. Einige Eßlöffel reinen Brombeersaft nachtrinken. Regt den Appetit an, fördert den Stoffwechsel, beruhigt das vegetative, aber auch das zentrale Nervensystem.

Bei Schlafproblemen, deren Ursache nervöse Störungen sind, nimmt man 2 Teelöffel *Apfelessig* und ebensoviel echten *Bienenhonig,* übergießt dies mit ¼ l lauwarmem Wasser. Rührt gut auf und trinkt es ½ Stunde vor dem Schlafengehen.

Altes Hausmittel „zur Entgiftung der Leber": Junge *Pestwurzblätter* zerdrücken, in zweifacher Schicht die Blattunterseite über Nacht auf den Oberbauch legen, mit einem Tuch befestigen.

Vorzügliches Kräftigungsmittel für heranwachsende Kinder, für werdende und stillende Mütter, für Genesende ebenso wie für alternde Menschen: *echter Bienenhonig.*

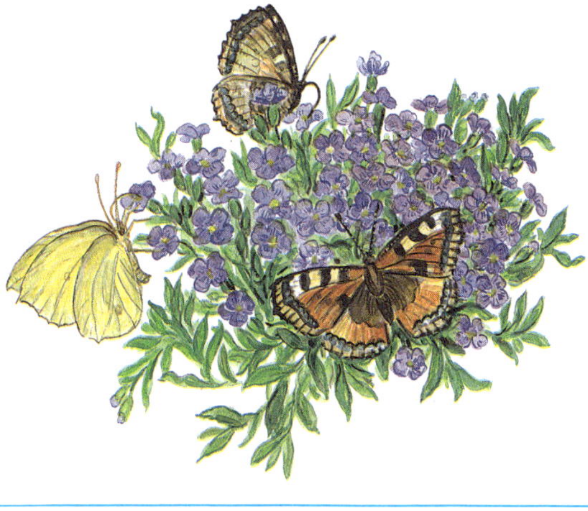

Blaukissen

Der Kleine Fuchs und der Zitronenfalter saugen besonders gerne den Nektar der Blaukissen-Sorte Aubrieta. Schöne Steingarten-Bepflanzung. Wuchshöhe 10 cm.

DIE KOMMENDE WELT WERTET MICH AUF

Der Mensch darf sich nicht überflüssig vorkommen. Er muß eine Aufgabe haben. Bis in die alten Tage hinein lernen und aus seinem Leben etwas machen wollen. Dazu ist es nie zu spät. Und wäre es der letzte Atemzug . . . mein letzter Gedanke.

Kopfschmerzen, die ganz oben wie ein Gewichtsdruck fühlbar werden, sind typische Folgen geistiger Überarbeitung und Überanstrengung. Das einzig richtige und wirksame Mittel ist, sich sobald wie möglich, kurze Zeit wenigstens, zurückzuziehen. Ruhe, Stille und Dunkelheit haben sich hier bestens bewährt.

Sieht man bei einem Spaziergang durch den Wald einen *Ameisenhaufen* von Großen Waldameisen, dann zücke man ein weißes Taschentuch. Lege es behutsam darauf. Bereits nach 5 bis 10 Minuten herunternehmen, abschütteln und in ein Plastiksackerl geben. – Bei Bronchialkatarrh, zur Reinigung der Atemwege bei Asthma und Rheuma mehrmals am Tag daran riechen. Durch die wohltuende Ameisensäure, die das Taschentuch verströmt, kann man diese Krankheiten in Schach halten.

Ein altes *Hausmittel* gegen verkrampften Dauerhusten: 1 Eigelb, 1 Eßlöffel kaltgepreßtes Olivenöl und 1 voller Eßlöffel echter Bienenhonig werden morgens gut miteinander abgerührt und tagsüber jede Stunde 1 Teelöffel voll davon genommen. Wichtig ist es, daß man reichlich mit Speichel vermischt und langsam hinunterdrückt.

Getrocknete *Walnußblätter* als wertvoller Badezusatz: 150 g getrocknete, zerkleinerte Blätter in 1 ½ l Wasser gründlich aufkochen. Abseihen, dem Vollbad hinzugießen. Bei Schuppenflechte 15 Minuten lang darin baden.

Die heilsame *Kamillenwirkung* beruht nicht auf den einzelnen Bestandteilen der Pflanze, sondern erst auf dem Zusammenspiel aller Inhaltsstoffe.

Wegwartewurzeltee hilft bei Magenschwäche und Appetitlosigkeit. Regt die Blutbildung an. Ist Diabetikern gelegentlich zu empfehlen.

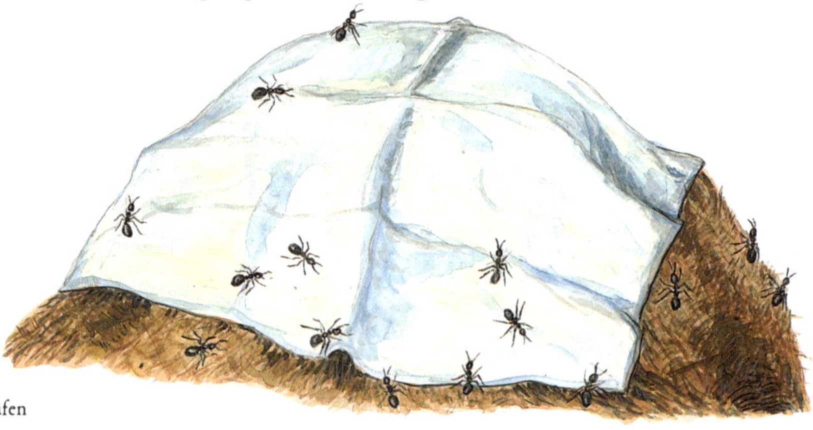

Ameisenhaufen

Auf feuchten Wegen, an Ufern und Wiesenrändern sammelt man jetzt die Anserine, das Gänsefingerkraut. Wirksam bei Magenkrämpfen und Durchfällen.

14. Juli

AUF ERDEN GIBT ES SOVIEL SCHÖNES

Den Spuren Gottes in der Natur folgen. Ihnen nachgehen. Sie zu erkennen suchen. Wirkt tröstend. Befreiend. Erlösend. Nimmt die Einsamkeit hinweg. Beseitigt die Verlassenheit. Läßt erkennen, daß der Schöpfer mich bei der Hand nimmt und durch seine Werkstatt führt.

Jede Pflanze trägt ihr eigenes Wappenschild: Das Fünffingerkraut zeigt das Bild einer ausgespreizten Hand. – Der Augentrost schaut mich mißtrauisch mit zugekniffenen Äugelein an. – Der Schachtelhalm hält uns einen Pferdeschwanz vor die Nase. – Der Wegerich gleicht einer länglichen Fußsohle und kann als Sigel oder Kürzel einer Fußstapfe angesehen werden. – Das Eisenkraut sieht aus wie ein Drahtgestell, das Kinder zusammengebastelt haben. – Suche die Zeichen in der Natur, das Signum, und du findest den Künstler!

Als nervenstärkende *Teemischung* kann ich empfehlen: Baldrianwurzel 40 g, Kamillenblüten 40 g, Heil-Ziestkraut 30 g, Lavendelblüten 20 g und Pfefferminzblätter 20 g. 2 Teelöffel auf ¼ l kochendes Wasser. 3mal täglich 1 Tasse trinken. – Das ist aber nur die erste Hälfte einer Kur zugunsten deiner überforderten Nerven. Die zweite lautet: Halte den Tag- und Nachtrhythmus ein. Der Tag ist für die Arbeit, die Nacht aber zum Schlafen da.

Reichlicher Verzehr von *Kirschen, Weichseln* und *Schattenmorellen* im Frühsommer hat die gleiche gesundheitliche Bedeutung wie das Trauben-Essen im Herbst. Führt dem Körper Mineralsalze zu. Treibt den Harn. Reinigt die Nieren. Und fördert auf natürliche Art die Entleerung des Darmes.

Mit sehr warmem *Kornblumentee* getränkte Wattebauschen, die man in Leinen hüllt, bei geröteten und übermüdeten Augen auflegen.

Ehrenpreistee, lauwarm ein wirksames Wundreinigungsmittel.

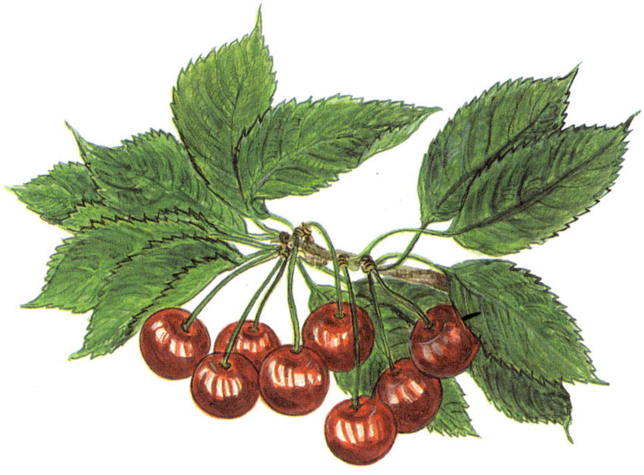

Weichseln

Frische Weichsel-, Sauerkirschenblätter gepflückt, gereinigt, beim Gurken-Einlegen und zur Sauerkraut-Bereitung mäßig beigeben: Rezept meiner Mutter.

ICH BIN GESCHAFFEN, DASS ICH BIN

Der erste Schritt zum Selbstbewußtsein. Der Gedanke „Ich bin". Muß in der Meditation vorerst einmal gefestigt werden. – Nimm dir dazu jeden Tag Zeit. Meditiere nach Möglichkeit zur gleichen Stunde und im gleichen Raum. Präge dir diesen Raum gut ein. Mit allem Drum und Dran. Größe, Form, Gegenstände. Du wirst bald spüren, daß von all dem eine Sprache ausgeht. Die aber unter dein „Ich bin" zu stehen kommt. Denn ohne dich wäre dies alles nichts. Für dich.

Höhe oder Tiefe des Blutdruckes – auf der Skala der Meßgeräte in „Millimeter Quecksilbersäule" als „mmHg" angegeben – wird durch zwei Faktoren ausgelöst: Erstens von der Leistungsfähigkeit des Organes Herz. Zweitens vom Widerstand, der dem strömenden Blute entgegengesetzt wird. Dieser Widerstand kann von mehreren Komponenten abhängen: von der Beschaffenheit der Kapillare, ihrer Durchgängigkeit und Elastizität; von der Beschaffenheit des Blutes selbst, also von der Blutqualität; von Herzfehlern, Adernverkalkung, von den Gefäßwänden. – Ernährung, Lebensweise, Tabak- und Alkoholmißbrauch spielen eine bedeutende Rolle.

Zu intensive Sonnenbestrahlung kann gefährlich werden, führt zum Sonnenbrand. *Pfefferminztee-Abwaschungen:* Tee im Aufguß zubereiten. Nicht abtrocknen, von selbst einziehen lassen. Anschließend mit Johanniskrautöl oder mit Madonnenlilienöl einreiben. Im Schatten bleiben. Sich nicht sofort wieder der Sonnenbestrahlung aussetzen.

Erprobte *Teemischung* bei Prostataleiden: 3 Teile Kleinblütiges Weidenröschen, 2 Teile Frauenmantel, 1 Teil Fenchelsamen – im Aufguß zubereiten. 3 Tassen täglich. 3 Wochen lang.

Von *Ginsengwurzel-Pulver* 30 Tage lang 3mal je 1 g vor den Mahlzeiten eingenommen, bringt Besserung bei depressiven Verstimmungen.

Alterszucker: In der Früh rohes *Sauerkraut* und 3 *Wacholderbeeren* essen.

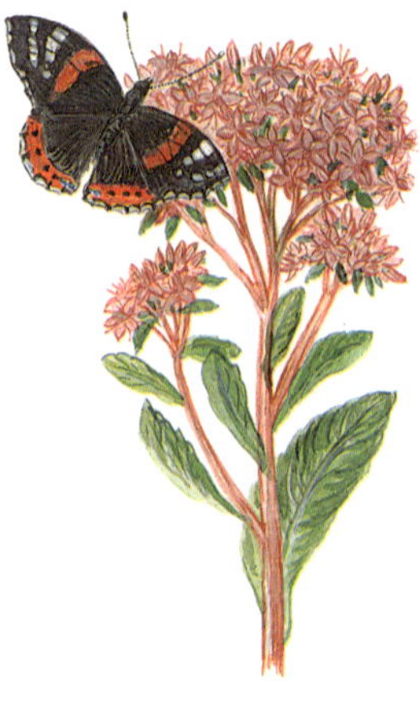

Admiral auf Fetthenne

Die Fetthennen-Arten locken den Admiral an. Blütezeit dieser Dickblattgewächse von Juni bis Juli. Geeignet für Gartenmauern und Steingärten.

16. Juli

FROHE ERWARTUNG: MEIN GANZES LEBEN

Im Moose am Waldesrand liegen. Die Glieder von sich strecken. Die Ruhe des heißen Sommertages genießen. Dem vibrierenden Schimmer des Sonnenlichtes mit den Augen folgen. Die wohltuende Frische des Schattens in tiefen Zügen einatmen. Vom Grün der Bäume schlürfen. Im Tiefblau des Himmels mit den still dahintänzelnden wolligen Schäfchenwolken baden. – Da und dort einige Flügelschläge. Ein kurzes Piepsen. Oder ein halbstummer Aufschrei eines Vogels. Hineingezwängt das Schwirren und Gesumme von Käfern und Fliegen. – Wie herrlich doch so ein Sommer-Tagtraum sein kann.

Das Zustandekommen eines hohen Blutdruckes, wie und warum? Das Herz wird durch Verengung der kleineren Blutgefäße im Körper gezwungen, eine größere Leistung zu vollbringen, um den gegebenen Widerstand überwinden zu können. Deshalb muß das Herz einen erhöhten Blut-Druck anwenden! – Eine solche Verengung kann von Fettablage herrühren oder auf falsche Ernährung zurückzuführen sein. Bewegungsarmut spielt weiters eine große Rolle. Der Blutdruck hängt aber ebenso vom Alter, vom Beruf, vom Temperament, von den Lebensgewohnheiten und von Erbfaktoren ab. Nicht zu vergessen, daß bestimmte Krankheiten imstande sind, Bluthochdruck zu verursachen. Auch das Klima kann den Blutdruck beeinflussen.

Auflagen mit frischem, feinzerkleinertem *Kürbis-Fruchtfleisch:* Bei übermüdeten und brennenden Füßen, auf Krampfadern und schmerzende Körperstellen alter Leute frisches Fruchtfleisch 5 Stunden lang auflegen, dann erneuern. – Gekochter Kürbis ist für diesen Zweck natürlich wertlos.

Regelstörungen bei jungen Mädchen nicht voreilig durch Hormonpräparate beheben lassen! Dies könnte das Ausreifen der Geschlechtsorgane beeinträchtigen. Hingegen soll die Durchblutung durch *Moorkuren* und Heilkräuteranwendung gefördert werden.

Jetzt *Eschenblätter* sammeln, entstielen, trocknen. Im Aufguß ein hilfreicher „Altentee". Verlangsamt den Alterungsprozeß.

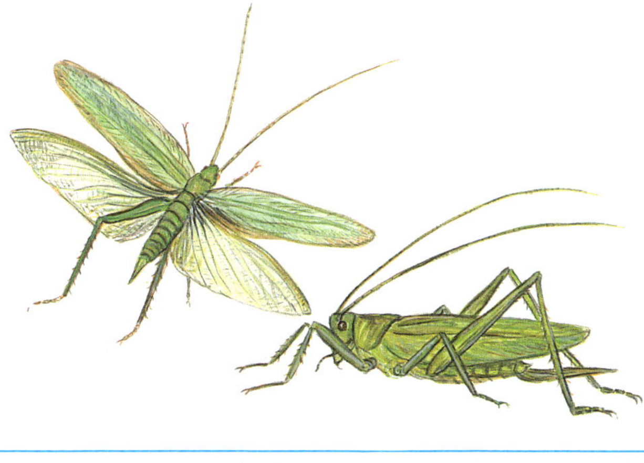

Grünes Heupferd

Spreizt das männliche Grüne Heupferd in Sommernächten seine Flügeldecken, nähert sie einander wieder und kreuzt sie jäh, hört man einen sehr lauten Zirp-Gesang.

KNIEND ERAHNT MAN DAS MYSTERIUM

Das Bewässern des Gartens bedarf verschiedener Einrichtungen, damit es gelingen kann. Die einfachste, aber auch anstrengendste Art ist die des Wasserschöpfens, des Wassertragens und des Verteilens des Wassers mittels einer Gießkanne. – Regnet es hingegen, dann brauchst du gar nichts zu tun. Kannst am Fenster stehen und zuschauen, wie von oben herab gegossen wird. – Das betrachtende, besinnliche Gebet kann man mit Mühe und Ausdauer erlernen. Die höhere Gebetsart der Vereinigung mit Gott und der Beschauung wird dem Menschen von Gott geschenkt. Das mystische Gebet führt zu einer Tafel, die der Herr selbst bereitet und die von himmlischen Speisen überfließt.

Indischer Blasen- und Nierentee, mit der Drogenbezeichnung „Folium Orthosiphonis“, ist ein hervorragendes Entwässerungsmittel bei Harnstauung und verschiedenen anderen Blasen- und Nierenerkrankungen. Jedoch ohne jede nennenswerte Reizwirkung. In Europa erst seit dem Jahre 1927 bekannt, stammt er aus Batavia. – 2 Teelöffel zerkleinerte Blätter werden mit ¼ l kaltem Wasser 8 bis 12 Stunden angesetzt. Gelegentlich umrühren. Abseihen, auf Trinktemperatur erwärmen. 2 bis 3 Tassen pro Tag. Aber nicht am Abend einnehmen.

Beinwell- oder Schwarzwurzel-Salbe als Hausmittel: Die frischen Wurzeln werden gereinigt, zerkleinert, in reinem Schweinedarmfett mit Beigabe von Schaftalg und etwas Bienenwachs auslassen. Noch heiß durch ein Leinentuch filtrieren und den Wurzelrückstand auspressen. – Diese Salbe wirkt heilend bei Knochenbrüchen und Sehnenzerrung. Nimmt Rheuma- und Gichtschmerzen.

Gartenthymian als Küchengewürz spendet uns ein würziges Aroma von eigenartiger balsamischer Wärme. Seine Heilkräfte dienen besonders den Atemwegen.

So wertvoll die *Echte Kamille* sein mag, Allheilmittel ist sie jedoch keines. Auch Kamillentee darf nicht zu lange ohne Unterbrechung verabreicht werden.

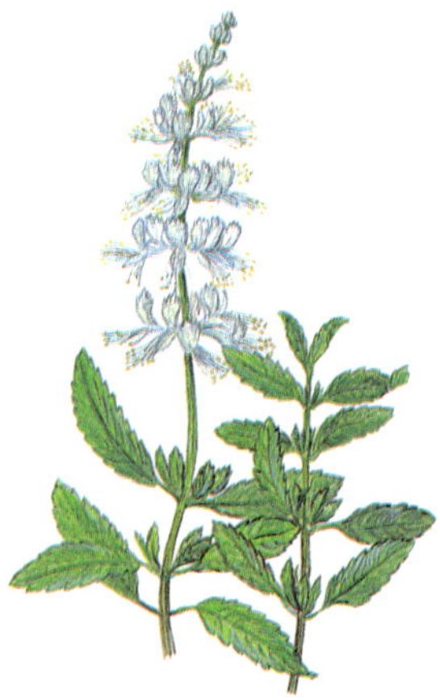

Indischer Blasen- und Nierentee

Beim Rasenmähen zwischen den Bäumen nicht zu nahe an sie herankommen. Verwundungen der Rinde fördern den Wuchs von Wassertrieben. Entkräften den Baum.

MEIN BESTES WILL ICH TÄGLICH GEBEN

Was versteht man unter dem Wort „Selbstdisziplin"? Das Zentrum deiner Persönlichkeit liegt in dir selbst. Werden von diesem Mittelpunkt heraus alle deine Gedanken, Absichten und Handlungen richtig, lückenlos und bewußt gelenkt, dann spricht man von Selbstdisziplin. Diese kann von außenher weder erzwungen noch anbefohlen werden. Nur durch persönliche, geduldige und lange Übung erreicht man sie. Jede Selbstbesinnung führt einen Schritt näher zur Selbstdisziplin! Näher zu dir selber. Zum „Ur"-Ich.

„Bleibe im Lande und nähre dich redlich." Als Urlaubsempfehlung und Fremdenwerbung? Nein. Vielmehr als gutgemeinter Rat. Richtig verstanden: Iß in deinem Urlaubsort das bodenständig Eingebürgerte. So sind im Süden die stark gewürzten Speisen eine Notwendigkeit, um Darmerkrankungen vorzubeugen. Nicht zu vergessen, daß Südfrüchte der verschiedensten Art dem „Sich-gesund-Essen" dienen können. – Vergönne dir reichlichst Obsttage.

Sieben-Kräuter-Familien-Gesundheitstee. Folgende getrockneten und zerkleinerten 7 Kräuter werden gemischt: Thymian 35 g, Waldmeisterkraut (vor der Blüte gesammelt) 35 g, Ringelblumenblüten 20 g, von Erdbeer-, Himbeer-, Brombeer- und Schwarzen-Johannisbeer-Blättern je 15 g. 2 Teelöffel voll mit ¼ l kochendem Wasser übergießen. Nach 15 Minuten abseihen. Zum Frühstück trinken.

Die Schalen biologisch gezogener *Zitronen* zerkleinert, getrocknet, 1½ Teelöffel davon mit ¼ l kochendem Wasser aufgegossen und zugedeckt 15 Minuten ziehen gelassen, ergeben einen wohlschmeckenden Haustee, der die Verdauung anregt, dem Magen und Darm gut tut.

Lehmauflagen bei Arthrose oder Muskelrheumatismus müssen so heiß wie möglich aufgetragen werden. Ist die Wärme abgegeben, die Auflage entfernen.

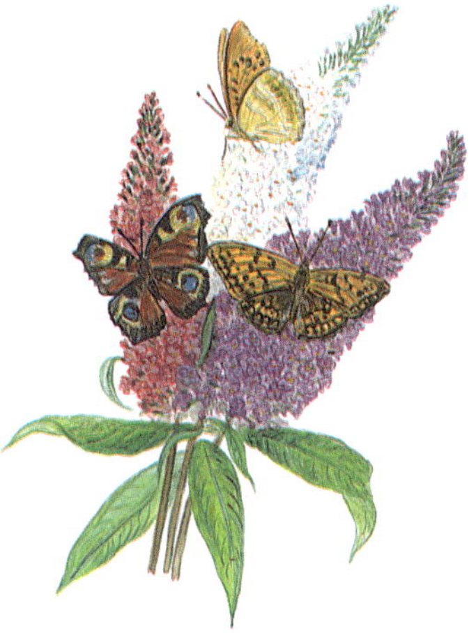

Buddleia

Buddleia, Sommerflieder, Schmetterlingsstrauch, in allen Arten und Farben. Tummelplatz für Schmetterlinge. Bienenfutter. – Frühjahrspflanzung. Warme, sonnige Lage.

FREUNDES-TROST, BALSAM DER SEELE

Menschen besuchen. Dies ist nicht nur ein Werk leiblicher Barmherzigkeit, sondern ein „Sich-Selbst-Sein“ zum „Anders-Sein“ hintragen. Werke, die aus Liebe geschehen, sind wie der Gang der beiden Jünger nach Emmaus. Eine Begegnung mit Christus. Nur im Dienste am Nächsten lernt man Gott kennen, indem man IHM näher kommt. Geh doch zu deinem Nächsten, und du gehst zu Gott.

Durch *Akupressur* werden der Energiefluß im Körper angeregt, die Umverteilung geregelt und die eingedrungenen Umweltenergien abgeleitet. Was sich in der Hebung des Gesundheitszustandes sichtlich bemerkbar macht. – Man legt die Fingerkuppe des linken Daumens auf den Nagel des rechten Daumens. Stützt diesen mit dem linken Zeigefinger von unten her ab, übt einen 7 Sekunden langen Druck aus, der leicht schmerzhaft sein soll. Behandelt so alle Finger beider Hände. Immer vom Daumen zum Kleinfinger hin. Die günstigsten Zeitpunkte der Durchführung sind der Morgen und der Abend. Man kann diese Praktik auch auf die Zehennägel ausdehnen. Dabei handhabe man die gleiche Art des Vorgehens wie bei den Fingernägeln.

Geranien oder *Pelargonien,* die in Rosa, Rot oder Lila strahlenden, eifrigblühenden Sommerblumen, sind ein herrlicher Häuser- und Gartenschmuck. Das ätherische Geranienöl hingegen, 1:2 mit kaltgepreßtem Olivenöl vermischt, stellt ein wertvolles Hautpflegemittel dar. Zur abendlichen Einreibung nach einem Vollbad verwenden. Morgens mit Apfelessigwasser nachbehandeln.

Sonnenwasser: In eine weiße Flasche gutes Brunnenwasser füllen, offen lassen. 3 Stunden in die Sonne stellen, von 9 bis 12 Uhr. Danach verkorken und kühl lagern. Dies ist das beste „Nervenwasser“. Hilft gegen Kopfschmerzen, Migräne und Depressionen. Man kann das Wasser mehrere Tage lagern und davon trinken.

Äußerlich dient *Himbeerblättertee* zum Abwaschen bei Hautausschlägen.

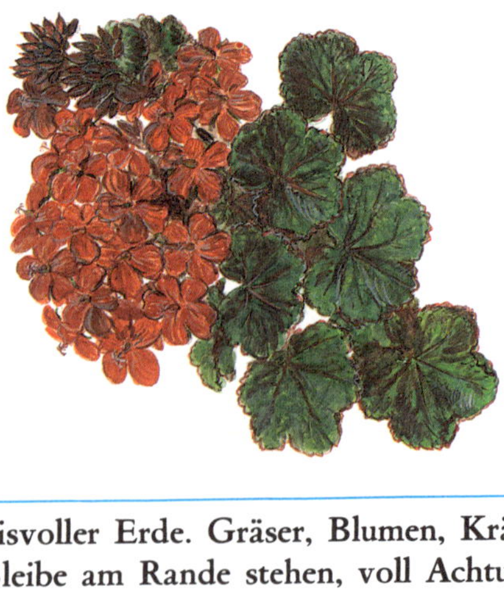

Geranien oder Pelargonien

Wiese, ein Stück geheimnisvoller Erde. Gräser, Blumen, Kräuter in Vielfalt. Paradies zahlloser Insekten. Bleibe am Rande stehen, voll Achtung vor dem Leben.

„UNENDLICH" IST ER, ER MEIN GOTT

Der Kreis in unserem Denken muß sich öffnen. Eine Weite sich auftun. Vor der alle Eigenleistung schal und nichtig erscheint. Ich brauche Mut. Weiter zu gehen. Weiter zu suchen. Mich weiter zu bemühen. „Ich jage dem Ziele nach, nicht als ob ich es schon ergriffen hätte." (Phil 3,12) – Eine Erfahrung, die jeder aufrichtige Sucher als Schmerz, Leid und Versagen erduldet hat. Immer dann, wenn ich meine Ohnmacht erlebe, erlebe ich gleichzeitig Gottes Allmacht. Und da vollzieht sich das Unfaßbare. Grenzen fallen. Alle Kalkulationen rein irdischer Sicht verlieren ihre Gültigkeit. Eine neue Welt hat in diesem Augenblick begonnen zu sein. Für mich. Und sie wird.

Königskerzenblüten haben jetzt Hochsaison. Deshalb bei voller Sonne sammeln. Um die Mittagszeit die Blüten pflücken. Zu Boden gefallene sind wertlos. Frisch verwenden oder im Halbschatten bei beständigem Luftzug rasch trocknen. Gut verschlossen vor Licht und Feuchtigkeit geschützt aufbewahren.

Königskerzenblüten als Tee im Aufguß zubereitet und zum Frühstück getrunken, trägt deren sonnengelbes festliches Leuchten hinein in deinen Alltag. Macht deinen Urlaub zum Erlebnis. Bewahrt dich vor geistiger Verholzung.

Beim sommerlichen Wandern im Freien kann es leicht zu Schwierigkeiten mit den Augen kommen. – Bei Augenbrennen, verursacht durch die Sonnengrelle, pflücke man blühendes *Storchschnabelkraut,* reinige es vorsichtshalber mit einem sauberen Taschentuch. Dann lege man das mit den Fingern zerquetschte Heilkraut bei einer Rast im Schatten einige Zeit auf beide Augen auf.

Wer Sonnenbäder nimmt, kann sich vor dem Abschälen der Haut schützen, indem er seinen Körper vorher mit einigen Tropfen *Lavendeltinktur* gut einreibt.

Zubereitung der *Lavendeltinktur:* 125 g Blüten, frisch oder getrocknet, werden in 1 l hochprozentigem Alkohol 14 Tage lang angesetzt. Abseihen. Kühl und dunkel lagern.

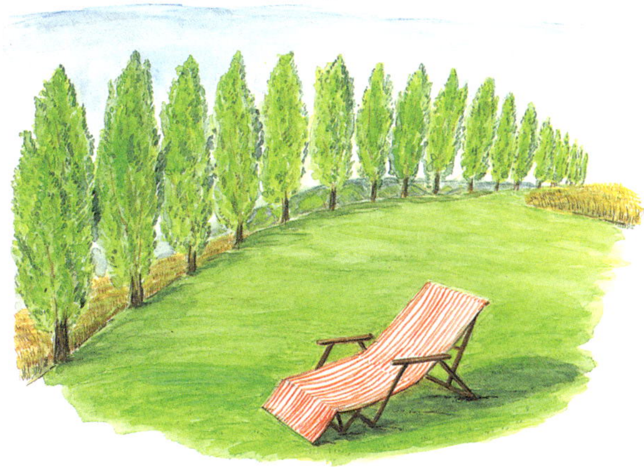

Sonnenbäder

Das 1 m hohe Herzgespann oder der Löwenschwanz, eine ausgezeichnete Bienenweide. Vermehrung durch Stockteilung. Blühendes Kraut jetzt ernten. – Herzstärkend.

21. Juli

WENN ICH MICH SELBER ACHTEN WÜRDE

Lüge ist ein morscher Stab. Wer sich darauf stützt, wird bald mit blutiger Nase am Boden liegen. Das Ärgste an der Lüge ist das „Wolf-Sein im Schafspelz". Das „Anders-Reden" als „Sein". Und das anschmiegsame Präsentieren vorgetäuschter Wahrheit. – Trachte täglich nach der Wahrheit. Suche sie. Decke jede Lüge, jede Un-Wahrheit in dir auf. Im Lichte der Ehrlichkeit und Aufrichtigkeit kann sie nicht gedeihen.

Barfuß auf feuchten Wiesen laufen kommt keineswegs nur den Füßen zugute – obwohl sie dadurch kräftig durchblutet werden –, sondern dem ganzen Körper. Spürbar wirkt es sich auch auf den Kopf aus, der von unangenehmen Stauungen befreit wird. – Also morgens heraus aus dem warmen Bett und sofort draußen durchs taufeuchte Gras laufen. Anfangs 1 Minute. Später auf 3 oder 5 Minuten ausdehnen.

Die *Stockrose* blüht in unseren Gärten von Juni bis Oktober. Man soll die für die Volksheilkunde so wertvollen Blüten nicht abfallen lassen. Fortwährend pflücken. Frisch oder getrocknet werden sie im Heißaufguß als Tee zubereitet und finden vornehmlich als Hustenmittel Verwendung. Wirken aber auch entzündungshemmend, schmerzlindernd und leicht abführend.

1 gehäuften Teelöffel eines Gemisches von Blättern, Blüten und zerkleinerten Wurzelteilen der *Wegwarte* in ¼ l kaltes Wasser geben und kurz aufkochen. 2 bis 3 Tassen täglich schluckweise trinken. Bei Verdauungsbeschwerden, Magen- und Darmkatarrhen und Hautunreinheiten. Ebenso wie bei Schwäche der Bauchspeicheldrüse.

Das *Wilde Stiefmütterchen,* Viola tricolor, als Tee im Aufguß zubereitet, morgens nüchtern 1 Tasse ungesüßt eingenommen, hilft zur Darmreinigung mit, wirkt abführend. Regt den Stoffwechsel an. Und kräftigt die Haut.

Menschen, die häufig an trockenem Mund leiden, mögen doch die Reifezeit der *Roten Ribisel* ausnützen und täglich 3 bis 5 Eßlöffel voll davon verzehren.

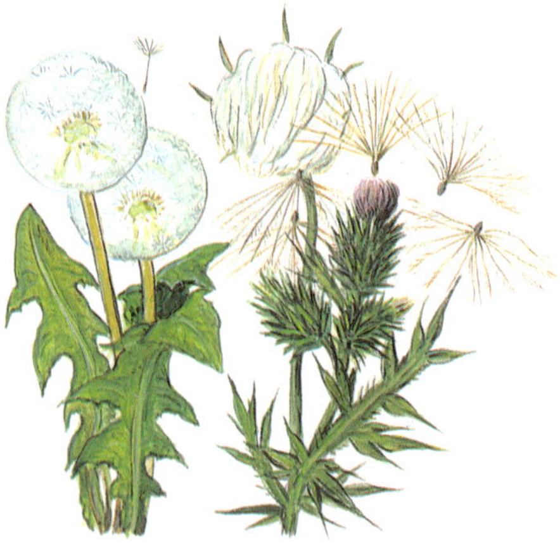

Löwenzahn- und Distelsamen

Löwenzahn- und Distelsamen besitzen „Fallschirmchen", Flugkronen. Vom Wind vertragen. Gefahr des Überwucherns. Zur Blütezeit abmähen, kompostieren.

22. Juli

DEM DEMÜTIGEN STEHT DER HERR BEI

Angst macht krank. – Je weniger Alkoholgenuß, umso gesünder unsere Leber. Je gesünder die Leber, desto leichter bewältigen wir die Ängste im Leben. Dazu gehört auch die Angst des Verlierens. Die sich gerne gerade dann einstellt, wenn wir etwas sehr liebgewonnen haben. Das beste Mittel dagegen ist die Überzeugung: Alles, was ich habe, ist mir nur geliehen. Fordert es mein HERR, der Eigentümer, wieder zurück, gibt ER mir dafür sicher etwas für mich noch Wertvolleres.

Achten wir doch endlich Menschen, die alkohol- und nikotinfrei leben wollen. Weg mit der alten Unsitte, andere Menschen immer wieder zum Trinken aufzufordern!

Um die Gedärme von unerwünschten Wurmparasiten zu säubern, hat sich ein altes *Bauernmittel* gut bewährt: Am frühen Abend saure Heringe und dazu einige Eßlöffel groben Weizenschrot essen. 1 kleines Glas Bier nachtrinken. – Am darauffolgenden Morgen 125 g geschälte Kürbiskerne zerstampfen, mit 3 vollen Eßlöffeln Preiselbeerkompott abmischen. In 2 Portionen teilen. Um 7 Uhr die erste, um 8 Uhr die zweite einnehmen. 1 Stunde später 1 Eßlöffel voll Rizinusöl und 1 Glas reinen Karottensaft nachtrinken. – Hat sich sogar als hilfreiches ungefährliches „Bandwurmmittel" erwiesen.

Den lauen Lebenstrieb anspornende *Heilpflanzen:* Hirtentäschel, Löwenzahn, Wasserpfeffer, Mistel, die Narbenfäden der Maiskolben vor ihrer Reife. – Auch das Sauerkraut darf dabei nicht vergessen werden.

Ginseng-Kapseln und Ginseng-Präparate haben eine lebensverlängernde Wirkung. Wenn sie unter ärztlicher Kontrolle in Abständen regelmäßig genommen werden.

Rohes *Sauerkraut,* vor der Mittagsmahlzeit genossen, gilt als wertvolle Vorspeise. Fördert die Verdauung.

Dilltee mit frischem Kraut im Aufguß: bei Schlaflosigkeit.

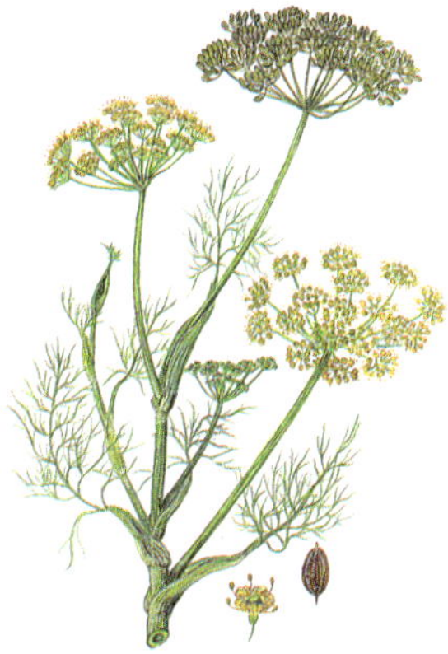

Dill

Einige Dillblüten zur Vermehrung durch Selbstaussaat stehen lassen. Und zwar die „Kammfrüchte". Das ist die große mittlere Dolde. Nicht abpflücken. Reifen lassen.

23. Juli

RINGE DICH TAPFER-GEDULDIG DURCH

Was gilt als Tugend des Gleichmutes? Sich nicht entmutigen lassen. Durchhalten. – Der Höhenrekord aller Blütenpflanzen wird dem Gletscherhahnenfuß zugeschrieben. Der schon auf dem Finsteraarhorn, dem höchsten Gipfel der Berner Alpen, auf 4274 m gefunden wurde. Dort oben hat er an günstigsten Stellen maximal 10 Wochen Zeit, um zu wachsen und Reserven zu sammeln. An manchen Plätzen nur 3 Wochen. Nicht selten muß er fast 3 Jahre unter der Schneedecke überdauern, bevor sein Wuchsort wieder schneefrei wird. – Ein unübertreffbarer Volkserzieher: Gottes Schöpfung.

Ignorierung des hohen Blutdruckes heißt schleichender Tod. Es gibt viele Menschen, die sich um ihren Blutdruck überhaupt nicht kümmern. Jahrelang leben sie mit zu hohem Blutdruck. Sie wissen es kaum, weil sie keinerlei Beschwerden verspüren. So entstehen im Laufe der Jahre beachtliche Schäden an Organen und Gefäßen, die sich nur mehr schwer beheben lassen, wenn die Lebensweise nicht radikal geändert wird: kochsalzarme Diät, Gewichtsreduktion, Sport betreiben, wenig Ärger und Hetze, Maßhalten, geregelter Schlaf und genügend Freizeit. – Den Blutdruck regelmäßig vom Arzt überprüfen lassen. – Ängstliche Selbstüberprüfung aber verschlechtert zusehends den Blutdruck!

Bei Entzündungen der Füße und bei Schwielen werden 30 g *Eibisch-Blüten-Blätter-Gemisch* mit 1 l kochendem Wasser überbrüht. Nach 15 Minuten Ziehen abseihen. Dem Badewasser beifügen und noch 1 Stamperl hochgradigen Branntwein dazugießen. 10 Minuten lang die Füße darin baden.

Bei Migräne-Anfällen oder starken Migräneschmerzen im abgedunkelten Zimmer ausruhen. 1 Tasse *Majorantee* mit 10 Tropfen *Baldriantinktur*-Beigabe schluckweise einnehmen. Sich hinlegen. Ausstrecken. Augen schließen. Entspannen. Gelassen atmen.

Gibt es Schwierigkeiten mit der Harnabgabe, dann 3mal täglich *Eibisch-Blüten-Blätter-Tee* langsam und lauwarm trinken.

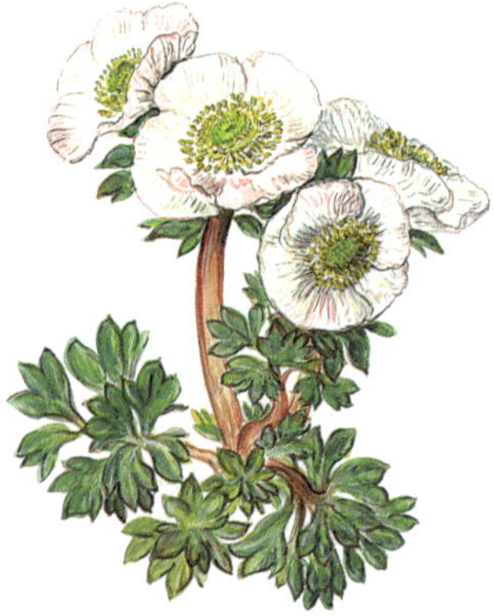

Gletscherhahnenfuß

Der Monat Juli ist ein flotter Geselle. Bringt die größte Hitze des Jahres. Überrascht schnell mit Gewittern und Regengüssen. Stellt meine Geduld auf harte Probe.

24. Juli

LIEBE IST EINE KONSTANTE HALTUNG

Menschen, von denen du abhängig bist. Laß sie doch einmal nur im Geiste an dir vorüberziehen. – Da sind deine Eltern; die vielen Handgriffe deiner Mutter. Deine Lehrer. Und was tat der Arzt nicht alles für dich? Die Krankenschwester? Die Arbeiter im E-Werk; damit du nachts die Lampe am Nachttisch aufdrehen kannst. Und die vielen, vielen anderen Menschen? . . .

Hundstage, Dies caniculares, nennt man die heißeste Zeit im Hochsommer in Europa. Genau abgegrenzt. Vom 24. Juli bis 23. August. In dieser Zeit steht die Sonne beim Hundsstern, Sirius, der am Morgenhimmel sichtbar wird, im Sternbild des Großen Hundes. Die Ausbildung einer beständigen Hochdrucklage in der zweiten Julihälfte bringt „Dauerschönwetter" mit Höchsttemperaturen. – Diese Sonnentage führen zur stärksten Bräunung der Haut. Geben Gelegenheit zum gesunden, natürlichen Schwitzen. Machen die Wohltat des Badens verständlich.

Ein Hinweis für Urlauber in Mittelmeerländern, der Heimat des Lavendels. Die Gelegenheit, reinen *Lavendelhonig* einzukaufen, nicht verabsäumen. Ein klarer, durchscheinender wohlriechender Honig von spezifischem und sehr angenehmem Aroma. Besitzt krampflösende und stärkende sowie äußerst schmerzlindernde Eigenschaften. Besonders zu empfehlen bei hartnäckigem Husten und Kehlkopfentzündungen.

Gartenkerbel: Sammelt man das blühende Kraut und trocknet es, dann hat man für die Winterszeit ein wertvolles Mittel zur Entwässerung des Körpers parat. – 3 volle Eßlöffel davon zerkleinern, mit ¾ l kochendem Wasser übergießen, 15 Minuten ziehen lassen, abseihen. In eine Thermosflasche füllen. Tagsüber 3mal je 1 Tasse langsam und gelassen trinken. Wirkt sehr stark harntreibend. Hilft auch bei Wasseransammlungen in den Beinen.

Junge *Brunnenkresseblätter,* dem Kopfsalat beigefügt und serviert, eignet sich bei Wassersucht, bei Drüsen- und Leberleiden.

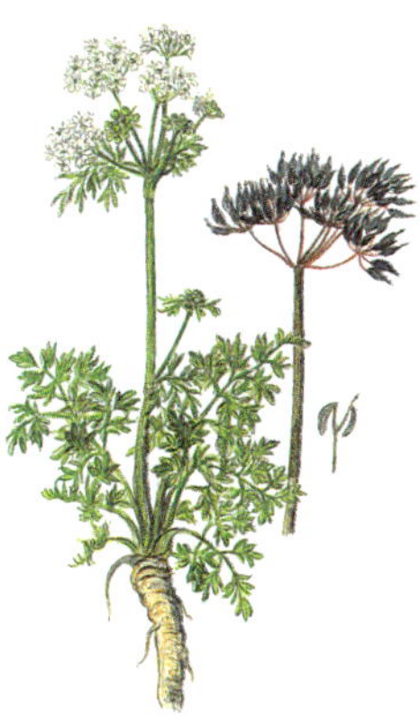

Gartenkerbel

Achseltriebe und Paradeisblätter, Ende Juli gesammelt und getrocknet, ergeben eine wertvolle Aufguß-Beigabe als Badezusatz gegen Ischiasschmerzen.

DAMIT DURCH MICH DIE WELT NEU WIRD

„Schlangenhemd" nennt man das in einem Stück von Zeit zu Zeit abgestreifte Schuppenkleid, das der neuen Haut Platz macht und zum Weiterleben nicht mehr nötig ist. – Eigenarten. Charaktere. Typen. Derer gibt es so viele im Leben. Darauf eingehen, sich damit befassen, sich „ein Bild davon machen". Das heißt, etwas für seine „Bild-ung" tun. – „Eigenartig" waren auch die „Donnersöhne" Jakobus der Ältere und Johannes, zwei Brüder, die mit Simon Petrus zum engsten Kreis Jesu gehörten und ihren Beinamen von ihrem stürmischen Temperament her bekamen. Heute ist der Gedenktag des Apostels Jakobus, der als Märtyrer am Osterfeste des Jahres 44 in Jerusalem starb. Und dessen Leib in Santiago de Compostela, Spanien, immer noch sehr verehrt wird.

Wetter und Gesundheit stehen in Wechselbeziehung. Deswegen waren und sind Wetterprognosen stets von Bedeutung. – „Wenn Jakobi klar und rein, wird das Christfest frostig sein." – „Schöner Jakobitag, häßlicher August."

Ein altes, erprobtes *Hausmittel:* Säuglinge, Kleinkinder, aber auch Erwachsene können eine verstopfte Nase wieder freibekommen und erleichtert atmen, wenn man mehrmals pro Tag die Nasenflügel innen sparsam mit Honig bestreicht. Ebenso außen rund um die Nase. – Mit gutem Erfolg wurden dazu anstatt Honig auch ungesalzene Butter, Sauerrahm oder ein paar Tropfen Pflanzenfett verwendet.

Grüner Salat wirkt beruhigend, schlaffördernd und krampflösend. Läßt sich vorzüglich mit Petersilie, Schnittlauch oder feingehackter Zwiebel würzen. Einzelne Salatblätter kann man ohne weiters zum Brot essen.

Reife rote *Ananas-Erdbeeren*, die über Nacht von Schnecken angefressen wurden, kann man immer noch zur Hautpflege verwenden. Zuerst zerdrücken. Eignen sich so großartig zum Einreiben der mit Warzen befallenen Hautstellen.

Goldrutenblütentee, im Aufguß, ergibt einen wohlschmeckenden Frühstückstee.

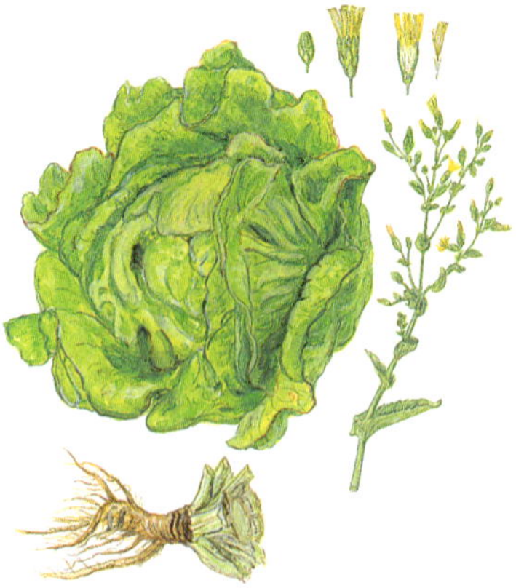

Kopfsalat

Beim Ernten von Kopfsalat einige unschöne-ungenießbare Außenblätter am Strunke stehen lassen. Aus den Blattachseln treiben „Pflücksalatblätter" aus.

26. Juli

DER ALTE MENSCH HAT SEINE AUFGABE

Joachim und Anna. Die Eltern der Jungfrau Maria. Großeltern Jesu Christi. Menschen, groß und edel im Verborgenen. Heute ist ihr Gedenktag. – Generationenprobleme. Gibt es für mich welche? Wenn ja, dann nicht vergessen: mit Revanche, Heimzahlen und Rechthaberei wird nichts besser. Liebesakte „trotz allem" setzen. Glaube an die einebnende Kraft der Liebe. – Eltern und Großeltern tun vieles für uns oder taten es bereits. Sie verdienen es, daß wir gut zu ihnen sind.

Duftbeutel für Wäscheschränke oder Kommodenschubladen. Für solche kleine „Kräuter-Schätze" legt man eine Handvoll getrockneter Laub- und Blütenblätter auf ein etwa taschentuchgroßes Leinenfleckerl, das man an beiden Ecken zusammenrafft und mit einem Band fest zusammenbindet. Man achte darauf, daß dabei eine Schlinge entsteht, die über den Haken eines Kleiderbügels paßt. Solche Kräuterbeutel verbreiten nicht nur einen angenehmen, gesunden Geruch, sondern sie schützen auch vor Motten. Voraussetzung dafür ist, daß man die richtige Kräuterauswahl trifft. Es handelt sich dabei um stark aromatische Kräuter wie: Rainfarn, Wermut, Lavendel, Rosmarin, Thymian und Kampfer-Beifuß, Artemisia camphorata, dessen Duft dem Kampfer sehr ähnelt.

Bei zu hohem Cholesterinspiegel eine 3wöchige *Kräuter-Teekur:* Wacholderbeeren 50 g, Brennessel 35 g, Birkenblätter 25 g, Schafgarbe 25 g und Tausendguldenkraut 15 g. 2 Eßlöffel der Mischung mit ½ l kochendem Wasser übergießen. Über Nacht zugedeckt stehen lassen. Morgens abseihen und tagsüber schluckweise trinken.

Ein einfaches schlafförderndes *Beruhigungsmittel*: Die Abendmahlzeit frühzeitig einnehmen. Später, 1 Stunde vor dem Schlafengehen, zuerst 1 Eßlöffel Honig langsam schlucken, dann 1 Glas lauwarme Milch mit einer alten, trockenen Semmel nachessen.

Salbeitee ist ein „Spätzünder"! Die Wirkung tritt erst nach einigen Tagen ein.

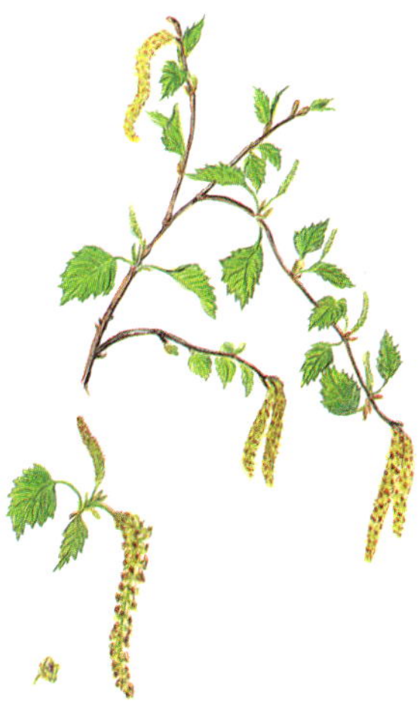

Birkenblätter

Die Zeit, Birkenblätter für Heilzwecke zu sammeln, geht jetzt zu Ende. – Die letzte Gelegenheit nützen! – Werden die Blätter ledrig-hart, sind sie wertlos.

BESCHEIDENE ÜBERLEGENHEIT SIEGT

Zauber einer Sommernacht. Laue, aufatmende Ruhe. Voll regen Insektenlebens. Allen nur kurze Lebensdauer beschieden. Geschäftig, unermüdlich schrillen und zirpen sie. Die Grillen, die Heuschrecken und die Zikaden. Stumme nächtliche Besucher flattern und schwirren vorbei, wenn in der Nähe ein Lämpchen brennt. Auch die sirrenden Stechmücken bleiben nicht träge. Da! Huscht etwas Gespenstisches vorüber. Kehrt noch einmal zurück. Dann ist sie dahin. Keine Angst, es war die Fledermaus. Die unschuldige Jägerin der Dunkelheit. Die uns von vielen Insekten befreit. – In diesem Sinne die Nacht kennenlernen hilft dir, nicht überheblich zu werden und zu meinen, du wärest allein auf der Welt.

Heidelbeer-Sammeln lohnt sich. Stellt eine Bereicherung für die Küche dar. Entspannt überdies die Nerven, füllt die Lungen mit gesunder Waldluft. Hebt das Gemüt und stellt eine direkte Verbindung mit der Natur her.

Heidelbeeren reifen in den Monaten Juli bis September. Rechtzeitig sammeln oder als Frischware kaufen. Verbreitet auf sandigen und torfigen Böden in Wäldern, Heiden und Mooren vom Flachland bis ins Gebirge. Die Beeren enthalten Gerbstoffe, Fruchtsäuren, Zucker, Vitamine, Pektin, Mineral- und Farbstoffe. Stärken die Abwehrkräfte im Körper. Machen den Gesamtorganismus widerstandsfähiger. Tun nervösem Magen gut. Finden im Volke vielfältige Verwendung als Kompott, Saft, Wein, Marmelade und Dessert.

Gundelrebenbrei aus zerquetschtem blühenden Kraut, 1 Eßlöffel Roggenmehl, 1 Teelöffel Honig und wenig heißem Wasser herstellen. Abends auf Krampfadern aufgetragen, ½ Stunde oben belassen, lauwarm abgewaschen, abgetrocknet und mit Roßkastanientinktur nachgerieben, schafft Erleichterung bei diesem schmerzhaften Leiden.

Sind Sie anfällig auf Krankheiten? Dann Tee im Aufguß aus blühendem *Gänseblümchenkraut* trinken. 3 Wochen lang täglich je 2 Tassen.

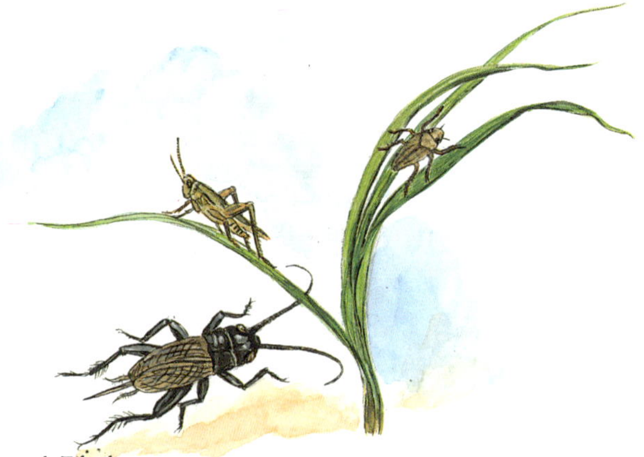

Grille, Kleine Heuschrecke und Zikade

Weißleuchtende Birkenstämme auf sattgrüner Gartenwiese vor einer Koniferengruppe. Diese von einer buntblühenden Blumenrabatte umfriedet. Realisierbar. – Wunderschön.

28. Juli

LASS DIE ALLMACHT GOTTES WIRKEN

Die Wesensbeziehung zwischen Pflanze und Mensch darf als rationell bezeichnet werden und als essentiell notwendig für das Erkenntnisstreben des Menschen, weil dadurch die kranke menschliche Natur wieder leichter aufgerichtet wird. – „Ist im Frühjahr das ‚Eschengrün' vor dem ‚Eichengrün' da, dann gibt es ein Sonnenjahr, heiß und trocken." – Die Esche steht unter dem Einfluß der Sonne. Verkörpert auch das Edle, das Hochstrebende, das Durchlichtete. Die Esche ist Prediger der Einheit von Licht und Ordnung.

Das in der *Pestwurz* in hohem Maße enthaltene „Petasin" erweist sich als antispastisch, das heißt krampflösend, befreiend, auflockernd, entspannend. Auf dieser Eigenschaft beruht die breitfächrige Wirkung der Pestwurz-Wurzel.

3mal täglich 10 bis 15 *Pestwurztropfen* auf einem Eßlöffel Sauermilch oder etwas Honig eingenommen, haben sich bei gestörtem Gallenfluß, nervösem Magen, Nervenschwäche, Migräne, Kopfweh, Menstruationskrämpfen, Gallensteinkoliken, Nierenkoliken ebenso wie bei Bronchialasthma und Husten gut bewährt. – Die frische Wurzel, im Spätherbst oder Frühjahr vor der Blüte gesammelt, wird unter fließendem kaltem Wasser gereinigt, zerkleinert. 250 g davon in 1 l 70%igem Obstbrand oder Kornbranntwein 14 Tage in die Sonne stellen. Täglich durchschütteln. Abseihen, in Fläschchen füllen. Dunkel und kühl aufbewahren.

Die Heilkraft der *Stachelbeeren* ist viel zuwenig bekannt. Beschleunigen den Stuhlgang. Können besonders Frauen empfohlen werden, die an Unterleibsstauungen und an Darmträgheit leiden.

Während der Vegetationsperiode täglich morgens 1 Blatt *Erdrauch* nüchtern kauen. Wirkt auflösend, heilend und kräftigend bei verhärteter Leber.

Liebstöckelkraut als Küchengewürz reinigt Nierenbecken und Harnleiter.

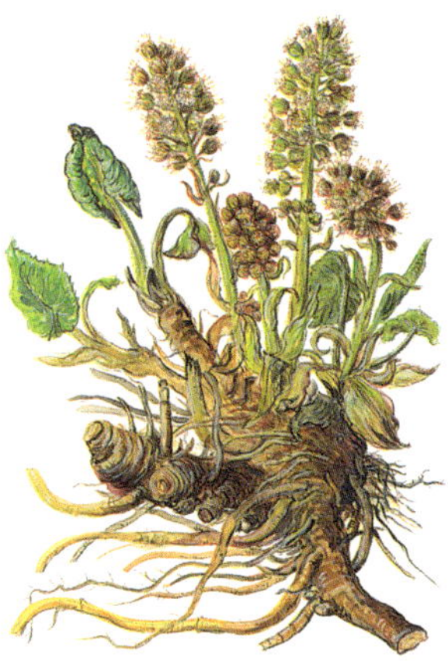

Rote Pestwurz

Frische Farnkrautblätter kleingeschnitten, 24 Stunden in kaltem Wasser angesetzt, ergibt ein wirksames Spritzmittel gegen die Blutlaus auf Nadelbäumen.

29. Juli

DIE KRAFT IN MIR BESTIMMT MEIN TUN

Unsere menschlichen und freundschaftlichen Beziehungen, die uns untereinander verbinden, finden in der Zuneigung und im Verstehen mit den 3 Geschwistern Maria, Martha und Lazarus aus Betanien in Jesus ein wunderbares Beispiel und Vorbild. Hier empfing er Liebe und schenkte Liebe weiter. – Christus rügt aber die geschäftige Hausfrau, daß sie sich nicht zuviel Sorge um die irdischen Dinge machen soll. Zeigt ihr gleichzeitig den Weg, den wir alle anstreben müssen. Nämlich trotz allem das „eine Notwendige" nicht aus den Augen verlieren: Auf das Wort Gottes hören und danach leben.

Unter Spannung und Druck stehen oder arbeiten kann auf die Dauer nicht spurlos an unserem Gesundheitszustand vorübergehen. Man muß lernen, sich innerlich zu entspannen und so immer wieder neue Kraft zu schöpfen, die wir brauchen, um leicht und gelöst zu arbeiten.

Die nach Zitrone duftende *Eberraute* enthält ätherische Öle, Bitterstoff, Gerbstoff und in geringem Ausmaß Alkaloide. Welche den Körper zur Aktivierung der eigenen Abwehrkräfte herausfordern. – 1 Eßlöffel voll zerkleinertes Kraut über Nacht in 1 l Trinkwasser bei Zimmertemperatur angesetzt, ergibt einen wertvollen Tagestrunk. Zu empfehlen bei Verdauungsstörungen, Appetitlosigkeit, Blähungen, Durchfall, Darmparasiten. Wirkt durch seine schweiß- und harntreibende Kraft gleichzeitig reinigend.

Eberraute, Artemisia abrotanum, welche zu den Beifußarten zählt, ist in Zentralasien heimisch. Wächst nördlich der Alpengrenze gern in Bauerngärten. Blüht bei uns aber nicht, trägt auch keine Samen. Vermehrung durch Wurzelteilung im Herbst oder Frühjahr möglich. Herbstpflanzung vorziehen.

Geben Sie Kindern, die bettnässen, am späten Nachmittag 1 Tasse *Königskerzentee,* gesüßt mit Honig.

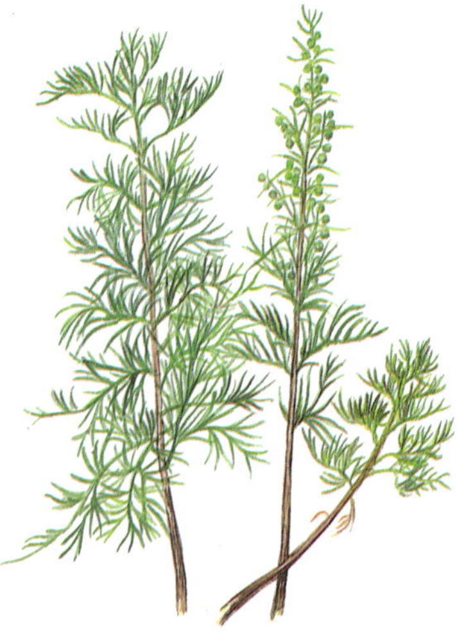

Eberraute

Wühlmausbekämpfung im Sommer ist möglich! Nach einem ausgiebigen Regen wird Jauche in die Löcher eingegossen. Schadet den Pflanzen nicht! Bodendüngung.

30. Juli

NICHT TREIBEN LASSEN, SELBER LENKEN!

Ob es dir genauso ergeht wie mir? Manchmal graut einem direkt vor seiner eigenen Oberflächlichkeit oder Schlamperei. Wird man gelegentlich von anderen darauf aufmerksam gemacht, müßte man dafür dankbar sein. Auf keinen Fall sich ärgern. – So gelingt es mir, von einer „Mantelentzündung" zu sprechen. Und meinen Wunsch zu äußern, einen Berg „erglimmen" zu wollen. Ist das nicht eine „sprachliche" Schlamperei?

Schlafen bei offenem Fenster ist zwar gesund, aber nicht problemlos. – Das Schlafzimmer muß täglich gründlich durchgelüftet werden. Dies gilt als Elementar-Tatsache, wenn wir gesund leben wollen. Bei offenem Fenster zu schlafen, ist zwar nicht verboten, ich bin aber sehr vorsichtig, es allgemein zu empfehlen. Wenn schon, dann müssen die Vorhänge zugezogen sein, damit der kalte Luftstrom von außen nicht direkt auf den Schlafenden eindringt. Ansonsten könnte es die Ursache von Augen-, Nasen-, Hals-, Rachen-, Ohren- und Rheumaerkrankungen sein.

Sauerampfertee-Trinken, gut für Menschen, die an Schuppenflechte leiden. – Wiesensauerampfer, vorausgesetzt, daß er frisch verwendet wird, enthält Oxalsäure. Diese wirkt sich günstig zur Heilung der Schuppenflechte aus. Für 1 Tasse Tee im Aufguß benötigt man 2 Teelöffel zerkleinertes frisches Wiesensauerampfer-Kraut.

Die Blüten der wildwachsenden *Akelei,* von blauer Farbe und einfachem Kelch, frisch gesammelt und mit Blättern des Wohlriechenden Veilchens zu gleichen Teilen gemischt, ergeben im Aufguß einen blutreinigenden Tee. Bei hartnäckigen Hautausschlägen zu empfehlen.

Engelwurzstengel, jung und saftig, werden zur beginnenden Blüte, noch ehe die Krone sich auftut, ausgeschnitten. Geschält, zerkleinert. In Zuckerwasser gekocht. Ein gesunder Nachtisch. Schmeckt wie Äpfel. Erweist sich als magenstärkend.

Bei Wasseransammlung in den Füßen täglich 3mal ½ Teelöffel *Kalmuswurzelpulver* einnehmen und einen Schluck Himbeerwasser nachtrinken.

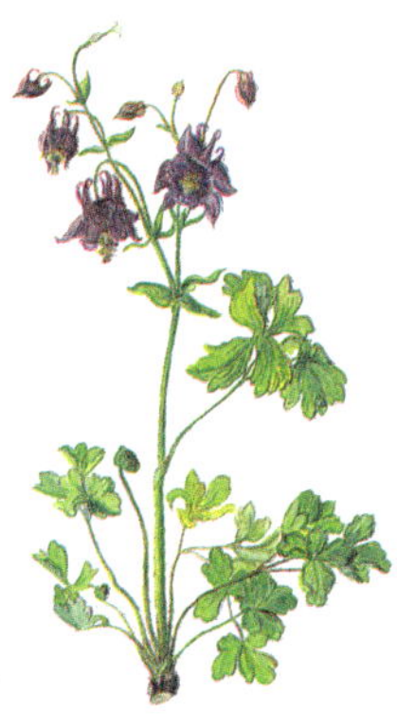

Akelei

Alant im Garten hat eine besondere Vorliebe für die Wilde Akelei. Alant im Hintergrund und Akelei davor setzen. – Blau und Gelb gliedern sich gut ins Grün ein.

31. Juli

VIELWISSEN SÄTTIGT NICHT DIE SEELE

Fiebrig-hastig schießt an einem heißen Sommertag etwas an meinen Füßen vorbei. Sucht Zuflucht im schattigen Schlupfloch. Fast höre ich den rasenden Herzschlag und die sichtbar erhöhte Atmung. Eine Zauneidechse. Der es auf der sonnenbestrahlten Steinplatte am Gartenweg zu heiß wurde. Ich bleibe stehen und danke. Für den Gedankenanstoß. Die Zauneidechse zählt zu den wechselwarmen Tieren. Bei Temperaturänderungen um 10 Grad plus oder minus laufen die Lebenserscheinungen um das Zwei- bis Dreifache schneller oder langsamer ab. Sonnte sich die Echse zu lange, dann werden im schattigen, kühlen Unterstand die Körperfunktionen wieder geregelt. – Besinnungstage, Exerzitien, Einkehrtage führen zu einem vertieften Verhältnis zu Christus. Ein Gedanke, der sich lohnt. Besonders heute, am Gedenktag des heiligen Ignatius von Loyola.

Gewürzkräuter, auch getrocknet oder noch besser eingefroren, sind unerläßlich für eine vollkommene Salatbereitung aus rohem Gemüse im Winter. Daran schon jetzt denken. Besonders wertvoll für den Körper sind ihre Mineralstoffe. – Petersilie, fein gehackt beigefügt, veredelt jedes Gericht. – Dill gibt den Speisen die richtige Weihe. – Liebstöckel schmeckt würzig, anfangs süßlich, später bitter. – Estragon ist so aromatisch, daß Kenner Mühe haben, ihn zu beschreiben.

Frische, reine *Huflattichblätter* zerdrückt und mit der rauhen Unterseite auf schlecht heilende Wunden gelegt, mit einer Binde befestigt, nach 5 Stunden erneuert, gilt als altbekanntes und beliebtes Hausmittel.

Johanniskrautöl gehört in jede Hausapotheke. Bei Brandwunden und Sonnenbrand unentbehrlich. Einreiben oder Auflage anbringen.

Mit frischem *Brunnenkresse-Preßsaft* Altersflecken oder Sommersprossen einige Zeit hindurch abends betupfen, schafft Abhilfe.

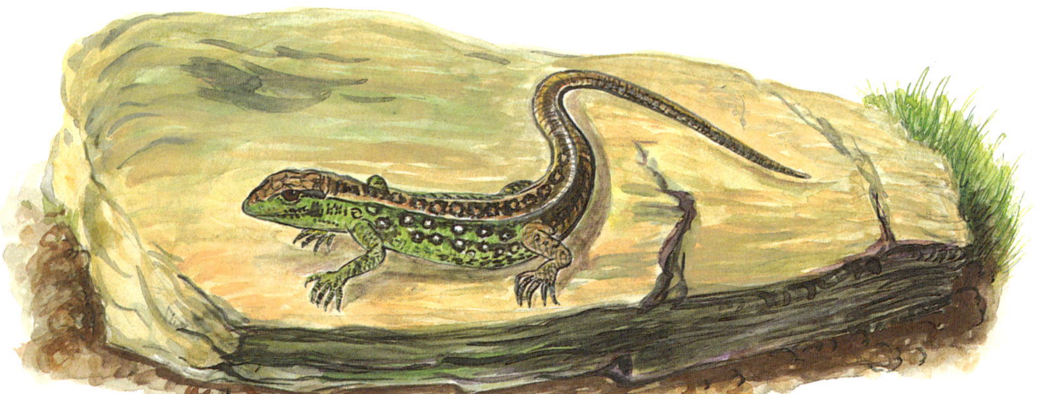

Zauneidechse

Ist der Blumenkohl faustgroß geworden, einige Blätter knicken und über die Blume geben. – Schutz vor direkter Sonnenbestrahlung. Bleibt besonders zart und weiß.

Der Hitze
Glut
vibriert
in der Luft

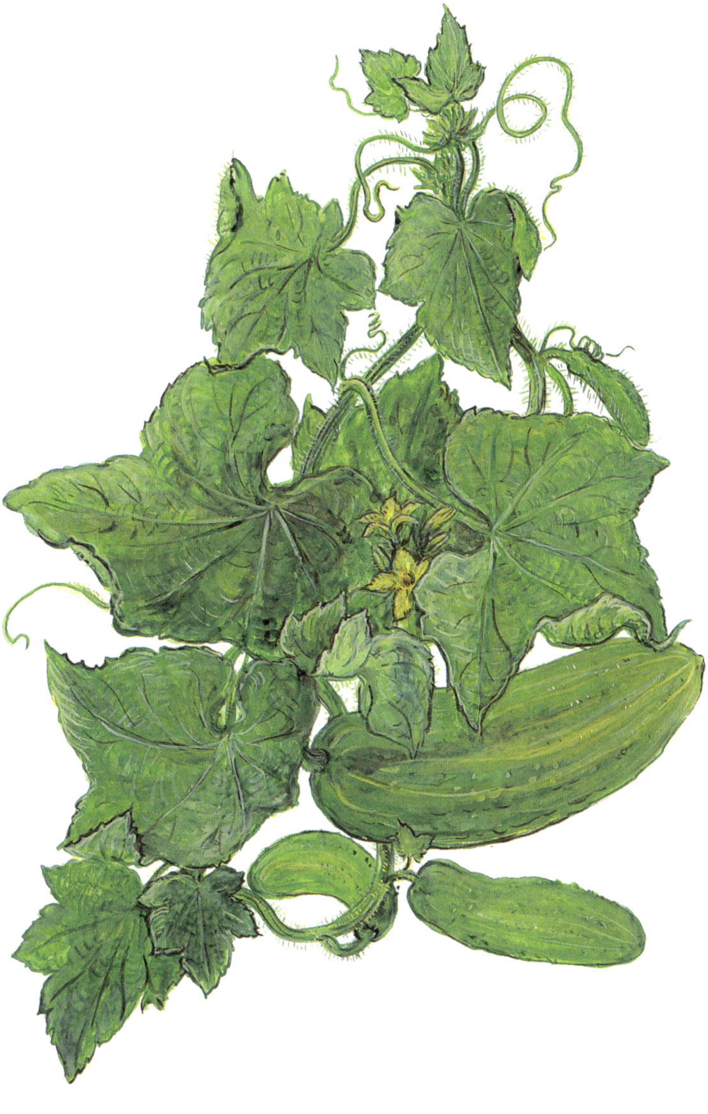

Gurke

Wetterleuchten. Krautbundweihe.

Beides spricht eine Sprache. Typisch für den August.

„Zucken die Blitze im Westen, ist ein Gewitter im Kommen. Leuchtet's auf im Osten, finden die Wetter nicht her."

Wetterleuchten?

Vibriert im August der Hitze Glut in der Luft, dann senkt sich der Himmel herab auf die Erde. Blitze leuchten auf. Am nächtlichen Himmel ziehen Sternschnuppen ihre eindrucksvollen Bahnen.

Krautbundweihe?

Am Großen Liebfrauentag, dem Fest „Mariä Himmelfahrt", am 15. August, trägt man die Gaben der Natur zum Altar. Der „Geweihte Krautbund" findet im Hause einen Ehrenplatz.

Mit der Kräuterweihe wird eine innige Verbindung zwischen dem Menschen, Maria und der Natur hergestellt.

Wir brauchen zum Leben die Erde. Und alles, was sie hervorbringt.

Heute, in einer Zeit existenzgefährdender Umweltverschmutzung, dürfen wir nicht durch anerzogenes Kurzzeitgedächtnis die Augen schließen. Feststellungen und Kritiken allein wären eitles, nutzlos Ding. Käme es dabei nicht zum bewußten Einsatz aller positiven Kleinmaßnahmen.

Unter diesem Gesichtspunkt hat der alte Brauch der Kräuter- und Gewürzweihe wieder zeitgerechten Sinn, Bedeutung und Aufwertung erhalten.

Beliebte Kräuterbuschen-Kräuter haben ihre ehrenhafte Auserwählung seit alters zu verzeichnen. Sind zur Tradition geworden: Wermut gegen Verdruß. Kamille wider den Krampf. Schafgarbe für Schmerzen im Unterleib. Tausendguldenkraut heizt an den Magen. Pfefferminze gibt guten Atem. Holunder sorgt für Durchmarsch. Königskerze stärkt die Brust. Labkraut wendet Fallsucht ab.

Johanniskraut vertreibt Schwermütigkeit. Kümmel stillt Magen- und Darmkrämpfe. Hafer jagt das Fieber fort. Und das Getreide schenkt uns das täglich Brot.

Maria, die Mutter aller, und die Kräuter, Helfer aller, sind im tiefen Glauben miteinander untrennbar verbunden. Seit Jahrhunderten. Auch heute noch.

Seine Ranken streben der Sonne entgegen.

Im Osten, wo der Monsun für reichlich Feuchtigkeit sorgt, wurde es schon vor Jahrtausenden gezogen, geerntet und gegessen. Das war der Startpunkt. Von hier aus trat das einjährige Gemüsegewächs seinen unaufhaltsamen Siegesmarsch durch alle Kontinente an. Mit den Römern überquerte diese Pflanze die Alpen und zog ein ins Land der Germanen.

Und wer kennt sie heute nicht? Die Gurke. Beliebtes Gemüse. Geschätzte Salatfrucht. Ein wahrhafter Segen für sengendheiße Tage. Mit hohem Diätwert und nur wenigen Kalorien. Von erfrischendem Geschmack.

Das Kürbisgewächs Gurke, Cucumis sativus, ein stark wassertreibendes Mittel mit beachtlichen mineralischen Bestandteilen. Die günstig auf Nieren, Darm und Lungen einwirken. Und zu alldem noch Jod, Kalk, Eisen und Phosphorsäure. Nicht zu vergessen ein Ferment, das – ähnlich wie Insulin – die Bauchspeicheldrüse entlastet.

Reiner Gurkensaft oder geriebene Gurken auf die Haut aufgetragen, reinigen sie. Und regen die Durchblutung an.

Wenn Gurken bitter schmecken?

Dann wurde zu wenig oder mit zu kaltem Wasser gegossen. Dabei kommt es zu Wachstumsstockungen. Als Reaktion entwickelt dann die Pflanze diese für den Gaumen unangenehmen Bitterstoffe.

Heiße Tage.

Kühlende Früchte.

1. August

RICHTIG SEHEN, HEISST DENKEND SEHEN

Kirchtürme erheben sich über die Dächer der anderen Häuser des Ortes. So war es wenigstens in vergangenen Zeiten. Man sollte sie sehen können. Mit dem Kreuz, dem Zeichen der Erlösung. Mit der Turmuhr, die uns darauf hinweist, daß jederzeit die Stunde der Gnade schlägt. Mit dem Wetterhahn, der da und dort auch noch vorhanden ist und für Wachsamkeit gilt. – Kirchtürme sprechen eine Sprache. Die wir hören und verstehen sollen. Weil der Herr wahrhaftig unter uns ist.

Heilpflanzen mit einem klar erkennbaren „Ostgefälle", die gibt es. Man trifft sie nach Westen hin immer seltener an. Richtung Osten findet man sie häufiger und häufiger. Zu ihnen gehört das „Marder-Gesicht". Der *Bunte Hohlzahn* oder Galeopsis. Einjähriges Kraut. Mit borstig behaarten und reichverzweigten Stengeln, die unter den Verzweigungen knotig angeschwollen sind. Lippenblütler. Die hochgewölbte Oberlippe ist hellgelb. Ihr breiter Mittelzipfel hingegen weist eine tief violette Färbung auf. Am hinteren Zipfelende befinden sich 2 charakteristische Aufwölbungen, die „hohlen Zähne", die einem aufgerissenen Marderrachen gleichen. Daher auch der Name „Galeopsis". „Galea", der „Marder" und „opsis", das „Gesicht".

So wird *Hohlzahntee* zubereitet: 2 gehäufte Teelöffel des Krautes, getrocknet und zerkleinert, mit ¼ l kochendem Wasser überbrühen, 15 Minuten zugedeckt ziehen lassen, abseihen. Mit Honig gesüßt unbedingt kurmäßig trinken. Das sind täglich 2 bis 3 Tassen, 3 Wochen lang. 1 Woche aussetzen und wiederholen. Beruhigt die Atemwege, regt die Darmtätigkeit an.

Gewürzmischung für Topfenkäse: 3 Teile frische Beifuß-, 2 Teile Basilikum-, 2 Teile Thymian- und 1 Teil Rosmarinblätter. Zerrieben durch ein Sieb treiben, mit Topfen, Sauerrahm, Kümmel und Schnittlauch vermengen. Kein Salz! Gewürze genügen.

Um Schweißausbruch zu hemmen, nur kalten, mit Honig gesüßten *Salbeitee* trinken.

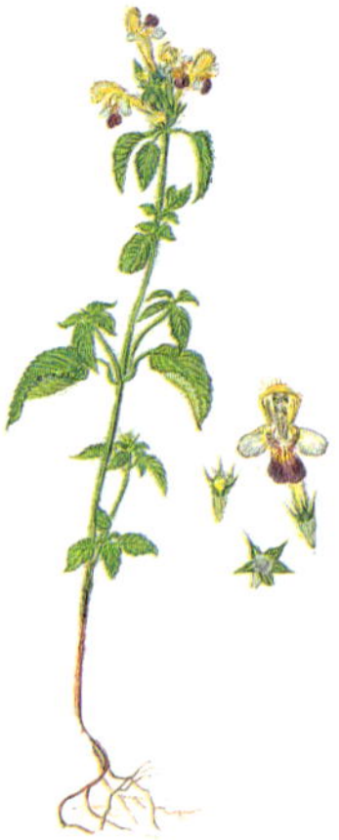

Bunter Hohlzahn

Den Bunten Hohlzahn, dessen blühendes Kraut viel lösliche Kieselsäure enthält, jetzt ernten, im Schatten trocknen. Zählt zu den kalkfliehenden Pflanzen.

2. August

HOLPRIG UND STEINIG, UNSER WEG

Verschwiegene, reizvolle Waldwege. Phantasieanregende Wacholderhaine, in Moore eingebettet. Ob Weidenröschen, Nachtkerze oder die bodendüngende Lupine auf Kahlschlägen, ebenso wie die korallenrot leuchtenden Früchte der Eberesche am Waldrandgürtel: Farbenpracht und Waldesruhe kann man sehen und erleben lernen.

Lycopus europaeus, der *Europäische Wolfstrapp.* Verwendet wird das blühende Kraut, gebündelt und an schattigen Stellen zum Trocknen aufgehängt. Im heißen Aufguß zubereiten, 2 Teelöffel für ¼ l Wasser. 15 Minuten ziehen lassen, abseihen. Ungesüßt schluckweise trinken. Als 3-Wochen-Kur 2mal täglich 1 Tasse. – Dieser Wolfstrapptee gilt als Spezifikum bei leichteren Formen von Schilddrüsen-Überfunktion. Dadurch wird der Übererregbarkeit der Schilddrüse Einhalt geboten, gleichzeitig aber eine Gegenwirkung bei überschüssigem Schilddrüsenhormon erreicht.

Leberstörungen kann man positiv beeinflussen: Je 50 g getrocknete *Rauteblätter* und *Salbeiblätter* in der Apotheke pulverisieren und mischen lassen. Gut verschlossen und trocken aufbewahren. Längere Zeit hindurch, bis die 100 g aufgebraucht sind, täglich früh und abends 1 Teelöffel voll davon einnehmen und 1 Schluck Obstsaft nachtrinken.

Bei Heuschnupfen ist es ratsam, stets in einem Fläschchen mit Tropfenzähler *kaltgepreßtes Olivenöl* bei sich zu tragen. Geht man ins Freie, schneuzt man sich gründlich und zieht einige Tropfen Olivenöl durch die Nasenlöcher auf. Unterwegs wiederholen.

Löwenzahnblättertee regt die Tätigkeit der Drüsen beachtlich an: Bauchspeicheldrüse, Leber und Nieren.

Verdünnter *Himbeersaft,* zum Nachtrinken bei Kräuterpulver-Einnahme sehr zu empfehlen.

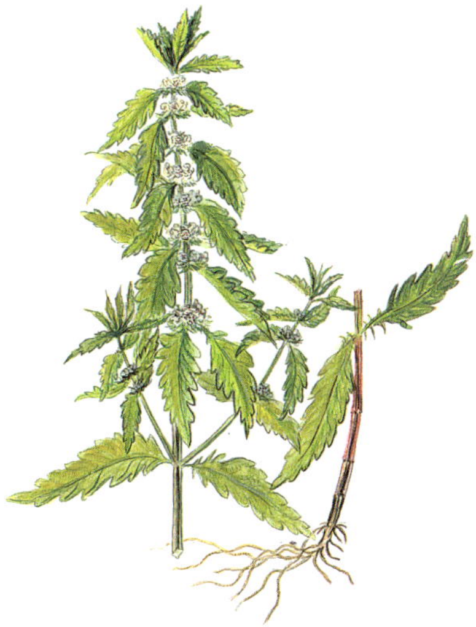

Wolfstrapp

Wolfstrapp eignet sich zur Teichrandbepflanzung, für Gräben und nasse Stellen. Wird zur Zeit der Blüte, von Juni bis September, geerntet. Vermehrung durch Stockteilung.

IM MENSCHEN DAS GUTE ERWECKEN

Ehrliche Kritik gleicht einer Bodensprengung. Ist der Knall verhallt, wächst aus dem tiefgelockerten Boden alles Tiefwurzelige noch viel besser als vorher. – Auf dem Boden der „Kritik-Ängstlichkeit" sprossen nur Seichtwurzeln, die der nächstbeste Regenguß ausschwemmt und bloßlegt.

Schwindelanfälle haben viele Ursachen. – Angst davor kann Schwindelanfall bereits auslösen. Der Grund können aber auch Arterienverkalkung, Stoffwechselstörungen, Höhenunterschiede bei Fahrten und Wanderungen, Klimawechsel oder schwere Gehirnschäden sein. Bei Frauen spielen die Wechseljahre eine nicht unbedeutende Rolle. – Vom Arzt die Ursache feststellen lassen. – Total falsch wäre es, sich bei Schwindelanfall sofort ins Bett zu legen. Das Gegenteil ist richtig: Bewegung und wieder Bewegung. Wenn nötig, zum vorbeugenden Schutz mit Begleitung.

Bei Krampfadern: Blühendes Kraut der *Weißen Taubnessel* im Schatten trocknen, kleinschneiden. 2 Eßlöffel davon mit ½ l kochendem Wasser übergießen, 15 Minuten ziehen lassen, abseihen. Den Tee tagsüber aufgeteilt trinken. Wirkt schmerzlindernd und heilend. Den Rückstand abends erwärmen, über Krampfadern auflegen, hat schon vielen geholfen.

Nimm frisches oder getrocknetes, blühendes *Johanniskraut*, schneide es klein, fülle damit einen Beutel an. Hänge ihn an den Heißwasserhahn deiner Badewanne. Aufdrehen, darüberfließen lassen, wegnehmen. Wasser temperieren. Baden. Gut bei Knochenschwäche und Nervenleiden.

Schwangeren Frauen und stillenden Müttern sowie allen, die an Magen- oder Darmblutungen leiden, ist vom Gebrauch des *Wermuts* in jeder Form dringend abzuraten!

Will man die Flecken von Sommersprossen weniger auffallend sehen und sie bleichen, reibt man jene Hautstellen am Abend gut mit *Zitronensaft* ein.

Bärlappsporen als Puder gegen lästigen Achselschweiß verwenden.

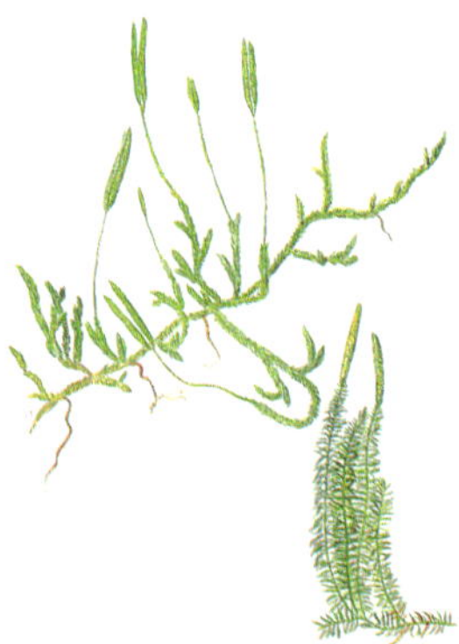

Bärlapp

Bärlappsporen sind jetzt zu sammeln. Fälschlicherweise werden sie auch „Bärlappsamen" genannt. Ergeben ein gelbes feines Pulver von antiseptischem Wert.

VIELE LÜGEN VOM HÖRENSAGEN NUR

Wir werden Tag für Tag mit Neuigkeiten überfüttert, aber zuwenig informiert. Deswegen ist Wachsamkeit unbedingt am Platze. Nichts ist so mißverständlich und fatal, wie Ereignisse oder Aussagen aus ihrem Zusammenhang herauszureißen. Sie isoliert zu bewerten und daraus Schlüsse zu ziehen. Schlüsse, die letzten Endes das eigene Denken und Handeln bestimmen. Die mich manipulieren. Ausnützen. Hinters Licht führen. Betrügen und zu willfährigen Knechten anonymer Leute und Gruppen machen. – Frage dich gewohnheitsmäßig: „Wem dient sie? Diese Nachricht. Die ich höre."

Bei großer Sommerhitze gilt innere Verkühlung als die häufigste Ursache von Magenbeschwerden, und zwar: Der Genuß von Speiseeis oder zu kalter Getränke direkt aus dem Kühlschrank.

Weinblättertee: Im Monat August können noch Weinblätter und -ranken geschnitten und frisch für Tees verwendet werden. 1 gehäufter Eßlöffel des zerkleinerten Gemisches wird mit ¼ l kochendem Wasser übergossen. 15 Minuten ziehen lassen, abseihen. – Um die Qualität des Blutes aufzubessern, trinke man in den Sommermonaten 3mal täglich 1 Tasse dieses Weinblättertees.

Ehrenpreistee, 3 Wochen lang täglich 3mal je 1 Tasse eingenommen und mit warmem Tee die betroffenen Stellen früh und abends abgewaschen, dient zur Behandlung chronischer Ekzeme.

Vogelmieretee im Aufguß zubereitet und Kindern, die an Fraisen leiden, löffelweise eingegeben, vermindert die „drückende oder schreiende Kindergicht".

Eine *Rettichsaftkur* hat sich bei chronischen Leber-Gallenleiden bestens bewährt. 3mal täglich 1 Eßlöffel voll nach den Mahlzeiten.

Rote Johannisbeeren sind auch Zuckerkranken zu empfehlen. Pur oder als Saft.

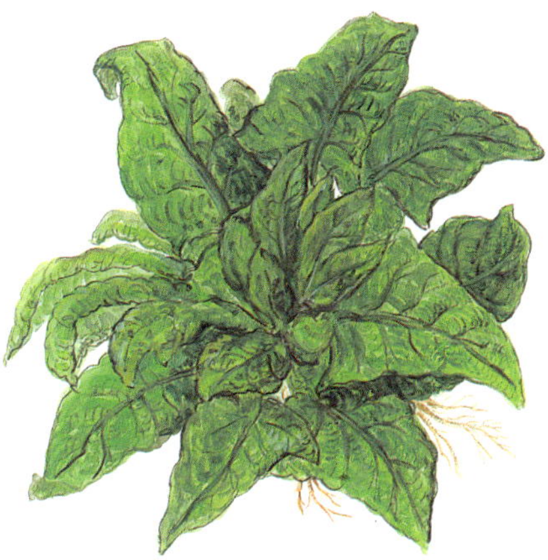

Winterspinat

Winterspinat, in der ersten Augustwoche gesät, kann unter günstigen Umständen vor dem Einwintern noch einen späten Schnitt ergeben.

EINFACH TUN! MEHR ALS SCHÖN REDEN

Der Altchinese Mo Tzi, gefragt, wie unser Gespräch sein soll, gab zur Antwort: „Sollte der Wert einer Rede in den vielen Worten liegen? Nein! Blick doch auf den Frosch im Tümpel. Er quakt den ganzen Tag und die ganze Nacht. Bis seine Zunge trocken wie Löserde und sein Mund nicht mehr feucht ist. Niemand aber hört auf ihn. Ganz anders verhält es sich mit dem Hahn im Hühnerstall. Ihn nimm dir als Lehrmeister. Er kräht nur wenige Male beim Morgengrauen. Jeder hört auf ihn. Weil er ihm vertraut. Weil er weiß, daß der Tag bald anbrechen wird, wenn der Hahn kräht. Deshalb rede nur, wenn dein Reden einem Zwecke dient.“

Das beste Rezept gegen frühzeitiges Altern? Das Leben als wunderbares Geschenk betrachten, das uns viel Freude macht. Gern und fleißig arbeiten. Viel Bewegung suchen. Und auf Gott vertrauen, der mein unendlich guter Vater ist. Mich nur glücklich haben will.

Krampfadern kann man auch durch innerliche Anwendung behandeln. Mit folgender *Teemischung:* 50 g frische oder getrocknete Roßkastanienblüten, 50 g Zinnkraut, 30 g Weiße Taubnessel und 20 g Rosmarin. 3 volle Eßlöffel der Mischung werden mit ¾ l kaltem Wasser 3 Stunden angesetzt, kurz aufgekocht. Dann abseihen, in eine Thermosflasche füllen. Tagsüber vor jeder Mahlzeit 1 Tasse trinken, insgesamt 3 Tassen pro Tag. 3 Wochen lang, 1 Woche aussetzen, wiederholen.

Honigwein oder *Honigmet* besteht aus vergorenem reinem Blütenhonig mit 7 bis 9% Alkohol. Dient zur allgemeinen Kräftigung der Nerven und des Herzens. Täglich 3mal 1 kleines Likörgläschen nach den Mahlzeiten trinken. Vor dem Zubettgehen eingenommen, fördert es den Schlaf.

Kornblumentee erweist sich als harntreibend, leicht abführend, appetitanregend, verdauungsfördernd und blutreinigend.

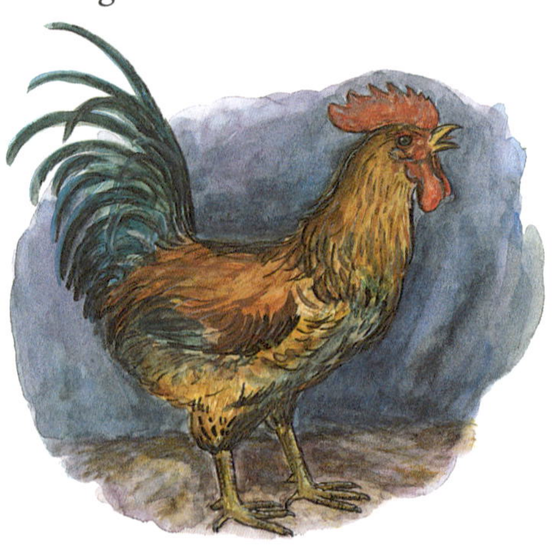

Hahn

Als Beeteinfassung eignen sich die Gewürzkräuter Thymian, Petersilie, Schnittlauch, Bohnenkraut, Raute, Mauerpfeffer und Majoran.

TÄGLICHES ERWACHEN, GOTTESBEGEGNUNG

Menschen versuchen, ihr Leben zu ertragen. Das aber ist kein Zustand von Dauer. Denn „Tragen“ ermüdet. Wir brauchen einen Ausblick. Brauchen die Kraft und Freude der großen Hoffnung. – Blick empor zum Geheimnis der Verklärung des Herrn auf dem Berge Tabor. Wo die Apostel Petrus, Johannes und Jakobus ihren Meister im strahlenden Glanz seiner Gottheit schauen durften. Lassen wir uns doch von der Größe und Herrlichkeit Jesu mitreißen. Damit ER unser Leben prägt. Wir es „erleben dürfen“ und nicht „ertragen müssen“.

Dem Leiden im Leben muß man vorbereitet entgegengehen. Wer nie damit rechnet, daß sich jeden Augenblick das Kreuz über unsere Schulter niedersenken kann, ignoriert die Realität des Lebens. Dazu gehört auch das Leiden.

Vorbeugend gegen Schlaganfall wirkt *Rosmarinwein,* täglich 1 Gläschen getrunken. – 4 bis 6 blühende Rosmarinzweige werden 8 Tage lang in 1 l naturbelassenem Weißwein angesetzt. Täglich schütteln. Abseihen, kühl und dunkel lagern. – Rotwein soll nicht genommen werden, weil dieser die Blutbildung fördert und somit die Neigung zum Schlaganfall begünstigen könnte.

Lindenholzkohlen-Pulver gegen übelriechende Körperausdünstung. – Das Pulver aus der Apotheke besorgen. Täglich morgens davon nüchtern ½ Teelöffel voll einnehmen, 1 Schluck warme Milch nachtrinken. Reinigt, putzt Magen und Gedärme gut durch. Verhindert so stinkende Gasentwicklung im Verdauungstrakt.

Gegen Kopfschmerzen ist *Schlüsselblumentee* mit Wermuttropfen sehr wirksam. – Im Aufguß, 2 Teelöffel zerkleinertes Schlüsselblumen-Blüten-Blätter-Gemisch für ¼ l Wasser. Während dem 15 Minuten langen Ziehen 2–3 Tropfen Wermuttinktur aus der Apotheke beifügen.

Wundkleetee, hilfreich für Mundspülungen bei Zahnfleischentzündung.

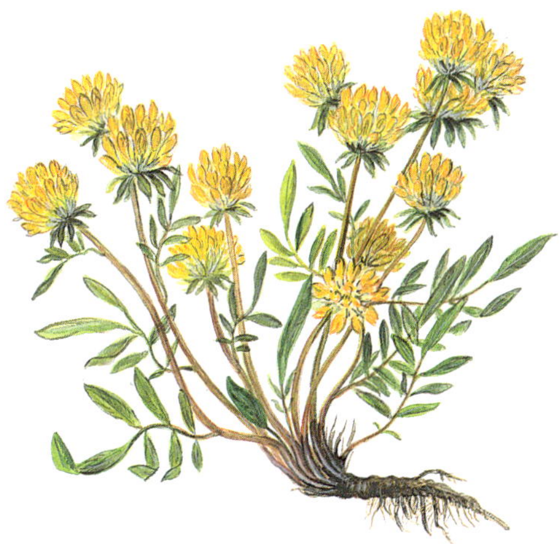

Wundklee

Wundklee in der Wildnis trägt jetzt reife Samen. Einsammeln, auf Böschungen im Garten ausstreuen. Das Goldgelb der Blüten macht sich gut im Wildgarten.

7. August

ÜBERLEGENE ZURÜCKHALTUNG ÜBERZEUGT

Wahrhaftigkeit. Offenheit. Diskretion. Wie läßt sich dies in einem durchführen? – Ehrlich sein, und doch nicht alles sagen. Offen sein, und doch ein Geheimkämmerlein im Herzen haben. Diskret sein, und doch Lüge und Falschheit meiden. – Es gilt in allem der Grundsatz: „Nicht alles ist für aller Ohren bestimmt." Diskretion und Klugheit gehen Hand in Hand.

Stuhlgang oder Verstopfung hängen nicht nur von der Ernährungsweise und der Bewegung ab, sondern auch von der Wesensart des einzelnen. In der Tat erweist es sich immer wieder, daß optimistische, sozial denkende Menschen eine bessere Verdauung als ängstliche, in sich gekehrte Menschentypen haben.

Muskelkrämpfe lassen sich beseitigen: 2 Eßlöffel *Gänsefingerkraut* und 1 Eßlöffel *Kümmelsamen* in ½ l Milch aufkochen, abseihen und zum Frühstück trinken. Das gleiche Quantum auch zum Abendessen. Die Kur 1 Woche lang durchführen. Über Nacht die schmerzenden Stellen mit Honig gut einreiben. Einen Verbandmull darüberlegen und mit einem Wolltuch abdecken. Morgens abnehmen und mit lauwarmem Essigwasser nachwaschen.

Bei Kehlkopfentzündung, Schmerzen im Hals und eventuellem Verlust der Stimme kannst du dir leicht selbst helfen, indem du ¼ l *Milch* erhitzt, aber nicht kochst. Nach dem Temperieren fügst du 1 vollen Eßlöffel echten *Bienenhonig* hinzu. Morgens und abends je 1 Tasse trinken, bis Besserung eingetreten ist.

Kropf oder Struma: Man nimmt täglich früh und abends je ½ Teelöffel *Angelika-Wurzelpulver* ein und trinkt einen Schluck Milch oder Wasser nach. – Immer nur bei abnehmendem Mond!

Haferstroh-Abkochungen beinhalten viel Kieselsäure, eignen sich vorzüglich als Badezusatz. Geben den Geweben Festigkeit. Muntern auf bei Niedergeschlagenheit.

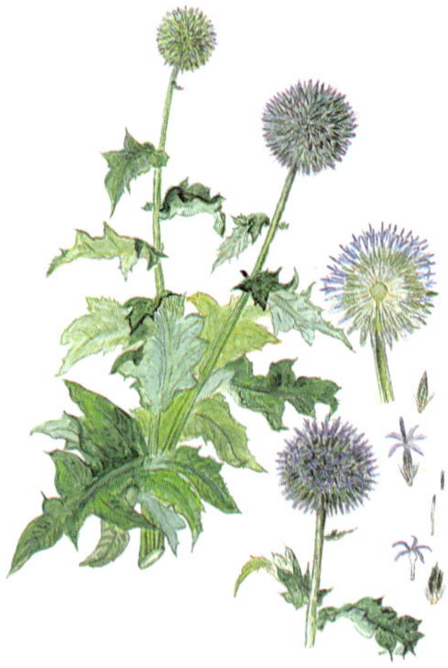

Kugeldistel

Kugeldistel im Garten lockt unzählige Bienen an. Will man sie jedoch als „Winterdekoration" in der Vase haben, muß sie kurz vor der Blüte geschnitten werden.

ERHOLUNG DARF MAN NICHT STREICHEN

Dem Worte „Reisen“ auf der Spur. Reisen heißt vor allem eines nicht, „hetzen“. Im Althochdeutschen „sinnan“, bedeutet es neben „reisen“ auch „streben“, „wandern“. Von dieser gleichen Wurzel kommt unser Wort „Sinn“. – Ist dieser etymologische Zusammenhang nicht großartig in seiner Auswirkung auf den „besinnlichen“ Menschen? Der weiß, daß er ein Leben lang „unterwegs“ ist.

Regen heißt Segen . . . für viele Menschen. Vor allem in den Tropengegenden. Wo es nicht immer regnet, wenn es regnen sollte. Und wo das Wasser sehr rar ist. Wo Menschen und Tiere sterben, wenn der so inbrünstig erwartete Regen nicht rechtzeitig herniederprasselt. – Das Hadern mit der Witterung macht krank. Ist ungesund. Ein gewisser Gleichmut der Wetterlage gegenüber ist Erziehungssache. Haben wir es erreicht, dann haben wir auch ein kleinwenig für unsere Gesundheit getan.

Bei Appetitmangel: 150 g *Ysopblüten-Blätter-Gemisch* 14 Tage lang in 1 l 75%igem Alkohol ansetzen. Abseihen, den Rückstand mit ½ l abgekochtem und ausgekühltem Wasser versetzen. Filtrieren und dem Extrakt beifügen. – Davon ½ Stunde vor der Mahlzeit 15 Tropfen auf 1 Eßlöffel voll Wasser einnehmen.

Das *Tausendguldenkraut* steigert die Magensaftsekretion bereits von der Mundschleimhaut aus. Besonders bewährt ist dieses Heilkraut, das zu den Enziangewächsen zählt, seiner gallensekretionsfördernden und leberanregenden, aber auch der blutbildenden Eigenschaften wegen.

Aromatisches Salatöl bekommt man, wenn man geschälte *Knoblauchzehen* in Öl einlegt und von da an fleißig verwendet. Ist der Knoblauch einmal aufgebraucht, bleibt ein wertvolles angereichertes Salatöl zurück.

Ein Sitzbad mit *Königskerzenblüten* abends vor dem Schlafengehen genommen, ist sehr wirksam gegen Hämorrhoiden und Afterjucken.

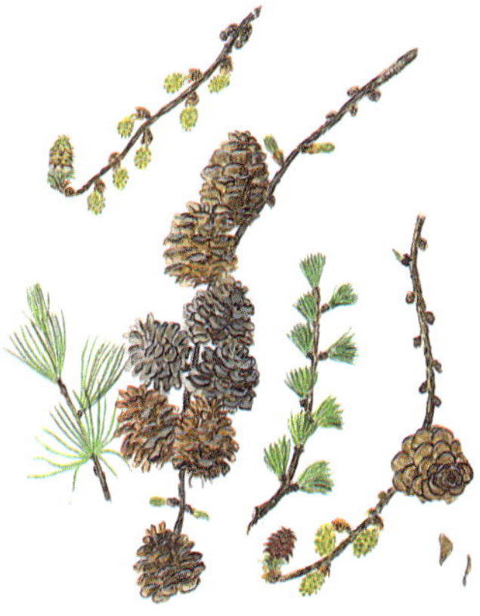

Lärchenzweig

Lärchennadeln noch bis Ende August gesammelt, getrocknet, gelten bei Hautflechte als hervorragender Badezusatz von reinigender und beruhigender Wirkung.

DIE NATUR, EIN ZUGANG ZUM SCHÖPFER

Menschen in den Bergen. Begeisterte Bergsteiger. Menschen auf den Wanderwegen. In Gletscherbrüchen. Auf Klettersteigen. Müde in der Schutzhütte gelandet. Nicht geführt von einer romantischen Anwandlung. Allein von der Sehnsucht beseelt, sich von der Erhabenheit der Gebirgswelt erfassen und tragen zu lassen. – Bischof Reinhold Stecher schreibt: „Viele Wege führen zu Gott, einer geht über die Berge."

Es ist wunderbar, daß wir eine Leib-Seele-Geist-Einheit sind und diese nicht trennen können. Wir dürfen das aber ein Leben lang nie vergessen und müssen uns selber danach ausrichten. Um diese Einheit zu stärken, rate ich zu folgender *Teemischung:* Melissenblätter 50 g, Brennesselblätter 25 g, Lindenblüten 25 g, Pfefferminzblätter 25 g und Thymian 25 g. – 2 Teelöffel mit ¼ l Wasser im Aufguß, 15 Minuten ziehen lassen, abseihen. Zum Frühstück trinken. 2 Stück Zwieback mit Honig bestreichen, dazuessen.

Blüten, Blätter und Samen des *Goldlackes* wurden und werden in der Volksheilkunde im Aufguß als Tee verwendet. Wegen ihrer harntreibenden und herzregulierenden Eigenschaften. Früher vor allem gegen Gebärmutter- und Leberstörungen, gegen vergrößerte Drüsen und zur Blutreinigung eingesetzt. Zur Zeit des Paracelsus aber auch gegen Gelbsucht. – 1 Woche lang täglich früh und abends je 1 Tasse, dann wieder 1 Woche aussetzen, kann als der richtige Weg gelten.

Heidelbeerwein, für eine Fitkur geeignet: 3 Wochen lang täglich nach der Hauptmahlzeit ein kleines Glas getrunken, ergibt ein wohlschmeckendes und stärkendes Getränk. Bringt sichtlichen Erfolg.

Frische *Himbeeren,* 3 Eßlöffel voll nach den Mahlzeiten wenigstens 1 Woche hindurch eingenommen, verbessern Vitamin-C-Mangel.

Goldlackblüten überbrüht, ziehen gelassen, den Körper damit abgerieben, macht eine milde, weiche Haut.

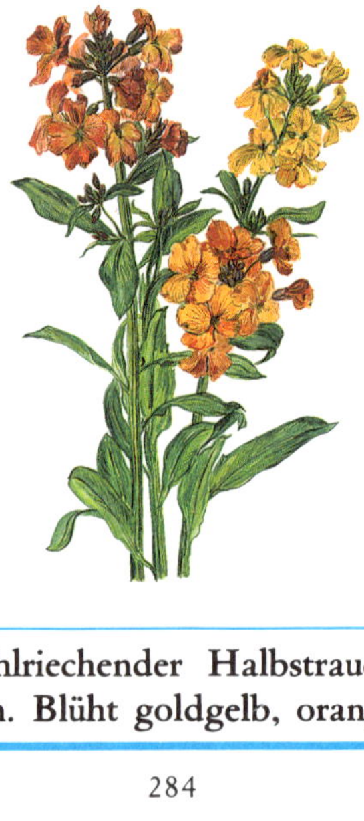

Goldlack

Goldlack, ein zweijähriger wohlriechender Halbstrauch, liebt steinige Plätze oder Steinmauern mit Fugen. Blüht goldgelb, orangegelb bis braungelb.

WIDERSPRÜCHE PRÄGEN LEBENSVIELFALT

Flammende Purpurblüten leuchten im dunklen Grün-Kontrast Rostblättriger Alpenrosen. Im Schlummer rotbrauner Knospen verborgen liegt noch Zukunftsschönheit sommerlicher Wunder. So herrlich diese Alpenblumen auch sein mögen, der Hirte liebt sie dennoch nicht. Weil sie dem Vieh kein Futter spenden. Er bezeichnet sie als Weide-Unkräuter und bangt davor, daß die ganzen Almweiden überwuchert werden. – Widersprüche. Derer gibt es so viele im Leben ... Rotglühendes Blütenmeer. Alpenrose, unter Naturschutz gestellt.

Kinder der Luft und Weite. Wesen, die den Großteil ihres Lebens in den Lüften verbringen. Die Mauersegler oder Alpensegler gehören ihrem Ursprung nach in die Alpen. Sie sind Meister im Fliegen. Im Hundert-Stundenkilometer-Tempo noch können sie sich's leisten, wählerisch zu sein. Nie fangen sie Giftstacheln tragende Wespen oder Bienen. Während harmlose Drohnen oder Schwebefliegen, die ihnen zum Verwechseln ähnlich sehen, zu ihrer Vorzugsnahrung zählen. – Kritikloser „Allesvertilger" Mensch. Kannst noch manches dazulernen. In der Welt um dich. In der du lebst. Kurzsichtig. Manchmal. Nur?

Radieschen essen ist gesund für die Leber, verursacht aber Magenwinde. – Wer Rettiche oder Radieschen gerne verzehrt, muß wissen, daß dadurch im Leibe die Gasbildung gefördert wird. Um das zu verhindern, trinke man abends vor dem Schlafengehen noch 1 Tasse *Holunderblättertee*, im Aufguß zubereitet.

Honig, ein natürliches mildes Abführmittel. 2mal täglich je 1 Eßlöffel voll Bienenhonig, nach Möglichkeit als „Nachspeise", eingenommen, fördert den regelmäßigen Stuhlgang und stärkt gleichzeitig die Nerven. Damit beugt man Stuhlverstopfungen vor.

Frische *Arnikablütenblätter* sparsam Salaten beigegeben, bringen den Blutkreislauf in Schwung.

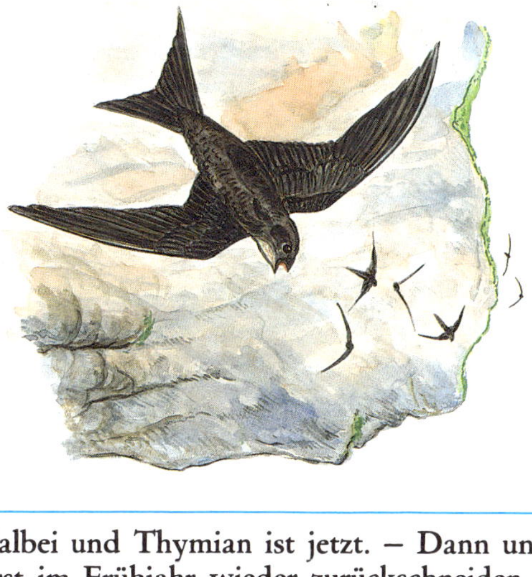

Mauersegler

Die zweite Ernte von Salbei und Thymian ist jetzt. – Dann ungestört treiben lassen. Erst im Frühjahr wieder zurückschneiden.

11. August

GOTT MUSS NOCH RAUM IN DIR FINDEN

Die heilige Klara – heute ist ihr Gedenktag –, Tochter eines Adeligen, flüchtete aus ihrem Elternhaus und folgte den Lebensgrundsätzen der strengen Armut des heiligen Franz von Assisi. Trotz schmerzhafter Krankheit blieben Bußeifer und von ihr ausströmende Freude nicht aus. – Ferien und Urlaub müssen für uns eine ganz besondere Zeit des Jahres werden: Alles, was schwer, war vergessen. Denen, die uns weh taten, vergeben. Das unendliche innere Glück verspüren. Im Betrachten der Landschaft oder im Lesen eines guten Buches verweilen. Manche Stunde im Schatten der Bäume verträumen. Die Nähe Gottes verkosten. – Das sind dann Ferien, „wo Ferien noch Ferien" sind.

Die Leber kann auch die Ursache von Kopfschmerzen sein. In diesem Falle ist es sehr ratsam, einmal im Monat 1 Woche lang früh und abends je 1 Tasse *Gänseblümchentee* zu trinken. – Zubereitung: 1 vollen Eßlöffel Blüten-Blätter-Gemisch mit 1 Tasse kochendem Wasser übergießen. 15 Minuten zugedeckt ziehen lassen, abseihen. – Das Gänseblümchen bringt jenen Vorteil mit sich, daß es fast das ganze Jahr über im Garten, auf Wiesen und in Grünflächen zu finden ist. Vor der Benützung stets kaltes Wasser zur Reinigung darüberfließen und abtropfen lassen, dann erst verwenden.

Bei „offenen Beinen" Umschläge mit einem Aufguß von blühendem *Zaunwindenkraut* auflegen. – 2 Teelöffel frischen oder getrockneten Krautes mit 1/8 l Wasser überbrühen, 15 Minuten ziehen lassen, abseihen. Kompresse anbringen.

Öfters *Kren* zum Fleisch gegeben, stärkt die Abwehrkräfte im eigenen Körper. – Das gleiche erzielt man durch das Hinzufügen von *Wacholderbeeren* zum Sauerkraut.

Frauen, die den Harn nicht halten können, sollen folgenden *Tee* trinken: 3 Teile Frauenmantel, 2 Teile Kleinblütiges Weidenröschen und 1 Teil Fenchelsamen.

Gundelrebe oder Erdefeu, eine kräftig-würzige Rohkost.

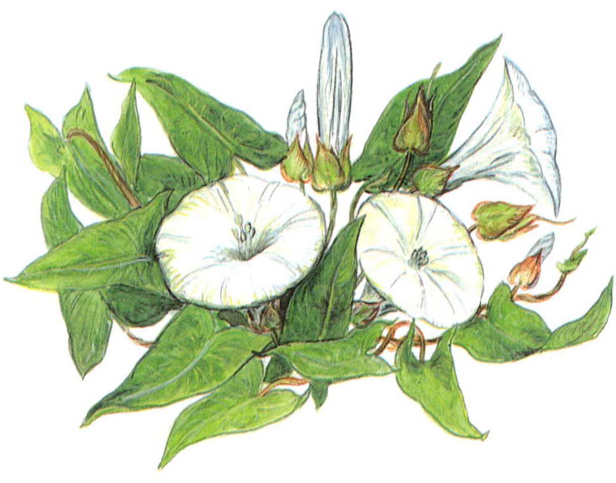

Zaunwinde

Klee im Blumenrasen nicht abmähen. Ausreifen und Samen ausfallen lassen. Dient der Selbstaussaat. – Klee bereichert den Boden mit Stickstoff.

GLAUBE BEFRUCHTET MEIN DENKEN

Von der Blüte zur Frucht. Ein Weg, dem ich im Gedanken gerne nachgehe. Er trägt mich hinein in das Leben. Und führt wieder zurück zu mir selber. Blütenpflanzen bringen nur nach der Befruchtung Samen hervor. – Mein Denken ist wertvoll, wenn es durch die Gnade Gottes befruchtet wird.

Furunkelbildung kann auch die Folge übertriebener Reinlichkeit sein, weil dies den Säureschutzmantel der Haut zerstört. So wird die Widerstandskraft geschwächt und den Krankheitserregern unbehindert Einlaß gewährt. – Bedenke, wer zuviel für die Haut tut, schadet ihr nur!

Rotklee-Blüten-Dessert: 1 Handvoll Rotklee-Blütenköpfe abzupfen, in eine Tasse geben. Ein Stückchen frischer, kleiner, zarter Karotte darüberreiben. 1 Teelöffel Honig und 1 vollen Eßlöffel Apfel-, Brombeer- oder Schwarze-Johannisbeer-Marmelade hinzufügen. Gut abrühren. Liefert dir eine ausgezeichnete Nachspeise an Sonn- und Feiertagen. Für Leber, Galle und Milz sehr bekömmlich. Wird viel zu wenig praktiziert. – Nütze doch die Zeit der Rotkleeblüte.

Der Rohgenuß von *Sauerkirschen* oder Weichseln wirkt über den Magen-Darm-Kanal samt seinen dazugehörigen Organen von Leber und Bauchspeicheldrüse reinigend und erfrischend auf den Stoffwechsel ein. Übt einen bakterienfeindlichen, desinfizierenden und verdauungsfördernden Einfluß aus.

Frauenmantelkraut mit *Schlüsselblumenblättern* zu gleichen Teilen vermischt, ergibt einen Tagestee von lieblichem und angenehmem Geschmack. Während der Schwangerschaft, nach der Geburt, aber auch während der Wechseljahre sollte davon periodenmäßig mit 1 Woche Intervall täglich 1 Tasse getrunken werden.

Lästige Fliegen verjagt man aus der Wohnung am raschesten, indem man kurze Zeit für Gegenzug sorgt. Dann aber Türen und Fenster wieder schließt.

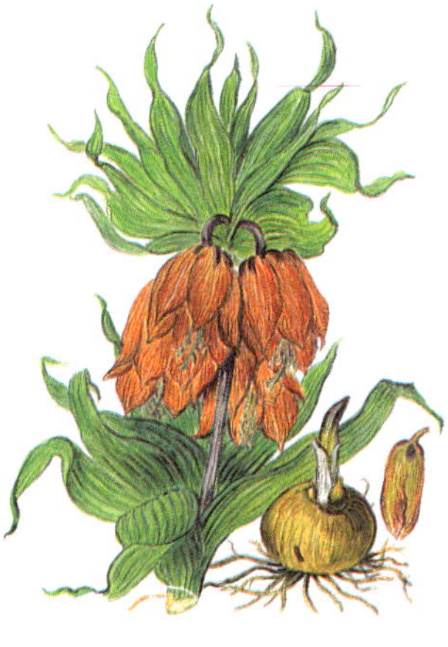

Kaiserkrone

Kaiserkronen, Fritillaria, rund um das Haus im Garten gepflanzt, vertreiben die Wanderratte. Sie kann diesen Geruch nicht ausstehen.

13. August

EINEN ORT DER STILLE BRAUCHE ICH

Seen, Berge, Wälder, Moorweiher und lauschige Stellen im Wald ziehen an. Sprechen ihre eigene Sprache. Leise, geheimnisvoll. Eindringlich. Aber vielsagend. Nur jenes Erdengeschöpf, das die Stille innen trägt, hört sie.

Wenn ich von einem Mitmenschen nichts halte, wird er mir kaum helfen wollen oder helfen können. – Nicht anders ist es bei den Kräutern. Sie sind etwas Lebendes. Ich bin ein Stück von ihnen. Würde es keine Pflanzen geben, wären nie Mineralstoffe zerlegt worden. Es gäbe keinen Humus. Und so könnte nichts leben, keine Tiere, keine Menschen. Die Erde wäre wüst und leer.

Kräuter in Öl: Frische Gewürzkräuter bei beginnender Blüte sammeln. Unter fließendem Wasser reinigen, durch den Fleischwolf treiben. In ein Glas füllen, zusammendrükken. Mit kaltgepreßtem Olivenöl so übergießen, daß das Öl einen Finger breit über der Masse zu stehen kommt. Kühl und dunkel lagern. – Ergibt ein aromatisches Salatöl für den Winter. Die Rückstandkräuter können in Salaten mitverarbeitet werden.

Sorge um einen geregelten Stuhlgang: Am Abend 1 Eßlöffel voll *Leinsamen*, hernach 1 Eßlöffel Apfelmarmelade essen und 1 Tasse Sauermilch nachtrinken. Morgens das gleiche anwenden. Kann bis zu 3 Tage dauern, daß man einen geregelten Stuhlgang hat. Hält frisch und gesund.

Bei Augenschwäche die Augen in einem Tee von einem der drei Kräuter baden: *Augentrost, Fenchel* oder *Wermut.* – Einige Zeit hindurch vor grellem Licht schützen. Um dies leichter erreichen zu können, ist es ratsam, einen grünen Augenschirm zu tragen.

Fließende Brunnen sind Freunde am Wege. Reiche ihnen die Hände. Genieße des Wassers lebende Kraft im Unterarmbad.

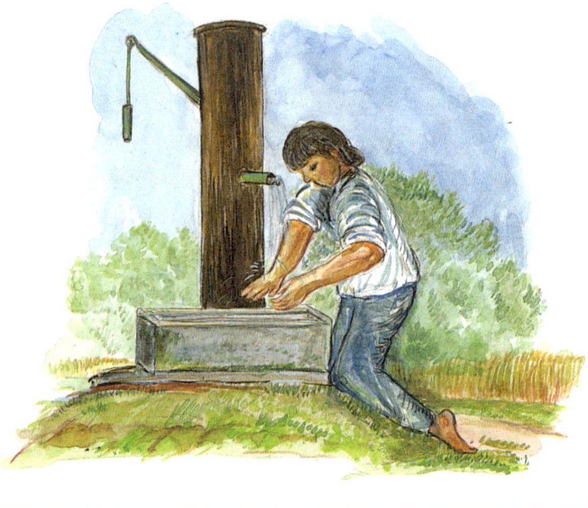

Schöpfbrunnen

Pfingstrosen, Narzissen, Lilien, Kaiserkronen können jetzt umgepflanzt oder neu gesetzt werden. Sie brauchen Zeit zum Einwurzeln, damit sie im Frühjahr blühen.

14. August

LEBE DEINE IDEALE, SETZE SIE UM

Training des Willens zeitigt seine Früchte und ist nie zu spät. – Ich werde immer wieder vor die Entscheidung gestellt, Verpflichtungen, die ich eingegangen bin, Arbeiten, die ich angenommen habe, entweder hinauszuschieben, liegen zu lassen oder sofort zu erledigen. Das gilt bis ins hohe Alter hinein. Selbstverständlich muß ich dabei auf meine Gesundheit Rücksicht nehmen. Aber ich gebe nicht nach und nicht auf. – Das ist die beste Willensschulung.

Möchte man im Haushalt die so notwendige Ernährungsreform durchführen und sich mehr auf Getreidekost umstellen, um Abstand von allzu vieler Fleischkost zu gewinnen, dann soll man neben *Vollkornreis Hirse* bevorzugen. – Hirse ist leicht verdaulich. Enthält in ausgewogener Form alle wichtigen Mineralstoffe und Vitamine.

Frisches *Leinkraut* zur Zeit der Blüte sammeln und kleinschneiden, 4 Eßlöffel davon mit 3/4 l kochendem Wasser übergießen, 1 Stunde ziehen lassen, abseihen. In eine Liter-Flasche leeren. Mit 1/4 l hochprozentigem Alkohol ausgleichen. In kleine Fläschchen abfüllen, dunkel und kühl lagern. – Hautflecken im Gesicht und am Leibe mit dieser Lösung eingerieben, verschwinden bald.

Bei Zellulitis oder elephantiastischer Verdickung: 50 g frische zerkleinerte *Efeublätter* werden in 1 l Wasser gut aufgekocht. Die weichgekochten Blätter noch sehr warm leicht auspressen, in ein Leinensäckchen geben und an den verdickten Körperteilen auflegen, abdecken und befestigen.

Eine bewährte Herz-Kreislauf-Nerven-Kur, gerade während der brütenden Sommerhitze: Morgens und mittags je 1 Eßlöffel *Mistel-* und *Weißdornsaft* einnehmen und abends vor dem Schlafengehen 2 Eßlöffel *Melissensaft*. Kurdauer 6 Wochen.

Kindern in den Entwicklungsjahren soll man öfters *Schafgarben-* und *Johanniskrauttee* verabreichen. Das beruhigt.

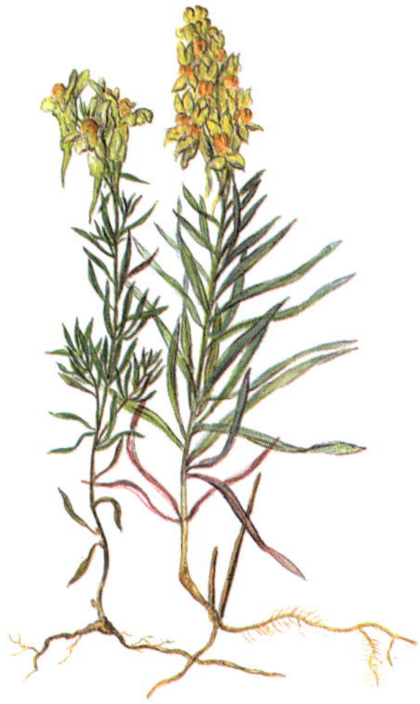

Leinkraut

Herrlich, das sommerlange Blühen der „Rosa rugosa". Erfreut Herz und Sinn. Auch Apfelrose genannt. Formt dichte Hecken und zeitigt kirschgroße Früchte.

HOFFEN IST BESSER ALS VERZWEIFELN

Derzeit jubeln alle Blumen und Kräuter. Zum Himmel gerichtet sind ihre Blütenkelche. Die Natur duftet, erfüllt von himmlischem Balsam. Denn die Kirche feiert heute das Fest „Mariä Himmelfahrt" und trägt zu Ehren Marias, „der Blume auf dem Felde und der Lilie der Täler", Kräuter und Blumen hinein in den Gottesdienst zur Kräuterweihe. Denn die Gaben und Kräfte der Erde gereichen uns zur Heilung. Viele Pflanzen sind uns Arzneien. – „Heile, was krank ist. Richte auf, was darniederliegt. Schenke uns die Vollendung, die DU Maria gegeben hast."

Wenn Yin und Yang sich treffen – der werdende und der sterbende Tag – dann ist die beste Zeit zum Sammeln der Kräuter. Zur Mittagszeit. Da besitzen Blüten und Blätter die größte Heilkraft.

Folgen von Lebensmittel- oder Pilzvergiftungen können durch *Petersilienfrüchte-Tee* ausgeheilt werden. Es ist darauf zu achten, daß wegen des ätherischen Öles nicht gekocht, sondern nur überbrüht wird. 2 volle Eßlöffel für ½ l Wasser, 15 Minuten zugedeckt ziehen lassen, abseihen. In eine Thermosflasche füllen und tagsüber trinken. – Darf von schwangeren Frauen nicht genommen werden!

Dost-Gewürz ist in gerebelter oder pulverisierter Form im Handel erhältlich, wo es meist unter dem Namen „Oregano" angeboten wird. – Getrocknetes, blühendes Dostkraut, im Aufguß als Tee zubereitet, wendet die Volksheilkunde als 3-Wochen-Kur mit täglich 3 Tassen bei Gebärmutter-Erkrankungen, Bronchialkatarrh, Krampfhusten, Appetitlosigkeit, Magen- und Darmstörungen an.

Bei Augenbrennen mit übermäßiger Tränenabsonderung haben sich abendliche Augenwaschungen mit *Augentrosttee* sehr gut bewährt.

Übermäßige Fettmengen und kalorienreiche Nahrung schaden dem Körper!

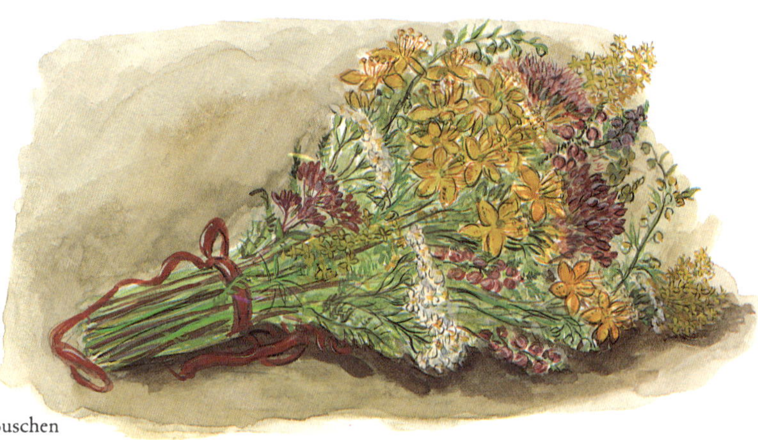

Kräuterweihe-Buschen

Das Gelbe Labkraut, „Muttergottesbettstroh", wurde von altersher am Großen Liebfrauentag, 15. August, mit Vorliebe gesammelt und bei Kinderepilepsie verwendet.

16. August

JEDER AUGENBLICK HAT SEINE FOLGEN

Damit dein Leben nicht zum Trichter wird. Auf der Hut sein! – Laster oder Gewohnheitssünden werden zur schwer drückenden „Last“. Oben weit und bequem. Mit einem Trichter vergleichbar. Zuerst von allen Seiten her offen. Je weiter unten aber, umso enger. Die Bewegungsfreiheit ist genommen. Schranken wurden auferlegt. Der Druck steigt. Zum Aufwärtssteigen fehlt die Kraft. Unaufhaltsam, wie mit natürlicher Schwerkraft, wird man immer weiter nach unten gezogen. Man lebt im Sog.

Kindern gestatte man in der schönen warmen Jahreszeit, daheim im Hof und Garten soviel wie möglich nackt herumzulaufen. Durch die Sonnenbestrahlung, welche auf die Haut direkt einwirkt, wird die Bildung von Vitamin D gefördert. Das ist der beste Schutz gegen Rachitis oder „Englische Krankheit“, aber auch gegen die Brüchigkeit und Sprödheit der Knochen. Die in späteren Jahren oft Ursache von häufigen Knochenbrüchen sind.

Mundfäule weist als Ursprung zumeist auf den Darm hin. 4 Eßlöffel zerkleinertes *Zinnkraut* mit 1 l kaltem Wasser übergießen, 3 Stunden ziehen lassen, kurz aufkochen, abseihen, in eine Thermosflasche füllen. Tagsüber mehrmals den Mund damit gut ausspülen, ausspucken und einige Schlucke nachtrinken. Nach 1 Woche beharrlicher Anwendung wird man den Erfolg sehen können.

Fliegen und Mücken lassen sich aus der Wohnung leicht vertreiben, indem man den Boden einer Porzellanschale mit einer Schicht Watte auslegt, diese mit *Baldriantinktur* beträufelt und stehen läßt. Nach einigen Tagen wieder nachgießen. Der Baldrianduft beruhigt die Menschen und jagt gleichzeitig die lästigen Fliegen in die Flucht.

Bei Kindern läßt sich mit *Brombeerblättertee* eine bestimmte Widerstandskraft fördern. Den Tee immer mit getrockneten Blättern zubereiten. Honig und Zitronensaft beigeben.

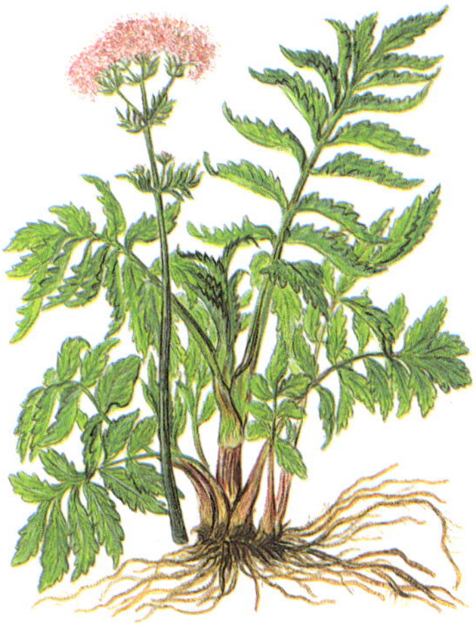

Baldrian

Unkräuter sind nützlich. Dienen zur Kompostierung. Wichtig ist: Vor der Samenbildung jäten und sofort frisch, noch vor dem Trockenwerden, kompostieren.

17. *August*

DAS „WIE“ PRÄGT ALL MEIN SCHAFFEN

Zwischen Himmel und Erde leben. Herz und Augen aufmachen. Für die Schönheiten. – Kurz vor Sonnenaufgang nach Osten blicken. Die farbigen Dämmerungserscheinungen wahrnehmen. Die Morgenröte einmal bewußt beobachtend erleben. Bei klarem Wetter ist es ein roter Schein. Der je nach Vorhandensein von Dunst und Bewölkung Tönungen bis in Gelb und Grau annehmen kann. Außergewöhnliche Rottönungen der Wolken kommen nicht selten vor. Dann dreh dich um. Du siehst am Gegenhorizont, im Westen, eine eigenartig blaßgrüne oder orangegelbe Färbung. Das ist die Gegendämmerung.

Die Leber hat eine sehr wichtige Funktion in der Gemeinschaftsarbeit unseres Körpers zu erfüllen. Man muß sie als „Basisstation“ betrachten und dementsprechend pflegen. Daran denken, daß du eine Leber hast und etwas für sie tust. – Leberfreundliche *Kräuter* sind: Mariendistel, Odermennig, Fenchel, Löwenzahn, Schafgarbe, Kornblume, Wasserdost, Enzianwurzel, Kalmuswurzel, Meisterwurz und Tausendguldenkraut.

Von Mai bis Oktober blüht die *Weiße Taubnessel* auf stickstoffhaltigen Böden. Herangezogen wird das ganze blühende Kraut, im Schatten getrocknet. Die Volksheilkunde bezeichnet die Weiße Taubnessel als „Lebensverlängerer“. – Tee, im Aufguß zubereitet, wirkt bei Nierenleiden, Blasenleiden, Schmerzen und Krämpfen im Unterleib, bei Brandwunden, schlecht heilenden Wunden, bei Schlaflosigkeit, Gicht und Fieber.

Zuckermais oder *Speisemais* muß im „milchreifen“ Zustand geerntet werden. Wenn sich die Körner mit dem Fingernagel leicht eindrücken lassen. – Der Nährwert ist sehr hoch, 390 kJ/100 g. Enthält reichlich Vitamine A, E, B_1, B_2. Wird gerne als Ersatz für grüne Erbsen verwendet.

Überschuß an *Kochsalz-Zufuhr* fördert im Körper jeden Entzündungsprozeß und verzögert das Heilen von Wunden. – Mit dem Salzen also sparsam sein!

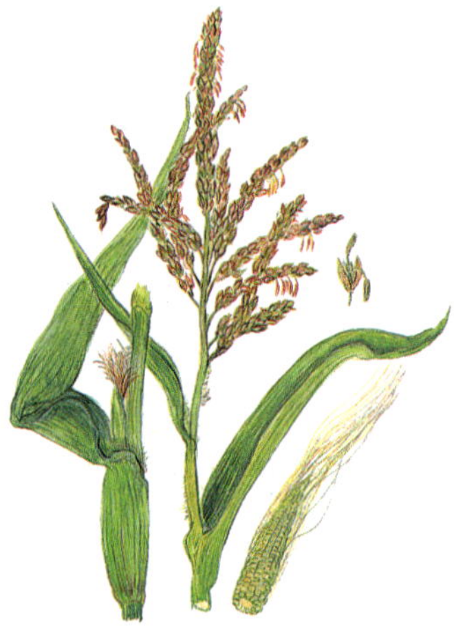

Zuckermais

Zuckermais, Gemüsemais, Speisemais von Mitte Juli bis Mitte Oktober schneiden. – Bei sofortigem Verzehr oder als Einmachgemüse sehr schmackhaft.

KOSTBAR IST DIE ERDE, DIE MEINE

Auf die Grundeinstellung kommt es an. Sie läßt Taten folgen. Der Mensch trägt eine große Verantwortung der Natur gegenüber. Er darf nicht nur von ihr profitieren wollen. Muß für ihre Erhaltung und ihren Schutz Sorge tragen. Diese Grundeinstellung ist wichtig. Dabei allein darf es aber nicht bleiben. Tag für Tag muß mein Umwelt-Verhalten Zeuge sein, daß ich es ernst nehme.

Tausend Sonnen vom Himmel gerissen. Das ist ein blühendes Sonnenblumenbeet. Bleibe davor stehen, schaue sie an, die Sonnen auf Erden. Sonnenblumen in deinem Garten. Freue dich. Dann erst gehe weiter. Und du trägst tausend Sonnen heim. Mit ihnen ein Stück Himmel . . . Diese Sonnenpracht liegt jetzt vor dir, in einem kleinen Päckchen *Sonnenblumenkernen.*

Blasenentzündungen in vorgerückten Jahren keine Seltenheit! – Sicherlich kein Trost, daß es viele Leidensgenossen gibt, aber es ist eine Reihe von Medikamenten auf pflanzlicher Basis erhältlich. Wie das *„Spasmo-Urgenin“.* Vom Arzt verschreiben lassen. 3mal 2 bis 3 Dragées pro Tag. Beruhigt die Blasenmuskeln. Vermindert den Harndrang, und was ganz besonders wertvoll ist, stärkt die körpereigenen Abwehrkräfte. Hilft also unserem Organismus, sich selber zu helfen.

Kren, ein altes Hausmittel gegen Ischiasschmerzen. Auflagen mit gerissenem Meerrettich haben sich bestens bewährt. Die Stelle vorher gut mit Schweinefett einreiben. Dann Kren mit etwas Öl streichfähig machen, auf ein Leinenfleckchen geben und 5 Stunden lang auflegen. Entwickelt sehr starke Wärme. Nimmt die Schmerzen!

Enthülste *Sonnenblumenkerne* eignen sich ausgezeichnet für Obstsalate zum Darüberstreuen und bei jeder Früchtefrischkost.

Stachelbeeren, mit *Frühzwetschken* gemischt, ergeben eine vorzügliche Marmelade.

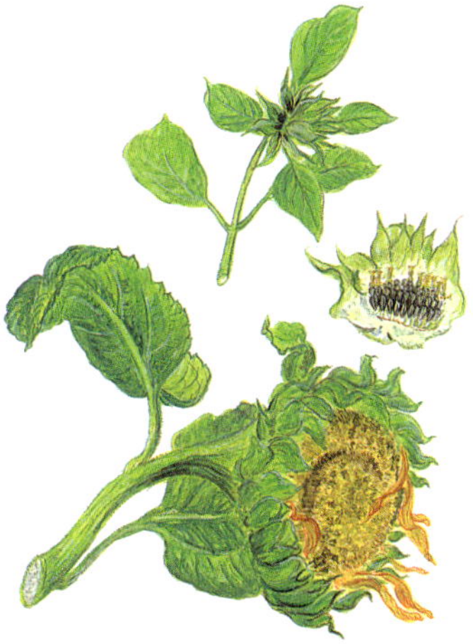

Sonnenblume

Die Larven der Blattlaus-Schwebefliege fressen pro Tag bis zu 100 Blattläuse. Machen sich für den Garten nützlich. Schwebefliegen können in der Luft stehenbleiben.

AUSEINANDERSETZUNGEN NIE MEIDEN

Mein ganzes Leben ist ein Suchen. Nach dem Weg. Und schließlich nach dem Wahren. Warum tun wir die Träume so leichtfertig ab? Glauben nicht daran? Vertrauen kaum auf das Schöpfertum unserer Phantasie? Eine Kraft in uns, die aus einer anderen Kraft kommt. Aber in uns lebt. Konkret wird. Schafft und kreiert. Im stillen. Im Schlaf. – Diese Früchte, die im Verborgenen in uns wach werden, wollen wir aus Stolz und Ichsucht nicht akzeptieren. Warum eigentlich nicht?

Beim Gebrauch der so wertvollen *Arnika* vorsichtig umgehen. Man kann sie sowohl getrocknet als auch frisch ansetzen. Aber dazu nur die Blütenblätter nehmen, nicht den ganzen Blütenkopf. Denn bei 3 von 10 Köpfen ist bereits ein sehr giftiger Wurm im Blütenkorb. In Tees mitgekocht, kann es passieren, daß Leute daraufhin Koliken oder Bauchschmerzen bekommen. – Zupft man beim Sammeln nur die Einzelblütenblätter aus, kann sich der Samen weiterentwickeln, und die Pflanze vermehrt sich. – Auch für Tiere ist die Arnika nützlich.

Bei nervöser Blase 2 Teelöffel getrockneter und zerkleinerter blühender *Heidekrautspitzen* mit ¼ l kochendem Wasser übergießen, 15 Minuten ziehen lassen, abseihen. – Warm, langsam und schluckweise einnehmen, jeweils 1 Stunde vor dem Schlafengehen, 3 Wochen lang. Beruhigt die Blase. Vermindert lästigen Harnabgang.

Zur Entsäuerung und Entgiftung des Blutes und zur Entschlackung des Körpers gilt das tägliche Trinken von ⅛ l folgender *Saftmischung* früh und abends als sehr hilfreich: Je 3 Teile Rote Rüben und Karotten sowie 1 Teil Kartoffeln mischen, mixen und auspressen. – Gleichzeitig Weißzucker zur Gänze meiden.

Der *Kürbis* stellt eine billige und vielseitig verwendbare Frucht dar, die der Hausfrau in der Küche große Freude bereiten kann.

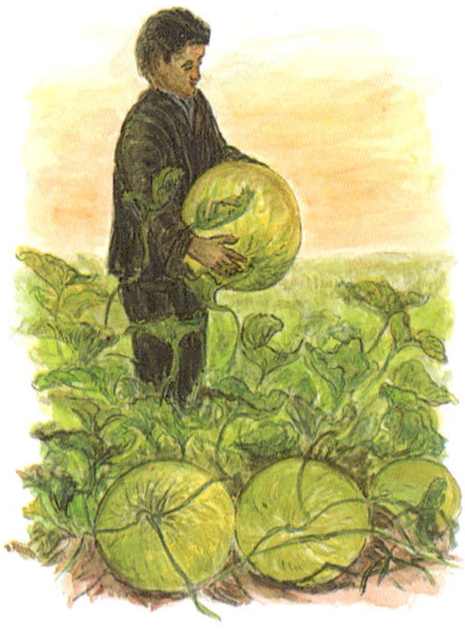

Speisekürbis

Speisekürbisse im Garten gehen jetzt der Reife entgegen. Sollen sie gesundheitlich wertvoll sein, dann pro Stock nicht mehr als 8 Früchte belassen.

20. August

SCHWUNGKRAFT DER SEELE IST GNADE

Mit Leidenswerkzeugen, mit der Gottesmutter, mit einem bellenden Hund, mit dem Teufel an der Kette oder mit Bienenkorb, im Gewand eines Zisterzienserabtes, so wird der heilige Bernhard, gestorben am 20. August 1153 zu Clairvaux, dargestellt. Bernhard begründete die Christusmystik und die Lehre vom Brautverhältnis der Seele zu Christus. Wirkte so nachhaltig besonders auf die Deutsche Mystik, dem Erleben der Gottesnähe und der Vereinigung mit IHM. Was auch in einem seiner Zitate zum Ausdruck kommt: „Glaube mir, denn ich habe es erfahren; du wirst mehr in den Wäldern finden als in den Büchern; Bäume und Steine werden dich lehren, was du von keinem Lehrmeister hörst."

Wie lange kann man *Heilkräuter aufbewahren,* ohne daß sich ihr Heilwert beachtlich verringert? – Die *Mistel* muß 1 Jahr lang gelagert sein, erst im 2. Jahr darf man sie nehmen. – Die *Faulbaumrinde*, ein ausgezeichnetes natürliches Abführmittel, erreicht nach dem 2. Jahr der Lagerung den Höchstwert ihrer heilenden Wirkung. Früher verwendet, kann sie Brechreiz verursachen. Also im 3. Jahr gebrauchen. – Alle anderen Heilkräuter innerhalb des 1. Jahres aufbrauchen! – Ältere Restbestände können noch als Badezusatz herangezogen werden.

Die Heilwirkung des *Immergrüns* ist gleichzeitig stärkend, harntreibend, blutreinigend und blutauffrischend. Man nimmt 3 Wochen hindurch täglich früh und abends 1 Tasse. Im Aufguß zubereitet, 2 Teelöffel für ¼ l Wasser.

Sauerkraut, ein besonders wertvolles Produkt aus dem Arzneischrank der Natur. Ist geballte Naturkraft für den Gesamtorganismus. Besonders zu empfehlen, wenn Krankheiten grassieren.

Bei starker nervlicher Belastung hat sich das Trinken von einem Glas *Honigwasser,* dem 1 Löffel *Apfelessig* beigegeben wurde, vielfach bewährt.

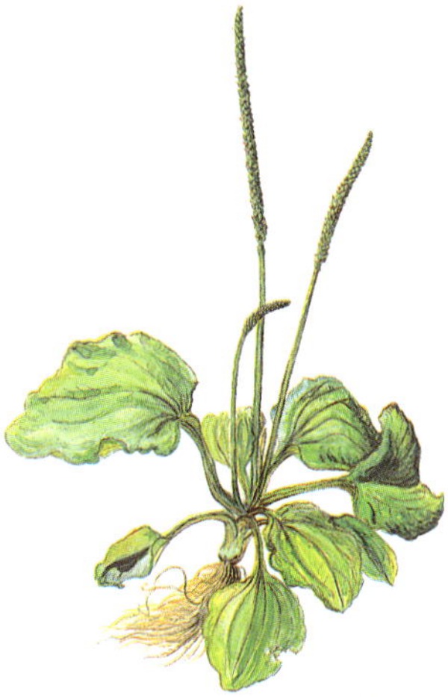

Breitwegerich

Wuchert der Breitwegerich zu sehr im Gartenrasen, dann rücke man ihm mit dem Wurzelstecher zu Leibe. Durch das Mähen allein wird man ihn nicht los.

REUE ENTDECKT DEN WAHREN WERT

Überall dort, wo alle Teile nicht zur Einheit werden. Wo ein Riß besteht. Eine Trennung zustandegekommen ist. Dort ist die Einheit gestört. Das klaglose Funktionieren ist behindert. Der Mensch ist gespalten in seinem ureigenen Wesen. – Sünde ist Spaltung. Ist Krankheit. Disharmonie. Ist Störung im Ureigenen-Sein. Jede Bitte um Vergebung kittet. Behebt.

Bewußtes *Schwitzen* durch Bewegung oder Sauna fördert die Gesundheit. Scheidet organische Säuren und Giftstoffe aus. Steigert den Stoffwechsel. Erhöht die Verbrennung und Kreislaufleistung. Vermehrt die Atemtätigkeit. Begünstigt die Wärmebildung. Fördert die Aktivität der Hormondrüsen, der Schilddrüse und der Nebenniere.

Zur Linderung von Rückenschmerzen: 6 Wochen lang früh und abends je 1 Tasse starken *Schafgarbentee* trinken. 1 Eßlöffel getrocknetes Blüten-Blätter-Gemisch für ¼ l kochendes Wasser. 20 Minuten ziehen lassen. – Morgens Rücken-Abwaschung mit warmem Essigwasser. Abends mit einem Gemisch von Olivenöl-Honig-Zitronensaft. Wobei die Wirbelsäule vom Steißbein bis zum Haaransatz des Kopfes behandelt werden muß.

2 Eßlöffel voll *Rosmarinessig,* auf einen angefeuchteten Lappen geleert, den ganzen Körper damit abgerieben, wirkt kräftigend, kühlend und beachtlich durchblutungsfördernd. – Zur Herstellung dieses Essigs 3 schöne blühende Rosmarinzweige in eine Liter-Flasche geben, mit gutem Weinessig anfüllen, verschließen. 8 Tage in die Sonne stellen. Kühl lagern. Nicht abseihen. Ist gebrauchsfertig.

Von frischen, ausgereiften dunkelblauen *Heidelbeeren* täglich 2 volle Eßlöffel verzehrt, wirkt stopfend, heilt Darm- und Gallenblasenleiden. Soll kurmäßig 14 Tage lang durchgeführt werden. – Die Zeit nützen, solange noch Frischheidelbeeren zu haben sind.

150 g *Quendel-Blütenspitzen,* mit 1 l kaltgepreßtem Olivenöl angesetzt, ergibt ein gutes Einreibemittel bei Magen- und Unterleibskrämpfen.

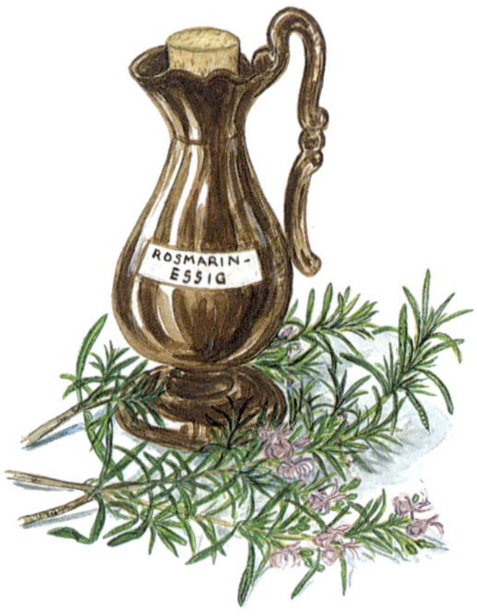

Rosmarinessig

Gegen Ende August ein Stück von einer Beinwellpflanze mit dem Spaten abstechen, Wurzelstück mit einigen Blättern einsetzen. – Altbewährte Methode.

22. August

SOLANGE ICH ATME, HOFFE ICH AUCH

In der Auslage liegen verschiedene Päckchen Blumensamen. Die Vorübergehenden bleiben stehen. Sind von der bildlichen Darstellung dessen, was aus den Samen werden soll, begeistert. Gehen hinein und kaufen. – Lange noch kann man die angepriesenen Schnittblumen nicht schneiden und in die Vase geben. Bis dorthin bedeutet es einen mühsamen Weg. Es ist von so vielem abhängig. Vom Wissen „wie?“. Von günstigen oder ungünstigen Umständen. – Alles Beginnen ist eben ein erster Schritt zur Vollendung, getragen von der Hoffnung des Erfolges.

„Weithalsige“ Menschen müssen keinen Kropf haben. Dafür aber haben sie Herz und . . . (Hirn!). – Durch zu engen Halskragen werden die das Blut zum Herzen zurückführenden Venen gedrückt. Diese liegen sehr oberflächlich. Dadurch kommt es leicht zu unvermeidlichem und auf die Dauer nicht ungefährlichem Blutandrang zum Kopf. – Deshalb Hemden nie um eine Halsweiten-Nummer zu eng kaufen!

Birkenrinde von daumenstarken Ästchen kann das ganze Jahr über gesammelt werden. 75 g zerkleinerte Rinde wird in 1 l kaltem Wasser über Nacht angesetzt. Morgens aufkochen und dem Fußbad beigeben, das gleich nach dem Aufstehen genommen werden soll. – Dies reguliert die Schweißproduktion der Füße und steigert sichtlich das gesamte Wohlbefinden.

Bei Schwächezuständen im Gefäßsystem und bei Stoffwechselleiden hat sich *Vogelknöterichtee* bestens bewährt. – 2 Teelöffel für ¼ l Wasser, im Aufguß. Täglich 3 Tassen einnehmen.

Zingiber officinalis oder *Ingwer*, bedeutender Träger ätherischen Öles, eine alte Heilpflanze. Förderlich bei Appetitmangel, Verdauungsschwäche und Blähungen.

Blühendes getrocknetes *Thymiankraut* als Kräuterkissen hilft bei Altersrheuma. Weiters wirkt es schmerzlindernd und erfrischend.

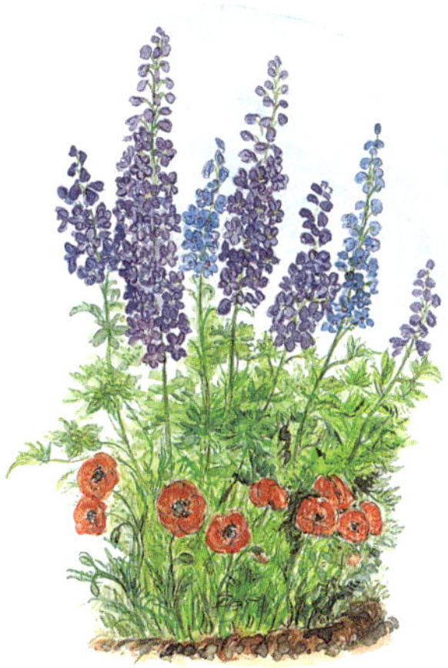

Klatschmohn und Rittersporn

Klatschmohn und Rittersporn bringen durch ihre Rot- und Blau-Färbung Leben in den Garten. Sind kalkliebende Pflanzen. Vertragen Torf- oder Moorerde nicht.

DIE SEELE: WIE DER SAFT DES BAUMES

Die Schule des Klein-Seins. In der Konfrontation allein, im Sich-Vergleichen, findet der Mensch Zugang zu den wahren Werten des Lebens, zur Bescheidenheit-im-Sein. Die Welt der Bäume lehrt uns das Klein-Sein. – 1954 fand man in den White Mountains Kaliforniens einige sehr langsam gewachsene Borstenzapfen-Föhren, Pinus aristana. Man konnte bei ihnen 4600 Jahresringe nachweisen. Während ihrer Baumjugend wurden in Ägypten die Pyramiden erbaut. Während dieser Vegetationszeit haben unzählige Generationen von Menschen gelebt. – So klein und gering ist das Materielle im Menschen. Sein Geist-Seelen-Wert aber liegt unvergleichlich hoch.

Frühstückstee bei körperlich-geistiger Überforderung. – Sehe ich bereits voraus, daß mich der neue Tag ziemlich strapazieren wird, dann trinke ich als „vorbeugenden" Frühstückstee folgende Kräutermischung, die sich zu dieser Jahreszeit leicht im Freien finden läßt: Blühende Dostspitzen mit Blättern 3 Teile, Echte Goldruten-Blütenspitzen 2 Teile und 1 Teil Blätter des Wohlriechenden Veilchens. 2 Teelöffel voll für ¼ l kochendes Wasser. 15 Minuten ziehen lassen, abseihen. Langsam ziemlich warm und schluckweise nüchtern einnehmen. Wirkt sich sehr günstig auf Leber-Galle aus, senkt den Fettgehalt im Blut und beruhigt gleichzeitig das vegetative wie auch das zentrale Nervensystem.

Unruhigen, nervösen Kindern könnte ich die gleiche Teemischung empfehlen, jedoch mit der Beimischung eines Teelöffel voll echten *Bienenhonigs* und ebensoviel *Zitronensaft* pro Tasse.

Verwendet man hingegen bei der Zubereitung dieses Kräutertees pro Tasse 2 Eßlöffel voll des Gemisches, dann hat man ein hervorragendes *Gurgelmittel* bei Entzündungen im Mund und in der Rachenhöhle zur Hand.

Selbstgesammelter *Wiesenkümmel* eignet sich vorzüglich zur Teebereitung. Stärkt den Magen.

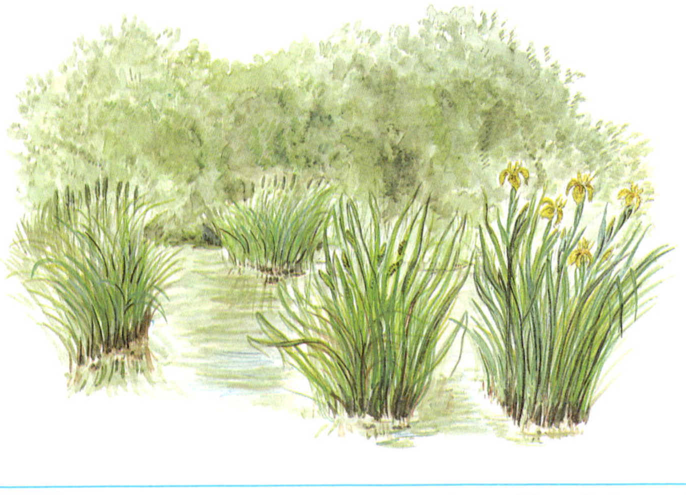

Schilfgürtel

Schilfrohr, Rohrkolben, Kalmus und Wasser-Schwertlilie lieben die Nachbarschaft. Umsäumen stille Gewässer. Eine eigene Welt. Der Schilfgürtel unserer Teiche.

WORTE KÖNNEN WIEDER SEHEND MACHEN

Tief verwurzelt im Volksglauben ist das heutige Apostelfest. Bartholomäus, „der Furchenzieher", mit dem Doppelnamen Nathanael, „das Geschenk Gottes", verkündete in Mesopotamien, Armenien und Indien die Frohbotschaft. Soll durch Abziehen der Haut den Martertod gefunden haben. Der „Bartlmätag", geprägt durch vielseitige Aussage: „Wie Bartholomäitag sich hält, so ist der ganze Herbst bestellt." – „Gewitter an Bartholomä bringen Hagel oder Schnee." – „Regen an St. Bartholomä, tut den Reben bitter weh." – Alte Bauernregeln und Religion sind eng miteinander verbunden. Dabei kommt die Sorge des Vatergottes um das Wohl des Menschenkindes zum Ausdruck.

Die Badewasser-Temperatur für das Kleinkind soll Körperwärme haben, das sind 36° bis 37° C. Im ersten Lebensjahr wird täglich gebadet. Später genügen wöchentlich zwei Bäder. – Empfehlenswerte *Kräuterzusätze* zur Stärkung und Pflege der Babyhaut: Kamillenblüten, blühendes Thymiankraut oder Melissenblätter. Im Aufguß zubereitet. 3 Eßlöffel des getrockneten Krautes für ½ l kochendes Wasser. Übergießen, 15 Minuten zugedeckt ziehen lassen, abseihen, dem Badewasser beifügen.

In der *Ringelblume* finden sich die heilsamen Wirkstoffe in den Blüten, Blättern und Stengeln vor. Da aber diese Heilpflanze, im Garten einmal eingebürgert, Jahr für Jahr immer wieder sehr üppig wächst, sammelt man normalerweise nur die Blütenköpfe, von Juni bis in den Herbst hinein. Zupft die Blütenblätter ab. Verwendet sie für Teeaufgüsse. Blütenböden und Kraut ergeben einen guten Badezusatz. Achtung: mehltauige Pflanzen nicht nehmen.

Unterleibs-Kräuterdunst hat schon vielen Frauen geholfen, ohne Operation Myome wegzubringen. Hier haben sich besonders *Schafgarbe* und *Zinnkraut* bewährt. – Frauen schenken der Welt das Leben. Regelmäßige Untersuchung beim Arzt, eine Selbstverständlichkeit.

Käsepappeltee ist bei Halsentzündung ein ausgezeichnetes Gurgelmittel.

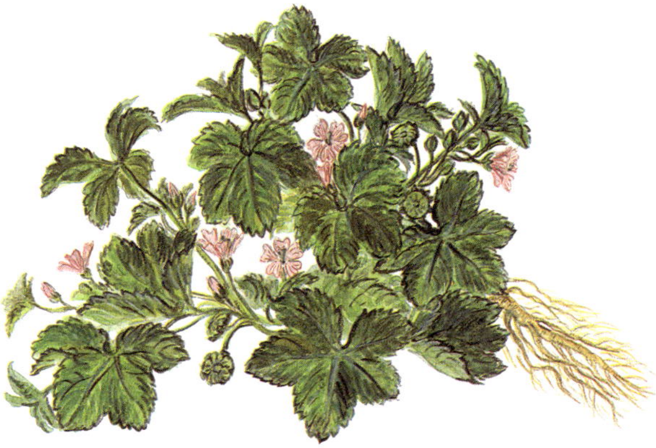

Käsepappel

Die Käsepappel oder Roßpappel siedelt sich gerne im Garten an. Laß doch einige Blüten zur Reife kommen! Damit sie sich vermehrt. Im Frühjahr verpflanzen.

IN MEINEM KREIS WILL ICH SONNE SEIN

Eine Hausfrau und Mutter von fünf Kindern, deren Mann im öffentlichen Leben tätig ist, schreibt: „Es gehört seit Jahren zu meiner ‚eisernen' Gewohnheit, täglich morgens oder im Laufe des Vormittags eine kurze Betrachtung zu halten. Die zehn Minuten, die ich unter dem Blick Gottes verbringe, lassen ein ganz neues Licht in mir aufleuchten: über das Leben, das ich führe. Lassen mich klar erkennen, was in Ordnung ist. Was ich anders machen müßte. Diese zehn Minuten lehren mich, mein Leben wirklich zu leben."

Beim Sammeln von Heilkräutern ist Vorsicht geboten. Allzu leicht wird die ganze Pflanze samt den Wurzeln aus der Erde gezogen . . . Ein leerer Platz bleibt zurück. Nicht nur heuer. Oft Jahre hindurch.

Der *Gartenkerbel*, Anthriscus cerefolium, stellt ein für unsere Gesundheit sehr wertvolles Küchenkraut von süßlich aromatischem Geruch und würzig anisähnlichem Geschmack dar. Zählt zu den delikaten Küchenkräutern. Frisch oder getrocknet wird das feingeschnittene Kraut als Beigabe zu Kräuteromeletten, Kräutersaucen und Kräutersuppen verwendet. Wirkt hübsch als Garnierung und schmeckt vorzüglich in Salaten. – Die feinen, verzweigten Blättchen roh gekaut, verbessern den Atem und fördern die Drüsensekretion.

Zerdrückte *Petersilienblätter,* zum Betupfen an verschiedenen Hautstellen genommen, gilt als sicheres Schutzmittel gegen die lästigen Mückenstiche. Anstatt dessen kann man mit Erfolg auch angesetztes Petersilienöl heranziehen.

Bedenke: Intensives Fernsehen bei unzureichender Beleuchtung hebt den Vitamin-A-Verbrauch um das Vielfache an. Und die Sehkraft läßt nach.

Aubergine, Eierfrucht oder Melanzanapfel, wirkt sehr positiv bei Magen- und Darmerkrankungen. – Hoher Diätwert.

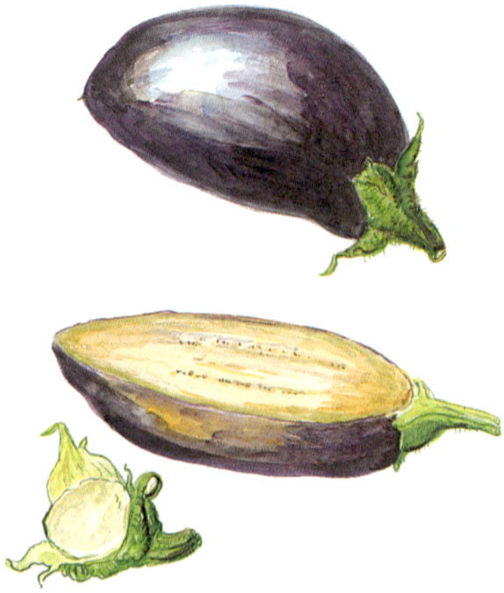

Aubergine

Mitte August bis Oktober Auberginen vor dem Ausreifen ernten, wenn sie stark glänzen. – Brauchen Wasser, Sonne und nahrhaften Lehmboden.

26. August

DER REGEN FÄLLT – DIE QUELLE STRÖMT

„Schwester Wasser", du beinhaltest eine Fülle von Bedeutungen. Im Mutterleib schon hast du mich umfangen, formen und werden lassen. Aus diesem Wasser wurde ich geboren. Seitdem ich auf Erden bin, löschst du meinen Durst. Wäschst den Schmutz von mir. Trägst mich im Schwimmen auf deinen nassen Wellen. Du bist auch geduldig. Kannst dich tropfenweise durch harte Steine höhlen. Gehst Hindernissen aus dem Wege. Oder drumherum, solange du kannst. – Der heilige Franz von Assisi sagt in seinem Sonnengesang: „Gelobt seist Du, Herr, für die Schwester Wasser, gar nützlich ist sie und demütig und köstlich und keusch."

Ist das Kauen für jeden Menschen eine unerläßliche Vorbedingung, um gesund leben zu können, dann sollen ältere Menschen außergewöhnlich gut kauen. Nur so erleichtern sie dem Magen und Darm ihre Arbeit.

Mundgeschwüre oder Mundentzündungen kann man verhältnismäßig rasch ausheilen, indem man 1 Eßlöffel *Bienenhonig* und 1 Eßlöffel *Zitronensaft* miteinander abmischt. In den Kühlschrank stellen. Früh und abends nimmt man 1 Teelöffel dieser Mischung in den Mund, bewegt dabei die Zunge auf und ab, damit die ganze Mundhöhle davon erfaßt wird. Solange wie möglich im Mund behalten, ohne zu schlucken. Dann unbedingt ausspucken.

Leidet man des öfteren an Blutleere im Kopf, nimmt man abends vor dem Schlafengehen ein *Vollbad*, feuchtet einen Waschlappen mit reinem *Weinessig* an und wäscht damit den ganzen Oberkörper gut ab. Anschließend sofort ins Bett. – Ein Hausmittel, das schon vielen Erleichterung gebracht hat.

Reiner *Frischbirnensaft* enthält viel Kalium, fördert die Ausschwemmung bei wassersüchtigen Anschwellungen.

Ysoptee, wertvolles Anregungsmittel für die Drüsen des Verdauungstraktes.

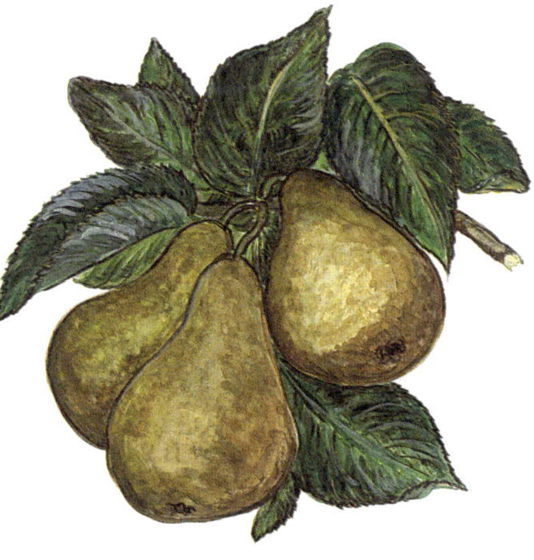

Lederbirne

Die Sommerbirne „Gute Graue", „Lederbirne", für Rohgenuß. Sehr saftig. Harnwegreinigend. – Auf dem Baum ausreifen lassen. Im Freilager höchstens 7 Tage haltbar.

27. August

FREUD UND LEID UMKRÄNZEN DAS LEBEN

Das Schicksal jeder Nation wird von den Müttern bestimmt. – Die heilige Monika hat um ihren Sohn Aurelius Augustinus gebangt und für ihn gebetet, um ihn zu Christus zu führen. In seinen Bekenntnissen schildert der große Lehrer der Kirche in bewegten Worten ihre Sorge um sein Heil und singt den Hymnus ihrer großartigen Liebe.

Kürbisse gelten nach Meinung vieler Menschen als ein Viehfutter. Mit Unrecht. Speisekürbisse stellen wertvolle Gemüsepflanzen dar. Unabhängig von ihrer Form, ob länglich oder rund, sind die Kürbissorten nicht nur nierenwirksam, sondern auch stuhlfördernd, da sie blutdrucksteigernde Darmgifte aus dem Körper entfernen. Sehr hilfreich bei Verstopfungsneigung und Hämorrhoiden. Es gibt viele Möglichkeiten, das saftige, goldgelb leuchtende Kürbisfleisch richtig zuzubereiten. Einige seien hier erwähnt: Zu jedem Obstsalat läßt sich Kürbis verwerten. – Kürbis mit Gurken und Äpfeln kann man zu einem süßen, aber auch zu saurem Salat verarbeiten. – Ebenso eine köstliche Beigabe zu Kartoffelsalat, Grünem Salat oder Endiviensalat. – Kürbisauflauf, Kürbisgemüse und Kürbissuppe muß man unbedingt probiert haben.

Wenn man irgendwo in der Nähe einen *Bach mit Lehm* hat, soll man es im Sommer unbedingt öfters ausnützen. Hineinsteigen und die Füße gegenseitig gut bearbeiten. Man kann sich auch Lehmerde aus der Apotheke besorgen und das gleiche zu Hause durchführen. – Mit Lehm bringt man nämlich Migräne, Schlaflosigkeit, Arterienverkalkung, Vergeßlichkeit und Leberschwäche zum Abklingen.

An der Schnittfläche einer *Zwiebel* mit beiden Nasenlöchern riechen und aufschnupfen – das belebt und gibt eine freiere Atmung.

Salbei als Gewürz tut indirekt unseren Atemwegen gut. Wirkt vorbeugend und stärkt die inneren Organe.

Vorsicht beim *Sonnenblumen-Pflücken!* Allergische Hautreizungen können auftreten.

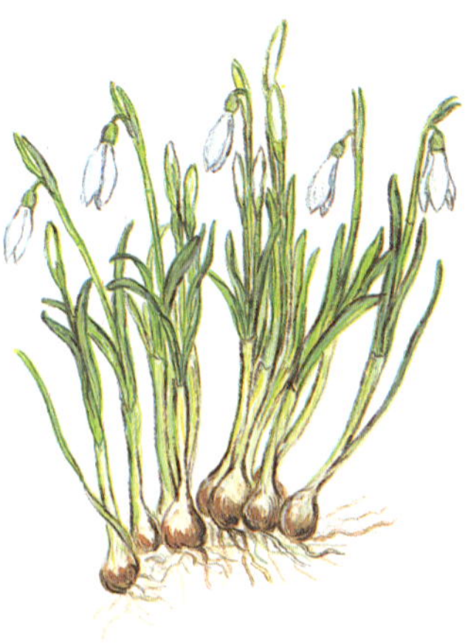

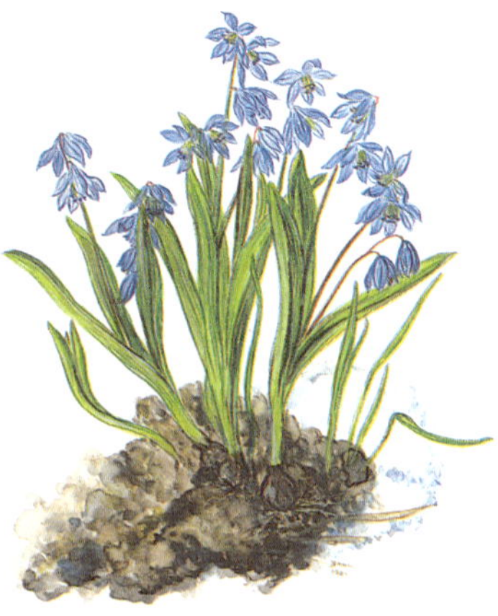

Schneeglöckchen und Blaustern

Unausgenützter Raum um laubabwerfende Ziersträucher eignet sich zum Auspflanzen von Frühblühern: Schneeglöckchen, Krokusse, Winterlinge, Blausterne.

28. August

DEIN BLICK, EIN LIEBE-KRAFT-BOTE

Heute, Fest des heiligen Augustinus. „Lehrer der Gnade". – „Der geistliche Mensch sieht mit Gottes Augen." – „. . . die deine Werke in deinem Geiste sehen, deren Auge bist du selbst. Darum, wenn sie sehen, daß sie gut sind, siehst du, daß sie gut sind; was ihnen auch gefallen mag um deinetwillen, du bist's, der ihnen darin gefällt, und was uns durch deinen Geist gefällt, das gefällt dir in uns." – Es ist trostreich, aus berufenem Munde zu hören, daß wir mit vollem Recht auch das Gute in uns anerkennen dürfen, weil es ja Werk Gottes ist und ER dadurch verherrlicht wird.

Bewährter *Magenkräuterwein,* um Augustini anzusetzen: Für 1 Doppelliter Rotwein guter Qualität nimmt man je 1 Eßlöffel zerkleinerter Wurzeln von Löwenzahn und Baldrian, die frisch gegraben und gereinigt werden. Je 1 Eßlöffel zerkleinerter frischer Blätter von Melisse, Pfefferminze, Salbei, Thymian, Brennessel und 1 Eßlöffel Fenchelsamen. 8 Tage im verschlossenen Glasgefäß in die Sonne stellen. Abseihen. In kleinere Flaschen füllen. Dunkel und kühl lagern. Morgens und abends 1 kleines Gläschen davon anwärmen und schluckweise trinken.

Äußerlich werden *Schafgarbenblätter* und die Blüten mit viel Erfolg angewandt. Und zwar der Tee zum Auswaschen von schlecht heilenden Wunden, zum Abwaschen bei Hautausschlägen, Geschwüren, Frostbeulen und Hämmorhoiden. – 2 Eßlöffel voll für ½ l Wasser. Nicht kochen, sondern abbrühen und 15 Minuten ziehen lassen.

Bei Nebennierenerkrankungen trinke man täglich 1 Schale Tee vom *Stinkenden Storchschnabel* oder Ruprechtskraut. 2 Teelöffel im Aufgußverfahren. 3 Wochen lang, 1 Woche aussetzen. Und so ½ Jahr lang. Unter ärztlicher Aufsicht aber.

Stachelbeeren sollen vor allem roh genossen werden. Sehr zu empfehlen „direkt weg von der Staude". Lassen sich tiefgekühlt lagern.

Kürbiskernöl zum Marinieren jedes Salates verwenden, tut den Harnwegen gut.

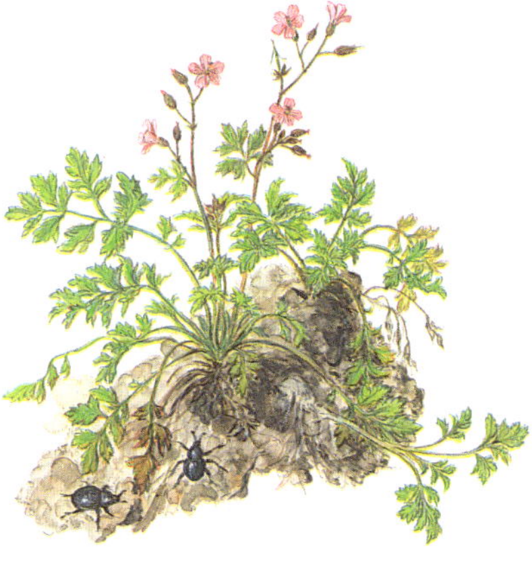

Stinkender Storchschnabel

Jetzt, zu Augustini, ist Stichtag zum Ernten der vierjährigen Löwenzahnwurzeln. Nun enthalten sie viel Inulin, günstig bei Bauchspeicheldrüsen-Unterfunktion.

29. August

NICHT ALLES LÄSST SICH GREIFEN

Ein altes, massives Haustor. Aus Holz. Mit Verzierungen. Aus einer anderen Epoche. Wo man noch Sinn und Weile hatte. Dazu. Vor allem aber das richtige Verständnis. Dafür. – Dort eine alte Scheune. Die beim stillen, nach Harmonie und Ausgleich hungernden Menschen den überzeugenden Eindruck erweckt, sie wäre nicht einmal „gebaut" worden. Sondern sei, so wie sie jetzt dasteht, von einer beneidenswerten Zeit in der glücklichen Vergangenheit einfach geboren worden. – Ein Kellereingang. Mit der berüchtigten Kellerstiege. Bei deren Anblick man ipso facto vom leichten, beschwingten Schwanken träumt. Den „Sorgenbrecher" riecht. – Haustor, Scheune, Kellerstiege. Sehen. Erleben. Und dann geht man weiter. Mit ein wenig innerer Nostalgie. Heimweh nach mehr Phantasie. Und ein wenig Sinn fürs Spinnen ...

Schon vor 2500 Jahren schätzte der chinesische Staatsmann, Philosoph und Religionsstifter Konfuzius den handförmigen, scharf-aromatisch schmeckenden Wurzelstock des *Ingwers,* der als Kaumittel „die inneren Kräfte im Menschen freimacht und löst". Bei uns in Fachgeschäften als Ingwerstäbchen oder kandierter Ingwer erhältlich.

Heilender Trunk für Diabetiker: 2 Eßlöffel voll getrocknete *Heidelbeerblätter* (unbedingt vor der Blütezeit gesammelt) und ebensoviel getrocknete *Walderdbeerblätter* fein zerrebeln, mit 1 l kochendem Wasser übergießen, 20 Minuten zugedeckt ziehen lassen, abseihen. In eine Thermosflasche füllen und tagsüber schluckweise einnehmen.

Büschel getrockneten *Echten Steinklees* in den Kleiderschrank gehängt, halten durch den intensiven starken Duft die Motten fern. Ein billiger und gesunder Mottenschutz.

Kalte Armbäder dauern 30 Sekunden an. Sie eignen sich besonders gut bei Herzschwäche. Danach aber müssen die Arme kräftig geschwungen werden.

Der Rohgenuß der ersten *Frühzwetschken, Pflaumen* und *Ringlotten* ist von unschätzbarem Wert für den Darm.

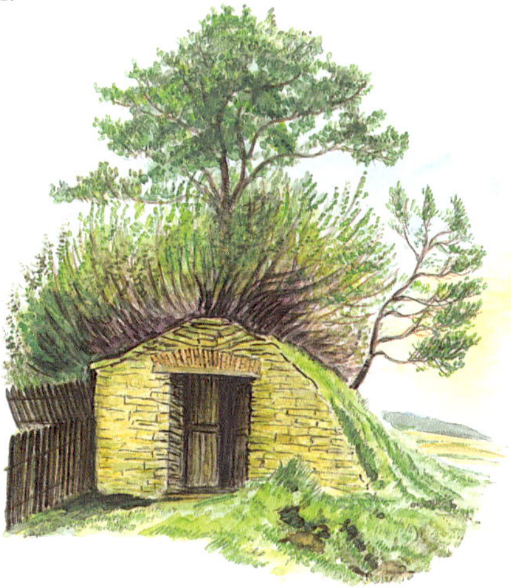

Kellereingang

Kellerstiegen, Lagerräume, dunkel und kühl, womöglich mit Lehmboden: In der Hitze des Sommers der gesündeste Platz für Obst-, Gemüse-, Kräuter-, Pilze-Kurzlagerung.

KONSUMSUCHT FÜHRT UNS NACH UNTEN

Wenn ich ein wildwachsendes Stiefmütterchen sehe, dann lächle ich. – Wäre es nicht schön, mehr Gelegenheit zum Lächeln zu haben? Überall wo das Stiefmütterchen ursprünglich daheim war, auf Kartoffeläckern, Getreide- und Kleefeldern, wird die todbringende Waffe des Giftes eingesetzt. – Hat der Mensch nun Grund zum Triumphieren, weil seine Felder alle „unkrautfrei" geworden sind?

So wie unser Körper Salz braucht, benötigt er auch Zucker. Jedoch in größeren Mengen zugeführt, reizt er den Organismus und versauert dessen Säfte. – Besonders wertvoll ist der natürliche Fruchtzucker, den wir durch den Genuß von Obst aufnehmen. Auch den Honig müssen wir hoch einschätzen. Als Lävulose hat er bereits im Bienenleib eine „Verdauung" durchgemacht und wird deshalb von unserem Organismus als sehr bekömmlich empfunden.

Zur Herstellung des *Wermutweines* nimmt man 20 g Wermutkraut auf 1 l Rotwein, läßt ihn bis zur gewünschten Bitterstärke ziehen. Die Auszugsdauer beläuft sich zwischen 1 und 4 Tage. Seiht ab. Lagert noch einige Wochen kühl und dunkel. – Dieser Wein wird besonders bekömmlich, wenn man Wermutkraut zur Zeit der Weinlese mit dem Most vergären läßt. – Bei verdorbenem Magen, bei Schwächezuständen schluckweise nehmen.

Brombeerfrüchte, am Abend vor dem Schlafengehen einige Eßlöffel voll eingenommen, beruhigen und stärken die Nerven. – Den gleichen Heileffekt erreicht man durch das Trinken von reinem Brombeersaft. Die günstigste Zeit: morgens vor dem Frühstück. – Brombeerfrüchte also im September zur Zeit der Vollreife fleißig pflücken.

Frischer *Wegwartesaft* hilft, Hautunreinheiten zu beseitigen. Man betupft damit die Stellen und läßt eintrocknen. – Zur Schönerhaltung der Haut nimmt man 6 Wochen lang täglich früh und abends 1 Eßlöffel voll frischen Wegwartesaft aus dem Reformhaus ein.

Bei „Freßlust": vor jeder Mahlzeit 1 Messerspitze pulverisierte *Arnikablüten.*

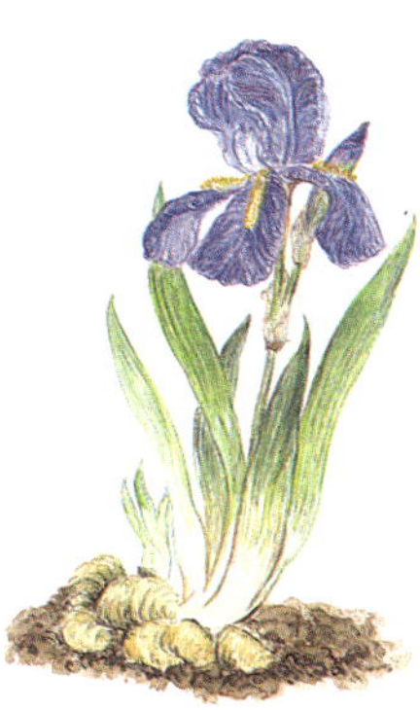

Deutsche Schwertlilie

Die Deutsche Schwertlilie längere Zeit hindurch am gleichen Platz, wachsen die Rhizome aus der Erdoberfläche heraus. Liegen unbedeckt da. Zerteilen. Umpflanzen.

31. August

LASS LEBENSSINN ANDEREN SPÜREN

Am Heimweg von einer Bergwanderung. Oberhalb der Baumgrenze. Weittragende gellende Warnpfiffe. Du näherst dich höchstwahrscheinlich einer Murmeltierkolonie. Bleibe stehen. Forsche mit einem guten Fernglas ihr „Familienleben" aus. An Sonnentagen spielen die Jungen vor den Erdröhren ihrer Eltern, die sie dabei scharf im Auge behalten. Spielen wird zur Lebensschule. Dient der Ertüchtigung für den Ernst des Daseins. Wachposten sichern den äußeren Frieden. Sie geben acht. Warnen. Vor Menschen, Raubzeug und Adlern. – Tierbeobachtungen entspannen. Fördern die Entwicklung einer natürlichen „Herzensbreite", die alles Geschaffene dankbar miteinschließt. Stopfen uns voll mit „hausgemachter" Freude. Diese Freude als „Eigenproduktion in Selbstregie" ist die nachhaltigste und ansteckendste. Anstreben!

Barfußgehen, ein unübertreffliches Mittel zur Abhärtung und zur Ableitung. Unsere verweichlichten Füße brauchen dies im Sommer bis in die warmen Herbsttage hinein. Etappenweise vom weichen Garten- und Wiesenboden auf Sandboden oder Rieselschotter überwechseln. Die wohltuende Wirkung geht bald auf den ganzen Körper und den Geist über. Barfußlaufen erweist sich als nervenstärkend, kreislauffördernd und blutableitend zugleich. Herz- und Lungentätigkeit werden verbessert. Der Stoffwechsel angeregt. Füße und Beine gekräftigt und abgehärtet.

Lavendelblüten-Teekur: Zur Zeit der Lavendelblüte 30 g frische, blühende Lavendelspitzen, später getrocknete, mit 1 l kochendem Wasser übergießen. 15 Minuten ziehen lassen. Abseihen. Mit Honig süßen. In eine Thermosflasche füllen. Tagsüber schluckweise trinken. 3 Wochen lang. Hilft bei chronischem Schnupfen, bei Bronchitis und Asthma. Ebenso bei Herzklopfen und Migräne!

Der Bitterstoff des *Wermuts* regt die Periode der Frau an. Ist bei ausbleibender oder unregelmäßiger Menses zu empfehlen.

Murmeltieröl, 1:2 mit kaltgepreßtem Olivenöl vermischt, erprobtes Rheuma-Gicht-Einreibemittel.

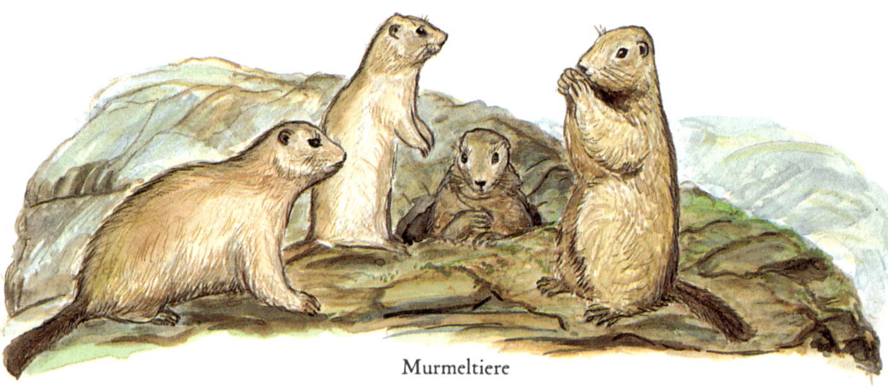

Murmeltiere

Karotten bei Schönwetter ernten, im Keller in trockenes Lindenlaub eingeschlagen, wachsen sie nicht aus. Halten sich bis Ostern frisch. Bleiben wirksam, wertvoll.

Des Herbstes
Wind
rüttelt
die Bäume

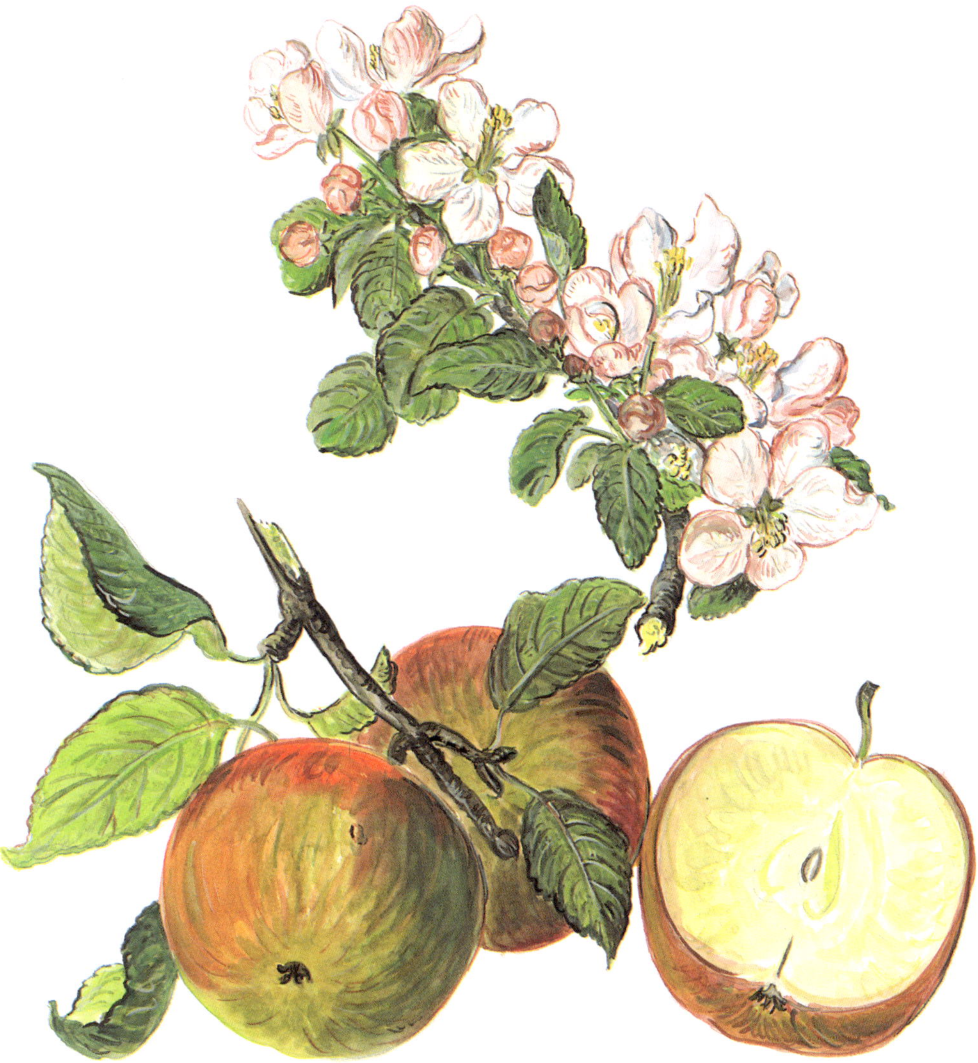

Apfel

Früchtegepolter.

Segensgedonner.

Ziehen ein. Werden zur Klangfarbe des Monats.

Der Wind. Er schüttelt und rüttelt. Fordert heraus. Führt den Vorsitz im Spiel der Elemente. Befiehlt den Bäumen des Gartens. Raubt ihnen den Segen. Bisweilen erst halbreif. Und wirft ihn zu Boden. Eichenlohfarbig, vom grünstacheligen Bruch der Kastanienkugel-Umhüllung zum Teil befreit, schimmert das Braun auf frühherbstlichem Boden.

Ein Geschenk ist die Ernte. Ruft auf zum Danken und Denken. An Nahrung und Wohlstand. An Not und Entbehrung. Bringt uns die Rückschau vom Werden zum Reifen näher. Verpflichtet uns.

Willst du das Geheimnis des Herbstes erleben? Dann darfst du nicht wie ein gekrönter siegreicher Herrscher das Reich der Natur betrachten. Mußt unterwegs sein. Zu Fuß.

Markstein des Monats. „Mariä Geburt", 8. September.

Wer schickt die Schwalben fort? Läßt die Vogelwelt unruhig werden? Stellt sie vor den schicksalsschweren Entscheid, dazubleiben oder wegzufliegen? Unendlich weit vielleicht.

Den Vogelwanderungen liegt das „Alles-oder-Nichts-Gesetz" in der Kreatur zugrunde. Der Brut- und Futtertrieb ist erloschen. Der Zugtrieb herrscht vor. Und der Volksmund weiß Bescheid: „Wenn die Zugvögel nicht vor Michaelis wegziehen, so deutet das auf gelindes Wetter, wenigstens bis Weihnachten."

Der Apfelbaum. Eine Lieblingspflanze vieler. Schenkt sie uns doch den König der Früchte. Den so kostbaren Apfel. Beherrscher der Herzen. In Gesundheit. Und Liebe.

Vögel nisten gerne im Geäste des Baumes. Ziehen im Herbst über seinen Wipfeln dahin.

Der Wind rüttelt in seinen Zweigen.

Äpfel kollern zu Boden.

SCHRITTE ZUM FRIEDEN SELBER MACHEN

Das Märchen von der Petersilie: Er hieß Peter. Sie hieß Silie. Beide waren jung. Komplizierte Typen. Machten sich gegenseitig das Leben schwer. Da griff ein Zauberer ein. Vereinte beide in ein Wesen, in die Peter-Silie. Peter ward zur Wurzel. Silie zum Kraut. Und aus beiden zusammen sprossen Blüten und Samen. – Der Pflanzencharakter Petersilie paßt zu jenem Menschentypen, der eine ungeschickte Hand im Verkehr mit anderen hat. Händel sucht. Sich Vorwürfe macht. Kleinigkeiten nachträgt. Es zustande bringt, überall Unstimmigkeiten entstehen zu lassen. Petersilienwurzel beeinflußt unseren Denkpol günstig. Blätter und Samen hingegen unser Gemütsleben.

„Brutaler" Übergang vom Urlaub in den Betrieb, von den Ferien zur Schule, kann Ursache so mancher Krankheiten sein. Eine stufenweise bewußte Vorbereitung tut unbedingt not. Wobei man den in jedem Menschen schlummernden Drang nach Selbstbestätigung durch Leistung pflegen muß. Arbeit ist Auftrag, ist Vertrauenssache dem Schöpfer gegenüber, und darf nie als persönlicher Fluch verstanden werden. – In diesen Tagen fleißig die *Karotte* als Gemüse verwenden. Frisch und gekocht. Macht den Körper durch Vitaminzufuhr zur Umstellung geneigter.

Petersilienblätter, tagsüber sparsam gegessen, verbessern unseren Atem. Nicht nur das. Durch den hohen Vitamin-A- und -C-Gehalt wird der Stoffwechsel der Haut gefördert, die Sehkraft – besonders in der Dämmerung – gestärkt und die Steinbildung unterbunden. Das in der Petersilie enthaltene ätherische Öl mit seinem Petersilienkampfer Apiol nimmt den Mundgeruch und regt die Drüsensekretion an.

Kümmelwurzel nach Abernte der Früchte ausgraben. Reinigen und kochen. Sie ist eßbar und sehr schmackhaft. Tut dem Magen gut.

Morgens täglich einige *Kümmelkörner* kauen. Nimmt Angst, schafft Mut, beflügelt.

Augentrost-Tee vor Beginn der Berufsarbeit, günstig für die Sehkraft.

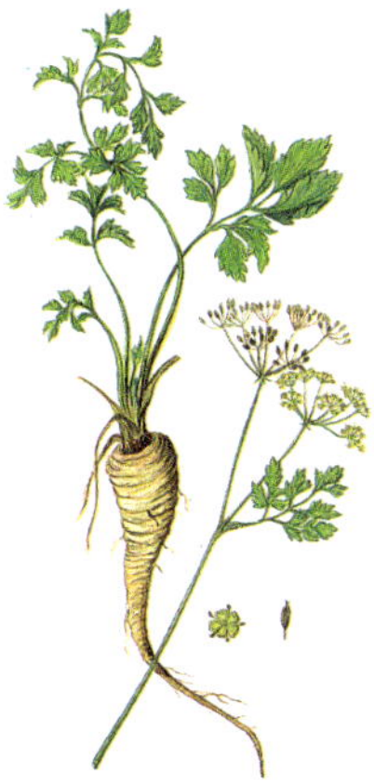

Petersilie

Das Wort „Gemüse" ist ein Sammelname. Beinhaltet Vierfaches: Blattgemüse, Zwiebelgemüse, Wurzelgemüse und Fruchtgemüse.

RASCH FOLGT DER FLUT DIE EBBE

Der September. Monat des Spätsommers und des Herbstbeginns. In diesem Monat bereitet sich die Natur langsam auf die große Ruhe vor. Die Kraft der Sonne sinkt. Sie läßt nach. Als logische Folgerung? Sie entzieht der Erde weniger Feuchtigkeit. Gleichzeitig hat aber der Boden während der heißen Tage des Augusts begierig die Sonnenstrahlen aufgenommen und gespeichert. So wachsen im Herbst die Pilze. Sie schießen gleichsam heraus wie die „Schwammerl". Und jedes „Schwammerl" ist wahrhaftig ein „Wunderding". Einer näheren, eingehenderen und nicht nur oberflächlichen Beobachtung wert.

Pilze oder *Schwämme* sind ein beliebtes Nahrungsmittel. Obwohl ihr reiner Nährwert nicht sehr bedeutend ist und sie nur wenig zur Energiegewinnung beitragen können, liegt ihre Bedeutung vor allem auf der Ebene der Mineralsalze Phosphor und Kalium, die beide für die Aktivierung des Denkvermögens unumgänglich notwendig sind. Nicht zu übersehen das wachstumsfördernde Vitamin A, das nervenstärkende Vitamin B_1 und das antirachitische Vitamin D. Pilzesser tun etwas für ihre Leber, ihre Haut, zur Blutbildung und zur Stärkung der Denkkraft.

Den unschätzbaren Wert *schwarzer Beerenfrüchte* keinesfalls außer acht lassen. Für jedes Lebensalter wichtig. Vor allem aber in der Jugend und im Alter. Sehr zu empfehlen sind: Heidelbeeren, Schwarze Holunderbeeren, Schwarze Johannisbeeren und Brombeeren.

Pilze oder *Schwammerl* sind schwer verdaulich. Deshalb sollen Pilze jeweils nur in kleinen Mengen verzehrt werden, am besten als Suppenbeigabe. Immer gut kauen.

Von frisch geernteten *Walnüssen* das Fruchthäutchen abziehen. Langsam essen, gut kauen, reichlich mit Speichel vermengen. Unterstützt das Konzentrationsvermögen.

Gekochte *Kartoffeln,* noch warm genossen, haben so den größten Vitamin-C-Gehalt. Durch längeres Stehen schwindet der Anteil daran.

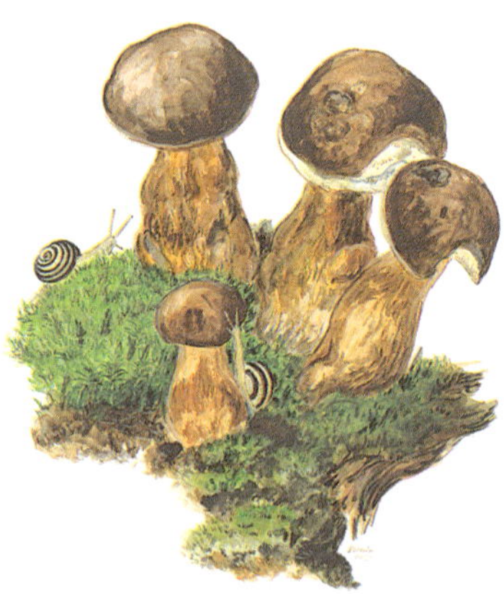

Pilze

Speisepilze sind nach der Trocknung unverzüglich in luftdichten Behältern aufzubewahren. Werden während der Wintermonate gerne zur Gemüsesuppe verwendet.

3. September

EIGENE GEDANKEN SPINNEN LASSEN

Wenn der Sommerwind über die Teiche weht. Das Wasser kräuselnd dieser luft'gen Sprache folgt. Dann schwankt am Teichufer das Schilfrohr hin und her. Ein Sinnbild des Wankelmutes und der Schwäche. Aber auch der Biegsamkeit wegen ein Symbol der Flexibilität. Die einheimische Religion Japans, der Schintoismus, ist gekennzeichnet durch Naturverehrung und Ahnenkult. Nach seinen mythologischen Vorstellungen begann die Weltschöpfung damit, daß überall Schilfrohr aus den Urwassern hervorsproß. – Träumend steh am Teichufer. Laß deine Gedanken spinnen. Laß sie übers Wasser tragen.

Noch ist es Zeit, das *Seifenkraut* in der Blüte zu sammeln. Es soll rasch getrocknet werden. 2 Teelöffel voll klein schneiden, mit ¼ l Wasser überbrühen. 15 Minuten ziehen lassen, abseihen und schluckweise trinken. Regt die Bronchialorgane an. Verflüssigt zähe Verschleimungen. Erleichtert das Abhusten. Wirkt harntreibend. Vermindert Gicht und Wassersucht.

Die *Seifenkrautwurzel* ist stark saponinhältig. 2 gehäufte Teelöffel getrockneter Wurzeln in ½ l kaltem Wasser 3 Stunden ansetzen. Erhitzen, nicht kochen. Bei chronischem Hautleiden täglich abends den Gesamtkörper gründlich damit abreiben.

Bei Schmerzen in der Brust und bei Bronchialkatarrh zerkleinert man 1 Eßlöffel voll Blätter des *Wohlriechenden Veilchens,* welche den ganzen Sommer über zu sammeln sind. Übergießt sie mit ¼ l kochender Milch, läßt 15 Minuten zugedeckt ziehen und seiht ab. Mit Honig süßen. 3mal täglich je 1 Tasse einnehmen.

Lehmerde, fein zerkrümelt, 3 Eßlöffel davon mit ½ l Schafmilch kurz aufgekocht, eignet sich bestens zur Gesamtkörpereinreibung bei unschöner Haut. ½ Stunde eintrocknen lassen, dann gut abwaschen. Macht die Haut widerstandsfähig.

Ehrenpreistee, am Morgen mit Honig und Zitronensaft verabreicht, hilft Kindern, die vom lästigen Hautjucken geplagt werden.

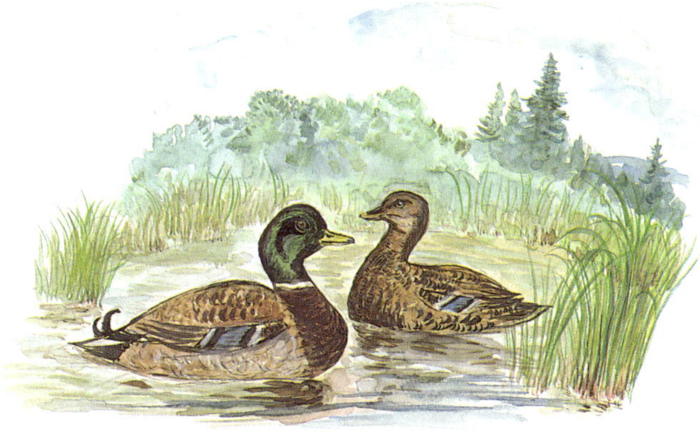

Stockenten-Paar

Reifezustand von Äpfeln und Birnen testen: Frucht mit der hohlen Hand anheben, leicht drehen. Fällt sie in die Hand, ist der günstigste Erntezeitpunkt da.

GRENZEN BEWAHREN DICH VOR SCHÄDEN

Reserven braucht man immer. Einen Wagen darf man nie bis zum letzten Tropfen Treibstoff ausfahren. Auf jedem Armaturenbrett gibt es dafür das „Reserve-Anzeige-Zeichen". – Das gleiche gilt auch für die eigenen Kräfte. Der 7-Tage-Rhythmus ist etwas Großartiges. Sonntag, der Tag des Herrn. Das bedeutet mehr als bloß „Wochenende". Ist ein neuer Anfang. – Laß Vorsicht walten. Sind nämlich einmal alle deine Kräfte zur Gänze verbraucht, finden sie sich nur nach langer Erholungszeit mühsam wieder bei dir ein. Du hast nichts erspart. Bist nicht weitergekommen. Hast aber viel vom „Leben" versäumt.

In der Früh muß in dir erst wieder alles in Schwung kommen. Deshalb zuerst den Oberkörper ziemlich heiß abwaschen, dann folgt kaltes Wasser. Im Genick ist das besonders wichtig, weil hier die meisten Nervenbüschel zusammenlaufen. Man soll sich dort auch öfters während des Tages hineinzwicken.

Haben Sie schon einmal versucht, *Kräuteressig* selbst herzustellen? Es ist ganz einfach: Von Dill, Estragon, Thymian, Melisse und Kleiner Bibernelle werden je 2 blühende Zweigenden genommen. Unter fließendem Kaltwasser reinigen, in eine Liter-Flasche aus Weißglas geben und mit Apfelessig auffüllen. 8 Tage lang verschlossen in das Fenster stellen. Abseihen und filtrieren. In kleinere Fläschchen leeren. Dunkel und kühl lagern. – Dieser Kräuteressig verleiht den Speisen ein wunderbares Aroma. Den Kräuterrückstand nicht wegwerfen, man kann ihn vorzüglich zum Würzen verwenden.

Blasenentzündung oder Zystitis erfordert eine beharrliche 3monatige *Teekur* von täglich 3 Tassen Kräutertee, wobei man alle 3 Wochen wechselt: Basilikum, Goldrute und Liebstöckelkraut.

Die *Ringelblume* ist der verläßlichste Einjahresblüher. Erfreut durch ihren Anblick. Ist als „Wundkraut" unentbehrlich für die Hausapotheke.

Vertreiben lästiger Darmgase: Einige *Fenchelkörner* kauen.

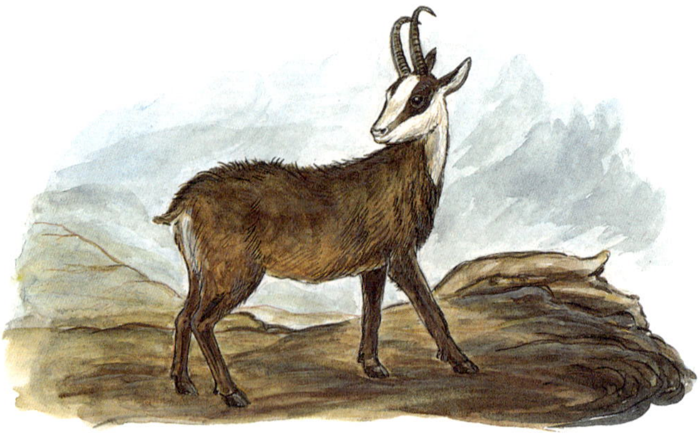

Gams

Lerne Tiere in den Bergen beobachten. Das laute „Pfeifen" der Gemse, das in Wirklichkeit ein Schrei ist, warnt Artgenossen vor deinem „Einbruch in ihr Revier".

MEINES LEBENS ECHO: VERANTWORTUNG

Die eigene Schuld einsehen und bekennen ist unerläßlich. Nur so erneuern wir uns immer wieder im Geiste. Tragen nicht altes, nur belastendes Gerümpel mit uns herum. Allein wenn ich weiß, daß der Herr mir vergeben hat, kann ich in Frieden hingehen. – Den alten Menschen ablegen und den neuen Menschen anziehen. Das gibt ein glückliches Beginnen.

Das ganze oberirdische Kraut der *Kornblume* wird zur Zeit der Blüte gesammelt. In Bündeln zum Trocknen an einem luftigen, schattigen Ort aufhängen. Nur so bleibt die wunderschöne himmelblaue Farbe erhalten. Ansonsten besteht die Gefahr, daß die Blüten ausbleichen und somit schmutzig-weiß aussehen. Die blaue Farbe der Kornblume ist nämlich wichtig für die Wirkung. – Gesund leben? An Bedingungen gebunden!

Eine alte Jägerweisheit gegen das Wundliegen der Kranken: Man verschaffe sich eine gegerbte *Rehdecke* eines ausgewachsenen Bockes mit Winterbehaarung. Nun legt man die Rehdecke mit der Lederseite auf das Bett, und zwar den Hinterteil des Felles Richtung Kopfpolster. So daß die Haare des Felles nach dem Rücken des Patienten hin ausgerichtet sind. Über die Rehbockdecke breite man jetzt ein weißes Leintuch, vorher leicht angefeuchtet und gebügelt. Solange dieses noch warm ist, reibt man in kurzen Abständen nebeneinander mit einer „Hirschtalg-Stange" in Längsstrichen darüber. Anschließend nochmals rasch darüberbügeln. Auf dieses „präparierte" Leintuch wird der Kranke mit bloßem Rücken gelegt.

Die *Kornblume* ist von leicht harntreibender Wirkung. Durch den in ihr enthaltenen Gerb- und Bitterstoff ein wertvolles Mittel als Magen- und Darmtee.

Bitterstoffkräuter, vor dem Essen eingenommen, in kleinen Mengen oder in schwacher Lösung, beschleunigen die Magenentleerung.

Melonen, am Morgen gegessen, wirken stark harntreibend und blutreinigend.

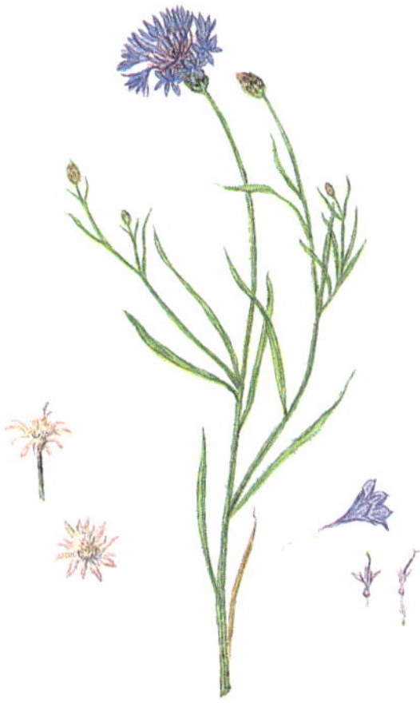

Kornblume

Die himmelblaue Kornblume, ein beliebtes einjähriges Heilkraut, das man in jedem Garten ziehen kann. – Herbstaussaat ist günstig.

TAG FÜR TAG RÜSTE ICH ZUM ERNTEDANK

Als ich im Sommer 1987 nach Afrika flog, zur Tagung der Christlichen Weltgesundheitsorganisation, da ließ es sich eine große Tageszeitung nicht nehmen, mich ihren Lesern mit zwei großen Koffern in den Händen auf dem Weg zur Abfahrt vorzustellen. Nach meiner Rückkehr erfuhr ich davon. – Mich hat das zutiefst betroffen. Ich bringe es nicht mehr aus meinen Gedanken los: Ja, die Koffer will ich bereithalten. Zur Abfahrt ohne Rückkehr. Wenn ER mich ruft. Jeden Morgen, jeden Abend will ich daran denken.

Der *Apfel,* das beste Mittel gegen Herzinfarkt. Es ist nämlich nie zu spät, aber auch nie zu früh, dagegen etwas zu unternehmen. – Am pektinreichsten sind die Sorten Lederrenette, Ontario, Schöner von Boskop, Roter von Boskop und Berner Rosenapfel. Grobfaserig, versorgen sie zusätzlich den Körper ausreichend mit Ballaststoffen. – Zur Vorbeugung gegen Herzinfarkt sind weiters Honig, Johanniskraut und Sauna anzuraten.

Die im Spätsommer reifenden *blauschwarzen Holunder- oder Hollerbeeren* werden bei der Ernte als ganze Dolden mit der Schere abgeschnitten. Vorsichtig heimgebracht und nun mit der Gabel geraffelt. Im Wohnraum in einfacher Lage vorgetrocknet und dann im Backrohr fertiggetrocknet. In dicht schließenden Büchsen oder Dosen lagern. – Ihres Reichtumes an Obstsäuren und Vitaminen wegen ein wertvolles Darmpflegemittel. 3mal täglich 10 Stück kauen.

Bauern in ärmlichen Gegenden liebten Jahrhunderte hindurch *Eingekochtes* mit Hollerbeeren, Zwetschken, Wacholderbeeren, Gewürznelken und etwas Zimt. Dies gab im Winter eine gute und schmackhafte Zuspeise zu Grießknödeln oder Grießstrudel.

Schwarze Holunderbeeren, zu Brei gekocht und als Mus genossen, sind ein sehr hilfreiches, blutreinigendes und blutbildendes Mittel.

Bei erhöhtem Cholesterinspiegel beherzige, daß *Sonnenblumenkerne* das Blutcholesterin senken.

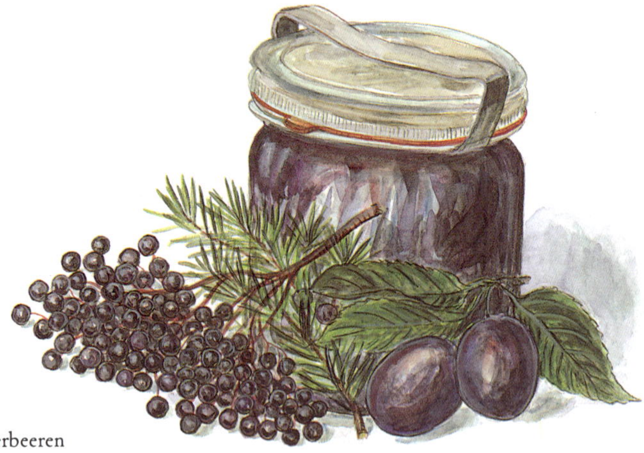

Eingekochte Holunderbeeren

Pilzesammler wissen es, daß bei nassem und frostigem Wetter gesammelte Pilze besonders leicht faulen und sich nicht zum Einmachen oder Trocknen eignen.

LANGEWEILE: EINSAMKEIT DER SEELE

Jeder Augenblick meines Lebens ist ein Baustein für die Ewigkeit. Er kommt nie wieder, dieser Augenblick. Wiederholt sich nicht mehr. Wem „fad" ist, der versteht es nicht, die Zeit richtig zu nützen. – Denke an all das, was in diesem Moment in der Welt passiert, und versuche, es durch deine Absicht und Einstellung im Guten zu beeinflussen und zum Besseren zu lenken.

Müden Augen wird bereits Erleichterung zuteil, wenn man während der Arbeit kurze Zeit aussetzt und die Augen einfach einige Minuten schließt. – Frische blühende himmelblaue *Kornblumen* auf den Schreibtisch oder Tisch gestellt und öfters kurz, aber ruhig angesehen, ist für die ermüdeten Augennerven sehr gesund. Entspannt und wirkt erfrischend. – Das gleiche erreicht man auch, wenn man tagsüber in den wolkenlosen Himmer schaut oder bei hellen Mondnächten den Sternenhimmel betrachtet. – Unsere Augen mögen eben die himmelblaue Farbe.

Was tun bei gestörtem Eheleben? Nicht selten ist bei Menschen mit niedrigem Blutdruck eine sexuelle Unlust verbunden. – In diesem Falle kann ich anraten, einige Wochen hindurch eine *Bohnenkraut-Teekur* durchzuführen. Man trinke früh und abends je 1 Schale. 2 Teelöffel getrocknetes, zerkleinertes Bohnenkraut für ¼ l kochendes Wasser. Überbrühen, 15 Minuten ziehen lassen, abseihen.

Günstig auf Blutniederdruck wirken sich *Walnüsse* aus. Im geriebenen Zustand sind sie besonders empfehlenswert. Können löffelweise eingenommen werden. Man soll sie auch den fertigen Speisen beimengen.

Bei Blutharnen ist rasche ärztliche Behandlung erforderlich. – Als Soforthilfe: *Brennesselblättertee* verabreichen.

Bei Bauchschmerzen erweist sich das Einreiben mit leicht angewärmtem *kaltgepreßtem Olivenöl* als wohltuend.

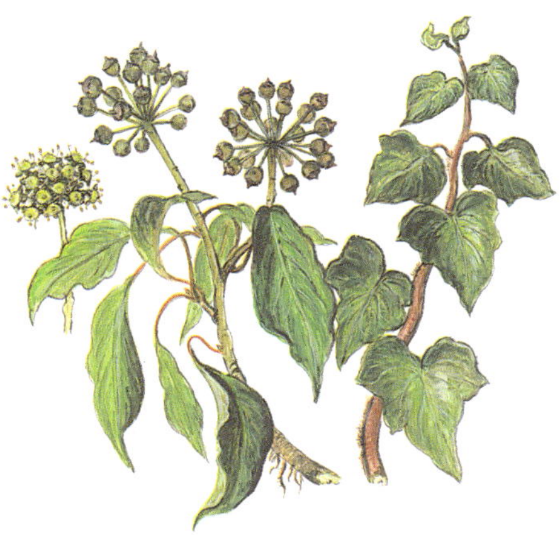

Efeu

Kennst du Efeublätter? Die Blätter junger Efeupflanzen sind drei- bis fünflappig. Um das achte Lebensjahr blüht der Efeu, beginnt ungelappte Blätter zu haben.

ABSCHIEDNEHMEN UND WIEDERSEHEN

Ein vertrauter Anblick, zur Gewohnheit der Jahreszeit geworden. Dürfte nicht in einer Feststellung allein seinen Ausdruck finden. Sondern müßte Anlaß sein, unser Lager am Seelengrund zu bereichern: Bei Sonnenuntergang im fahl-bizarren Schein sterbender Abendröte versammeln sich die Schwalben rund um die Lichtleitungsmasten auf von ihrer Last herabhängenden Drähten. Zur gemeinsamen Nachtruhe. Um tags darauf bei Morgengrauen ihre Flugweite-Reise nach Afrika, in das Land des Nils, anzutreten. – Ja. Eben. „Mariä Geburt ziehen die Schwalben furt." Eine Schweizer Bauernregel geht noch einen Schritt weiter: „Mariä Geburt jagt Schwalben und Studenten furt." Besagte Bauernweisheit als Wetterprophetie: „Wie sich das Wetter an Mariä Geburt tut verhalten, wird's sich weitere vier Wochen gestalten." – Gut, daß Maria unser Leitstern ist. Auch in der modernen Zeit.

Sorge stets für ausreichende Durchlüftung deines Wohn- und Schlafraumes! Wer konsumiert wieviel Sauerstoff? – 1 Kerzenflamme pro Brennstunde 20 l. Gibt dafür 15 l schädliches Kohlenmonoxyd ab. 1 kg Brennmaterial im Ofen braucht pro Stunde 1000 g Sauerstoff. – Jeder Mensch atmet in der Stunde durchschnittlich wenigstens 40 g Wasserdampf-Schadstoff-Gemisch aus. – Kopfschmerzen, Benommenheit, Unlust zum Studium . . . Das alles können die Folgen schlechter Zimmerluft sein.

Ganz junge und frische *Tausendguldenkraut-Blätter* dürfen äußerst sparsam Salaten beigegeben werden. Des bitteren Geschmackes wegen fördern sie sehr stark die Verdauung und wirken günstig gegen Magenschleimhaut-Entzündung.

Saubere frische *Schafgarbenblätter* zerreiben, auf frische Wunden legen, stillen die Blutungen. In die Nase gestopft, helfen sie bei Nasenbluten. Im Winter verwendet man pulverisiertes Schafgarben-Blüten-Blätter-Gemisch.

Alanttee, über längeren Zeitraum genommen, behebt Nierenträgheit.

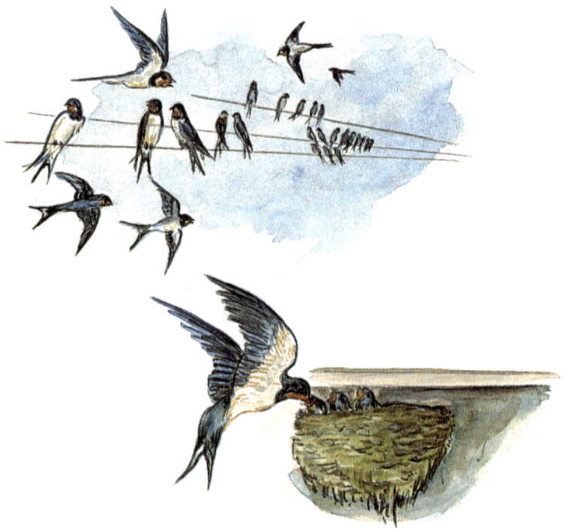

Schwalben

Die Zeit vor der zweiten Heumahd ist die günstigste, das Augentrostkräutl zu ernten. Ausreißen, in Büschel binden und im Schatten trocknen.

OB NEBENAN MICH JEMAND BRAUCHT?

Dahindösen. In den Tag hineinleben. Ohne Überlegung. Ohne Tagesintention. Ohne Vorsatz. „Armes Menschlein, trauriges Tag." Nein. Stelle dir vielmehr vor: Alte Menschen. Die niemanden haben. – Kranke. Die ohne Pflege sind. – Arbeitsunfähige. Die nichts verdienen und nicht wissen, wovon sie leben sollen. – Wenn ich an ihrer Stelle wäre? Was dann? Dann würde ich mich freuen, wenn ich in meiner Not helfende Liebe fände.

Die Genesung nach schweren Unfällen steht im engen Zusammenhang, wie Patienten über ihren Unfall denken. Menschen, die daran glauben, daß sie durch ihre Einstellung positiv zum Heilungsverlauf beitragen können, brauchen nur relativ kurze Zeit in der Klinik zu verbleiben und können ihre Berufstätigkeit verhältnismäßig bald wiederaufnehmen. Das hängt eben stärker von der Einstellung des einzelnen als von der Schwere der Verletzungen ab.

Feingeschnittene frische *Petersilienblätter,* kurz vor dem Essen zu Suppen, Kartoffeln, Karotten, Tomaten, Bohnen, Gurken, Salaten oder Rohkost gegeben, regen die Verdauungsvorgänge an, leiten langsam, aber beständig überschüssiges Wasser ab. – Petersilie zählt zu den eröffnenden Heil- und Gewürzkräutern.

Hibiskusblüten, Flos Hibisci, als Handelsware unter der Bezeichnung „Karkade" oder „Roselle" erhältlich. Das sind die Blüten, genaugenommen die dunkelroten, dickfleischigen Kelchblätter. In unseren Breiten nennt man Hibiskusblüten „Rote Malve".

Je 1 Eßlöffel *Petersiliensamen* und *Petersilienwurzel,* in ½ l Wasser aufgekocht, abgeseiht und damit täglich abends den Kopf gewaschen, gilt als altbewährtes Haarwuchsmittel. Stärkt die Kopfhaut. Bekämpft die Schuppenbildung.

Gewürzkräuter in der Küche fleißig verwenden. Regen den Stoffwechsel an. Schonen den Magen, die Leber, die Galle, die Nieren und andere wichtige Organe.

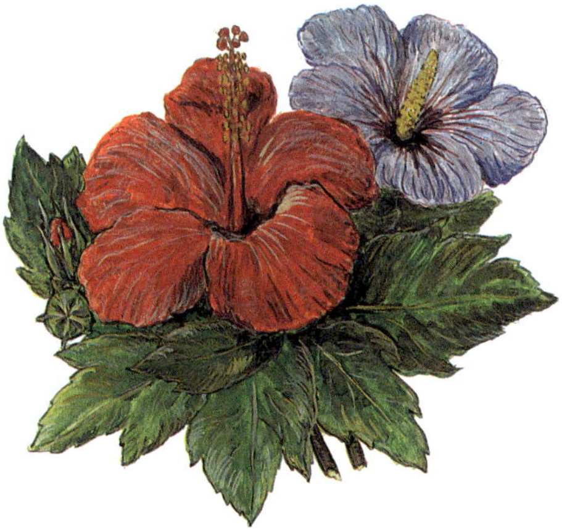

Hibiskus

Im Herbst aufgestellte Brutkästen werden von den Spatzen frech beschlagnahmt. – Kästen jetzt vorbereiten und erst anfangs März anbringen.

10. September

ES MUSS NICHT ALLES ACKER SEIN

Wenn meine Welt die Welt Gottes ist, sind mir da nicht Grenzen gesetzt? In meiner Lebensweise? In der Art zu forschen und zu experimentieren? Zu produzieren? Zu bauen und abzubauen? Die Erde auszubeuten und zu zerstören? Das Wertlose wegzuwerfen, zu vergraben, Müll zu „machen", deren Folgen Generationen lang andauern? Bin ich nicht Gott jeden Tag Rechenschaft schuldig? Auch für mein Waschwasser, das in das Abflußrohr rinnt?

Eine interessante Feststellung konnte gemacht werden. In Gegenden, wo die Menschen von früher Kindheit an *Knoblauch* zu sich nehmen, hart arbeiten und viel *Milcheiweiß* wie Topfen, Kefir, Sauermilch, Buttermilch, Joghurt verzehren, leben auch auffallend viele überdurchschnittlich alte, aber rüstige Leute.

Pastinakfrüchte zählen zu den aromatischen Gewürzen. Werden gerne als Beigabe zu Gemüsetöpfen, frischen Salaten und Suppen verwendet. Zu diesem Zweck zerreibt man sie. – Blähendes Gemüse wird durch Pastinak bekömmlicher. Sauerkraut erhält einen feineren aromatischen Geschmack. – Die ganzen Früchte soll man zum Einmachen von Kürbissen und Essiggurken heranziehen.

Das *Ysopkraut* ist nicht nur eine wertvolle Futterpflanze für Bienen und wert, in unseren Gärten gezogen zu werden, sondern auch ein vorzügliches aromatisches Gewürzkraut, das die Verdauung günstig beeinflußt. Köstlich zu Bohnengerichten, Eintöpfen, Suppen, frischen Salaten mit Gurken und Tomaten.

Pilze oder *Schwammerl* sind als Krankenkost ungeeignet, weil sie gern „im Magen liegenbleiben" und alles andere als eine leichte Kost sind.

Pastinakwurzel, sehr wohlschmeckend, stark verdauungsfördernd. Roh als Salat, als Gewürz oder für Gemüsesuppen. Nährwert 214 kJ/100 g.

1 Schale *Monardentee* stärkt die Nerven, macht froh. Ist ein guter „Wecker" am Morgen.

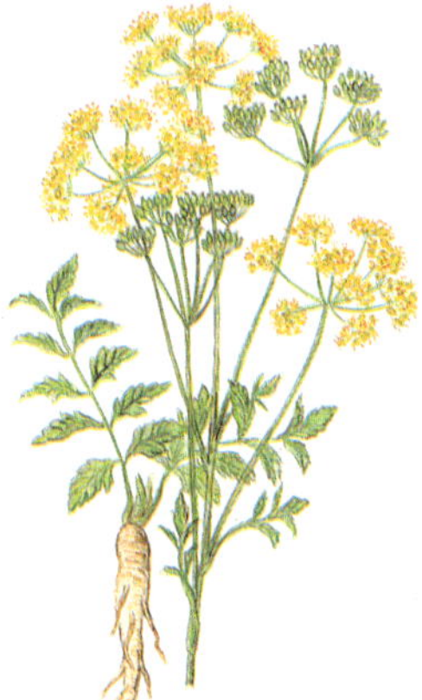

Pastinak

Goldmelisse, auch Indianernessel und Monarde genannt, nun durch Stockteilung umpflanzen oder neu pflanzen. Trockenresistent und sonneliebend. Wirkt exotisch.

11. September

VERTRAUENSVORSCHUSS TRÄGT ZINSEN

„Unsere Zeit ist gefühlsarm." Sage ich. Ob diese Feststellung jemandem nützt? Kaum. Ich muß Menschen zu verspüren geben, daß ich sie liebe. Daß sie von mir geliebt werden. – Wie soll dies geschehen? Auf mehrfache Art: Im Zeit-Haben für die andern. Sie anhören und ausreden lassen. Freundlich und höflich zu allen sein. Auch zu denen, die mir fremd sind. – So trage ich Gefühl in unsere „gefühlsarme" Zeit hinein.

Das in Gesellschaft sehr lästige und störend wirkende Gähnen kann man vermeiden, indem man die Zungenspitze fest an den vorderen Teil des hohen Gaumens hinter der oberen Zahnreihe preßt.

Für Blasen- und Prostata-Leidende: *Kaltgeschlagenes Kürbiskernöl* zu Salaten verwenden. Schmeckt besonders gut im Kartoffelsalat. Man gewöhnt sich bald an den Geschmack und die dunkle Färbung des Öles. Vor allem wenn man bedenkt, daß es für die Blase, aber ebenso gegen Prostataerkrankung sehr gut und wirksam ist. Auch im vorbeugenden Sinne.

Daß *Johanniskraut* ein ausgezeichnetes Heilkraut darstellt, welches den Kreislauf sehr günstig beeinflußt, wissen viele Menschen. Daß aber Johanniskraut-Tee das Seitenstechen vertreibt, wissen die wenigsten. – Zubereitung der Blütenspitzen im Aufguß. Einige Tage hindurch früh und abends je 1 Tasse trinken. Nach Bedarf wiederholen.

Homöopathikum „Senecio aureus D4", *Goldenes Kreuzkraut:* 3mal täglich davon 15 Tropfen verabreicht, kann blutarmen Frauen und Mädchen, die an Kopfschmerzen leiden, angeraten werden.

Petersilie, in kleinen Portionen in der Tiefkühltruhe eingefroren, portionsweise aufgetaut und sofort verwendet, behält den frischen Geschmack bei.

Bei nervösen Magenkrämpfen abwechselnd *Kamillentee* und *Melissentee* trinken.

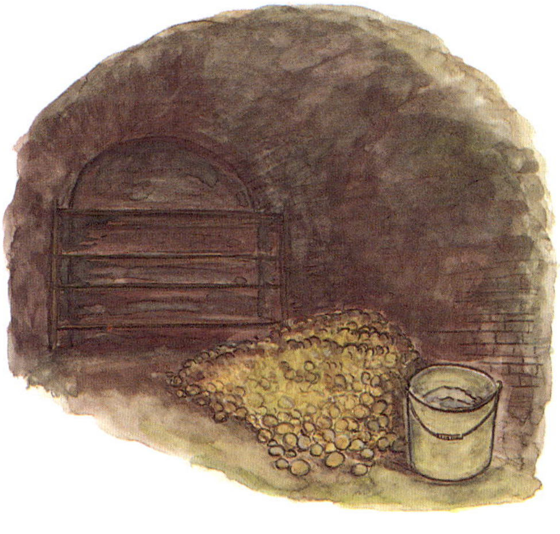

Kartoffelkeller

Im Kartoffelkeller ein Gefäß mit gelöschtem Kalk aufstellen. Hält die Kartoffeln länger frisch und bewahrt sie vor Fäulnis.

12. September

HOFFNUNG LEBEN, HOFFNUNG GEBEN

Nicht wenige Frauen und Mädchen, die Maria heißen, feiern heute ihren Namenstag. – Mirjam. „Die von Gott Geliebte und Begnadete, die Mächtige." Aus Ägypten her übernommen, wird unter vielen anderen Deutungen der Name der Gottesmutter Maria so interpretiert. Was ganz und gar der allgemeinen Auffassung jener entspricht, die ihr mit höchster Achtung, Verehrung und Vertrauen begegnen. – Wir versuchen, über Maria zur Einheit mit Jesus Christus zu gelangen.

Verwende doch die Blütenknospen der *Kapuzinerkresse* als Kapernersatz. Die gesammelten, festen, kleinen sauberen Knospen in Essig mit etwas Dillkraut und je nach Geschmack mit verschiedenen anderen Gewürzkräutern wie Koriandersamen, Kümmel, Bohnenkraut, Borretsch, Rosmarin, Estragon . . . einlegen. Werden „Deutsche Kapern" genannt. Sind als Würze für Wildbret sehr beliebt.

Die *Kapuzinerkresse* ist ein ausgezeichnetes Heilkraut. Stammt aus Südamerika. Wird bei uns ihrer hübschen Blüten wegen gern als Schlingpflanze an Gartenzäunen und auf Balkonen gezogen. Man verwendet die jungen Blütenspitzen und die Blätter. – Kapuzinerkressen-Saftkur: 3 Eßlöffel frisch gepreßten Saft in 1 Tasse lauwarme Milch geben. Zwischen den Mahlzeiten nehmen. Ein Getränk von besonderer Heilwirkung bei Bronchitis, Asthma, Emphysemen und Lungenblähung.

Spitzwegerichsaft-Zubereitung: Frische oder getrocknete Spitzwegerichblätter im Mörser gut verreiben. Etwas Wasser zufügen. Den Ansatz zum Sieden bringen. Nicht abseihen. Soviel echten Bienenhonig wie möglich hineinrühren. Gut verschlossen sowie dunkel und kühl lagern.

Rhabarberstengel-Kompott – erfrischend, gesund und blutreinigend – soll Gichtkranken und an Oxalnierensteinen Leidenden jedoch nicht verabreicht werden.

Bei Husten und Fieber nimmt man jede Stunde 1 Teelöffel voll *Spitzwegerichsaft* ein.

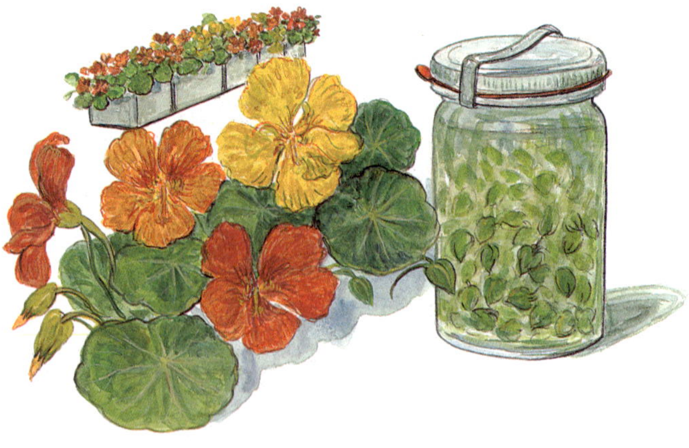

Kapuzinerkresse

Topfpflanzen, im Frühjahr in den Garten gesetzt, jetzt in geeignete Töpfe geben und eingießen. Bis vor Frosteinbruch im Freien einwurzeln lassen.

MAGNET DES GUTEN WILL ICH SEIN

Der Monat September, „Zeit der Fülle, Zeit der Reife", führt uns am typischen Beispiel der fruchtenden Kraft der Natur hin zur Überlegung sinnverstandenen Lebens. Hier aber hängt es ganz entschieden davon ab, wie wir die Zeichen der Schöpfung deuten. Der Abergläubische, dem gewisse „Vorzeichen" ein Omen von Unglück sind, ruft durch seine Einbildungs- oder innere „Glaubens"-Kraft unter bestimmten Umständen diese Wirkung auch hervor. Der positiv Denkende weiß alles im Guten auszulegen. Ihm wird das gleiche „Vorzeichen" Glück bringen. Weil eben auch innere Beeinflussung des Unterbewußtseins nicht übersehen werden darf.

Kinder, die keine Liebe erhalten, leiden fast durchwegs an Hautkrankheiten. Meist an Schuppenflechte. Die Neigung zu Schuppenflechte ist zwar vererbbar, aber sie kann ein Zeichen dafür sein, daß Kinder in den ersten Monaten und Lebensjahren zuwenig Zuwendung verspürten. Der Körper verlangt danach. Holt es sich zurück. Es kommt zu Hautkrankheiten. Damit die Haut „be-Hand-elt" werden muß. Und sie diese Zuneigung, diese Berührung erfährt.

Menschen, die unter Minderwertigkeitskomplexen leiden, kann mit *Melisse* wieder geholfen werden. Melisse beruhigt Nerven und Gehirn. Verbessert die Durchblutung der Organe des Unterleibes. Wirkt krampflösend und stärkend auf den Magen-Darm-Kanal und auf das Herz ein. – Mit Honig gesüßt, 6 Wochen lang täglich früh und abends je 1 Tasse Melissentee einnehmen.

Bei Durchfall und schwachem Magen nimmt man 1 schwachen Teelöffel getrockneter *Ringelblumen-Blütenblätter* für ¼ l kochendes Wasser, läßt nur 10 Minuten ziehen, seiht ab. Trinkt davon 3 Tassen täglich, je 1 vor dem Essen.

Weinrauteblätter, fein gehackt, in Kuchenteig eingerührt und mitgebacken, gelten als altes Hausmittel „zur Schärfung der Augen und des Blickes".

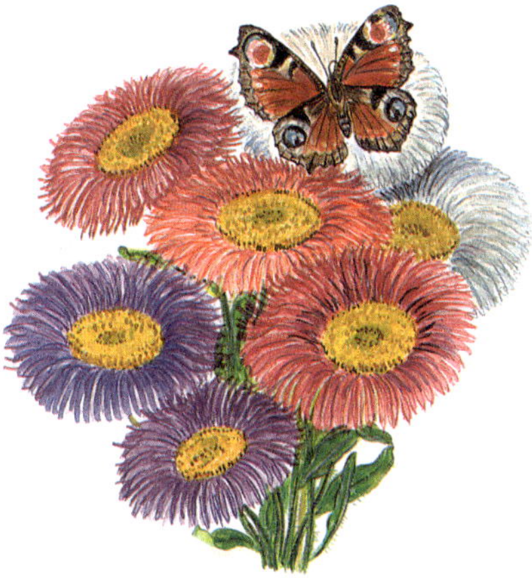

Herbstastern
und Tagpfauenauge

Herbstastern, die je nach Sorte 20–120 cm hoch werden, blühen durchwegs in den Monaten September und Oktober. Werden gerne vom Tagpfauenauge beflogen.

WIRF DEIN KREUZ NICHT VON DIR

Jesus Christus, der Sohn Gottes und Bruder der Menschen, ist für uns gestorben. So wurde das Kreuz zum sprechenden Zeichen unbegreiflicher Liebe. Zum Knotenpunkt christlichen Denkens. Zur Drehscheibe allen Leides und Leidens. Zur Mitte jedes Strebens nach Vollendung. Unser eigenes Kreuz der täglichen Bewährung wollen wir bewußt und mutig Stunde für Stunde unseres Lebens tragen. – Selbst-heilsame Gedanken am Feste der Kreuzerhöhung.

Verbesserung der Zimmerluft mit Kräutern, die reichlich ätherische Öle enthalten, leicht durchführbar. Einen Steingut- oder Porzellanteller mit einer Sorte von Kräutern belegen. Täglich leicht mit lauwarmem Wasser besprühen. Nach 1 Woche wechseln. Dazu eignen sich vor allem jene *Trockenkräuter:* Pfefferminzblätter, blühendes Thymiankraut, Eukalyptusblätter, Salbeiblätter, Lavendelblütenspitzen und Kamillenblüten.

2 Eßlöffel voll *Linsenfrüchte* in ½ l kaltem Wasser zustellen, ganz weich kochen, die verdunstete Wassermenge nachgießen, abseihen. 1 Teelöffel voll *kaltgepreßtes Olivenöl,* nüchtern eingenommen und das Linsenwasser nachgetrunken, fördert den Stuhlgang. Man kann dazu natürlich jedes beim Linsenkochen gewonnene Absudwasser verwenden. – Ein altes Hausmittel, von Generation zu Generation überliefert.

Blätter der *Hauswurz* durch die Fleischmaschine drehen, anschließend auspressen, mit etwas kaltgepreßtem Olivenöl vermischen, dient als wertvolles heilendes und schmerzlinderndes Einreibemittel bei Brandwunden. – Als erfolgreiche Flechtenbehandlung auch nicht zu verachten.

Das Trinken von *Karottensaft* oder das Essen frischer geriebener Karotten wirkt sich sehr günstig zur Verbesserung von Haut, Haar und Nägeln aus.

Heidelbeersirup, 1 Eßlöffel voll in ⅛ l Wasser aufgelöst, ein erfrischendes, gesundes, durstlöschendes Getränk an heißen Tagen.

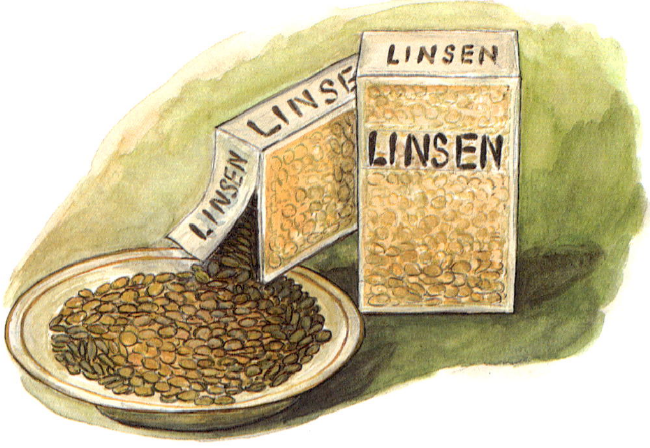

Linsen

Fallobst darf nicht am Gartenboden liegen bleiben. Täglich mit einem Korb durchgehen, einsammeln. Sofort verarbeiten.

15. September

EIGENES LEID ÜBERDENKEN, JA SAGEN

„Mater dolorosa". Die Muttergottes, Maria, ist ein wunderbares Beispiel im Ertragen des Leides. Sie kam ihrem göttlichen Sohne unter allen Sterblichen am nächsten. Sieben schmerzhafte Ereignisse gelten als die „Sieben Schmerzen Marias". – 1. Die Weissagung des alten Simeon. – 2. Die Flucht nach Ägypten. – 3. Das Suchen des verlorenen Jesusknaben. – 4. Die Begegnung Mariens mit dem kreuztragenden Jesus. – 5. Das Stehen unter dem Kreuze. – 6. Die Abnahme vom Kreuz. – 7. Die Grablegung Jesu. – Die schmerzhafte Muttergottes, die in vielen Wallfahrtskirchen unter diesem Titel verehrt wird, möge uns Kraft verleihen, im Leiden nicht zu zerbrechen.

Die *Isländische Moosflechte* ist eines unserer wertvollsten Lungenkräuter. Wegen dem hohen Bitterstoffgehalt beachte man bei der Zubereitung: 2 Eßlöffel der getrockneten und zerkleinerten Droge werden mit ½ l kaltem Wasser über Nacht angesetzt. Morgens abseihen. Nochmals mit ½ l kaltem Wasser übergießen und aufkochen, abseihen. Erst diesen so gewonnenen Tee trinkt man als Lungentee über den ganzen Tag verteilt schluckweise. – Die Flüssigkeit des Nachtansatzes stellt ein wertvolles Hautpflegemittel dar. Den Rückstand gibt man mittags zur Suppe; kann wegen dem hohen Kohlenhydrat-Gehalt gegessen werden.

Kaltansatz der *Isländischen Moosflechte,* hilfreich für unsere Haut! Man verwendet ihn zu Körperabreibungen, indem man ein Frottierhandtuch oder einen Waschlappen darin einweicht, leicht ausdrückt und damit den Körper abreibt. Stärkt die Haut, macht sie widerstandsfähig und nimmt Unreinheiten weg.

Ein frisches *Radieschen,* jeden Morgen nüchtern gegessen, reinigt die Leber. Fördert ihre Funktion und somit den allgemeinen Gesundheitszustand.

Ich liebe *Pfirsiche* als Rohkostvorspeise, weil sie die Verdauungsarbeit vorzüglich unterstützen.

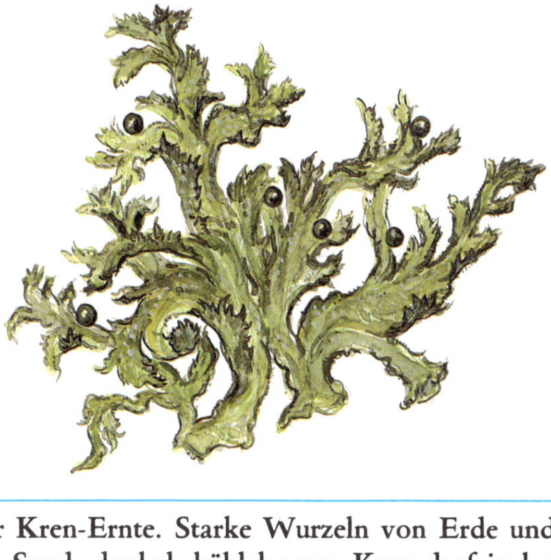

Isländische Moosflechte

September, Beginn der Kren-Ernte. Starke Wurzeln von Erde und Nebenwurzelwerk befreien. Im feuchten Sand, dunkel, kühl lagern. Kren darf in keiner Küche fehlen.

16. September

GEDANKEN DER HARMONIE ERWEICHEN

Ein Gang durch den Wald, und die geheime Geige unseres Seelengrundes wird wieder neu entdeckt. Hervorgeholt. Gereinigt. Saiten, die lange schon verstaubt geruht haben, beginnen zu schwingen. Der Zwang der Zeit verläuft sich im moosigen Grunde. Das Ziffernblatt der Uhr verliert seine Herrschaft über uns. Termine und Verpflichtungen versanden. Uns packt das geheimnisvolle stille Walten der ewigen Erneuerung des Lebens.

Efeublätter 8 Tage in Apfelessig angesetzt, helfen zur Entfernung von Hühneraugen mit. Um eine Hühneraugen-Kur zu machen, besorgt man sich 5 große unverletzte Efeublätter. Legt sie in einem Glasgefäß übereinander. Bedeckt sie mit Apfelessig. Gut verschließen. 5 Tage lang nimmt man jeweils am Abend ein feuchtes Blatt heraus, legt es auf das Hühnerauge. Deckt mit Gaze ab. Befestigt mit Leukoplast. Morgens heruntergeben. Am Ende der Kur ein heißes Fußbad mit starker Salzbeigabe nehmen. Kalt nachspülen. Das Hühnerauge behutsam herausschälen. Mit Arnikatinktur betupfen.

Bei Kleinkindern, die häufig ohne sichtlichen Grund weinen, hat sich eine tägliche Körperwaschung mit *Gelbem Labkraut* bestens bewährt. – 2 volle Eßlöffel getrocknete und zerkleinerte Blüten werden mit ½ l kochendem Wasser übergossen. Zugedeckt 15 Minuten ziehen lassen, abseihen. In den mäßig warmen, aber nicht heißen Tee einen Waschlappen eintauchen, leicht ausdrücken und den ganzen Körper des Kindes damit vorsichtig abreiben. – Noch einfacher, den Tee dem Badewasser beigeben.

Wertvolles *Hausmittel-Massageöl:* 50 g frische oder getrocknete, zerkleinerte Heidekraut-Blütenspitzen werden mit ¼ l reinem kaltgepreßtem Olivenöl übergossen, im verschlossenen Gefäß 14 Tage lang in die Sonne stellen. Hernach abseihen, Rückstand auspressen. – Zur Hautmassage verwendet, wird matte Haut wieder hell und spröde Haut geschmeidig.

Aufgeweichte *Gelatine* über Nacht auf die Haut aufgetragen, strafft und festigt sie.

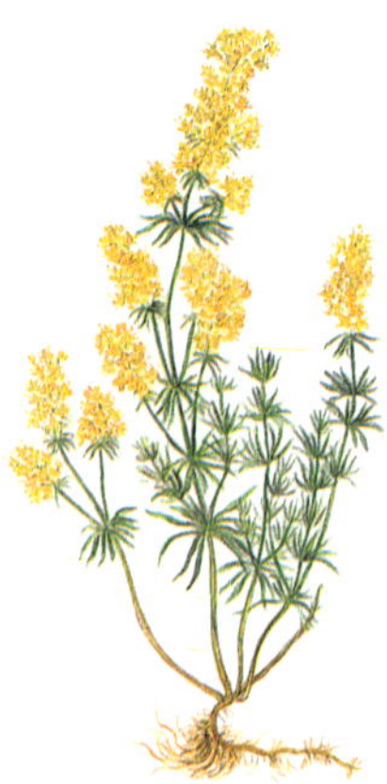

Gelbes Labkraut

Frisch geerntete Walnüsse in luftdurchlässigen Steigen im zugigen Raum zum Vortrocknen aufstellen. Vor Vogelzugang schützen. „Beim Ofen" nachtrocknen.

17. September

VERZWEIFLUNG FÜHRT NICHT ZUM SIEG

Am Festtag der heiligen Hildegard von Bingen eine Überlegung. In Übereinstimmung mit ihrem Leben. Wer im öffentlichen Leben steht, für andere Menschen wirkt, muß sich eines bewußt sein: Daß er nicht nur Zustimmung und Lob erntet. Sondern auch mit Widerspruch und Anfeindung zu rechnen hat. – Daran fehlte es Hildegard nie. Nicht überall und immer kamen ihre Mahnungen und Meinungen an. Bei ihren Predigten in den Kirchen, wozu sie vom Papst selbst geschickt worden war, wurde sie von Verwünschungen und Flüchen unterbrochen. Mehr als einmal mußte sie sich verstecken und Schutz suchen. Aber sie blieb bei aller Zartheit und Schwäche, aller Krankheit und Schüchternheit eine starke Frau.

Die *Judenkirsche,* Blasenkirsche oder Lampionblume steht jetzt mit ihren charakteristisch ballonartig aufgetriebenen, orangeroten Fruchtkelchen in unseren Gärten da. Diese eurasiatische Pflanze dient als schmucke Trockenblume für den Winter. – Oder die kirschengroßen, scharlachroten Beeren, aus der „Blase" gelöst, werden in der Volksheilkunde ihrer harntreibenden Wirkung wegen in Wein angesetzt. Bei Blasen- und Nierensteinen, gegen Rheuma und Gicht gerne genommen. Enthalten Vitamin C, organische Säuren, Karotinoide, Spuren von Alkaloiden und Fruchtzucker.

6-Wochen-Kur mit frischem *Brennesselsaft:* Auflösend, harntreibend, blutreinigend, stärkend und diabeteslindernd. Täglich morgens und abends 1 Eßlöffel voll nehmen. Zu empfehlen bei Verdauungsstörungen, Niedergeschlagenheit und Diabetes.

Bei sommerlichem Durchfall hat sich das Einnehmen pulverisierter *Blutwurz* bestens bewährt. 3mal täglich ½ Teelöffel voll und anschließend einen Schluck Schwarzen-Johannisbeer-Saft oder Schwarzen Tee nachtrinken.

3 säuerlich-süß schmeckende rote Beeren der *Judenkirsche,* morgens gekaut, sind bei Nieren- und Steinleiden, Vitaminmangel und zur Magenstärkung sehr hilfreich.

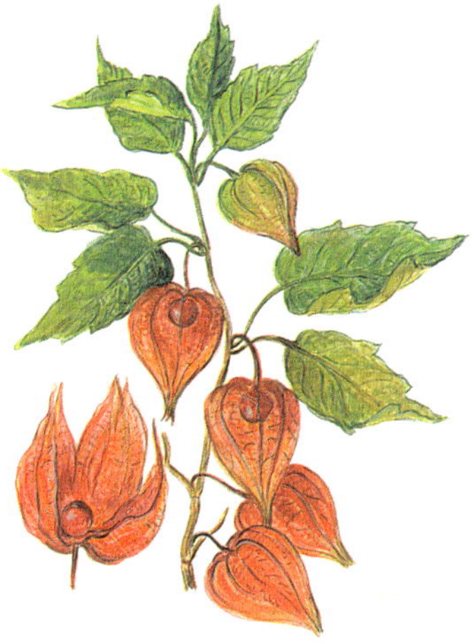

Judenkirsche

Im Herbst gesammelte und entblätterte blühende Judenkirschen-Ruten ergeben ein liebliches, orangerot leuchtendes Trockengesteck. Bringt Leben in die Winterwohnung.

DER REIFE FOLGT KEIN BLÜHEN MEHR

„Kürbisgedanken." Ein wenig gute Erde, Feuchtigkeit, den warmen Kuß der lebensspendenden Sonne, und die Kürbispflanze hat alles, was sie für ihr Gedeihen braucht. Ihre Blätter bedecken den Boden. Ihre Ranken erobern kriechend und windend die Umgebung. Und die prallen Früchte können nahezu ein Unmaß erreichen. Rasch wächst der Kürbis. Ebenso rasch verdirbt er. Ein Zeichen der Kürze und Unbeständigkeit. – So stehe ich da und bewundere. In der Natur. Mache mir meine Gedanken. Nicht selten sehr heilsam.

Daß der Tod im Darm liegt und wir großen Wert auf gutes Arbeiten und gänzliche Entleerung des Darmes legen sollen, dazu sagt ein altes Buch über Hausmittel: „Ahnst du, lieber Leser, wo die Krankheiten herkommen? Weißt du, warum so viele an Lunge, am Gehirn, an den Nerven, an Herz und Nieren, an Haut und Magen erkranken? Wo sollen die zerfallenen Speisereste und giftigen Stoffe bleiben, wenn sie der Darm nicht fortschaffen kann? Die Luft kann sie nicht wegblasen, und so zirkulieren sie im ganzen Körper, überall vergiftend, schwächend, lähmend oder reizend." – Diese Bemerkung ist zwar alt, aber plastisch treffend und keinesfalls danebengegriffen.

Erwachsene sollen jährlich im Frühjahr und im Herbst die inneren Organe von Parasiten säubern. – In ½ l Bier wird 1 Eßlöffel getrocknetes *Wermutkraut* über Nacht angesetzt, in der Früh leicht angewärmt, abgeseiht. Man nimmt 3mal hintereinander im 2-Tages-Abstand morgens ¼ l ein und konsumiert den Rest im Laufe des Tages.

Rote entzündete und schmerzende Augen können in Kürze Hilfe erfahren: Einige *Fenchelfrüchte* im Mörser zerstoßen, mit etwas erwärmtem kaltgepreßtem Olivenöl abmischen, 1 Stunde stehen lassen, filtrieren und in die Augen einträufeln.

Gasbauch mit Völlegefühl schwindet, wenn man 1 Messerspitze *Fenchelpulver* einnimmt und etwas Wasser nachtrinkt.

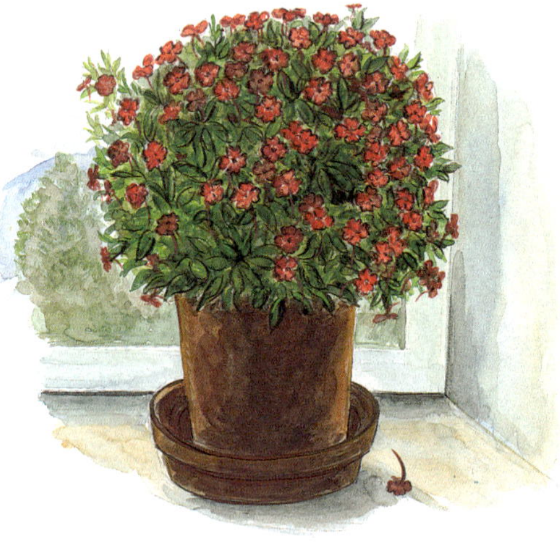

Fleißiges Lieschen

Das Fleißige Lieschen oder die Schöne Wienerin, eine üppig blühende Zimmerpflanze, gern im Fenster gesehen, kann jetzt noch durch Ableger vermehrt werden.

NICHT WUNDERGLAUBE, GOTTESGLAUBE

Das Blutwunder von Neapel hat Weltberühmtheit erlangt. Jedes Jahr, am Feste des heiligen Januarius, kann man es erleben. Er, der Bischof von Benevent unter Diokletian, wurde am 19. September 305 in Puteoli enthauptet. An seinem Jahresgedächtnistag fängt das eingetrocknete Blut im Reliquienschrein an aufzuwallen. Wird wieder flüssig. Wie frisch vergossenes Blut. Hunderttausende erleben es. Und finden dafür keine natürliche Erklärung. Gott spricht auch heute noch in Zeichen zu uns.

Influenza, Grippe hat ihren Anfang gewöhnlich bei Temperatur- und Wetterwechsel. Wenn es zwei, drei Tage heiß, hernach ebensolange kalt, trüb und nebelig ist. Oder wenn sich das Wetter überhaupt als recht unzuverlässig und unbeständig zeigt. Im ewigen Wechsel von heute auf morgen begriffen.

Holunderbeeren, frisch oder getrocknet, aber auch ihr Saft, zeichnen sich durch den hohen Vitamin-C-Gehalt aus und beugen dadurch Erkältungskrankheiten besonders vor. – Tragen weiters viel zur Hebung der Teint-Qualität bei.

Haselnußzweige jetzt schneiden, die Rinde abziehen, ergibt einen wertvollen Tee-Absud gegen Fettleibigkeit: 25 g frischer oder getrockneter zerkleinerter Rinde werden in 1 l Wasser kurz aufgekocht. Zugedeckt 15 Minuten ziehen lassen. Abseihen. In eine Thermosflasche füllen. Tagsüber langsam und schluckweise trinken.

Haselnußfrüchte, aus der harten Schale genommen, fein gerieben, 3 Wochen lang vor jeder Mahlzeit 1 Teelöffel voll gegessen, dient zur Behandlung von Blutarmut. – Diesen Haselnußschrot unbedingt trocken und gut verschlossen aufbewahren. Nicht zu lange, darf nicht ranzig werden!

Reife – und nur reife – *Tomaten,* häufig genossen, fördern den Haarwuchs und schaffen eine reine, gesunde Haut. Heben Ihr äußeres Erscheinungsbild beachtlich.

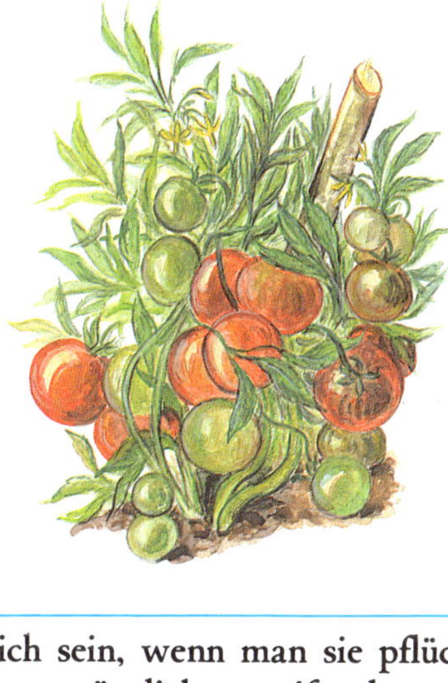

Tomaten

Tomaten sollen nicht zu weich sein, wenn man sie pflückt. In der Nähe des Fensters auflegen, durch die Sonne gänzlich ausreifen lassen. Köstlicher Rohgenuß.

20. September

INHALTE ALLEIN BESTIMMEN DEN WERT

Wenn im September die Walnüsse auf den Höfen niedertrommeln, im Sturz sich die grünen Schalen von der im Steinharten geborgenen Frucht lösen, dann zieht immer ein Schuß Wehmut in mein Herz. Gepaart mit dem Glücksgefühl des Erntesegens. Und ich gehe, sammle beides. Nüsse und Schalen. Treibt aber der Wind früh die unwirtlich naßkalten Herbstnebel ein, dann segeln die im Flug sich teilenden, braungewordenen Blätter dahin. Und die Walnußschalen liegen wie Lederfetzen, zusammengerollt und unansehnlich, da. – Doch mir dient beides, Frucht und Schale.

Walnußschalen färben stark ab. Verströmen beim Hantieren einen intensiven balsamischen Geruch und vermitteln einen bitteren, beißend-scharfen, dabei herben Geschmack. Beim Trocknen wird er zwar milder, aber bitterer. Walnußschalen enthalten Bitterstoff, Gerbstoff und ein scharfes, fettes, ätherisches Öl. Sind von besonders zusammenziehender und stärkender Wirkung. Sie werden entweder frisch verwendet oder für die Winterlagerung getrocknet.

Walnußschalentee, im Aufguß zubereitet, früh und abends je 1 Tasse getrunken: Gegen Schlaffheit der Verdauungsorgane, bei Dickblütigkeit und zur Beschleunigung der Ausheilung langwieriger Hautausschläge. Man sollte ihn öfter einmal in der Woche längere Zeit hindurch anwenden.

Die *Artischocke* war das Lieblingsgericht König Heinrichs VIII. von England. Dieses Gemüse ist imstande, Leber- und Gallenkrankheiten auszuheilen. – Reich an Vitaminen und für den Zuckerkranken sehr verträglich.

Von *Artischockensaft* wird 3mal täglich 1 Eßlöffel voll genommen. 3- bis 6wöchige Kuren zur Senkung des Cholesterinspiegels durchführen.

Thymian-Würze, regelmäßig in der Küche angewandt, ist blutreinigend, bekämpft fettige und unreine Haut.

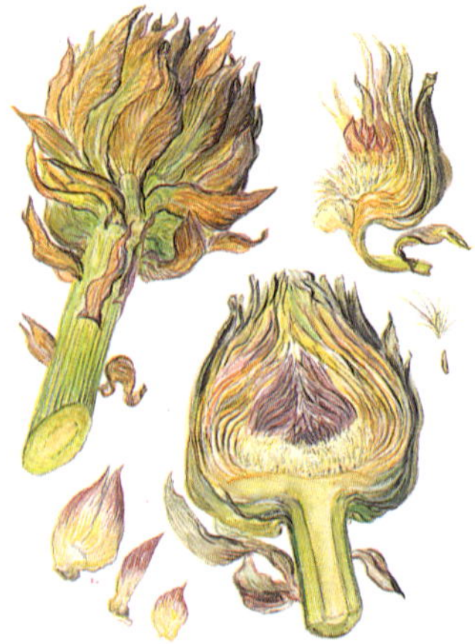

Artischocke

Jede Artischockenpflanze bringt bis zu 6 Blütenstände hervor. Eßbar sind die unteren Enden der schuppenartigen Kelchblätter und der Blütenboden.

MICH DEM GEISTE GOTTES ANVERTRAUEN

Der Apostel und Evangelist Matthäus wird mit Buchrolle und einem Engel als Evangeliensymbol dargestellt. Man verehrt ihn als Schutzpatron der Bank- und Finanzleute, der Steuer- und Zollbeamten, der Wechsler und Buchhalter. Von altersher wenden sich Menschen, die von der Leidenschaft der Trunksucht loskommen wollen, vertrauensvoll an ihn. Er hat das Wort Gottes in Palästina und Äthiopien verkündet und ist dort den Martertod gestorben. – Jesus nimmt jeden Menschen vorbehaltlos an. Voraussetzung gibt es nur eine, er muß IHM nachfolgen w o l l e n. – Der Bauer weiß um Matthäi im Buch der Natur zu lesen: „Wenn Matthäus weint statt lacht, Essig aus dem Wein er macht." „Wetter, das an Matthäi klar, bringt guten Wein im andern Jahr." – Ob dem Heiligen des Tages so das Schutzamt über die Folgen der Trunksucht zugefallen ist? – Schmunzle und denke!

Als Beleuchtung in Wohnungen und Büros keine Neonröhren, sondern Glühbirnen verwenden. Neonröhren wirken sich auf introvertierte Menschen ungünstig aus.

Die *Preiselbeere,* Vaccinium vitis-idaea, mit scharlachroten Beerenfrüchten, Sammelzeit September. In Mooren, Kiefernwäldern und alpinen Zwergstrauchheiden bis 2500 m Höhe anzutreffen. Wegen des herben Geschmackes sind die Früchte für Rohgenuß wenig geeignet. Als Konfitüre munden sie bestens zu Wildgerichten. In der Winterszeit 3mal täglich nach dem Essen 1 Löffel voll eingenommen, führen sie dem Körper Vitamin C, Fruchtsäure, Mineralstoffe und Pektin zu.

Weichen und gelben *Mais* für die Küche bekommt man dann, wenn man dem Kochwasser 1 Teelöffel Butter, etwas Zucker und kurz vor dem Abseihen erst sparsam Zitronensaft beifügt.

Perlzwiebeln sind frisch konsumiert wertvoller als in Naßkonserven. Fördern Drüsenfunktion, Verdauungsorgane, Durchblutung und Atmung.

Melonenschnitten, mit Honig leicht bestrichen, wirken am besten.

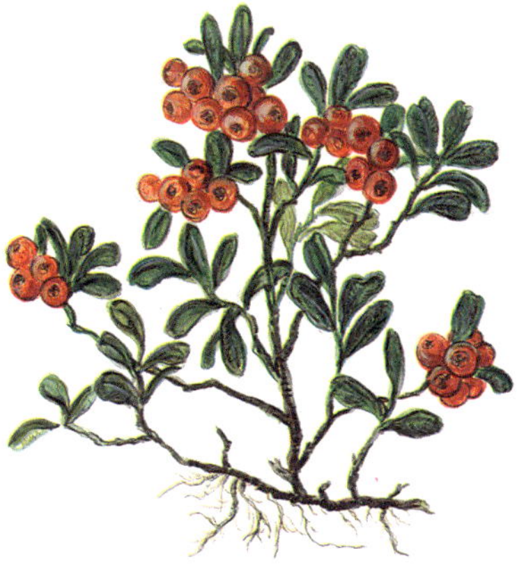

Preiselbeere

Nicht übersehen! Bis November Saatperlzwiebeln im Abstand 20×10 cm auslegen. Ernte nach einem Jahr. Haltbar 3–4 Wochen. Gesundheitlich sehr wertvoll.

22. September

GEFÜHLE LASSEN SICH MANIPULIEREN

Ob wir einen Menschen lieben? Alltäglichkeiten stumpfen ab. Lassen uns nicht mehr richtig jene Menschen einschätzen, die mit uns leben. Die wir lieben, ohne es uns einzugestehen. Die Trennung erst macht uns traurig, daß wir sie nicht mehr haben. Das ist ein Beweis der Liebe. Den uns die Trennung liefert.

Bei Kranken und Bettlägrigen schwindet die Schwäche durch *Kaltwasserabreibung.* – Keine Schwäche kann so groß sein, daß sie nicht täglich gebessert werden könnte. Den Kranken aufsetzen, mit einem feuchten Kaltwasserlappen rasch den Oberkörper, dann den Unterleib abreiben. Nicht länger als 1 Minute. Dann sofort wieder ins Bett. So kann das Allgemeinbefinden Schwerkranker täglich schon am Morgen spürbar gebessert werden.

Halsweh mit *Himbeersirup* beseitigen. – 1 l frischgepreßten Himbeersaft mit ebensoviel Rohzucker gut vermischen. Auf kleiner Flamme solange aufkochen, bis eine sirupartige Masse entsteht. In Gläser füllen, abschließen und dunkel aufbewahren. – 4 Eßlöffel pro Tag eingenommen und einen Schluck lauwarme Milch nachgetrunken, ergibt ein ausgezeichnetes altes Hausmittel gegen Halsweh. Wirkt gleichzeitig harntreibend.

Getrocknete *Apfelspalten* bei Wanderungen und Fußmärschen wie auch bei anderer Gelegenheit gekaut, steigern nicht nur die Drüsentätigkeit, sondern festigen den Kauapparat und fördern die Durchblutung unserer Gehörorgane.

Kleines Wiesenknopfkraut mit seinen Rosettenblättern zur Zeit der Blüte gesammelt, getrocknet, enthält Vitamin C, wirkt als Tee, im Aufguß zubereitet, antiseptisch, blutstillend, entzündungswidrig, stopfend und zusammenziehend.

Brombeeren, beliebte Frischkost. Geeignet für Marmelade, Gelee, Süßmost, Likör, Obstbrand und Dessertwein.

Kamillentee mit Honig gesüßt, eine Tasse nach Ärger oder Aufregung trinken.

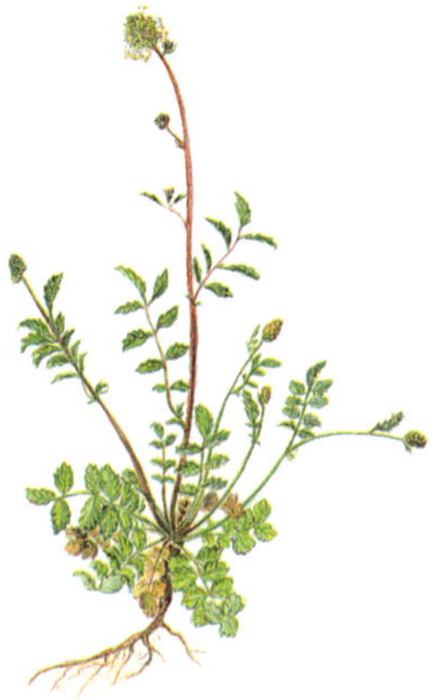

Kleiner Wiesenknopf

Rankende Brombeeren brauchen ein Stützgerüst. Über Winter Frostschutz. Im Frühjahr auslichten. Seitentriebe auf 1 Auge einkürzen. Hier setzen Fruchttriebe an.

NEBELBÄNKE, ZEIT DER INNENKEHRE

In Beständigkeit und Wechsel liegt das fruchtende Werden. Es gestaltet sich im Zellenaufbau unseres Körpers nicht anders als im Seele-Geist-Werden. Faszinierend und immer wieder aufs neue ergreifend ist der Wandel der Jahreszeiten. Im Frühjahr das Aufbrechen zarter Blätter, ihr Entfalten. Im Sommer die üppige Fülle saftigen Grüns. Im Herbst der bunte Baum und der Blattabfall. Fast scheint es da, als wolle die Natur ihr Kleid auf den Nagel hängen, um zur Ruhe zu gehen. Sich zu entkleiden. Im Winter fühlt und erlebt man die große Stille, die über dem Wald liegt.

Typische „Brutstätten" für ansteckende Krankheiten, die sich meist in den Atem- und Luftwegen festsetzen und von hier ihren Ausgangspunkt haben, sind der Saisonwechsel. Die Übergangszeiten. Also Herbst und Frühling.

Eine *Gesichts- und Handpackung,* um nervöse, rauhe Haut wieder elastisch und biegsam zu machen: 2 Eßlöffel Johanniskrautöl werden tropfenweise in reines rohes Eigelb mit einem Spritzer Zitronensaft eingerührt. Damit Gesicht, Hals und zuletzt die Hände bestreichen. ½ Stunde einwirken lassen. Abwaschen und die Haut nachreinigen. Die Kur soll man je nach Bedarf öfter machen oder wiederholen.

Was sind *„Prünellen"?* Es sind dies geschälte, von den Kernen befreite und sodann getrocknete Pflaumen. Kommen hauptsächlich von Frankreich. Eignen sich als Rohkost, „trocken" sowie in kaltem Wasser eingeweicht genossen oder leicht angewärmt. Wirken auf jeden Fall darmreinigend und stuhlfördernd.

Zwetschken enthalten pektinartige Stoffe, die stark quellfähig sind. Sie erweichen den Stuhl. Der starke Gehalt an zelluloseartigen Bestandteilen reizt die Darmschleimhaut und ermöglicht so eine ganz natürliche Darmentleerung.

Ist der Darm ein faules „Biest"? Dann iß fleißig *Pflaumen* oder *Zwetschken.* Frisch oder getrocknet.

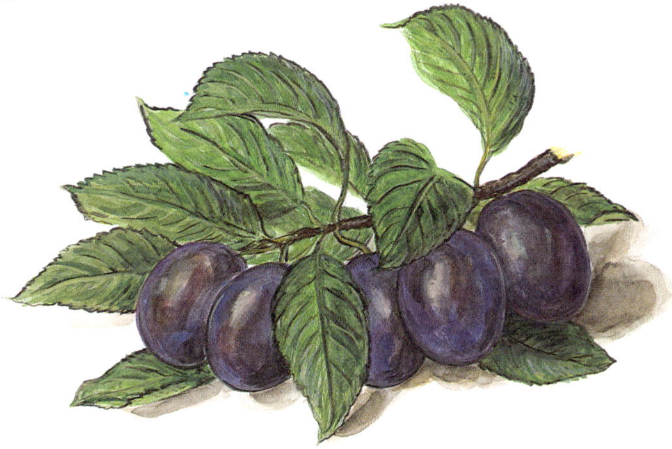

Zwetschken

Bevor im Herbst das Laub zur Gänze von den Bäumen fällt, schneide alle dürren Äste heraus. Jetzt kannst du sie noch leicht unterscheiden. Knapp am Stamm absägen.

DEINE SINNE KANNST DU VERFEINERN

September, der Herbstbringer. Und der Herbst ist der „Reife-Mann". „Reifen." Sage ich mir. Blicke um mich. Finde es bestätigt. In meinem Garten. Eigentlich müßte ich mich darüber aus ganzem Herzen freuen. Ich freue mich ja auch. Blicke dabei ein wenig tiefer in mich hinein. Und merke, daß in mir so manches reifen soll. Und daß ich auch „andere" Wintervorräte einbringen muß. Und dieser Gedanke geht mir unter die Haut. Dringt wurmartig bis zu meinem Herzen vor. Fängt dort an zu nagen. – Damit ich nicht einmal dastehe wie ein verschämtes Kind. Mit leeren Händen.

Mit meiner „Herbst-Philosophie" allein löse ich meine Probleme nicht. Komme damit nicht zu Ende. Da gehe ich trotzig in den Garten. Und esse mich gesund. Ohne Zwischenhandel. Direkt vom Baum. Von der Hand in den Mund. Das tut mir gut. Filtert und läutert meine Gedanken. – *Obst und Gemüse* nicht nur konservieren und lagern, sondern jede Gelegenheit ausnützen, soviel wie möglich frisch zu konsumieren. Um im Körper Mineralsalze-Vitamin-Reserven anzulegen.

Buchweizenkraut – darunter versteht man die frische, zur Zeit der beginnenden Blüte gesammelte ganze Pflanze ohne Wurzel. Getrocknet, zerkleinert, im Aufguß zubereitet, 2mal täglich 1 Tasse getrunken, wirkt sie besonders bei Körperjucken, Pruritas. Bei Neuralgien und Ekzemen. Bei Weißfluß, Fluor albus. Und bei Krampfadernschmerzen.

Buchweizenkörner, eine sehr gesunde Speise. Reich an wertvollen Mineralstoffen. Weisen von allen Getreidearten den höchsten Prozentsatz an Kalzium auf. Der Vitamingehalt ist überdurchschnittlich.

Wundklee mit seinen gelbfarbenen Blüten liebt kalkhaltigen Boden. Eignet sich der entzündungshemmenden Eigenschaft wegen hervorragend als Beigabe zu Teegemischen für Herbstkuren.

Buchweizenhonig festigt den schwachen Darm und regelt den Stoffwechselprozeß.

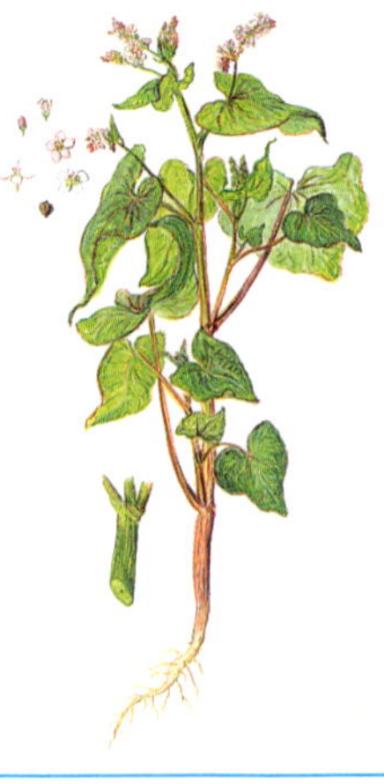

Buchweizen

Rosmarin als Topfpflanze an einem hellen, luftigen Standort bei Temperaturen um 10° C überwintern. Nur wenig gießen. – Verbessert die Zimmerluft.

25. September

BEWUSSTES ATMEN STÄRKT DEN GEIST

Altweibersommer. Ein wetterkundlicher Begriff. Heißt spätsommerliche Schönwetterlage Ende September bis Anfang Oktober. Sonnige, warme Nachsommertage, die fast regelmäßig auftreten. Verursacht durch Festlandhoch über Rußland. Wobei südöstliche Winde warme Luft nach Mittel-, West- und Nordeuropa bringen. – Volkskundlich wird der „Altweibersommer“ mit einem Vergleich der späten Liebe älterer Frauen erklärt. – Aus der Sicht des Biologen nennt man im Spätsommer in der Luft schwebende lange Spinnfäden „Altweibersommer“ oder „Marienseide“.

Die Phytotherapie oder Pflanzenheilkunde, auf wissenschaftlicher Basis fundiert, hat sich aus der Kräuterheilkunde in den letzten Jahrzehnten zunehmend weiterentwickelt. Ist heute nicht mehr ein rein erfahrungsmäßiges, empirisches Wissen, sondern eine immer mehr anerkannte Wissenschaft.

Augentrost-Tee war seit urdenklichen Zeiten ein beliebtes Hausmittel: „Der Augentrost ist ein Hauptmittel gegen dunkle und schwache Augen, auf jede Weise zu gebrauchen. Der Tee dient als Waschwasser oder zu Umschlägen, um die Augen zu reinigen, zu klären und die Sehkraft zu stärken, auch innerlich bei Gelbsucht und Leberleiden angewendet.“

Das Heilkraut *Augentrost,* von altersher bekannt gegen Erkrankungen der Haut sowie der Schleimhaut und nicht bloß bei Augenerkrankungen, wie häufig angenommen. Magenschleimhautreizung oder Entzündungen der Mund- und Rachenschleimhäute können so von innen heraus behandelt und geheilt werden. Wichtig ist die sparsame Dosierung. 1½ Teelöffel für ¼ l Wasser im Aufguß. Schluckweise trinken.

Eberrautenbüschel, mit dem Kopf nach unten aufgehängt, gelten als wertvoller Luftverbesserer in Stallungen und Innenräumen.

Das vitaminreichste Gewürzkraut ist die *Petersilie.*

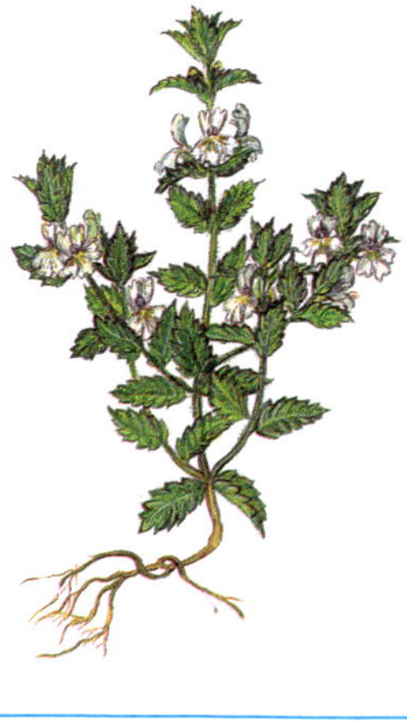

Augentrost

Alles Leben braucht Kraft. Unter Stauden, Sträuchern und Bäumen, die schon lange am gleichen Platz stehen, streut man daher im Herbst alten Kompost aus.

DURCH BEOBACHTEN ERFAHREN WERDEN

Bäuerliche Weisheiten über die Beurteilung des Wettergeschehens. Sie existieren. Beruhen auf tiefgründigen Beobachtungen von Mondphasen, Wolkenbildung, Tiergewohnheiten und Pflanzenwelt. Gehören zum Bauernwissen. Gerne Bauernweisheiten geheißen. In tiefster Wurzelanalyse aber die Folge des nicht von außen her gewaltsam unterdrückten Hanges, den Urheber allen Lebens in den Alltag miteinzubeziehen.

Die Inhaltsstoffe des „Allerweltsgesellen" *Blutweiderich* üben eine zusammenziehende Kraft aus. Wird deswegen als darmstärkendes Hausmittel verwendet. – Der Volksglaube nennt den Blutweiderich „Stolzer Heinrich". Sieht in ihm den Sitz von Kobolden. Die dem Menschen bald hold, bald feindlich gesinnt sind. In Anlehnung an seine Darmwirkung ist dieser Glaube durchaus verständlich.

Brombeersirup gegen Durchfall bei Kindern. Aus reifen Brombeerfrüchten den Saft pressen. Das gleiche Gewicht Rohzucker hinzugeben. Bis zur sirupartigen Masse einkochen. Noch heiß in mit Alkohol gereinigte Flaschen füllen. Gut verschließen, kühl-dunkel lagern. – Kindern bei Durchfall täglich 3mal je 1 Eßlöffel voll nehmen lassen.

Der *Blutweiderich* besitzt leicht antibiotische Eigenschaften. Eignet sich sehr gut bei allen Unpäßlichkeiten, die mit Magen und Darm zusammenhängen: Durchfall, Magenschleimhautkatarrhe und Magenuntersäuerung. Im Aufguß zubereiten. Früh und abends je 1 Tasse. Wochenkur. 1 Woche Pause. Wiederholen.

Melonen sind eine vorzügliche Diätspeise. Zu empfehlen gegen Gicht und Rheuma. Günstig bei Nierenleiden. Erfrischend für Genesende. Bauen Schwächezustände ab.

Blutweiderichtee mit Honig und Zitronensaft in der Thermosflasche, gesunder Trunk für Sportler und Wanderer.

Mostbirnen ergeben einen wertvollen Süßmost zur Harnwegsreinigung.

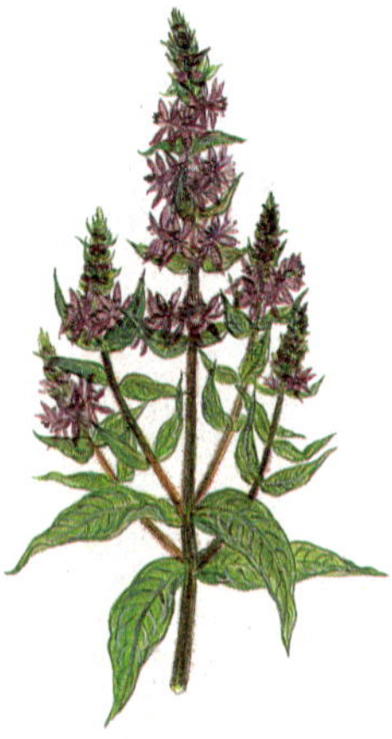

Blutweiderich

Bläulich purpurrote Blüten in langer Scheinähre machen den Blutweiderich, das Sinnbild der Eitelkeit, zur wunderschönen Solitärpflanze.

27. September

TRÄNEN DER FREUDE SIND SCHÖN

Grau ist der Alltag. Grau sind die Steine. Grau ist so vieles, aus der Ferne betrachtet. Die schroffen Felsen der Kalkberge des Gesäuses und der Dolomiten erscheinen grau in grau. Werden Gesteine aber geschliffen, dann können uns ihre Schönheit, Farbe, Zeichnung und Struktur begeistern und faszinieren. – Die Schönheit liegt innen. Der „Schliff" erst bringt sie zutage.

Einfache Therapie bei Arthrose, Gelenksentzündung. – Eigenartig, wie man Erfahrungen sammeln kann. Komme ich beim Krankenbesuch zu einer alleinstehenden Achtzigjährigen, die sich seit einiger Zeit nur mehr mittels zweier Gehstöcke fortbewegen kann, weil sie die Gelenke furchtbar schmerzen. Da sagt sie zu mir: „Ich kann nicht mehr tun als Beten und Stricken. Gerade durch das Stricken bleiben meine Gelenke noch halbwegs beweglich und versulzen nicht ganz." – Oft muß man die selbstverständlichsten Dinge aus dem Munde anderer hören. Damit man aktiv wird. Ich kann diesen Rat der Erfahrung nur weitergeben.

2 Eßlöffel *Hauswurzblättersaft*, mit 1 Teelöffel echtem Bienenhonig vermischt, in ⅛ l warmem Wasser aufgelöst, ergibt ein erprobtes Gurgelwasser bei Mund- und Halsleiden. – Hauswurz kann das ganze Jahr über, mit Ausnahme zur Blütezeit, Juli bis September, gesammelt werden.

Bei Angina oder Halsweh täglich 3mal je 1 kleines Stamperl *Brombeersirup* eingeben. Brombeeren haben eine sehr starke Fähigkeit, die Abwehrkräfte des Körpers zu aktivieren. Sind zur Zeit der Reife frisch genossen durch kein anderes Obst zu ersetzen.

Milchzucker, zerquetschten *Leinsamen* und echten *Bienenhonig,* je 1 vollen Eßlöffel am Abend und am Morgen genommen, fördern den Stuhlgang. Die Wirkung stellt sich jedoch nicht sofort ein. Mit Geduld längere Zeit durchführen.

Bei Mangel an Magensäure: reichlicher Genuß von *Beerenobst* und *Zitrusfrüchten.*

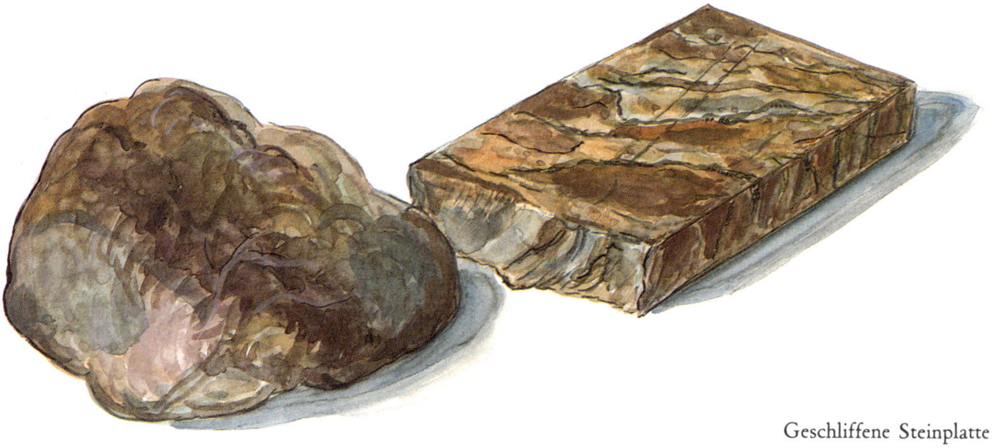

Geschliffene Steinplatte

Winterabdeckungen auf Gartenbeeten sollen, solange noch eine intensive Sonnenbestrahlung besteht, nicht durchgeführt werden.

SPAREN UND VORSORGEN IST TUGEND

Im Herbst breche ich gerne aus. Um die letzten Sonnenstrahlen beim Wandern zu genießen. Interessant, andere tun das gleiche. Einige unter ihnen laufen. Fahren Rad. Gehen in die Berge. – Ich wandere. Schaue. Beobachte. Über mir „Wolken", die leben. Zugvögel. Ziehen. Sie weichen dem nahenden Winter. Ich sage gar nichts. Lasse Lao Tse sprechen: „Ist der Sinn verloren, dann ist das Leben verloren."

Kohlrabi, ein beachtlicher Magnesiumträger. Milder, angenehmer Geschmack zeichnet Kohlrabi aus. Macht ihn zu einem beliebten Gemüse. – Raschwüchsig. Braucht von der Aussaat bis zur Ernte im Sommer nur 10 bis 12 Wochen. Verträgt leichte Herbstfröste. Läßt sich wochenlang gut lagern. – Kohlrabi sollte man unbedingt jung ernten und essen, bevor er holzig wird. Der Volksname „Stengelrübe" besagt, daß die Knolle nur ein verdickter Stengel ist. – Auch die Blätter können verwendet werden.

Fein geraspelter *Kohlrabi,* eine vorzügliche Rohkost. Mit Salattunke und feingehackten Küchenkräutern serviert. – In Mischsalaten: mit Gurke, Essiggurke, Meerrettich, Zwiebel und den verschiedenen Küchenkräutern. – Beliebt sind des weitern gebackene Kohlrabischeiben.

Vom *Wurmfarn* wegen seiner Giftigkeit intern weder das Kraut noch die Wurzel heranziehen! – Getrocknete Blätter hingegen unter das Kopfkissen gelegt, erweisen sich als schmerzlindernd bei Rheuma- und Gichtschmerzen.

Ringelblumen-Blütenblätter-Tee als Badezusatz wirkt aufgrund seines gelben Farbstoffes anregend auf die Tätigkeit der Zellen ein. Man erzielt damit einen gewissen Verjüngungseffekt.

Kleine *Rosinen,* das sind getrocknete reife Weintrauben, 2 Eßlöffel davon in ½ l Weißwein gesotten, davon mehrmals einen warmen Schluck genommen, lindert spürbar den Husten.

Kinder knabbern gerne rohe *Kohlrabischeiben.* – Gut für die Zähne.

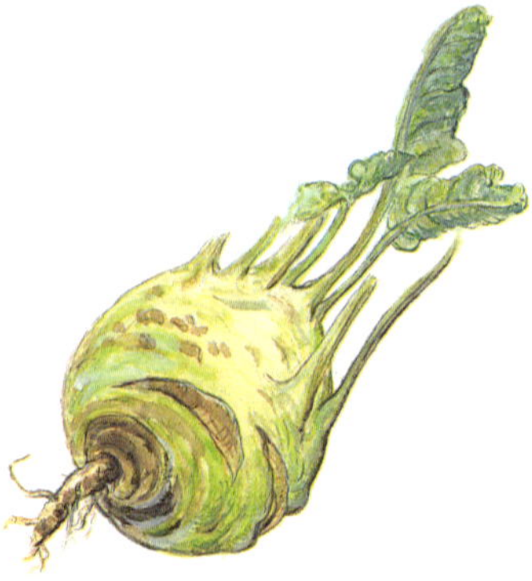

Kohlrabi

Von März bis August Kohlrabisamen dünn auf Saatbeete säen. Die Setzlinge im Abstand von 20 bis 25 cm pflanzen. Die Knollen bei Tennisballgröße ernten.

EIGENVERANTWORTUNG TUT ÜBERALL NOT

Es ist nicht wunderlich, daß der Engel in Ritterrüstung dem einfachen und gläubigen Volke immer sehr nahestand. Als Vorkämpfer der Gott-Treugebliebenen. Der mit Helm, Schwert, Lanze und Schild den Drachen durchbohrt und tötet. Und daß der heilige Michael auch heute noch als Kämpfer gegen die Macht der Unterwelt angerufen wird. Die keine Halluzination, sondern Tatsache ist.

Stellt man unangenehmen, übelriechenden Atem fest, muß der erste Gang der zum Zahnarzt sein. Sind die Zähne gesund oder wieder in Ordnung gebracht und der Atem nicht verbessert, wird die Ursache innerlich zu suchen sein. – *Lindenholzkohlen-Pulver* in der Apotheke besorgen. Davon nimmt man 1 Woche lang täglich morgens ½ Teelöffel voll ein und trinkt lauwarmes Wasser nach. Am letzten Tag schluckt man abends vor dem Schlafengehen 1 Eßlöffel *Rizinusöl.*

Das Wasserblattgewächs Phacelie oder Büschelschön ist eine wertvolle Bienenweide. Blüht bereits 2 Monate nach der Aussaat. Liebt lehmigen Sandboden. – *Phacelia-Sortenhonig* besitzt einen niedrigen Wert elektrischer Leitfähigkeit, beinhaltet viel Frucht- und Rohrzucker, ist sehr pollenreich. Eignet sich für wetterfühlige, aber auch für migräneanfällige Menschen. Vor allem als Beigabe zu Melissen- und Johanniskrauttee.

Hautjucken kann behoben werden: 20 g zerkleinerte *Alantwurzel* in ½ l kaltem Wasser über Nacht ansetzen, morgens gut erwärmen, aber nicht kochen. Kurz ziehen lassen. Abseihen. Die Hälfte getrunken und mit dem Rest den Körper abgerieben, hilft gegen Hautjucken. Besonders dann, wenn es sich um Altersjucken handelt.

Ein altes gutes *Hausmittel:* „½ Glas Zuckerwasser mit 1 Teelöffel eingerührter Arnikatinktur wirkt belebend nach plötzlichem Erschrecken, dämpft die dadurch erregte Galle und führt sie ab.“

Himbeerblättertee: bei Darmblutungen, Durchfall, Gicht und Fieber.

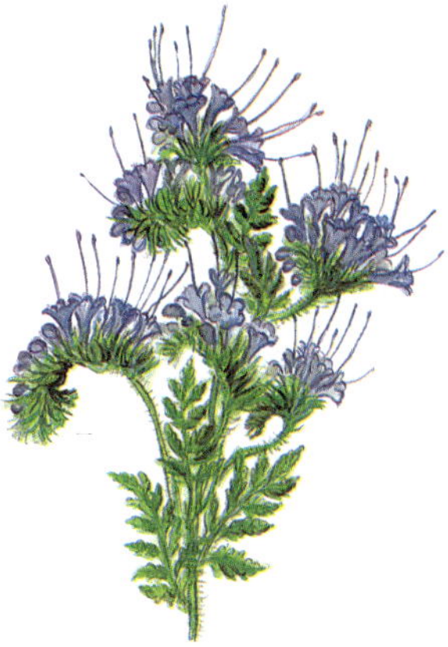

Phacelie

Werden die Stellagen im Keller vor der Ernte gründlich gereinigt und mit frischem Kalkanstrich versehen, ergibt dies eine gesunde Lagerung für den Winter.

UNRAST ZERSTÖRT DOCH SO VIELES

Beobachtung der Natur. Ein Gebot der Stunde. War immer schon aktuell. Heute aber akut. Ein „Ja" oder „Nein" kann schwere Folgen nach sich ziehen. Zur Existenzfrage werden. Unsere Ahnen, die Alten, die Vorfahren – das liegt nur wenige Generationen zurück – haben ihre Umgebung sehr genau beobachtet. – Den Zug wilder Vögel. Kraniche. Wildgänse. Wildenten. Im geordneten Konvoi. Der am Nachthimmel auftaucht. Wieder verschwindet. Richtung Norden. Zu den Tundren. Mit schrillem Schrei wird die nächtliche Ruhe durchbrochen. Rauschen und Brausen des Flugs bleibt gleichsam vibrierend in der Luft hängen. – Auch heute noch ein außergewöhnliches Ereignis. Für den „begnadeten Nachtschwärmer" Mensch.

Chloriertes Leitungswasser auf die Dauer zum Waschen verwendet, formt mit der Zeit eine „abgestumpfte", rauhe und weniger empfängliche Haut. Durch das Abreiben des Körpers mit *Augentrost- oder Seifenkrauttee* kann diese Benachteiligung zum Teil wenigstens wieder behoben werden.

Seifenkrautwurzeln gräbt man im Herbst. Unter fließendem kaltem Wasser abspülen, an der Sonne oder im warmen Raum rasch trocknen. – Kleingeschnitten, 3 Stunden kalt angesetzt, erwärmt und nicht gekocht, schäumt es bei der Anwendung stark auf. Damit läßt sich eine hautschonende reinigende Gesamtkörperwaschung durchführen.

Hausgemachte *Verdauungstropfen:* 1 Gelbe Enzianwurzel in kleine Stücke schneiden. In einer Flasche gutem Obstbrand ansetzen. Verschließen, 14 Tage ins Fenster stellen. Täglich einmal schütteln. 6 Monate im Keller lagern, nicht abseihen. Jeden Tag ½ Stunde vor dem Essen 1 Eßlöffel voll einnehmen. – Hilft bei Gastritis, bei Appetitmangel und übermäßiger Gasbildung.

Macht sich auffallende Leistungsminderung bemerkbar? Dann täglich früh und abends je 1 Tasse *Hagebuttenfrüchtetee* und vorher 1 Eßlöffel *Sanddornsaft* trinken.

Getrocknete und angequetschte *Sanddornfrüchte* zum Bestreuen von Braten.

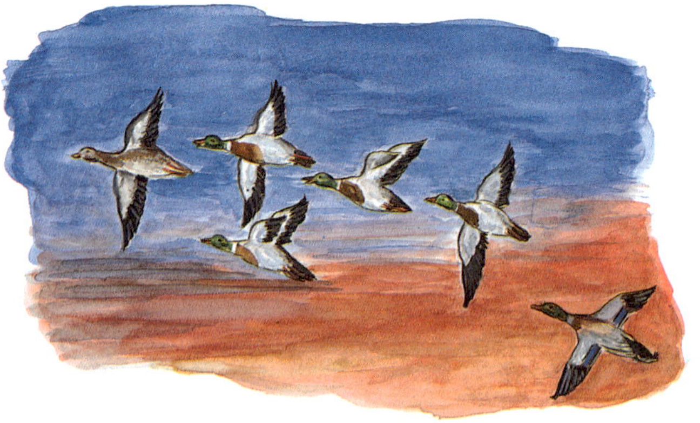

Wildentenzug

Sanddornbeeren nach dem ersten Frost sammeln, vorsichtig trocknen. Beim Verwenden zerstoßen. – Hoher Vitamin-C-Gehalt. Infektionshemmende Wirkung.

Des Samens
Keim
birgt
eig'nes Wesen

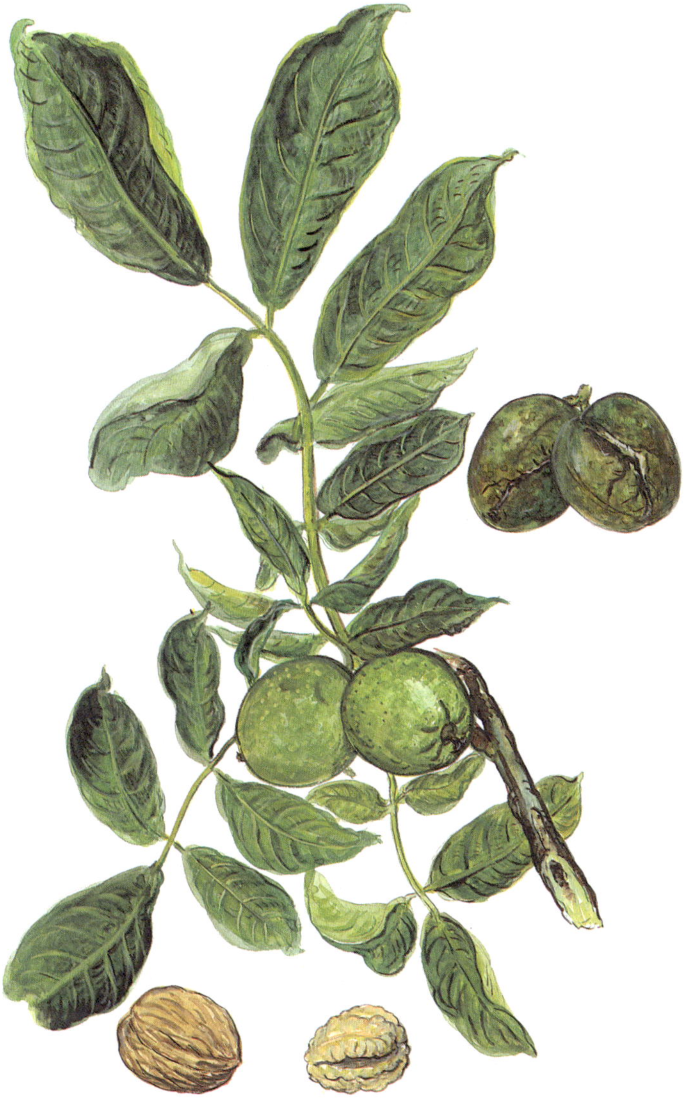

Walnuß

Durchhaltevermögen.

Überdauern.

Damit es zum Höhepunkt des Lebens kommt.

Zur Fruchtbildung.

Totengrün – falls es diesen Farbton nicht gäbe, würde ich ihn erfinden –, mit Türkisblau, Terrakottabraun und einem leichten Spritzer Chinesischer Tusche. Das alles mit der Handfertigkeit des Herbstes zusammengetragen. Richtig aufgepinselt.

So könnte man die Fetzen und Fludern der Walnußschalen in etwa zeichnen und nennen.

Wie sie jetzt mit den Nüssen fallen. Scheppernd und lärmend dabei.

Nicht zum Verdruß vieler genießerischer Gäste. Ob in Federn oder Haaren gekleidet.

Weil im Oktober die Natur ein Gastgeber ist.

Für alle.

Nicht nur für den Menschen.

Man sieht jetzt hinein. In das Kräftewalten.

Zusammenhänge werden klar.

Das Wissen abgerundet.

Das Bild konkret.

Jedes Gräschen, jedes Kräutlein, jeder Strauch und jeder Baum ist etwas Lebendes. In sich Abgeschlossenes. Eigenes.

Nach Paracelsus haben sie alle Anteil an drei Prinzipien: Sal, dem Salz; Mercurius, dem Quecksilber, und Sulphur, dem Schwefel. Verbunden mit spezifischen Aufgaben in bezug auf bestimmte Pflanzen-Abschnitte.

Wurzel und Samen.

Stengel und Blätter.

Blüte, Farbe und Duft.

Das salinische Prinzip ist in der Verwurzelung, in der Erdenfeste gegeben. Sal entsteht aus dem Zusammenwirken der beiden anderen Prinzipien, Schwefel und Quecksilber.

In Stengel und Blätterfülle kommt es zum mercurischen Strömen und Vermitteln zwischen Erdenhaften-Sein und Kosmos-Kräften.

Mit der Blüte vollzieht sich sulphurisches Verströmen und Sublimieren in Farbe und Duft.

Aber gerade mit der Blüte schließt sich wieder der Kreis. Weil aus ihm, dem brennenden Schwefel, ein neues Sal-Gebilde entsteht: der Same.

Er ermöglicht jedem Gewächs das Überdauern von Generation zu Generation.

Verleiht ihm so ein Durchhaltevermögen.

Die Kette ist gefunden. Die das Fortleben garantiert.

Jedes Samenkorn ein Speicher.

Der auf kleinstem Raum die größte Zusammenballung an Kräften birgt, bewahrt und weitergibt.

Der Monat Oktober ruft jede bewußt leben-wollende Seele zur Innenschau. Was im Winter begonnen, im Frühjahr grünte und im Sommer erblühte, soll jetzt fruchten. Im Sich-Selbst-Besitzen.

„Egoz". Der Walnußbaum.

War bereits zu biblischen Zeiten bekannt.

Er stammt aus den Bergwäldern des Balkans und Ostasiens. Ist heute überall gerne gesehen. Der mächtige, ausladende, hohe Baum mit weiß-bräunlicher rissiger Borke.

Seine ledrigen, unpaarig gefiederten Blätter gelten als wertvolle Luftverbesserer. Zerrieben strömen sie einen angenehmen Duft aus. Der vom braunen Juglon kommt.

In den getrockneten Fruchthüllen ist viel Vitamin C enthalten.

Das Beliebteste aber sind die kugeligen Steinfrüchte.

In ihnen sitzt die Nuß, der Same.

Wertvoll für das Gedächtnis.

Und zur Nervenstärkung.

BLÄTTER STERBEN UND BÄUME LEBEN

Im Wald vergilben die Blätter. Siebenschläfer und Haselmaus häufen in ihrem Winterquartier die letzten Vorräte an. Der Igel sucht sich Laub-, Heu- oder Reisighaufen. Die Fledermäuse Felshöhlen, Dachböden, Kirchtürme oder Burgruinen. Um ihren Winterschlaf anzutreten. In der kalten Morgendämmerung röhren die Hirsche. Der ganze Wald hallt wider von diesem tiefen Brüllen. Ihre Liebeszeit ist im vollen Gange. Erst wenn die kalten Oktobernebel um die Mitte des Monats einfallen, schweigt eine Stimme nach der andern. Dann huschen in der einbrechenden Dunkelheit unerfahrene junge Nachtraubvögel vorbei. Gemächlich trottet ein Dachs aus dem Dunkel in die Waldlichtung. Noch bevor seine Winterruhe beginnt, wartet auf ihn die Paarungszeit. – Voller Geheimnisse steckt der Wald.

Der *Papayabaum* zählt zu den Nutzpflanzen vieler tropischer Länder. Die Früchte sind nicht selten auch bei uns auf dem Markt zu haben. Die Papayafrucht oder die Baummelone. Eine sehr empfehlenswerte Frucht. Fördert die Verdauung. Kann mit Erfolg gegen Verstopfung eingesetzt werden.

Beinwellbad, eine Wohltat für die Haut. – 100 g zerschnittene und getrocknete Beinwellwurzeln mit 1½ l kaltem Wasser 3 Stunden lang im warmen Raum ansetzen. Bei kleiner Flamme langsam gut erwärmen, aber nicht kochen. Zugedeckt 20 Minuten ziehen lassen. Abseihen und knapp vor dem Hineinsteigen ins Bad dem Wasser beifügen. Schäumt auf. – Ein Beinwellbad ist von wundheilender und entzündungshemmender Wirkung. Hervorgerufen durch den Inhaltsstoff Allantoin.

Einige Stückchen zerkleinerter *Meisterwurz* über Nacht in ein Glas Trinkwasser geben. Morgens abseihen. Austrinken. Stärkt den Magen. Verleiht guten Atem.

Der gesunde frische *Obstmost* hat 3 Todfeinde: Metalle, Konservierungsmittel und schwefelige Säure zum Reinigen der Fässer.

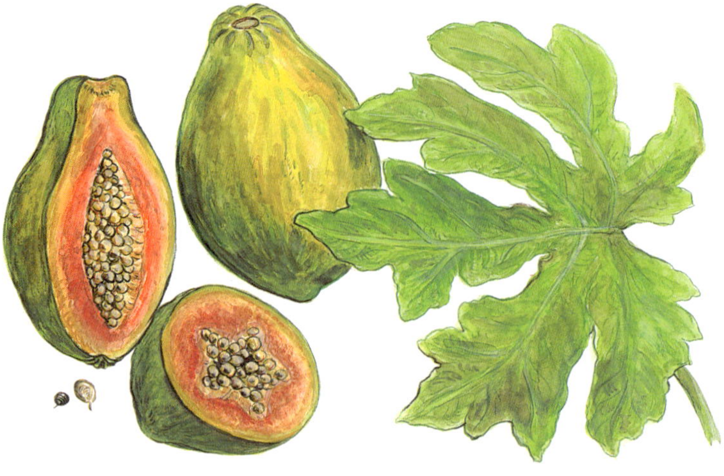

Papaya

Ärgere dich nicht über den Blattfall. – Vergönne späten Apfelsorten den Kuß der letzten Herbstsonne. – Den Hauszwetschken schaden die Nachtfröste keineswegs.

WER SICH SELBST VERTRAUT, GEWINNT

Zähe an Einfällen festhalten. Sie durchdenken. Von allen Seiten her beleuchten. Auf ihre Brauchbarkeit hin prüfen. Das Licht von oben darauf herabflehen. Entschließen. Und entschlossen – beschlossen – durchhalten, durchführen. – Ein Erfolgsrezept?

Bei länger andauernden sitzenden Arbeiten, nach Autofahrten und an Tagen, an denen man keine Spaziergänge machen kann, sollte man den Füßen wenigstens eines gönnen, um sie leistungsfähig zu erhalten: Einige Male im Zimmer abwechselnd auf den Fersen und dann auf den Zehenspitzen herumlaufen.

Als Vorbeugemittel von Erkältungen, vor allem in den Herbst- und Wintermonaten, gelten Vitamin-C-reiche Früchte unserer Heimat, aber auch alle *Zitrusfrüchte,* roh genossen. Preiselbeeren als Kompott. Holunderbeeren als Saft. Brombeeren als Saft oder Kompott. Johannisbeeren als Saft. Sanddornbeeren ebenfalls als Saft. Hagebutten als Marmelade oder als Tee-Aufguß.

Für die Gesichtshaut-Pflege bei fetter Haut: In 1 l *Apfelessig* 2 Eßlöffel geriebenen *Kren* 8 Tage lang ansetzen. Täglich schütteln. Morgens 1 Eßlöffel voll davon mit ebensoviel Wasser verdünnen und mit einem Wattebausch das Gesicht abtupfen.

Der im Handel erhältliche Tafelsenf ist ein Gemisch von frischgemahlenen Senfkörnern, Weinessig und Gewürzen. Kann den hohen gesundheitlichen Wert des *Krens* jedoch nicht ersetzen.

Mit *Sesamkörnern* bestreut man Backwaren, Blumenkohl und Geflügel. Bekommen auf diese Weise einen feinen nußartigen Geschmack. Fördern so wie Nüsse die Denkkraft. – Geröstete Sesamkörner werden zum nahrhaften Gewürz.

Sesamöl ist hellgelb und geruchlos. In der Küche bei Reformkost heranziehen. Ein erstklassiges Speiseöl von hoher Geschmacksqualität.

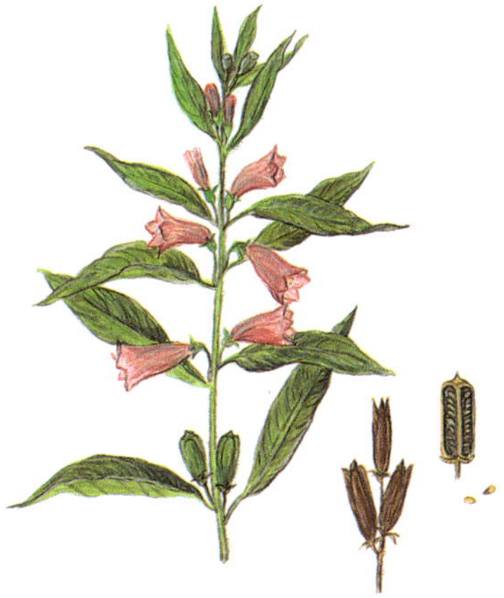

Sesam

Sesam wird in den Tropen kultiviert. „Sesam ist ein Gewürz der Götter", heißt es auf Tontafeln Babylons. Man verwendet Körner, Sesampasten und Sesamöl.

WOHLSTAND IST ANFANG VOM TIEFGANG

Der Begriff Wasser kann verpflichtend werden. Zur Gewissensfrage. Die ich Tag für Tag zu beantworten habe. Wasser ist nämlich Leben. Ohne Wasser gibt es kein Leben. Nicht für die Pflanzen. Nicht für die Tiere. Schon gar nicht für den Menschen. Vor Milliarden von Jahren ist alles Leben aus dem Wasser entstanden. Dieses gleiche Leben, das auf der ganzen Welt pulsiert, wird durch das Wasser erhalten. Schütze und achte das Wasser, und du achtest und schützt alles Leben. Das deine nicht ausgenommen.

Saflor ist eine alte Färberpflanze, die in 2 Arten vorkommt. Mit roten und gelben Blüten. Durch kurzes Einweichen derselben in Wasser gewinnt man zuerst das Saflorgelb. Durch Kochen hingegen das Saflorrot. – Das Saflor wird seit dem Altertum als Schminkfarbstoff herangezogen. Auch zum Färben von Baumwolle und Leinen. Darf aber laut gegenwärtigem Gesetz nicht als Farbstoff für Lebensmittel angewandt werden.

Distelöl hilft den Cholesterinspiegel senken. – Die Färberdistel, Saflor, Amerikanischer oder Falscher Safran genannt, wird 1 m hoch. Trägt distelähnliche Blüten. Blüht von Juni bis Juli. Aus dem Samen, der im Oktober reift, stellt man das Safloröl her. Safloröl oder Distelöl „ist sehr beliebt bei Leuten, die wegen eines zu hohen Cholesterinspiegels im Blut Diät halten müssen."

Frauenmanteltee, im Aufguß zubereitet, wird in der Volksheilkunde äußerst geschätzt. Beruhigt die Nerven. Bringt einen gesunden Schlaf. Schnellwirkend bei Übelkeit, Schnupfen und Kopfweh. Ein ausgesprochener Frauentrank.

Nach den ersten Nachtfrösten ist die Erntezeit der *Wildfrüchte:* Hagebutten, Schlehen, Holzäpfel, Wildbirnen, Mehlbeeren, Vogelbeeren und Mispeln.

Färbersaflortee stellt man aus Blättern und Blüten im Aufguß her. Schmeckt bitter und wirkt stark abführend. Ein Volksheilmittel.

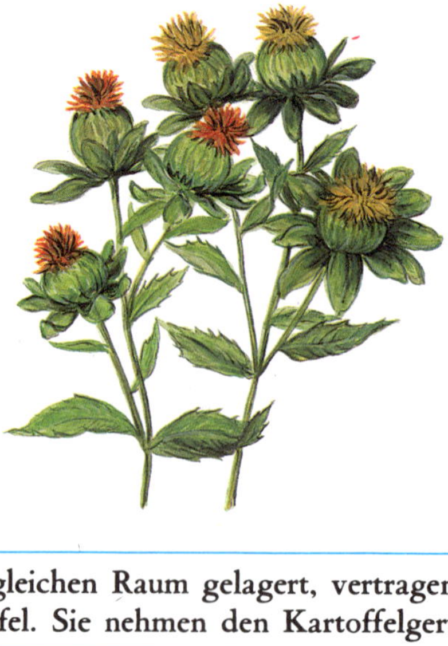

Färbersaflor

Kartoffeln und Äpfel, im gleichen Raum gelagert, vertragen sich nicht. Zum Nachteil der Äpfel. Sie nehmen den Kartoffelgeruch an.

VERZICHT MACHT WIRKLICH ERHABEN

Die ganze Schöpfung ist der Ort meines Schaffens. In Kreuz und Leid erlebe ich die wahre, echte Freude. Im Verzicht den Reichtum. Kommt durch Gottes Gnade der Geist der Freude und der Stärkung zur Geltung, dann wird die Enge weit, die Last leicht. Ich spüre die Nähe zu allen Geschöpfen. – Betrachtungsgedanke am Tag des heiligen Franz von Assisi, dem Bruder aller Geschöpfe.

Melonen sind im deutschen Raum schon seit dem Jahre 1000 n. Chr. bekannt. Wurden nicht selten mit Gurken und Kürbissen verwechselt. Melonen erfrischen und beleben. Wegen ihres Saftreichtums für den Stoffwechsel sehr wertvoll.

Melonenpuder, aus Apotheken, enthält Papayotin, ein eiweißspaltendes Ferment. Stark wirksam. Der Heileffekt wird durch den Abbau der eiweißhaltigen Zerfallsprodukte in der Wunde herbeigeführt. Einzusetzen bei schlecht heilenden Wunden. Bei Wundliegen Bettlägriger, bei Geschwüren Zuckerkranker. Und zur Linderung von Schmerzen bei Amputationsstümpfen, auch Phantomschmerzen genannt.

Inhalieren leichtgemacht: Je 1 Handvoll getrocknetes, zerkleinertes *Thymiankraut* und *Kamillenblüten* mit 1 l kochendem Wasser abbrühen. Den Topf mit einem Elektrokocher auf den Tisch stellen und leicht am Sieden erhalten. Sich davor hinsetzen, ein Frottierhandtuch über den Kopf und das Gefäß stülpen und den Dampf ruhig und gelassen einatmen.

Frisches *Sauerkraut* ist wegen seines Milchsäuregehaltes gärungswidrig, stuhlfördernd, nimmt Völlegefühl und Aufstoßen. – Einfacher ist es, morgens nüchtern und am Nachmittag zwischen den Mahlzeiten ⅛ l Sauerkrautsaft zu trinken.

Italiener sagen: „*Melonen* kann man essen, trinken und sich damit das Gesicht waschen." – Wirken von innen und von außen auf die Haut ein.

Thymian-Kamillen-Gemisch eignet sich als Hustentee.

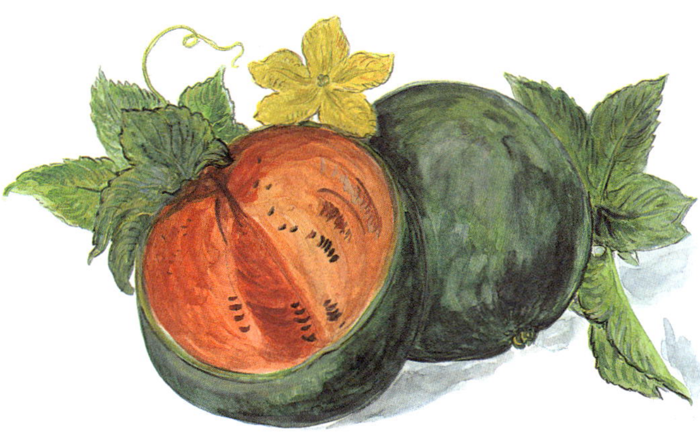

Melonen

Tiere in der freien Natur zu beobachten, etwas Herrliches. Dabei alles vermeiden, was ihre Aufmerksamkeit erregen könnte. Nicht „schwatzen", pfeifen.

TRÄUME SIND FENSTER DER SEELE

Ein Mensch, der gerne nascht, der Süßigkeiten benötigt, zeigt an, daß es in seinem Innern „kalt" ist. Er braucht „Wärme". Schreit nach Wärme. Verschafft sich einen Ersatz in der Süßigkeit. „Naschsucht" ist ein Signum. Der Naschende sehnt sich zurück zur Mutterbrust. Das Süße ist ihm ein künstlicher Ersatz dafür.

Die Wurzeln der *Wilden Karde* werden im Frühherbst gesammelt, gereinigt, getrocknet und zerkleinert. Wegen der anregenden Glykoside und der für den Gesamtorganismus wichtigen Mineralsalze ein nicht zu übersehendes Hausmittel. Mit den medizinischen Eigenschaften: appetitanregend, blutreinigend, harntreibend und schweißtreibend. Innerlich wirksam bei Akne, Ekzemen und anderen Hautleiden.

Für die von der Talgdrüse ausgehende Akne gilt *Kardewurzeltee* als Volksheilmittel. 4 volle Eßlöffel der getrockneten und zerkleinerten Wurzeln werden in 1 l kaltem Wasser zugestellt, 10 Minuten lang aufgekocht, abgeseiht. ¼ l davon morgens nüchtern trinken. Den anderen ¼ l in eine Thermosflasche füllen und abends ½ Stunde vor dem Schlafengehen nehmen. Mit dem verbleibenden ½ l Tee morgens sehr warm das von Akne befallene Gesicht gründlich und langsam waschen. Lauwarm nachwaschen. Abtrocknen. Mit Arnikatinktur einreiben.

Kreislauffördernd und blutverbessernd wirkt 1 Teelöffel *Selleriesaft,* täglich 2mal verabreicht. 2 Monate hindurch. – Darf während der Schwangerschaft jedoch nicht angewendet werden!

Einem ¾ l abgekühltem Kardewurzeltee ¼ l hochwertigen Alkohol beigefügt, dunkel und kühl in Fläschchen gelagert, ein hilfreiches *Hautwasser* bei Akne und Ekzemen.

Empfehlenswerte *Tees* als Tagesgetränk bei Überfunktion der Schilddrüse sind Lavendel, Melisse, Wermut und Estragon. Im Aufguß zubereiten.

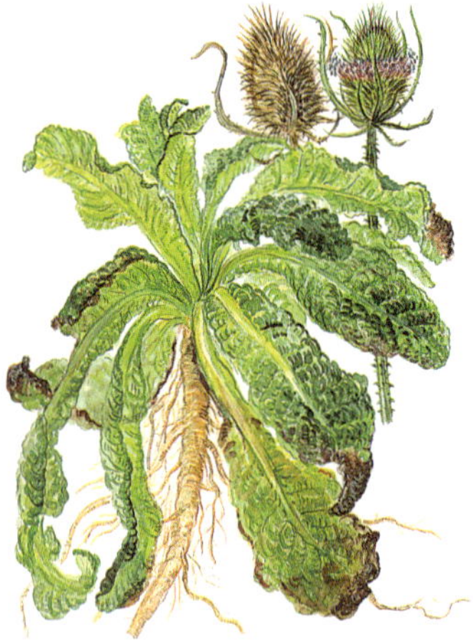

Wilde Karde

Die Wilde Karde, distelähnlich, ein eigenes Gewächs mit lila Blüten, zweijährig, wird bis zu 2 m hoch. – Solitärpflanze. Trockenpflanze. Heilpflanze.

6. Oktober

DES HERZENS REICHTUM ERSCHLIESSEN

Brunnen wollen geben. Sollen sie ergiebig fließen, dann schöpfe sie oft aus. Genauso ist es bei den guten Gedanken. Man darf sie nicht leichtfertig abtun. Muß sie ruhig und ehrfurchtsvoll auf sich zufließen lassen. Rasch in die Tat umsetzen. Nur so werden in uns immer wieder neue Kräfte wach. Wir werden zum „Gottes-Kraft-Kanal". Der ungeahnte gute Impulse und Gedanken in uns einströmen läßt. Gleichzeitig auch die Kraft zur Verwirklichung gibt. Das Nichtbeachten von Eingebungen führt mit der Zeit zum Versickern dieser Gedankenquelle.

Beim lästigen Nachtröpfeln bei Frauen und bei Blasenentzündung hilft *Heidekraut-Wacholderbeeren-Wein:* 30 g blühende Heidekrautspitzen, frisch oder getrocknet, und 15 g reife Wacholderbeeren, zerstampft, werden mit 1 l naturbelassenem Rotwein übergossen. In einem verschlossenen Glasgefäß 8 Tage lang in die Sonne stellen und täglich schütteln. Mittags und abends vor jeder Mahlzeit 1 kleines Weinglas voll, 1/8 l, leicht angewärmt, langsam und schluckweise trinken. Gleichzeitig früh und abends die Blasengegend mit Dachsfett einreiben, trägt zur Schließung des Blasenmuskels bei.

Roher *Selleriesalat* einige Zeit hindurch genossen, fördert die monatliche Regel. Rohe Sellerieknollen werden feinspaltig geraspelt, mit kaltgepreßtem Olivenöl, etwas Kümmel, Zitronensaft gut abgemischt. 1/2 Stunde der Sonnenbestrahlung aussetzen und zur Hauptmahlzeit dazuessen. 3 Wochen lang.

Birnen üben eine verhältnismäßig starke entgiftende Wirkung auf den Darm aus. Das in ihnen enthaltene Pektin saugt die schädigenden Darmgifte auf und leitet sie ab.

Die Wurzel der *Echten Engelwurz* spendet magenstärkende und tonische Heilkräfte. Einige Scheiben über Nacht ins Trinkwasser gelegt, werten dessen Güte auf.

Die Nierentätigkeit wird durch *Selleriesaft* beachtlich angeregt.

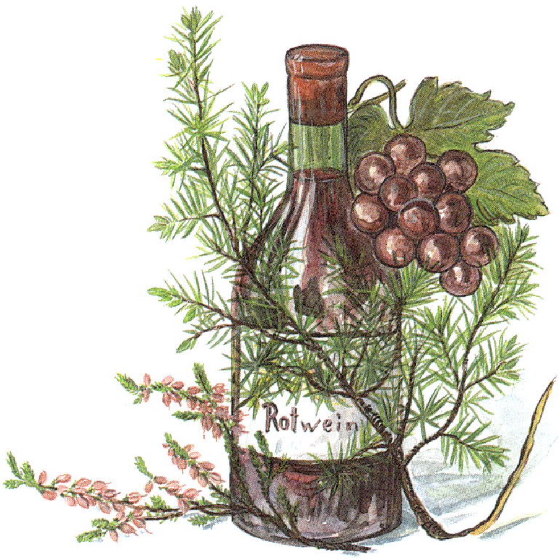

Heidekraut-Wacholderbeeren-Wein

Ringelblumensamen im Herbst ins Erdbeerbeet ausstreuen. – Schnecken mögen den Geruch dieser Pflanze nicht und bleiben fern.

DER GEIST FÜHRT DICH ZUR FREUDE

Geprägt werden. Im Leben. Vom Leben. Unter-stützt, besser noch ge-stützt von der Kraft von oben. Das ist das Bemühen, aber gleichzeitig auch die Sorge eines jeden Menschen. Verbunden mit der Bitte, daß so unser Leben fruchtbar wird. Das Rosenkranzgebet beleuchtet das Leben Jesu, aus der Sicht Mariens betrachtet und mit der entsprechenden Nutzanwendung in unser tägliches praktisches Leben hineinprojiziert. Sich wie Maria hineinnehmen lassen in das große Heilsgeschehen, das ist unser Anliegen.

Menschen, die fleißig und viel arbeiten, unternehmungslustig und kontaktfreudig sind, leben länger und gesünder. Als solche, die sich zurückziehen und abkapseln.

Eichelkaffee wird so zubereitet: Die frisch gesammelten Früchte nicht zu stark rösten und dann 1:1 mit gerösteter Gerste vermischen. – Dieser Kaffee enthält kein Koffein, kann auch Menschen mit hohem Blutdruck angeraten werden. Vermittelt dem Körper Kalk. Reiner Eichelkaffee hingegen könnte sich bei längerem Genuß wegen zuviel Gerbsäure auf Magen und Verdauung nachteilig auswirken.

Schlehenfrüchte werden im Herbst nach ausgiebigen Frostnächten gesammelt und getrocknet. 2 Teelöffel voll davon mit einem Hammer zerschlagen, mit ¼ l kochendem Wasser übergießen und 15 Minuten ziehen lassen, abseihen. 3 Tassen täglich getrunken, erweist sich als rasch und stark zusammenziehend. Hilfreich gegen Durchfall.

Menschen mit Drüsenanschwellung sollen *geröstete Eicheln* in der Kaffeemühle pulverisieren. 3mal täglich ½ Teelöffel voll einnehmen und einen Schluck Schwarzen-Johannisbeer-Saft nachtrinken.

Ein 15 Minuten lang währendes *Fußbad mit Thymianzusatz* am Abend genommen, wirkt krankheitsvorbeugend.

Schlehenfrüchtetee ist ein uraltes Mittel gegen Blutspeien und Blutfluß.

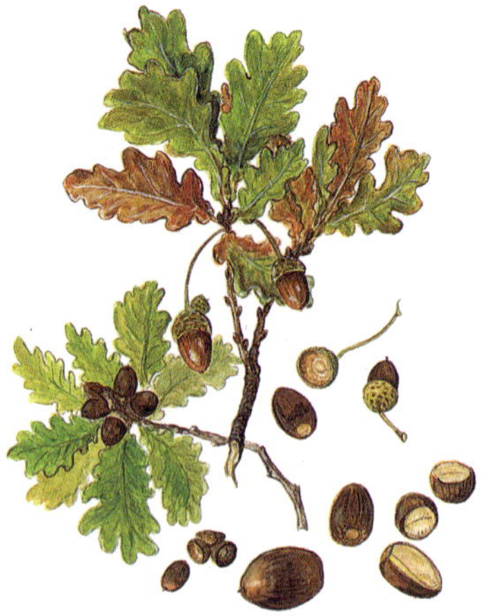

Eicheln

Jede Thymiankultur braucht Jahr für Jahr gleich nach der ersten Ernte eine Flüssigdüngung und jeden Herbst eine feine Kompostgabe als Decke.

SAMEN, DIE WUNDER DER SCHÖPFUNG

Liegt am Boden ein eigenartig „Ding" und lächelt mir in der triefend feuchten Herbstluft fast anmutig-sarkastisch in seinem matt-gelblichen Grün entgegen. Die geflügelte Frucht der Fraxinus excelsior, Gemeine Esche. Zweihäusig, mit zungenförmigem Flügelfortsatz. Im Geiste sehe ich den prächtigen Baum der Niederungen und Flußtäler, der 30 m hoch und 250 Jahre alt werden kann, vor mir. Erblicke die grünlich-graue glatte Rinde, deren Borke später schwarzbraun und dichtrissig wird. Betrachte die dunkel-purpurfarbenen Blüten, die bereits vor den Blättern erscheinen, unten von kleinsten wolligen Schuppen umgeben sind. Zur Zeit der Fruchtreife in losen zierlichen Trauben herabhängen. – Mein Sehen und Sinnen zerreißt den düsteren Schleier herbstlicher Zeit. Und ich lächle. Über Schein und Wert der Dinge.

Alle *Beerenfrüchte* von dunkelroter und schwarzer Färbung, ebenso wie Rote Rüben, hemmen das Wachstum von Bakterien und Herpesviren. Sind deswegen so wertvoll zur Steigerung der eigenen Abwehrkräfte.

Bei starker Kopfschuppenplage: Das *Gelb eines Eies,* 2 Eßlöffel *Rizinusöl* und 1 Eßlöffel *Rum.* Fest absprudeln. Den ganzen Kopf damit einreiben, so daß es vor allem auf die gesamte Kopfhaut gleichmäßig verteilt wird. Im warmen Raum ½ Stunde ruhig einwirken lassen. Eine gründliche Kopfwäsche durchführen. Mit *Salbeiblättertee* nachwaschen. Gut abtrocknen. Zu Bette gehen.

Eschenrindentee läßt man einmal kurz aufkochen und 15 Minuten zugedeckt ziehen. 2 Teelöffel für ¼ l Wasser. Früh und abends je 1 Tasse als Tagesgabe. Zuckerlos und schluckweise trinken. – Als Fiebersenkungsmittel. Gegen Würmer. Als belebendes, magenstärkendes Tonikum.

Bei Darmblutungen muß man sofort den Arzt verständigen. In der Zwischenzeit aber kalte Umschläge oder eine Eisblase an der Bauchgegend anbringen.

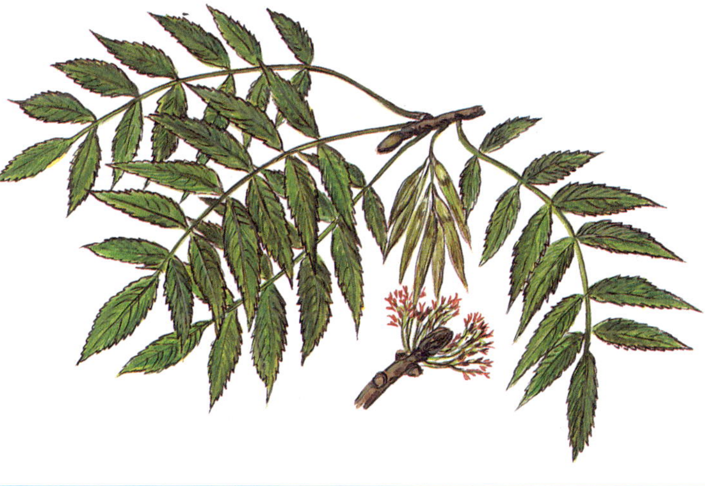

Esche

Im Oktober alte Vogelnester in Busch und Baum einsammeln und verbrennen. Sie dienen nur mehr den Insekten als Unterschlupf.

RESIGNATION LÖST KEINE PROBLEME

In den letzten hundert Jahren hat sich der reale Lärm auf dieser Erde vertausendfacht. Eine Tatsache, die wir nicht leugnen können. Lärm macht krank, ohne daß man es sich zugestehen würde. Vom Lärm Erkrankte stecken an, ohne es zu glauben. – Der Wald ist ein Ort der Entspannung, der Ruhe, der Geborgenheit, der Stille und der natürlichen Harmonie. Für die körperliche und geistige Gesundheit des Menschen unersetzlich. Der Wald wird zum wahren Naturerlebnis.

Anhaltender Bluthochdruck führt zu einer Herzschädigung. Deswegen keine Selbstbehandlung, sondern eine Dauerüberwachung des Hausarztes. Eine *Kneipp-Kur* auf seine Empfehlung hin dient der Harmonisierung des gestörten, nervösen Regulationssystems. Verbessert Leistungsfähigkeit und Wohlbefinden spürbar.

Das Roemheld-Syndrom oder Blähungen, die durch Hebung des Zwerchfelles Herzbeschwerden auslösen, findet durch folgende *Teemischung* Erleichterung: Kardamomen 20 g, Kümmel 20 g und Fenchel 10 g. – 2 Teelöffel dieser Mischung nehmen, die Früchte leicht anstampfen, mit ¼ l kochendem Wasser übergießen und nach 10 Minuten abseihen. Längere Zeit hindurch täglich morgens 1 Tasse trinken.

Rote Rüben reiben, mit einigen Tropfen kaltgepreßtem Olivenöl vermengen. Zwei Leinenfleckerl damit bestrichen und über Nacht auf beide Fußsohlen aufgelegt, befestigt, verursacht eine gute Ableitung. Als Zusatzbehandlung bei Gesichtskrämpfen, Schlaflosigkeit, Übermüdung, Depressionen, Schwermut und Migräne.

Was immer auch an *Knoblauch-Präparaten* in fester oder flüssiger Form auf dem Markt angepriesen wird, eines ist sicher, zerdrückte Knoblauchzehen oder Knoblauchsaft frisch genossen, sind an Wirksamkeit unübertreffbar.

Fruchtsalate, damit sie nicht braun und unansehnlich werden, ausgiebig mit Zitronensaft beträufeln. Dann behalten sie ihre frische Farbe bei.

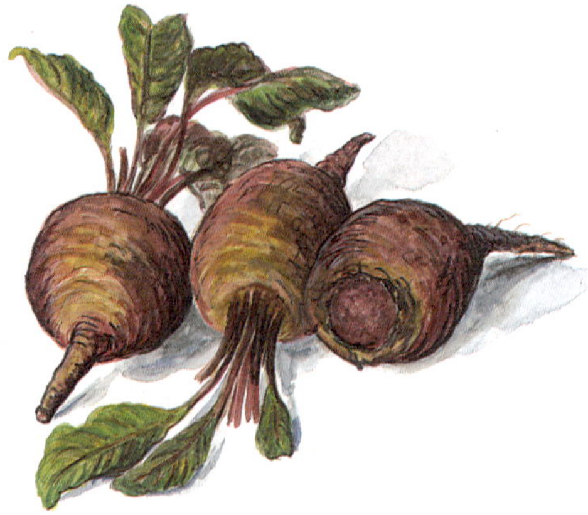

Rote Rüben

Knoblauch im eigenen Garten einsetzen, hat einen besonderen Wert. Seine natürliche Verdunstung der schwefelhaltigen Öle tötet viele Schädlinge im Obst- und Gemüsebau.

10. Oktober

SCHWACHSEIN HAT AUCH SEINE STÄRKE

Gottes Wort allein entscheidet. Auf dieses Wort zu hören, das ist die höchste Kunst des Lebens. Um diese Kunst des „Hören-Könnens“ zu erlernen, dazu bedarf es der Weisheit. – „Weise-Sein“ kann man nicht lernen. Anstreben wohl. Erbitten. Denn die Weisheit stellt eine Gabe des Heiligen Geistes dar. Eine der 7 Gaben. ER allein verleiht sie uns.

Das „Unabwendbare“, der Tod, eine Wirklichkeit. Auch in der Natur tritt er immer wieder in unser Blickfeld. Die *Tollkirsche* zeigt im Spätherbst ihre kirschgroßen vielsamigen Beeren. Zuerst grün. Dann glänzend schwarz mit violettem Saft. Alles an ihr ist äußerst stark giftig. Sie, die Atropa Belladonna, eine sehr wertvolle Heilpflanze von krampflösender Wirkung, aber streng und exklusiv ärztlicher Verordnung und Dosierung vorbehalten. – Nach altem Volksglauben wendet der Teufel selbst die Tollkirsche an. Und die Hexen hätten daraus die „Hexenpomade“ hergestellt, die ihnen die Fähigkeit des Fliegens schenkte. – Heute spielt Belladonna-Droge in der Augenheilkunde wegen ihre pupillenerweiternden Eigenschaft eine große Rolle. – Ihr botanischer Name, „Atropa“ bleibt. „Lebensfaden-Abschneider“, „Unabwendbares“, „Tod“.

Was *Dostblütenspitzentee* alles kann? Regelmäßig als 3-Wochen-Kur durchgeführt, fördert er die Verdauung, wo diese zu wünschen übrig läßt. Zeigt sich als stark blutreinigend und hilft gleichzeitig bei Leiden der Atemwege. – Dost oder Wilder Majoran ist ein kleiner „Tausendsassa“.

Ein *Lavendelblütenbad* – 10 Eßlöffel voll blühende Lavendelzweigspitzen in ein Leinensäckchen gegeben und dem Badewasser beigefügt – ist nicht nur hautpflegend, herrlich aromatisch und erfrischend, sondern zugleich von besonders guter Wirkung bei vegetativer Dystonie.

Bei kalten Füßen im Bett *schafwollene Socken* anziehen.

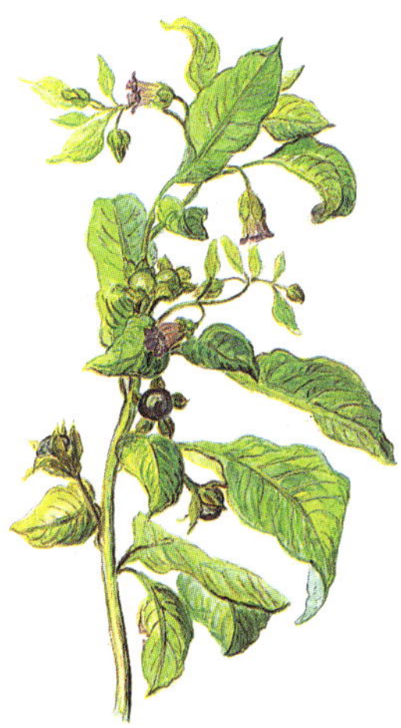

Tollkirsche

Giftpflanzen im eigenen Garten zu ziehen, dabei ist äußerste Vorsicht geboten. – Goldregen, Eisenhut, Bilsenkraut, Tollkirsche, Roter Fingerhut und Weißer Germer.

BLICK ZUM HIMMEL, GEH' IN DICH

Wetterprognose für den „Eigenbedarf"? Erlernbar. – Verfärbt sich der Himmel während der Dämmerung ins Gelbe oder Weiße, dann deutet dies auf eine beginnende Eintrübung hin. Befinden sich zusätzlich noch Wolken in den unteren Luftschichten, so kann man mit ziemlicher Sicherheit mit einer Wetterverschlechterung rechnen. Abendrot verspricht normalerweise Schönwetter. Gilt aber nur dann als ein zuverlässiger Anzeiger, wenn dabei der Himmel frei von Verfärbungen ist. – Stellt man solche Beobachtungen längere Zeit hindurch an, erreicht man in der Interpretation des Geschehens am Himmel eine gewisse Fertigkeit und Erfahrung. Erlebt dabei viel innere Genugtuung.

Kommen Kinder von der Schule heim, sie nicht gleich fragen, wie es ihnen ergangen ist. Das macht das Kind nervös. Lassen Sie es ein wenig niederlegen. Dann zu essen geben. Und später erst mit ihm über die Schule plaudern. Manche Kinder haben Angst und deswegen keinen Appetit. Das wirkt sich ungünstig aus: Sie werden schwach und krankheitsanfällig, weil sie keine Widerstandskräfte besitzen.

Bergamottefrüchte zählen zu den Citrusfrüchten. Aus ihren ausgepreßten frischen Fruchtschalen wird das erfrischende Bergamotteöl gewonnen. Für ½ kg Essenz bedarf es 100 kg Früchten. Das ätherische Bergamotteöl erfrischt, nimmt die Angst, verbessert die Stimmung, löst Krämpfe, wirkt gleichzeitig keimtötend, und äußerlich angewandt fördert es die Wundheilung.

2 Tropfen ätherisches *Bergamotteöl* auf einen Teelöffel Honig gegeben und ½ Stunde vor dem Essen eingenommen, hilfreich bei Infektionen der Mundhöhle.

Schlecksucht bei Kindern ist zu einem guten Teil auf Mangelstoffe in der Zivilisationskost zurückzuführen. – *Dinkelbrei* stellt die ideale Kindernahrung dar.

Einige Tropfen *Bergamotteöl* einem Glas lauwarmem Wasser beigefügt und damit gegurgelt, behebt Halsentzündungen.

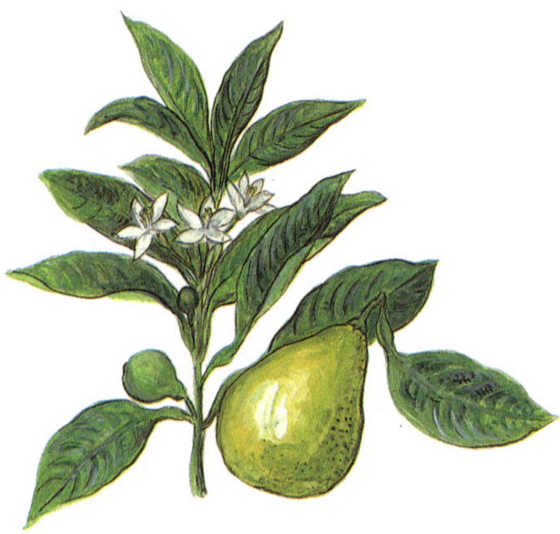

Bergamotte

Pflanzzeit der Sträucher und Laubbäume, insbesondere der Obstbäume, ist von Mitte Oktober bis Mitte Mai, wobei die Grundregel gilt: Je früher, desto besser.

DEIN TRINKEN SEI STETS ÜBERLEGT

Mahatma Gandhi (1869–1948) sagte: „Die unbegrenzte Fähigkeit der Pflanzenwelt, dem höherstehenden Wesen ‚Mensch' Lebensunterhalt zu bieten, ist eine Region, die bis jetzt von der Naturwissenschaft noch nicht genügend erforscht worden ist. Ich möchte behaupten, daß die Naturwissenschaftler noch keineswegs die darin verborgenen Möglichkeiten erkundet haben, um der Menschheit die maximal mögliche Ernährung und Gesundheit zu verschaffen." Überlegungen, wert zu überdenken.

Das Nebeneinander von Überfluß und Armut. Die reiche und die arme Welt. Ist kein Schicksal. Ist wahrhaftig eine Fehlentwicklung. Sie bringt den Menschen in der Dritten Welt die „Mangelkrankheiten", die von Unterernährung kommen. Nicht nur, sondern mehr noch ist dies die Ursache so vieler Krankheiten bei uns, die aus der Überernährung herrühren.

Chinakohl schmeckt am besten roh. In sehr feine Streifen geschnitten, als Salat. Kann jedoch genauso in den verschiedensten Arten wie Kraut oder Weißkohl zubereitet werden. Nur ist die Kochzeit eine kürzere. Chinakohl braucht zum Dünsten, Braten oder Schmoren bloß wenige Minuten.

Weißdornfrüchte nach dem ersten Rauhreif sammeln. Mit mäßig Wasser zu einem Brei aufkochen, passieren, temperieren. Mit Honig abgerührt und tagsüber löffelweise eingenommen, dient dies der Kräftigung des Herzens. Wirkt sich günstig auf die Herzmuskulatur und auf die Herznerven aus.

Chinakohl-Gemüse hat den Vorteil, daß es der Küche in der gemüsearmen Zeit zur Verfügung steht. Dem Körper das so notwendige „Grün" vermittelt.

Majorantee, morgens nüchtern 1 Tasse getrunken, fördert die Wasserausscheidung. Wirkt trocknend auf die Organe ein.

Weißdorn-Blüten-Blätter-Tee, ein hervorragender Blutdruckregler.

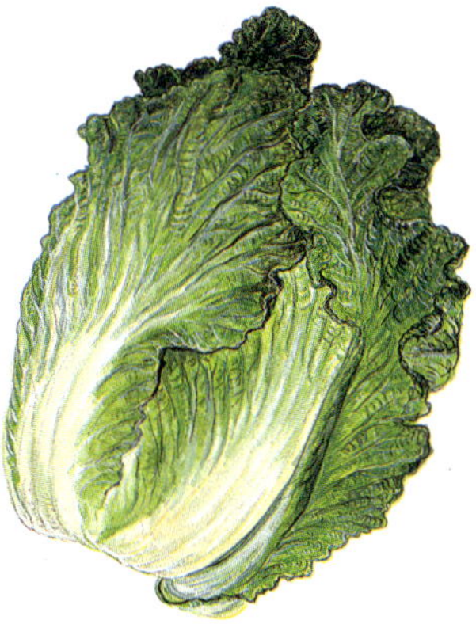

Chinakohl

Jetzt im Oktober Schnittlauch eintopfen, aufs Zimmerfenster stellen, damit im Winter jederzeit Suppengrün für die Küche vorhanden ist.

WERDEN – VERGEHEN IM GARTEN ERLEBEN

Unseren Blick zu erfreuen, der Erholung zu dienen. Dafür hat der Mensch Parks und Gärten geschaffen. Sie sollen für den Menschen Wiese und Wald ersetzen. Viele Vogelarten finden dort Nistgelegenheiten, Nahrung und Heimstatt zugleich. Gärten werden zur zweiten Wohnung des Menschen. Dort pflanzt er. Betreut. Erlebt das Werden und Vergehen. Wird mit dem Mysterium „Leben" konfrontiert. Ein Geheimnis, das er selber ist. Deswegen zieht er Hecken. Legt Rasenflächen an. Zieht auf Beeten prächtige Blumen und Stauden. Erfreut sich an seinen Alpenpflanzen. Erlebt das Aufblühen und Schließen der Seerose. Und so vieles andere mehr. – Eindrücke bleiben. Erlebnisse können weiterleben. Als Spiegelbilder am Seelengrund.

Heute gibt es Gartenbau- und Siedlungsvereine, die den Eigentümern von Heim, Garten und einem Fleckchen Erde beratend und helfend zur Seite stehen. Damit du nicht nur Freude damit hast, sondern es auch schaffst und bewältigst.

Eschenrinde im Herbst gesammelt, getrocknet und verbrannt, ergibt eine wertvolle Rindenasche. Mit Wasser zu einem Brei vermengen und abends auf die Haut streichen, mit einem Verband absichern. Morgens lauwarm abwaschen, abtrocknen, mit Arnikatinktur nachtupfen. Bringt Hautunreinheiten zum Verschwinden.

1 Teelöffel *Goldmelissen-Blütenblätter* mit 1/8 l kochendem Wasser übergießen. 15 Minuten ziehen lassen, abseihen. Der Tee ist von herrlich leuchtend-roter Farbe. Mit Honig gesüßt, eignet er sich bestens als Kindertee. Wird gerne genommen. Begünstigt das Einschlafen.

Äpfel in jeder Zubereitungsform – ob roh genossen, gebraten, als Gelee, Kompott, Mus oder Saft – sind Wohltäter unserer Haut. Fördern einen reinen Teint.

Lilienöl, ein altbewährtes Einreibemittel für die Körperhaut nach einem Vollbad. Es pflegt und stärkt in einem.

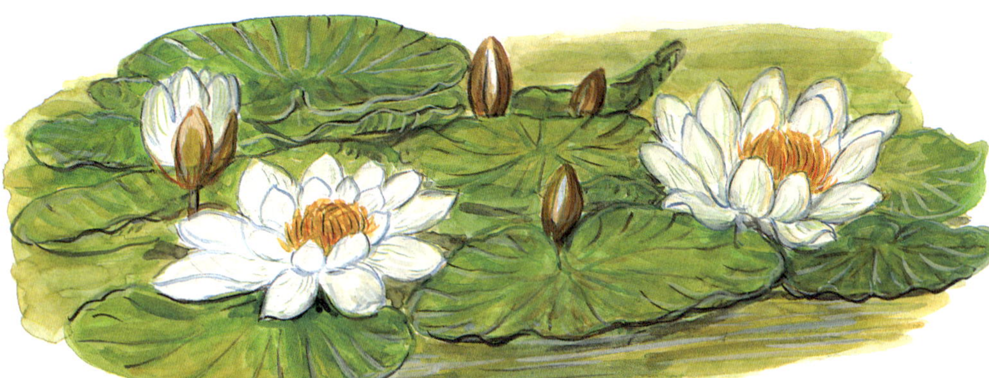

Seerose

Sanddornsträucher nun pflanzen. Festigen Böden, Hänge und Rutschterrain. Natürliche Hecken und Abzäunungen. – Machen Fasane standortgebunden.

HELFEN WILL ICH, NOT ZU LINDERN

Freude läßt Flügel wachsen. Erhebt uns empor. Aus dem kräftehemmenden Einerlei des Alltags. – Die Not und der Schaden des Nächsten kann für mich doch niemals Quelle der Freude sein! Müssen sie nicht vielmehr in mir das Verlangen wachrufen, nach Möglichkeit zu helfen? Wenn ja, dann folgt unwillkürlich auf gleicher Spur die Belohnung: Freude, positiv gehandelt zu haben. Und die Flügel der Freude tragen mich im Kreise ...!

Hausmittel sind keine Eintagsfliegen. Sind nicht von gestern für Menschen von vorgestern. Sondern Erfahrungen von Generationen haben ihnen einen Stempel aufgedrückt, dessen viele moderne Mittel entbehren. Erfolge und Bewährung sind der Hausmittel Stärke und machen sie zeitlos.

Wacholderbeeren-Sirup, gegen Appetitlosigkeit der Kinder: ½ kg reifer Wacholderbeeren in 3 l kaltem Wasser über Nacht ansetzen, morgens weichkochen, zerdrücken und unter Ergänzung des verdampften Wassers nochmals tüchtig aufwallen lassen. Durch ein Sieb passieren. Nach dem Auskühlen so lange echten Bienenhonig einrühren, bis eine sirupartige Masse entsteht. In Gläser füllen. Gut verschließen. – Den Kindern 3mal täglich 1 Stunde vor den Mahlzeiten 1 Teelöffel voll davon eingeben. Erwachsene nehmen bei Appetitlosigkeit das doppelte Quantum. Vorsicht bei Nierenschäden!

30 g *Liebstöckelsamen* im Mörser zerstoßen, 8 Tage lang in ½ l naturbelassenem Weißwein ansetzen, abseihen und täglich davon 1 Stamperl auf nüchternen Magen trinken. Stärkt Leber und Milz, fördert den Abgang von Nierengrieß und Nierensteinen.

1 Eßlöffel zerstoßenen *Liebstöckelsamen* mit ¼ l kochendem Wasser übergießen, 15 Minuten ziehen lassen, 1 Prise Salz dazugeben, warm gurgeln. Hilft bei Halsgeschwüren und Heiserkeit.

Edelkastanien, aufgrund ihres Basenüberschusses für Rheuma- oder Gichtkranke sehr vorteilhaft.

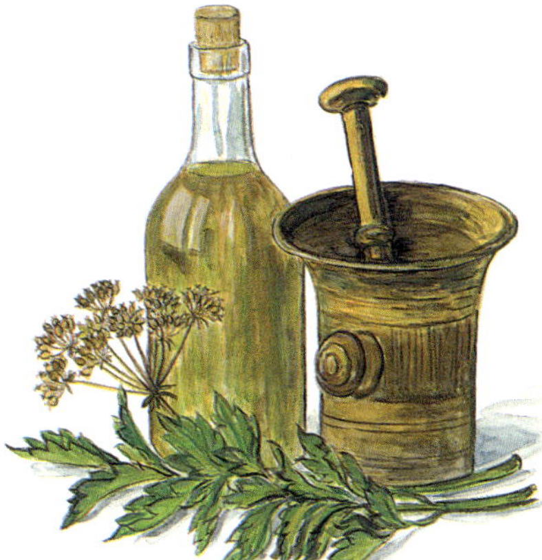

Liebstöckelwein

Bereits wenige Kümmelkörner wirken auf unsere Nützlinge im Garten, Wald und Feld tödlich. Deshalb nie Kümmel ins Vogelfutter streuen. Ist Gift für sie!

15. Oktober

TUN UND LASSEN, WAS GOTT WILL

Frauen haben der Welt etwas zu sagen. Ja. – Christentum und Humanismus. In sich zu vereinen, davon geprägt zu sein, das finden wir im Leben der heiligen Theresia von Avila. „Denken und Handeln im Bewußtsein der Würde des Menschen" auf geistig höheren Sphären christlicher Nächstenliebe verwirklicht, das war das Leben der Kirchenlehrerin. Glaubensspaltung und kirchliche Reform, verschiedene geistige und religiöse Richtungen und Strömungen waren ihr nicht unbekannt. So eignete sie sich eine ausgewogene Haltung an. „Immer das Vollkommenere zu tun", wurde zu ihrem Lebensprogramm. – Nur zu ihrem?

Wer von chemischen Schlafmitteln loskommen will, soll nicht mit einem Schlag damit abbrechen. Sondern darf die Dosis nur Schritt für Schritt verringern. Wobei die Umstellung durch gleichzeitiges Einnehmen pflanzlicher Einschlafhilfen sehr günstig ist. Vor dem Schlafengehen 1 Tasse *Kräutertee* trinken: Von Baldrianwurzel, Passionsblumenkraut oder Melissenblättern.

2 Teelöffel voll *Passionsblumendroge* mit ¼ l kochendem Wasser abbrühen, 15 Minuten ziehen lassen, abseihen. Morgens eingenommen, erweist es sich als hilfreich bei Angstzuständen, Neurosen, aber auch bei nervlich bedingten Magenkrämpfen.

Bei Schlafstörungen, die sich bereits längere Zeit hin erstrecken: *Passionsblumenkraut* und *Johanniskraut* zu gleichen Teilen, im Aufguß. Vor dem Trinken am Abend 15 Tropfen *Baldriantinktur* hinzufügen.

Beinwell-Brei-Umschlag bringt rasche Linderung und Hilfe bei den kleinen „Betriebsunfällen des Alltags", an Knochen, Sehnen und Haut vor allem.

Bei hohem Blutdruck versuche man es mit *Passionsblumentee*, täglich früh und abends je 1 Schale.

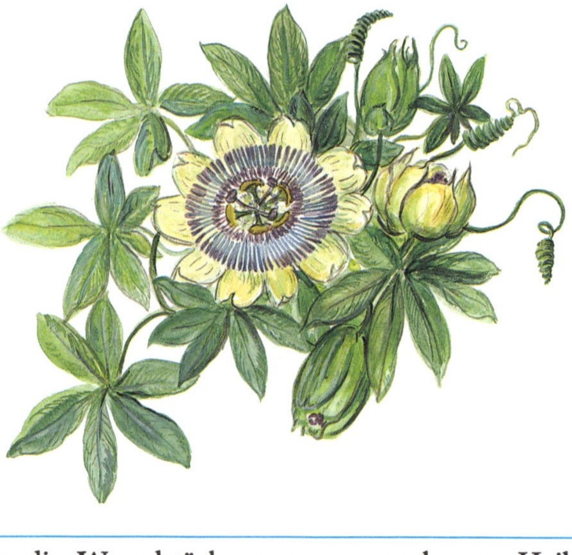

Passionsblume

Im Oktober werden die Wurzelstöcke von ausgewachsenen Heilpflanzen geerntet, gesäubert und getrocknet. Kleine Wurzelteile zur Neuauspflanzung verwenden.

16. Oktober

LEISE, ABER GANZ TIEF LEBEN MÖGEN

Ein alter Mann sitzt vor der Haustür. An einem Oktober-Nachmittag. Genießerisch eigensüchtig profitiert er von den warmen Strahlen herbstlicher Sonne. Die, den Höhepunkt des Tages bereits überschritten, ihre Bahn nach Westen hin abrollen läßt. Einer ewigen Macht und Bestimmung gehorcht sie. Das schlohweiße Haar wird im Farbenspiel quicklebendig. Wechselt von Gold in Strohblond über. Um sofort wieder fast purpurn zu erscheinen. Und kurz darauf, ohne jede Ankündigung ins Fahlgelbe und Milchrahmige umzuschlagen. – Der alte Mann vor der Haustür blinzelt. Läßt die Sonne in seinen Haaren spielen. Fährt sich mit der müden, abgearbeiteten Hand über die Augen. Als wollte er etwas fragen . . . Dann lächelt er.

Kardamom, Elettaria cardamomum, stammt aus Vorderindien. Die ausdauernde, 4 m hohe Staude, die zur Familie der Ingwergewächse zählt. Der Samen wird als Würze für Backwaren und Wurst verwendet. Gilt als charakteristischer Geschmacksverbesserer von Likören. Behebt Verdauungsschwäche. Beseitigt Übersäuerung des Blutes und des Magens. Seine aromatischen Duftstoffe durchdringen den ganzen Organismus und kommen vorzüglich und rasch zur Wirkung.

Monatsschmerzen junger Mädchen und Frauen können durch *Dostblütenspitzentee* erheblich vermindert werden: 3 Eßlöffel voll mit 1 l Wasser abbrühen. 15 Minuten zugedeckt ziehen lassen. Abseihen. Mit echtem Bienenhonig süßen. In eine Thermosflasche füllen, tagsüber langsam, warm und schluckweise trinken.

4 ganze *Kardamomenkörner* in 1 Tasse Schwarzen Kaffee geben. Umrühren, zugedeckt einige Minuten ziehen lassen. Dann erst Milch hineinleeren. – Kardamom im Milchkaffee duftet nicht nur angenehm, sondern beeinflußt auch die Verdauung sehr günstig, als windtreibendes Mittel mit antiseptischen Eigenschaften.

Füge einer Erkältungs-Teemischung immer eine Prise *Acker-Stiefmütterchen* bei.

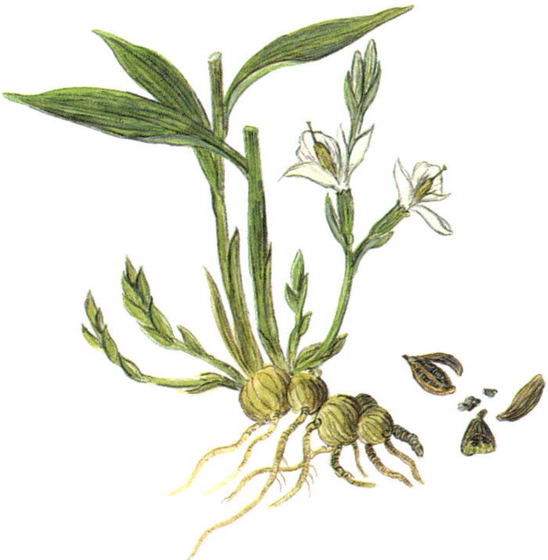

Kardamom

Wichtig für Herbstpflanzung: Eibisch mag sich selbst nicht. Wo einmal Eibisch gestanden hat, wenigstens 4 Jahre lang keinen Eibisch mehr setzen.

GEHEN, SEHEN, ERSCHAUEN IN DER STILLE

„Nachdem ich einige Stunden einsam durch Heide und Wald gegangen bin, habe ich immer das Gefühl, als hätte man mich aus dem Himmel vertrieben und ich müßte wieder zurück in die rauhe Wirklichkeit des Lebens!" So schrieb ich schon zu Lichtmeß 1981 in „Leben aus der Natur". Und ich stehe auch heute noch ganz und gar dafür ein. – Gehen. Sehen. Erleben. In der Stille. Mit hungrigem Herzen. Meinem Schöpfer zu begegnen. – „Meinem Gott und meinem Alles", wie es Franz von Assisi sagte.

Küchenkräuter tiefkühlen: Zuerst unter fließendem Kaltwasser gut waschen. Abtropfen lassen. Zwischen 2 Lagen Küchenpapier trocknen. Petersilie, Schnittlauch und Dill hacken, locker in einen tiefkühlfesten Behälter – wie Joghurtbecher oder kleine Kunststoffdosen – einfüllen. Sie müssen luftdicht verschließbar sein.

Kubebenpfeffer, Piper cubeba, wird auf Java und Sumatra angebaut. Die Früchte sind etwas größer als die des Echten Pfeffers, braunschwarz und stark runzelig, mit einem stielartigen Fortsatz. Deshalb auch „Stielpfeffer" genannt. In seiner Wirkung steht er zwischen Wacholderbeeren und Pfeffer. Regt den Stoffwechsel beachtlich an. Fördert die Lebertätigkeit. Aktiviert die Bauchspeicheldrüse. – Ich habe gute Erfahrung mit dem Kauen dieser Körner gemacht. Nicht mehr als 3mal 5 Körner pro Tag. Vor allem bei Wetterfühligkeit, Abgespanntheit, Migräne und Kopfschmerzen.

Von der homöopathischen Essenz „Chamomilla D4–D6", *Kamille,* 3mal täglich 12 bis 15 Tropfen auf einem Eßlöffel Wasser verabreicht, bei Gesichtsneuralgien, Muskelrheumatismus und Blähungskolik schmerzlindernd, heilend, vorbeugend. Ebenso bei Reizbarkeit und Überempfindlichkeit.

25 Tropfen *Zitronensaft* in 1 Glas lauwarmes Wasser gegeben, damit täglich morgens und abends gegurgelt, im Herbst ein gutes Vorbeugungsmittel gegen Schnupfen.

Homöopathische Arzneimittel immer unverdünnt einnehmen, damit sie von der Mundschleimhaut aufgenommen werden. Wirken so am besten.

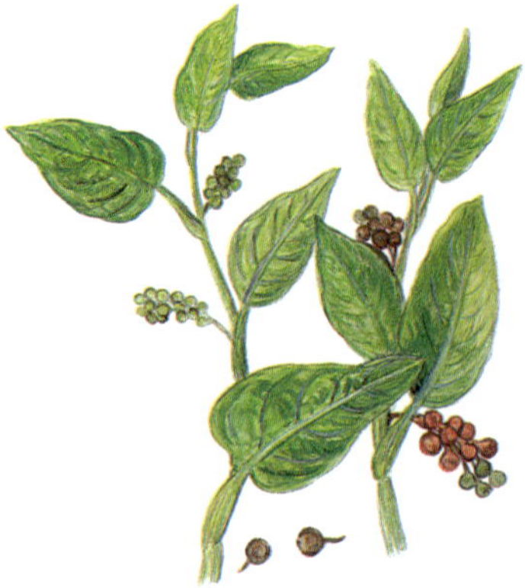

Kubeben

Alantwurzel bei trockenem Wetter ausgraben, reinigen, trocknen, gut verschlossen aufbewahren. – Wertvolle Schleimdroge. Für Atemwege und Magen.

18. Oktober

ECHTE WERTE DES SEINS ERGRÜNDEN

Situationen im Leben des Menschen. In denen er standhält. Oder versagt. Er muß sich bewähren. Will sich der Güte und des Beistandes Jesu Christi und seiner Kirche vergewissern. Deshalb läßt er Wohnung und Haus segnen. Die Früchte der Erde. Bilder und Kreuze. Autos oder Felder. Aber auch Kirchen werden geweiht. Hier wollen wir uns der schützenden Hand Gottes bewußt werden. Solche zeichenhafte Feiern nennen wir Sakramentalien. Sie sind oft eng mit lokalen Volksbräuchen verbunden und unterschiedlich, je nach den Sitten des Landes. – Möge uns heute am Festtag des heiligen Evangelisten Lukas jener Eifer erfüllen, der auch in den „heiligen Zeichen" ein Verkünden der Frohbotschaft sieht.

Gerbstoffdrogen besitzen eine starke zusammenziehende Kraft und sind deshalb immer gegen Durchfall wirksam. Sie werden als Tee oder in Pulverform eingenommen, vor allem am Morgen. In Verbindung mit Fasten sind sie am effektvollsten.

Appetitlosigkeit bei Kindern beruht meist auf zuwenig verfügbarem Verdauungssaft, die Voraussetzung eines guten Appetites. Man verabreiche ihnen ½ Stunde vor dem Essen 20 Tropfen *Pomeranzentinktur*, Tinctura Aurantii, aus der Apotheke in einem Likörglas Wasser. Der erfrischende Duft und der Bitterstoff aktivieren die Magensaftproduktion und steigern die Eßlust.

Alantwurzeltee wirkt schleimlösend bei Bronchitis und Husten. Regt gleichzeitig die Verdauung und Nierentätigkeit an. Im Kaltansatz zubereitet, leicht erwärmt. Auch gut für Diabetiker.

Lungenkrauttee mit Honig und etwas Zitronensaft ziemlich warm-heiß getrunken, schafft rasche Hilfe bei Heiserkeit.

Bei lästigem Hautjucken wird die betreffende Stelle mit einer fingerdicken *Orangenscheibe* eingerieben.

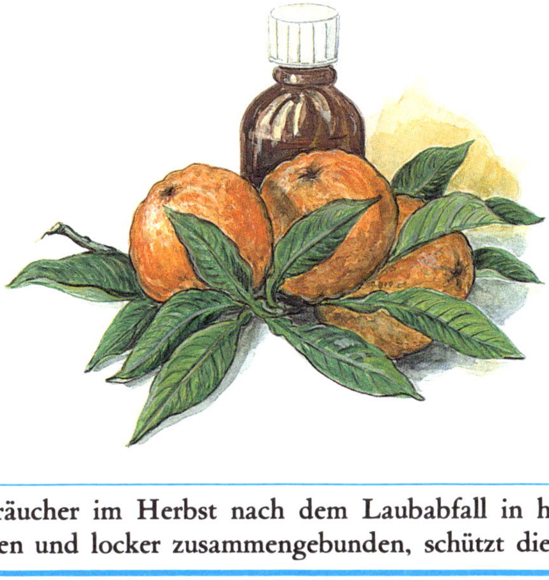

Pomeranzentinktur

Werden Beerensträucher im Herbst nach dem Laubabfall in halber Höhe mit einer Schnur umfangen und locker zusammengebunden, schützt dies vor Schneebruch.

19. Oktober

BLUMEN, SPRACHROHR DEINES HERZENS

Blumen schenkt man sich nicht nur am Valentinstag. Das allgemein gültige Symbol der Liebe, das rote Herz, hat einen tiefen Sinn der Zeichensprache. Ob christlich gesehen oder auch nicht, verschenken heißt immer, einen Teil seiner selbst für einen anderen Menschen erübrigen. Gaben müssen nicht teuer eingekaufte Dinge sein. „Blumen sprechen lassen", ist ja unterdessen um die ganze Welt gegangen. – Aus dem eigenen Garten, der eigenen Fensterbank gezogen, soll das etwa weniger wertvoll sein?

Erkältungen kündigen sich gerade im Herbst gerne durch Frösteln an. Nicht zaudern, rasch handeln. *Ansteigende Fußbäder* bringen gute Erfolge. Bereiten Sie sich ein nicht zu heißes Fußbad vor. Es soll 36° C haben und bis über die Wadenmitte reichen. Fügen Sie 1 l *Thymiantee* bei. Dazu braucht man 5 Eßlöffel getrocknetes, zerkleinertes, blühendes Thymiankraut, überbrüht es mit 1 l kochendem Wasser. 15 Minuten zugedeckt ziehen lassen. Abseihen. – Gießen Sie langsam, schubweise, heißes Wasser nach. Innerhalb von 10 bis 15 Minuten soll eine Temperatur von 39° C bis 42° C erreicht werden. Das Fußbad im warmen Raum mit bekleidetem Oberkörper nehmen. Nicht über 20 Minuten. Letztlich abtrocknen und marsch ins Bett. – Sollte sich überhöhtes Herzklopfen, Schwächegefühl oder Schweißbruch einstellen, das Fußbad abbrechen!

3 volle Eßlöffel zerkleinerter getrockneter *Hauhechelwurzel* in ½ l Apfelessig kochen, abseihen. Als lauwarme Wasserverdünnung gut zum Mundausspülen. Mindert auch Zahnschmerzen.

Sind die Augenlider rot und verschwollen, übergießt man 2 Teelöffel *Lindenblüten* mit ¼ l heißer Milch. 15 Minuten ziehen lassen, abseihen und damit Auflagen machen.

Hauhechelwurzel-Essigabsud 1:1 mit lauwarmem Wasser verdünnt, auf schorfige Wundkrusten aufgelegt, beschleunigt die Abheilung.

Weißdorn-Pflanzensaft regelmäßig einnehmen, unterstützt die Herzfunktion.

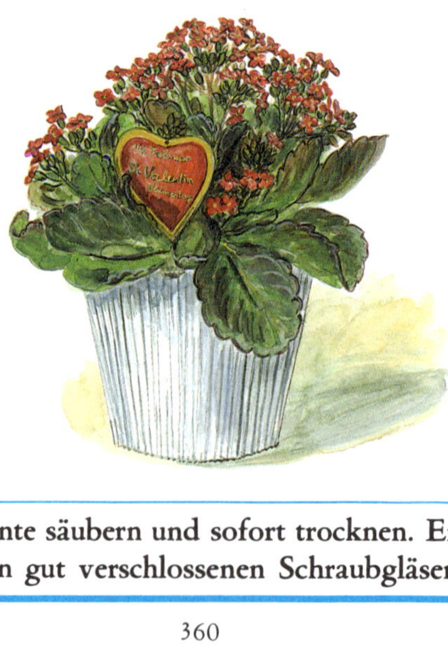

Blumen, Zeichen der Liebe

Baldrianwurzel nach der Ernte säubern und sofort trocknen. Erst so entwickelt sich der typische Geruch. In gut verschlossenen Schraubgläsern aufbewahren.

MEINE POSITIVE KRAFT ZIEHT AN

Unser Leben ist zu kurz und zu kostbar. Jammerschade, wenn wir unsere Energien mit negativen Gedanken vergeudeten. Und so das Gute, das im Kommen wäre, fortstoßen. Positive Erfolgsbilder und Zielvorstellungen müssen wir festhalten. Das führt eine innere Wandlung der Kräftesammlung herbei. Ändert aber auch die Außenwelt um uns herum durch positive Ausstrahlung. Bereitet so die Umgebung, unsere Umgebung, auf bevorstehende Änderungen vor. Je edler und je selbstloser dieser innere Gedankenvorgang in uns ist, und je mehr auf das Gute ausgerichtet und nicht auf den Ruhm unserer eigenen Person, umso erfolgssicherer werden wir.

Nikotin verengt die Blutgefäße. Blockiert auf diese Weise den Nährstoff-Nachschub für die Haut. Deshalb heilen Wunden bei Rauchern viel langsamer als bei Nichtrauchern. Letztere haben auch bei Hauttransplantationen bessere Aussicht auf Erfolg. Zigarettenkonsumenten riskieren, daß die Haut nicht richtig anwächst und wieder entfernt werden muß! Allgemein ist damit zu rechnen, daß Nikotinkonsum jede Art von Wundheilung stark beeinträchtigt.

Ein altes erprobtes *Hausmittel* bei lästigen, hartnäckigen Kopfschmerzen: Roggenmehl und Apfelessig werden zu einem Brei angerührt, gut erwärmt. Auf ein entsprechend großes Tüchlein gestrichen und dem Kranken auf den Nacken und die Schulter aufgelegt. Nach 2 Stunden erneuern. Dabei die Füße warmhalten. – Sollten diese Schmerzen öfters auftreten, dann den Arzt aufsuchen.

Der *Ackerschachtelhalm*, auch Zinnkraut genannt, wirkt auf die Gewebe und Organe unseres Körpers durch den hohen Kieselsäuregehalt anregend zur Wasser- und Stoffwechselprodukte-Ausscheidung ein.

Bei hohem Blutdruck *Pfefferminztee* und *Schafgarbentee* anwenden. Zubereitung im Aufguß.

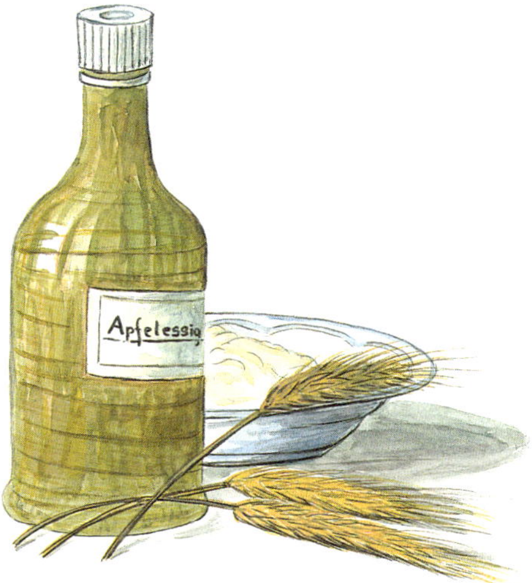

Roggenmehl
und Apfelessig

Die Regenwurmröhren im Boden, auf die man beim Umstechen stößt, haben eine große Bedeutung für das Wurzelwachstum. Gehen nicht selten bis 2 m Tiefe.

„WEHE MIR!“, WELCH EIN ZAUBERWORT

Das ist bei jedem Menschen gleich. Im Inneren seines Gewissens entdeckt er ein Gesetz. Das er sich nicht selbst gibt. Ihm muß er gehorchen. Es ruft ihn zur Liebe, zum Tun des Guten und zur Unterlassung des Bösen auf. „Tu dies, meide jenes.“ Dieses Gesetz hat Gott dem Menschen in sein Herz geschrieben. Es entspricht ganz der Würde des Mensch-Seins, dieses Gesetz zu achten. Ihm zu gehorchen. Gerecht und gut zu handeln. Sollte sich später herausstellen, daß man sich getäuscht hat, so hat man doch vor Gott richtig gehandelt. – Vor jeder wichtigen Gewissensentscheidung im Gebete den Geist Gottes auf sich herabflehen!

Essensgewohnheiten bedeuten für unsere Gesundheit sehr viel. Bis zum Ende des Zweiten Weltkrieges hatten sich die Japaner fast ausschließlich an ihre traditionellen Gerichte gehalten: Reis, Fisch und Gemüse. Tierische Fette waren lange Zeit nicht auf japanischen Speisezetteln zu finden. Anstatt dessen wurde der pflanzlichen Kost der Vorzug gegeben. Und die Japaner waren bedeutend gesünder als heute, da sich ihre Lebensweise geändert hat.

Weißdornsaft aus dem Fachhandel. Als Preßsaft aus einem Gemisch von Blättern, Blüten und Beeren hergestellt. Als Normaldosis gelten 3mal 1 Eßlöffel des Saftes, vor den Mahlzeiten eingenommen, 6 Wochen lang. Wertvoll in den Frühjahrs- und Herbstmonaten. – Ist ein unübertreffliches und ausgezeichnetes Kur- und Pflegemittel des Herzens und des Kreislaufes. Von brauner Farbe, ohne besonderen Geruch und Geschmack. Wirkt bei zu hohem und zu niedrigem Blutdruck ausgleichend. Ist sowohl von heilender als auch von vorbeugender Eigenschaft. Besonders in Zeiten starker geistig-seelischer Belastung zu empfehlen.

Bei unbeständigem Herbstwetter tut eine Schale *Kamillentee* gut. Oder einmal pro Woche einen „Kamillentee-Tag“ einführen, wäre auch nicht schlecht.

Das einfachste Mittel, das rasch appetitanregend wirkt: *Apfelsaft* trinken.

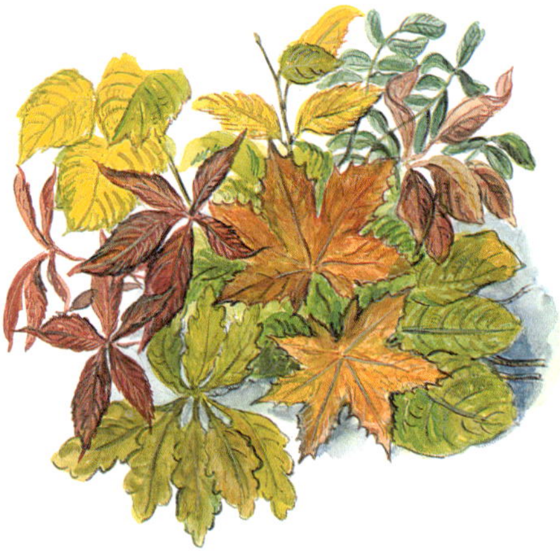

Herbst-Blätter

Der schönste Wandschmuck ist jetzt in der Natur zu finden und heimzutragen: Blätter von Buchen, Ahorn und Wildem Wein lassen sich mit Kunstharz hübsch konservieren.

DER WALD IST URHEIMAT DES MENSCHEN

Aufs engste verbunden mit der Geschichte der gesamten Menschheit ist der Wald. Bäume wurden von unseren Vorfahren als Götter verehrt. Dieses Denken war mit ihrer Religion eng verwoben. Lange bevor der Mensch begann, Mensch zu sein, war der Wald schon da. Vor 350 Millionen Jahren. Der Wald braucht den Menschen nicht. Kann auch ohne ihn bestehen. Die Fortdauer der menschlichen Existenz aber ist ohne Wald kaum denkbar. – Zu allen Zeiten ging etwas eigenartig Geheimnisvolles vom Wald aus. Das dem Menschen Ehrfurcht einflößte. Ihn veranlaßte, Kult- und Gerichtsstätten im Walde zu errichten. Solche Opfersteine sind uns bis heute erhalten geblieben.

Landschaftsbilder, Naturaufnahmen, Tier- und Pflanzenfotos oder deren bildliche Darstellung in Zeitschriften und in der Presse überhaupt tragen viel zu einer gesunden Lebensweise bei. Weil so immer wieder an die Beziehung zwischen Mensch und Heilkraft der Natur erinnert wird. Im Unterbewußtsein des Lesers oder Betrachters weckt dies das Verlangen zur Überlegung durch Konfrontierung.

Katzenpfötchen, Antennaria dioica, enthält Bitterstoffe, Gerbstoffe, Harze und in geringen Mengen ätherische Öle. Seine Verwendung in der Volksheilkunde ist sehr breitgefächert. Der hustenreizlindernden und schleimlösenden Wirkung wegen gerne bei Keuchhusten, Bronchitis und Asthma herangezogen. Aber auch bei Gallen- und Leberleiden sowie Gelbsucht, Verdauungsstörungen und besonders bei Durchfällen hat sich der Tee bewährt. Zubereitung im Aufguß.

Längere Zeit hindurch jeweis 1 Eßlöffel *Leinsamenschrot* in die Suppe gegeben, fördert den Stuhl. Dient gleichzeitig der innerlichen Behandlung fetter und unreiner Haut.

Katzenpfötchen-Aufguß-Auflage alle 5 Stunden erneuert, bei Sportverletzungen, Geschwüren und schwer heilenden Wunden anzuwenden.

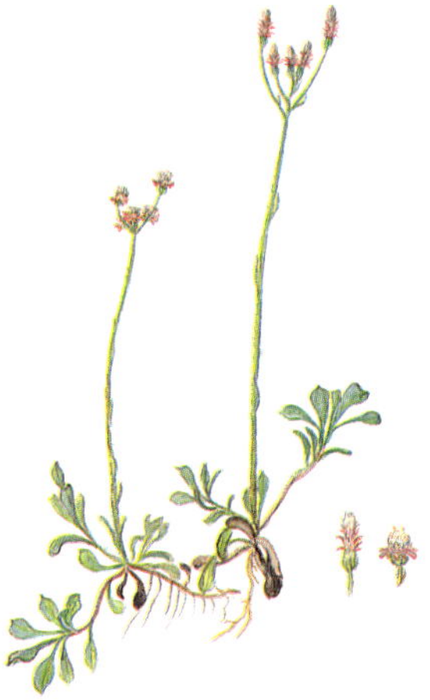

Katzenpfötchen

Das Katzenpfötchen ist eine beliebte Steingartenblume. Ihr Standort: An trockenen kalkarmen Stellen mit viel Sonnenbestrahlung.

HOFFNUNG UND MUT, EIN GUTES PAAR

Wenn die Herbstfröste beginnen, naht auch das Ende der Kreuzspinne heran. Und sie stirbt vor Eintritt des Winters. Noch ist es nicht soweit. Frosttage wechseln mit Sonnentagen. Spätsommerliches Schönwetter gilt als „Goldener Oktober“, identisch mit „Altweibersommer“. – Sparen lehrt uns die Natur. Immer dann, wenn etwas weniger wird, dem Ende zugeht, schätzen wir es erst richtig. An und für sich eine gute Lehre für das Leben. Genieße auch das Nahen des Endes. Jeder Monat gibt uns dazu Gelegenheit. Stehen bleiben. Zurückblicken. Und . . .

Die normale Zimmertemperatur unbehindert und direkt auf unsere nackte Körperhaut einwirken lassen, soll nicht leichtfertig als unnütz bezeichnet werden. Sich beim Kleiderwechsel Zeit nehmen. Vorübergehender Temperaturunterschied ist für die gesamte Hautfläche von gesundheitsfördernder Eigenschaft.

Selleriewurzeltee besitzt die Fähigkeit, Wasser aus dem Gewebe zu entfernen und gilt so als ein geschätztes Hausmittel gegen Fettsucht und zur Verringerung des Übergewichtes. – Die gereinigte Wurzelknolle wird fein gerieben. 1 Eßlöffel voll davon mit ¼ l kochendem Wasser übergießen, 15 Minuten ziehen lassen, abseihen. Ziemlich warm am Morgen nüchtern und abends eine ¾ Stunde vor dem Schlafengehen trinken. 3 Wochen lang. Ebensolange aussetzen, um die Nierentätigkeit nicht allzusehr zu beanspruchen. Dann die 3-Wochen-Kur wiederholen.

Nach Rücksprache mit dem Hausarzt. *Teemischung* für Zuckerkranke: geschälte Baldrianwurzel, Heidelbeerblätter und Kürbiskerne zu je 50 g. Davon 2 Eßlöffel voll mit ½ l kochendem Wasser aufbrühen. Nach 15 Minuten langem Ziehen abseihen und in eine Thermosflasche füllen. Als Tagesration ungesüßt schluckweise einnehmen.

Bei Rohkostdiäten die *Tomate* nicht vergessen! Wegen ihrer vielen Vitamine und Mineralstoffe äußerst gut dazu geeignet.

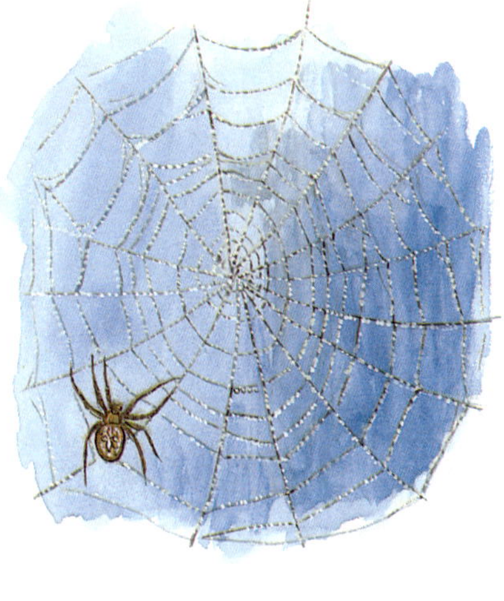

Spinnwebe

Jeder warme Tag mit Sonne ist unbezahlbar. Deswegen seelisch-geistig die letzten „schönen Herbsttage“ genießen, auch wenn sie viel Arbeit im Garten mit sich bringen.

LICHT LÖST FINSTERNIS WIEDER AB

„Wenn der Eichbaum noch sein Laub behält, so folgt im Winter strenge Kält'." Zeichen um uns herum. Wer erkennt sie? – Ich stehe vor einem Eichbaum. Simuliere in dieser Richtung. Da schreckt mich ein keckerndes „Schack, schack, schack" auf. Es ist der Vogel mit dem „Hang zur Dieberei". Die Elster. Der lange Schwanz. Die prächtige Schwarzweißzeichnung. Alles ist stahlblau-glänzend an diesem Vogel. Er fliegt weg. Mit kräftigen Flügelschlägen. Ich schaue ihm nach. Lange noch. Denke an die Symbolik. „Die Elster, Sinnbild des Bösen, welche die Seele der Gläubigen rauben will." – Seltsam. Überlege ich. Und schon schiebt sich das Symbol der „Kraft und des ewigen Lebens", die Eiche, in mein Bewußtsein.

Welchen Wert haben Morgengymnastik und Atemübungen für unsere Gesundheit? Die tägliche Morgengymnastik, Morgenlauf, Atemübungen, vor allem aber das Tiefatmen bei offenem Fenster oder noch besser im Freien, beugen Krankheiten vor und tragen zur Gesunderhaltung des Körpers wesentlich bei.

Weißdornfrüchtetee: Erntezeit der Früchte bis in den Dezember hinein. Im warmen Raum trocknen und zerstoßen. – 2 Teelöffel voll in ¼ l kochendes Wasser geben, ganz kurz aufkochen. 15 Minuten zugedeckt ziehen lassen. Abseihen. 3 Tassen täglich einnehmen. Hervorragend zur Normalisierung der Herztätigkeit. Zur Stärkung des Altersherzens und zur Beruhigung bei Übererregbarkeit. Hilfreich bei Bluthochdruck. Bestes Morgengetränk für ältere Menschen.

Bewährte Teekur bei Wassersucht: 2 Teelöffel getrocknete *Zwergholunderwurzel*, Attich, mit ¼ l kaltem Wasser zustellen, langsam zum Sieden bringen. Abseihen, früh und abends 1 Tasse, aber nicht mehr.

Zimmerwarmer, naturreiner und unverdünnter *Schwarzer-Johannisbeer-Saft* ist eines der besten Mittel, die Eigenabwehrkräfte im Körper zu aktivieren.

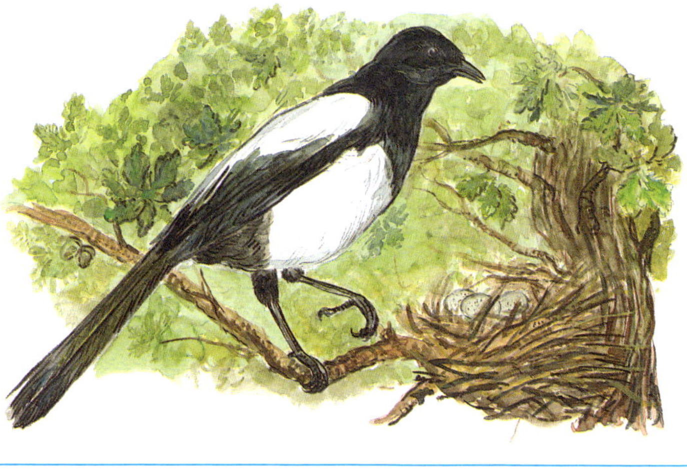

Eiche und Elster

Thymianpflanzen sterben nach 4 Jahren ab. Samenträger über Winter stehen lassen, im Frühjahr ausreißen. Erneuern die Anlage auf natürliche Weise.

UNGETEILTES BROT SCHMECKT BITTER

Erntedankfest. Ein Lichtschimmer. Das Prädikat des Monats Oktober. Bevor die Natur sich zum „Ausverkauf" rüstet, soll die dankende Gemeinschaft feiern. Gesegnete Früchte stehen auf dem Familientisch. Erntedanksträußchen werden zu Kranken, Alten, Gastarbeiterfamilien und in Altersheime getragen. Auch der hungernden Menschen in der Welt vergißt man nicht. – Eindrucksvoll ist in vielen Pfarren das Mitwirken der Jugend. „Ich bin eine Ähre, ich eine Weintraube, ich ein Apfel, ich eine Kartoffel und ich bin ein Herbstzweig." Beim „Dank der Feldfrüchte". – So vieles kann eben im Reigen des Jahres „ein Sonnenstrahl für dein Herz" sein.

Felder. Äcker. Vom Menschen betreut. Von ihm geschaffen und erhalten. Sie sollen der Ernährung des Volkes dienen. Nur? – Äcker und Felder sind Daseinsbereich vieler Kräuter, die dem Menschen folgen. Wir nennen sie Kulturfolger. Der Mensch aber vertilgt sie als „Unkräuter". Und Schädlinge des Feldes. Viele nützliche Wildkräuter wandern schließlich von den Feldern ab. Auf Wegränder, Feldraine und Schuttplätze.

Heiße Kamillen-Auflagen erweichen Schwielen und Hornhaut. 1 Eßlöffel voll frischer oder getrockneter Kamillenblütenköpfchen werden in ein Leinenfleckchen eingeschlagen, mit 3 Eßlöffeln kochendem Wasser übergossen, mit den Fingern leicht zerdrückt. Die Packung sofort heiß auflegen. Jede ¼ Stunde erneuern. Mehrere Male hintereinander mit frischer Auflage durchführen. – Die gebrauchten Kamillenblüten werden letztlich nochmals mit warmem Wasser übergossen und damit die Füße gründlich gebadet. Anschließend die überschüssige Hornhaut mit Bimsstein entfernen. Mit Arnikatinktur nachreiben.

Kümmelkörnertee, im Aufguß zubereitet, stärkt Magen und Darm. Beseitigt Magenverstimmungen und den damit nicht selten verbundenen lästigen Mundgeruch.

Rettichsaft mit echtem Bienenhonig, 1 Eßlöffel voll davon eingenommen, hilft bei Atembeschwerden.

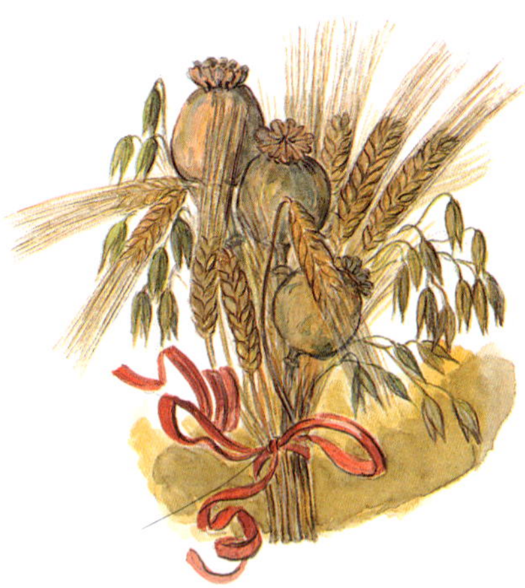

Erntedanksträußchen

Der Herbst ist die Erntezeit. In unseren Breiten. – Auf der Welt leiden 435 Millionen Menschen an Hunger. – Meine Devise: Nichts zugrunde gehen lassen.

SOZIALER SCHUTZ STEHT JEDEM ZU

Heimat und Vaterland. Dürfen keine abgewerteten Begriffe aus der Vergangenheit sein. Keine leeren Phrasen. Sein eigenes Herz, seinen Geist muß man erziehen. Hin zu seinem Lande. Mein Heimatland löst ein Taktgefühl des Herzens aus. In mir. Drängt hin zur Adelsgesinnung des Geistes und zur Ehrfurchtshaltung meiner Seele. – „In der Fremde erfährt man, was die Heimat wert ist."

Daß die Wärme heilende Kraft hat, dürfte wohl allgemein bekannt sein. Wer weiß aber schon, daß „Wärme im Nacken" hilfreich gegen Depressionen ist? Wird der Nacken gut durchblutet, dann entspannt sich das gesamte Gefäßsystem. Die Schmerzempfindlichkeit wird geringer und zusätzlich die Abwehrlage besser. – Deswegen wirkt eine Nackeneinreibung mit *Johanniskrautöl* gleichzeitig erwärmend und aufheiternd.

Müssen aufgesprungene Hände die Strafe für arbeitsame Hausfrauen sein? Durchaus nicht! 1 bis 2 Händevoll grober *Weizenkleie* in ein Lavouir geben. Soviel heißes Wasser darübergießen, daß die flach hineingelegten Hände noch davon bedeckt sind. Diese 15 Minuten lang darin baden. Lauwarm nachwaschen. Kurz kalt abschrecken. Gut abtrocknen. Mit süßem *Mandelöl* einreiben.

Angorahaar besitzt eigene Hohlkammern und wirkt deswegen wärmeregulierend. Angorawäsche schafft einen Ausgleichspol zwischen Körpertemperatur und der Außentemperatur. Sie beugt rheumatischen Erkrankungen vor. Bei vorhandenen Leiden zeigt sie sich auch als spürbar schmerzlindernd.

„Wenn Krankheiten hausieren gehen", empfang sie am besten gleich nach dem Aufstehen mit 1 Tasse *Wermut-* oder *Tormentillwurzeltee*. Das „gefällt" ihnen gar nicht. Sie nehmen wieder reißaus.

Bei Verbrühungen durch Dampf oder mit heißem Wasser streicht man *rohes Eiweiß* über die betreffende Stelle. 3- bis 4mal täglich.

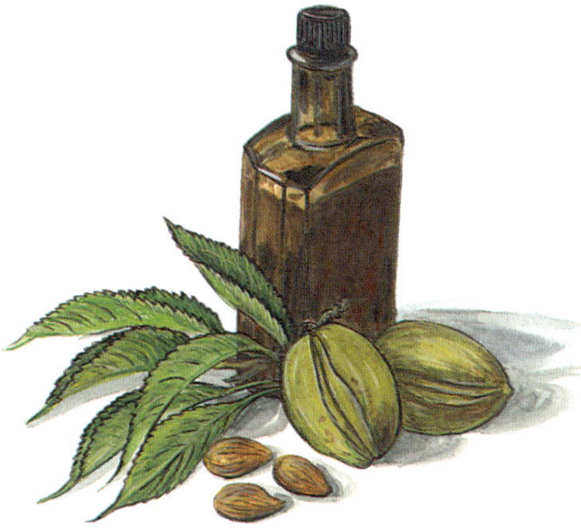

Mandelöl

Herbstwandern bleibt unvergeßlich. Wem es irgendwie möglich ist, der soll es nicht verabsäumen. Sich den weiten Blick gönnen, den die reine Herbstluft gewährt.

NATUR DURCH MENSCHENGEIST ERHALTEN

Was ich sein möchte? Eine Hybridenpflanze oder ein Heilkraut nur? Die Antwort dürfte mir nicht schwerfallen. Obwohl Hybriden-Pflanzen-Züchtungen heute sehr modern geworden sind. Ihrer Schönheit und Rentabilität wegen. Der „biokritische" Beobachter bekundet diesbezüglich Zurückhaltung. Ob diese „aus Kreuzung entstandenen", „von zweierlei Herkunft", „Bastarde" oder „Mischlinge" wirklich so nutzbringend sind. Ich persönlich gehe dem sprachlichen Ursprung nach. Lande beim Griechischen. Weiß nun, daß „hybrid" auch „hochmütig, überheblich, vermessen" heißt. – „Verschone mich o HERR, eine Hybridenpflanze zu sein."

Von Tieren kann man so vieles lernen. Verletzen sie sich, dann lecken sie ihre Wunden ab. – In früheren Zeiten taten Menschen das gleiche. Und dies mit Erfolg. Frische Wunden hörten in Kürze auf zu bluten. Begannen nicht zu eitern. Und heilten rasch zu. Heute weiß man mehr darüber. Im Speichel der Tiere, aber auch in dem der Menschen, ist ein Eiweiß enthalten, welches das natürliche Immunsystem anregt. Man hat weiters festgestellt, daß vor allem „Morgenspeichel" am heilkräftigsten ist.

Sollte bei Bauarbeiten, Reinigungs- oder Malerarbeiten Kalk ins Auge spritzen, dann absolut nicht mit Wasser auswaschen! Dies könnte das Augenlicht schädigen. Nur reines *Pflanzenöl* in das Auge einträufeln, bis der Kalk zur Gänze weggeschwemmt ist.

Die Beeren der veredelten *„Mährischen" Eberesche* sollen nicht frühzeitig geerntet werden. Frost bringt den Vorteil der besseren Reife. Getrocknet dienen Vogelbeeren, 5 bis 6 Stück vor dem Frühstück genommen, zur Regelung der Verdauung. Wirken zusätzlich harntreibend und blutreinigend.

Melissenbäder eignen sich ausgezeichnet als beruhigende Wohltat am Abend vor dem Schlafengehen.

Laß kein *Fallobst* zugrunde gehen. Äpfel gepreßt, ergeben gesunden Badezusatz.

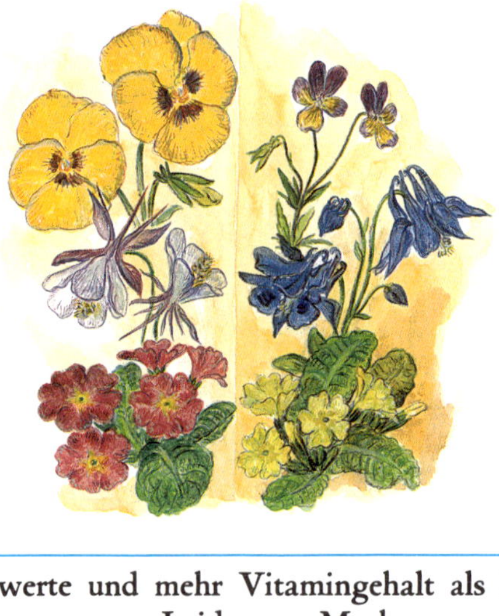

Hybride und Heilkraut

Pastinak hat höhere Nährwerte und mehr Vitamingehalt als Möhre oder Kohlrübe. Stärkt das Nervensystem. – Leider am Markt zuwenig angeboten.

CHRISTENTUM DER TAT WAHRHAFT LEBEN

Fanatiker. Sie treten rigoros, unduldsam für eine Sache oder Idee ein. Mit dem Vorsatz, dieses ihr Vorhaben kompromißlos und ohne Rücksicht auf Verluste durchzusetzen. – Es muß schwer sein, mit solch „stierschädelharten" Menschen zusammenzuarbeiten. Das ist es auch. – Simon mit dem Beinamen „Zelotes", der „Eiferer", war einer von dieser „Rasse". Der wahrscheinlich für die Befreiung Israels von der römischen Herrschaft und Besatzungsmacht kämpfte. Seines Glaubens willen erlitt er in Persien das Martyrium. Und Judas Thaddäus, Apostel und Verwandter des Herrn, hat in Persien die Botschaft Christi gepredigt. Er starb für den Glauben. Wird heute „als Helfer der Hoffnungslosen" verehrt. – Im großen Charakter-Garten des Herrn wird doch auch für meinen Typ ein Plätzchen sein.

In der Volksheilkunde verwendete man seit jeher den *Staubzucker* zum Bestreuen von schlechtheilenden Wunden, Geschwüren und Ekzemen. Heute hat es die Wissenschaft bestätigt: Zucker hat neben den bekannten negativen Folgen für die Gesundheit auch eine positive antibiotische Wirkung. Fördert dadurch die Wundheilung.

Hirse, exakte Inhaltsstoff-Angabe: 10% Protein, 3,9% Fett, 71% Kohlenhydrate; alle wichtigen essentiellen Aminosäuren; alle notwendigen B-Vitamine sowie Vitamin A, C und E; viel Eisen, Fluor, Kieselsäure, Kalium, Natrium, Kalzium, Kupfer, Magnesium und Phosphor. – Wertvoll unter anderem bei Rekonvaleszenz, Durchfall, Grippe und Ohrengeräuschen.

Alpdrücken tritt häufig bei Nervösen, Herzleidenden oder Asthmaanfälligen auf. Abhilfe schafft das Trinken von früh und abends 1 Schale *Acker-Stiefmütterchen-Tee.*

Hirsespeisen beheben Mangelerscheinungen. Regen die Abwehrkräfte des Körpers zur Selbsthilfe an. Die einfachste Zubereitungsart ist *Hirsevollkorn-Suppe.*

Hirsemehl kann man zum Backen von Kuchen und zusammen mit anderen Getreidearten auch zum Brotbacken verwenden.

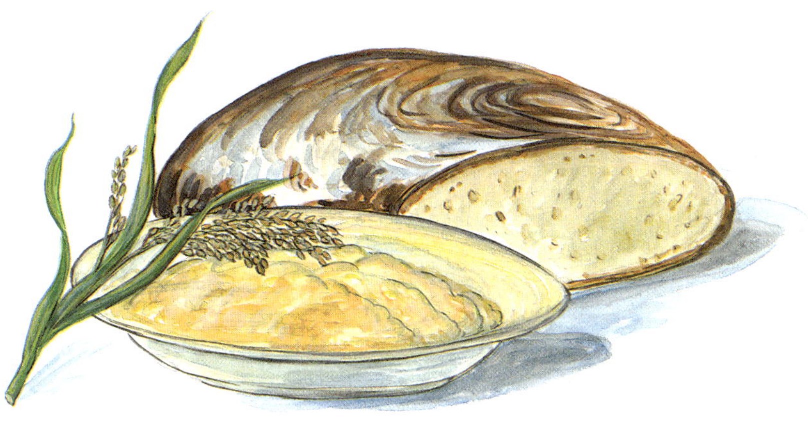

Hirse

Hirse kann auf kärgsten Böden gedeihen. Kommt bei genügend Wärme in 100 Tagen zur Reife. Hirse ist im Handel heute sehr gefragt.

29. Oktober

LASS HERZENSFREUDE SICHTBAR WERDEN

Beginne den heutigen Tag einmal kritisch. Dir gegenüber. Sei innerlich fest entschlossen, Gericht über dich selbst zu halten und dein Betragen zu allen Menschen, die dir heute begegnen werden, streng unter die Lupe zu nehmen. Nimm dir nichts „pauschal“ vor, sondern: „Jedes harte, ironische, hochmütige und verletzende Wort muß in mir begraben werden. Darf mir nicht über die Lippen kommen.“

Gerade im Spätherbst drängen nicht selten Fliegen in die Stube. Sprays und andere Gifte sind keine Lösung. Weil sie auch dem Menschen und der Umwelt schaden. – Mit *Gewürznelken bespickte Zitronenscheiben* mögen Fliegen überhaupt nicht. Auf kleinen Tellern im Raum aufstellen. – In ein Keramiktöpfchen etwas *Lorbeeröl* geträufelt, vertreibt auch die Fliegen.

Bei beginnender Arterienverkalkung sofort eine 6wöchige *Traubensaft-Kur* machen, wobei täglich 3mal je ⅛ l alkoholfreier Saft getrunken wird. Gleichzeitig Alkohol, Nikotin und Bohnenkaffee zur Gänze meiden und eine naturgemäße Lebensweise anstreben. – Diese Kur ist in Abständen 3- bis 4mal pro Jahr zu wiederholen.

Bei Bluthochdruck abends 1 vollen Eßlöffel getrockneter und zerrebelter *Pfefferminzblätter* in 1 Glas Sauermilch mixen. 1 Stunde stehen lassen und dann zum Nachtmahl trinken. Schmeckt vorzüglich.

Einige Zeit hindurch täglich ½ bis 1 kg *Trauben* essen, heilt Darmkatarrh mit krampfartigen Schmerzen. Normalisiert die Darmtätigkeit und reinigt das Blut bei Stickstoffüberschuß.

Bei schwerem, keuchendem Atem: Längere Zeit hindurch abwechselnd im Heißaufguß *Eisenkraut-* oder *Melissentee* einnehmen.

Trauben sind vor dem Genuß ausnahmslos und immer mit lauwarmem Wasser gut abzuspülen.

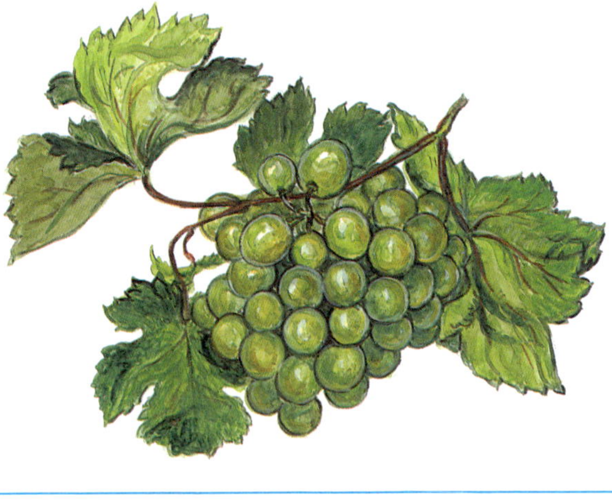

Weintrauben

Fallaub auf der Obstwiese den Winter über liegen lassen, ist nicht nur eine wertvolle Abdeckung für die Wurzeln, sondern dient auch den Regenwürmern.

30. Oktober

GLAUBE SCHENKT FREUDE AUCH IM LEID

Vor Beginn des Monats November bereits kann man Richtung Friedhöfen einen „regen Zustrom" verzeichnen. Gräber werden gepflegt und besucht. – Jeder Friedhof, von welcher Gemeinschaft er auch errichtet worden ist und erhalten wird, ist ein „heiliger Ort". Der unseren Respekt verlangt. Dem man mit Ehrfurcht begegnet und ihn so betritt. – Jeder Friedhof ist letzten Endes mein „Selbstporträt". Eigener Art, aber unverleugbarer Wirklichkeit.

Würzen heißt probieren, ergänzen und erfinden. Das ist die ganze Würzkunst. Auch berühmte Köche und Köchinnen haben so begonnen. Grundkenntnisse müssen zuerst einmal erworben werden. Dann muß man auf „Entdeckungsreise" gehen. Lesen und weiterbilden festigt die eigene Erfahrung.

Im Herbst *Große Klettenwurzel* graben, unter kaltem Fließwasser reinigen, trocknen und zerkleinern. 1 Handvoll davon in 1 l kaltem Wasser 1 Stunde ansetzen, kurz aufkochen, 10 Minuten ziehen lassen. Abseihen, dem Badewasser zufügen und ein Sitzbad darin in der Dauer von 10 Minuten nehmen. Gut abtrocknen. Mit Johanniskrautöl einen Gazestreifen tränken und über Nacht einlegen. – Eine wirksame Behandlung bei schmerzenden Hämorrhoiden.

Klettenwurzel-Absud: 3 volle Eßlöffel gereinigter, getrockneter und zerkleinerter Klettenwurzeln in ¾ l kaltem Wasser 5 bis 8 Stunden ansetzen. Gut erwärmen, ohne zu kochen. Abseihen, in eine Thermosflasche füllen. Tagsüber getrunken, zeigt sich dies als schweiß- und harntreibend, abführend und blutreinigend. Wird gerne als Hausmittel angewandt. Und das mit Erfolg bei Gicht, Rheuma und Hautausschlägen.

Basilikum ist ein geschätztes Küchenkraut. Darf aber nur sehr sparsam verwendet werden. Geruch: Intensiv feurig-würzig. Geschmack: Leicht pfeffrig-süß.

Ungesüßter *Anistee* wirkt leicht abführend. Vermindert schmerzhafte und krampfartige Magenkoliken.

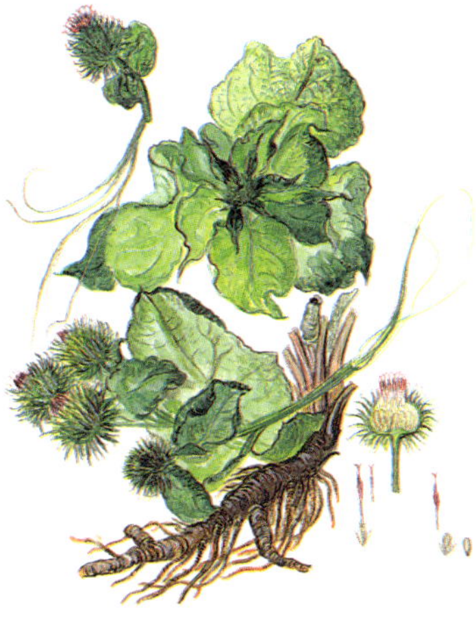

Klette

Klettenwurzeln von einjährigen Pflanzen im Herbst graben. Gründlich säubern. Vor dem Trocknen in kochendes Wasser getaucht, erhöht den Wirkstoffgehalt.

31. Oktober

WO TUT ERNEUERUNG IN MIR NOT?

Reform? Ja! Wo? In unserem eigenen Leben. In unserem Herzen. Vor allem das Verlangen einer wirklichen Erneuerung wachsen lassen. – Reform kann man nicht diktieren. Muß bei uns beginnen. Sie muß vorgelebt werden. Von wem? Von dem, der mir am nächsten steht. Und das bin ich selbst. Und doch kein Egoist.

Besenreiser sind kleinste geplatzte Kapillaräderchen, dicht unter der Haut gelegen. Sie verursachen kaum einen gesundheitsschädigenden Einfluß. Können aber zu einem kosmetischen Problem werden. Langes Baden in der Badewanne und ausgedehntes Bräunen in der Sonne sind zu meiden. Danach kaltes Nachduschen oder Kaltabreibung hingegen zu empfehlen. Ein altes Hausmittel: das öftere Bestreichen dieser Stellen mit einer *Zwiebelscheibe.*

Bei Schleimstauungen in den Atemwegen abends eine *Sauerteigpackung* anlegen. – Man besorgt sich beim Bäcker 2,5 kg altsauren gärenden kühlen Brotteig, streicht ihn fingerdick auf 2 Leinentüchlein, legt sie am Abend auf die Brust und zwischen die Schulterblätter. Mit einem Leintuch befestigen. Dann den Oberkörper mitsamt den beiden Armen in ein vorgewärmtes Wolltuch wickeln. Diese „Brustauflage-Sauerteigpackung“ dauert 90 Minuten und nicht länger. Heruntergeben. Lauwarm abwaschen. Brust und Rücken mit verdünnter Arnikatinktur einreiben. Schlafengehen.

Bei Leber- und Gallenerkrankungen verwendet man als erprobtes Hausmittel 5 getrocknete *Feigen,* die man klein schneidet und über Nacht in ¼ l kaltem Wasser ansetzt. Morgens auslöffeln. Muß über einen größeren Zeitraum durchgeführt werden.

50 g *Hopfenzapfen* in ¼ l 70%igem Obstbrand 14 Tage lang ansetzen. Abseihen und dunkel lagern. Abends 1 Stunde vor dem Schlafengehen 1 Teelöffel voll davon auf 1 Eßlöffel Wasser einnehmen. Hilft bei Schlaflosigkeit.

Wasserdost-Tee, 3 Tassen täglich, fördert die Leberfunktion.

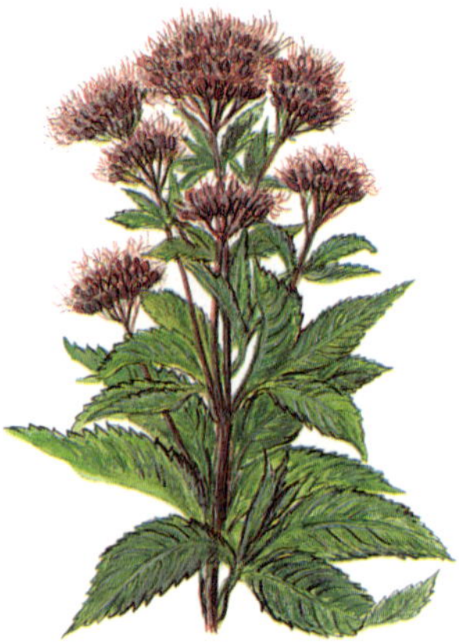

Wasserdost

Ein Langblüher in feuchten Gartenwiesen, Juli–Oktober, ist das fast exotisch wirkende Heilkraut Wasserhanf, Wasserdost, Kunigundenkraut.

November

Des Nebels
Netz
umspinnt
die Landschaft

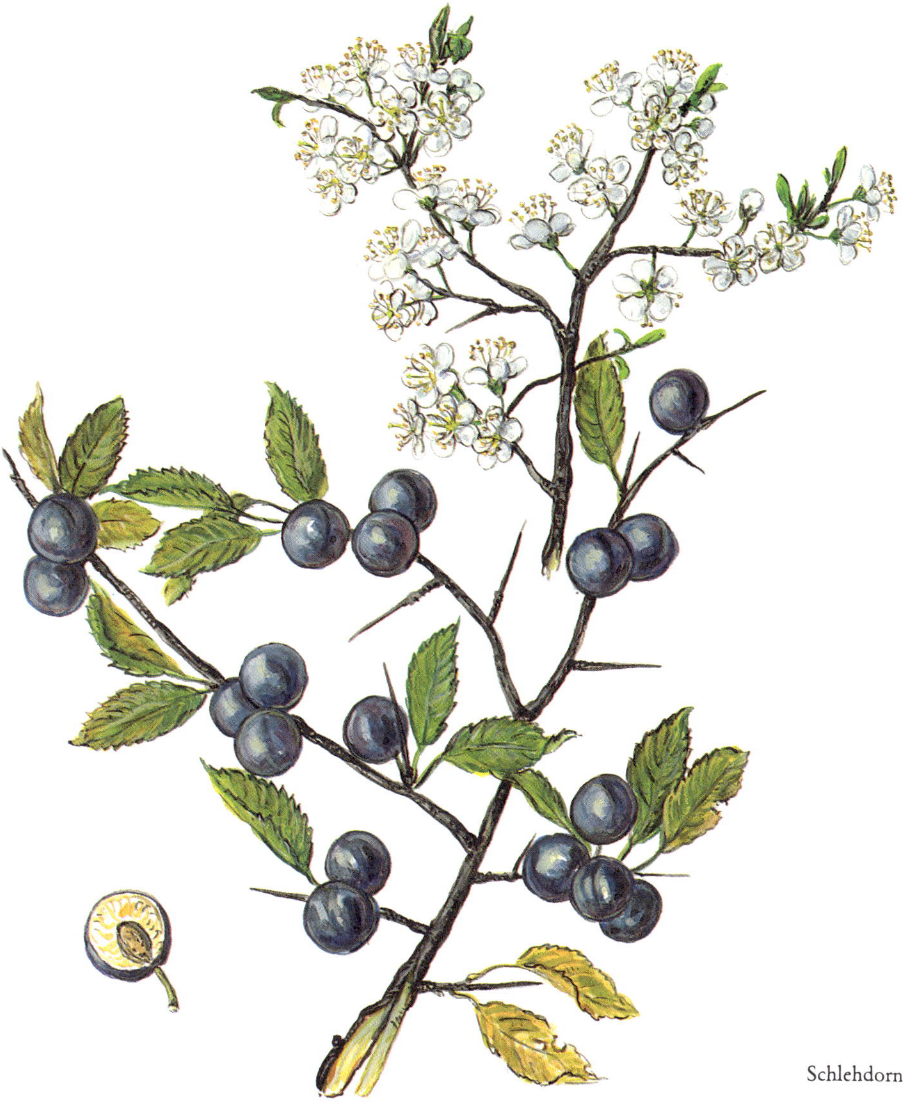

Schlehdorn

Rauhreifgeglitzer.

Ein Schalthebel. Der vieles verändert. An Blättern und Früchten.

Die Luft wird undurchsichtig. Boden- oder Hochnebel entsteht. Nicht selten feiner, nässender Niederschlag.

Sinkt die Lufttemperatur unter den Gefrierpunkt, dann bilden sich winzigkleine, weiße Kristalle. Setzen sich an Pflanzen oder am Boden fest. Funkeln. Flimmern und glitzern. Beim ersten Sonnenstrahl. Bodenglätte ist unbeliebt. Rauhreif hingegen ein wertvoller Schutz für die „schlafenden" Knospen.

Das Blattgrün hat sich nach dem Reifen der Früchte zurückgezogen. Ein beeindruckendes Schauspiel. Eine Farbenpracht erglüht. In leuchtend Gelb. In Rot, Golden und Braun.

Im Abbau des Chlorophylls werden Farbstoffe freigesetzt. Die früher überdeckt waren. Bestimmen jetzt die Farbe.

Dürres Fallaub, vom Winde verfrachtet. Ein gewaltiges Heer von Kleintieren und Mikroorganismen wartet darauf. Sorgt durch seine Zersetzungstätigkeit für die Wiedereingliederung des organischen Materials. In den nie stillstehenden Kreislauf der Stoffe. Übers Jahr wird Humus, Mutterboden neuen Pflanzenlebens.

Ein Kreislauf im Novembernebel vollzieht sich.

Kleine Säugetiere und Vögel wieder leben von den Kleintieren des Bodens. Die Nahrungskette wird zum engmaschigen Geflecht.

Der Schwarzdorn. Oder Schlehdorn. In sonniger Lage. An Waldrändern. Typisch, daß alle Zweige rechtwinkelig abstehen und einen scharfen Enddorn tragen. Dunkelblau die Früchte. Sie werden im Spätherbst nach dem ersten Frost gesammelt. Schmecken sauer und zusammenziehend. Zu gesunden Hausmitteln verarbeitet: Marmelade, Saft, Likör oder Wein.

Fördern den Appetit.

Regeln den Stuhlgang.

DIE HEILIGEN SIND UNSERE WEGWEISER

Unser Zieldenken muß in der Gegenwart verankert sein. Es ist wichtig, daß die Zukunft nicht in der Ferne gesehen wird, sondern als „ewiges Jetzt". Was wir in der Meditation und im Gebet bejahen, wird im gleichen Augenblick zum unbegrenzten, unaufhörlichen Jetzt und somit zur Wirklichkeit. Wächst so von innen heraus in die äußere Welt der Wirkungen hinein. – Gedanken am Allerheiligentag.

Was tun, wenn man spürt, daß Krankheiten im Kommen sind? Vor allem sich nicht fürchten und nicht zimperlich werden. Sogleich ein Glas Wasser, das nicht zu heiß und nicht zu kalt ist, mit *Apfelessig* und *echtem Bienenhonig* vermischt, trinken. Damit löst man im Körper eine Welle des Widerstandes aus und leitet die Eigenabwehr ein.

Bei Atemnot, verbunden mit regelrechten Anfällen, hat sich folgende *Teemischung* sehr gut bewährt: Gartenraute und Weiße Taubnessel zu gleichen Teilen mischen. 2 Teelöffel voll davon mit 1/4 l kochendem Wasser übergießen, 15 Minuten ziehen lassen, abseihen. 2 Eßlöffel frischen Zwiebelsaft hinzugeben. Dies bei Anfällen langsam und schluckweise ungesüßt getrunken, wird die Atemnot bald schwinden.

Getrocknete und feingeschnittene *Kalmuswurzeln*, 2 Teelöffel davon, in 1/4 l kaltem Wasser 1 Stunde ansetzen, kurz aufkochen, einige Minuten ziehen lassen, abseihen. – Bei Magensäureüberschuß und bei Gärungs- oder Fäulnisprozessen im Darm schluckweise einnehmen. Vor dem Essen!

Diätspeisen für Zuckerkranke: *Spargel* ist arm an Kohlenhydraten. Besitzt jedoch die Fähigkeit, reichlich Fett aufzunehmen, läßt sich mit Butter oder Rahm vorzüglich verarbeiten. Geeignet, das Essen für den Diabetiker kalorienreich zu bereiten.

Zerquetschten *Leinsamen* mit warmem Wasser zu Brei rühren, auf das Gesicht auftragen, 20 Minuten einwirken lassen, nährt und reinigt die Gesichtshaut.

Katzenpfötchentee hat sich bestens bei Gelbsucht bewährt.

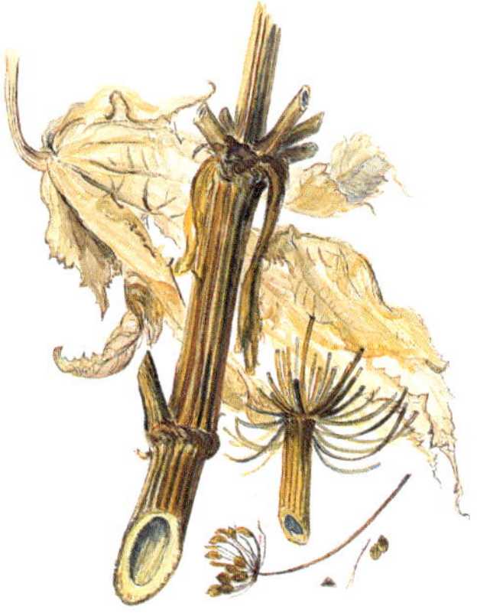

Riesenbärenklau-Stengel

Nach dem ersten Rauhreif sind viele Pflanzen eingedorrt. Wundersam anmutige Stengelgebilde strecken sich uns oft entgegen. „Bizarre" Einzelstücke.

DER TOD: VERWANDLUNG, NICHT ENDE

Jede Stunde meines Lebens, ein Geschenk. – Und doch. Einmal beginnt die große Reise dorthin, wo uns schon viele vorausgegangen sind. Man redet gern vom „Kofferpacken". Vom „Sich-bereit-Halten". So unrichtig? Oder gar abwegig? Denn der Mensch stirbt auf Raten. Und erst der Tod ist die wahre Geburt. Nur die Wahrheit wird uns freimachen. Auch über Leben und Tod hinaus.

Der Pflanzencharakter der *Linde* ist einschmeichelnd, herzlich-weich, anschmiegsam, innig und verständnisvoll anderen gegenüber. Der Lindenbaum wie auch der Lindenblütentee, paßt vor allem zu jenem Menschentyp, der vom Leben hart angefaßt wird, sich selber aber nach Liebe sehnt, gütig ist und dankbar für jede ihm erwiesene Freundlichkeit. Dabei jedoch nicht „hineinfallen" möchte. Diese Typen sollen öfters, besonders im Winter, Lindenblütentee trinken.

Spezial-Magenbitter selbst hergestellt: 1 l französischen Kognak von Spitzenqualität besorgen. 20 Fäden echten Safran, 20 g feingeschnittene Gelbe Enzianwurzel, 10 g Kalmuswurzelschnitt, 5 g Fäberginsterblüten und 1 vollen Eßlöffel zerschnittene Schalen biologisch angebauter Orangen. Alle Ingredienzien werden gut miteinander vermischt und 14 Tage lang in die Sonne gestellt. Abseihen, in Flasche füllen. Gut verschlossen dunkel und kühl lagern. Sofort verwendungsfähig.

Unter dem Namen *„Thyreogutt"* ist in der Apotheke ein Fertigpräparat frei erhältlich – einzunehmen laut Beipackzettel. Es handelt sich dabei um einen Vollauszug aus Herzgespann und Wolfstrapp. Vorteilhaft anzuwenden bei Herzstörungen, Nervosität und Herzklopfen, die von Überfunktion der Schilddrüse herrühren.

Spezial-Magenbitter ist älteren Personen mit „müder Verdauung" bestens zu empfehlen. Mehrmals täglich nur löffelweise einnehmen.

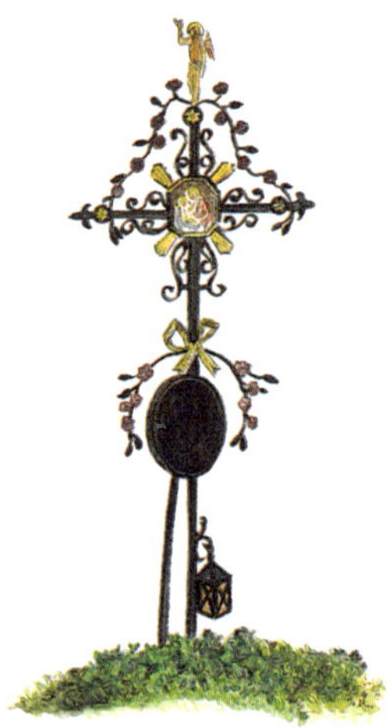

Grabkreuze – Zeichen der Hoffnung

Alle Jahre zaubert der Herbst eine beschauliche Atmosphäre in unseren Garten. Um uns herum in der Natur. Stehenbleiben! Innehalten und aufnehmen!

3. November

WASSER AUS DEM BRUNNEN DES LEBENS

„Wie der Hirsch lechzt nach frischem Wasser, so lechzt meine Seele, Gott, nach dir." (Psalm 42,2) – Bezug auf unsere Taufe. Wobei der Hirsch, flink, edel, kräftig, die Seele des Gläubigen verkörpert. Hirsche werden am Brunnen des Lebens dargestellt. – Viele Anlässe im Jahresrhythmus können Gedankenanstoß sein. Die unser Alltags-Einerlei auf eine höhere Ebene projizieren. – So der heutige Gedenktag des heiligen Bischofs Hubertus, Schutzpatron der Jäger und Kürschner.

Hirschtalg hat in der Volksheilkunde seit urdenklichen Zeiten einen hohen Stellenwert als Hautpflegemittel. Vor allem fährt man mit ihm gut bei rissiger Haut, bei Schrunden an Händen und Füßen. Wobei man es als eine wahre Wohltat empfindet, gerade im Spätherbst, aufgesprungene schmerzende Fersen damit abheilen zu können.

Fußpflege: Ein ziemlich heißes Fußbad nehmen. Dauer 10 Minuten. Kalt abduschen. *Hirschtalg* leicht anwärmen. Damit die gesamte Fußfläche, insbesondere die zersprungenen Fersen einreiben.

Stark wirkendes *Gurgelwasser:* In der Apotheke Salbeitinktur, Tormentilltinktur und Myrrhentinktur zu gleichen Teilen mischen lassen. Davon 40 Tropfen auf 1 Glas lauwarmes Wasser. Früh und abends damit gurgeln. Bei schlechtem Mundgeruch, Zahnfleischbluten, Mundhöhlen- und Rachenentzündungen.

Frauen mit Kreuzschmerzen und Senkungsbeschwerden mögen eine homöopathische Kur beginnen: „Bellis perennis D4", *Gänseblümchen*, täglich 3mal je 15 Tropfen. 2mal 3 Wochen mit kurzer Pause.

Der regelmäßige Genuß von *Spinat* schützt gegen Haarausfall. Bringt auch brüchige Fingernägel wieder in Ordnung. Macht sie hart und kräftig.

Armbäder sind erprobte Mittel, die das Herz entlasten und gleichzeitig die Nerven beruhigen.

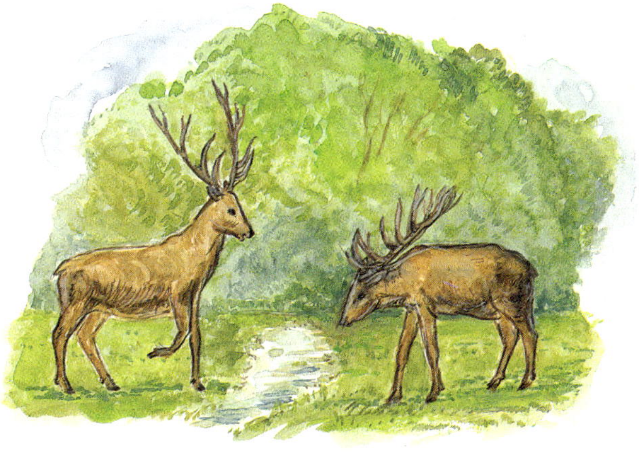

Hirsche an der Quelle

Zimmerpflanzen brauchen während des Winters eine Ruhepause. Nicht düngen. Kaum gießen. Wenn, dann nur in die Untertasse, soviel, was in 1 Stunde aufgesogen ist.

GLÜCKLICH, WER IN DIE TIEFE HÖRT

Tränen werden für Tote nicht unnütz geweint. „Die mit Tränen säen, werden mit Jubel ernten." (Psalm 126,5) Ernten und Säen hängen zusammen. Ernten ist eben die andere Seite des Säens. Genauso wie bei der Trauer um unsere Toten. Auf Erden. Gehen die Gedanken in den Himmel. Ein Gleichnis dafür bringen wir selber beim Anzünden eines „Lichtleins" für die Verstorbenen. Die Kerze brennt. Das Ewige Licht leuchte ihnen. – Aufbauende Gedanken für den Monat November. Es lohnt sich, sie zu pflegen.

Eine alte Indianerart Nordamerikas: Frische Wunden oder schlecht heilende alte Wunden wurden mit *Rotem Sonnenhut,* der Echinacea-Pflanze, ausgeheilt. Ein Stück frischer, gereinigter Wurzel und einige Blätter wurden von dem Betroffenen gekaut. Der Saft geschluckt und die Masse als Brei auf die Wunde gelegt. Dies 3 Tage lang 2mal täglich. Am vierten Tag war erfahrungsgemäß die Heilung wenigstens eingeleitet, wenn nicht schon ganz vollzogen.

Wiesenbärenklauwurzel im Spätherbst gegraben, leicht an der am Boden angeschmiegten Blattrosette zu finden und zu erkennen. Gereinigt, getrocknet und geschnitten, ergibt sie einen wertvollen Haustee. – 3 volle Eßlöffel Wurzeln in ¾ l kaltem Wasser über Nacht ansetzen. Morgens ganz kurz aufwallen lassen. Nach 5 Minuten Ziehen abseihen. In eine Thermosflasche füllen. Tagsüber trinken. 2mal wöchentlich einige Zeit hindurch einen „Bärenklautee-Tag" halten.

6 Wochen lang *Weizenkeime,* je 1 Eßlöffel voll, ins Müsli, in die Suppe und zu den übrigen Speisen gemischt oder einfach mitgegessen, hebt den Teint der Gesichtshaut. Erhält sie klar und jugendlich.

Bärenklauwurzeltee wirkt blutdrucksenkend. Fördert die Verdauung. Regelt die Menstruation. Regt den Geschlechtstrieb an.

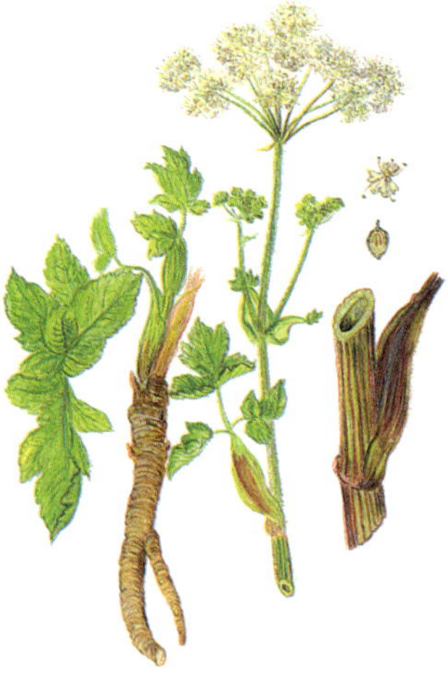

Bärenklau

Bärenklau im Rasen des Gartens ist ein Stickstoffanzeiger. Er kann zur vorherrschenden Pflanze werden. Ist sehr widerstandsfähig. Im Spätherbst die Wurzel ausstechen.

VERZAGTHEIT KANN MAN SICH WEGATMEN

Liebenswürdig und nett sein, ist eine Erziehungssache. Besser gesagt, die Frucht gezielter Selbsterziehung. Was auf keinen Fall heißen will, blind für die wirklichen Fehler und Fehltritte der anderen sein. Im Gegenteil. Diese klar und nüchtern sehen. Aber gleichzeitig bemüht sein, mit viel Fleiß und Beständigkeit im Mitmenschen jene Züge – auch wenn sie manchmal überlagert sind – entdecken, die ihn der Liebe würdig, liebenswürdig erscheinen lassen.

Einen trefflichen Vergleich haben die Inder, um den Wert des *Atems* auszudrücken. Sie nennen ihn „den großen Vogel". Weil der Atem unser „Ich" ist. Wehe, wenn er uns entfällt, schwankend entflattert.

Lauch oder *Porree* ist der mildeste seiner Familie der Liliengewächse. Treibt keine Tränen in die Augen. Brennt nicht auf der Zunge. Sein wichtigster Heilstoff ist schwefelhaltiges ätherisches Öl von milder Reizwirkung auf die Drüsen des Magen-Darm-Kanals, der Leber und Gallenblase. Hemmt die Ausbreitung der Fäulnis- und Gärungserreger im Darm. Begünstigt die Ausscheidung von Schleim aus den Atemwegen. – Beste Zubereitung als Salat oder Frischgemüse, fein gehackt. Oder nur ganz leicht gedämpft. Verträgt sich sehr gut mit Milch und Kartoffeln.

Bei häufigen Durchfällen Jugendlicher und von Kindern haben sich getrocknete *Heidelbeeren* bestens bewährt. 1 Teelöffel bis 1 Eßlöffel voll 2mal täglich. Langsam und gut kauen. Schlucken.

Zwetschkensaft immer pur trinken. Nicht mit Wasser vermischen. Verursacht ansonsten leicht Bauchschneiden. – Der Saft ist sehr wohlschmeckend, reich an Vitaminen, besonders der Gruppe B, und an Karotin.

Wo immer die entzündete Stelle sein mag, innerlich oder äußerlich, mit *Honig* behandelt, wird sie günstig beeinflußt.

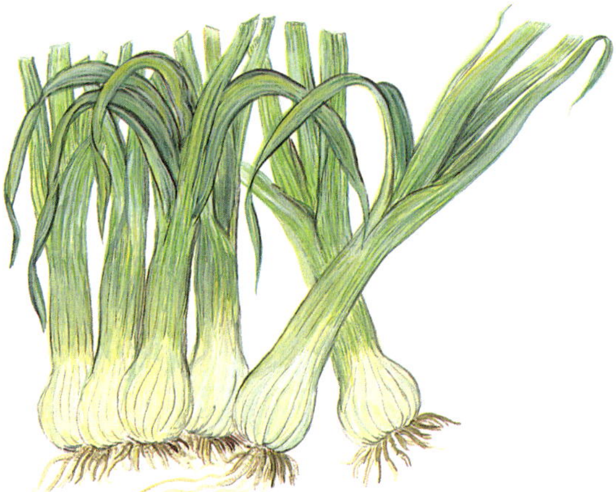

Porree

Lauchstangen im Oktober rundum angehäufelt, bleiben die Schäfte bleich. Kann man bei mildem Klima über Winter stehen lassen.

WEG ZUM HIMMEL, EIN SITTLICH' IDEAL

Am Waldrand steht eine Lärche. Neigt sich von Westen nach Osten. Als wolle sie dem Schwinden des Lichtes entrinnen. Im unwirtlichen Sibirien, wo sie noch wächst und gedeiht, nennt man sie in der Mythologie den „Weltbaum". Sonne und Mond steigen an ihr auf und ab. In der Gestalt eines goldenen und eines silbernen Vogels.

Unsere körperliche Gesundheit ist Voraussetzung für unser geistig-seelisches Wohlbefinden. Dieses wertvolle Gut zu schützen und zu erhalten, dafür ist ja letzten Endes dieses Buch geschrieben. Es will den Weg weisen. Wie man seine Gesundheit wieder erlangen kann, wenn sie etwas Not gelitten hat. Angeschlagen worden ist. Daß wir uns aber auch dazu entschließen, rechtzeitig die allerersten Vorbeugungs-Maßnahmen zu setzen. Denn ... Erster Schritt: Vorbeugen. Zweiter Schritt: Heilen.

Zwiebelessig-Hautwasser: 1 mittlere Zwiebel fein hacken. In einem Seitel Apfelessig zugedeckt 3 Tage lang ansetzen. Abseihen, in eine Halbliter-Flasche füllen. Mit gutem Obstbrand ergänzen. Dunkel und kühl lagern. Vor der Anwendung 1:2 mit Wasser verdünnen. Sommersprossige oder fleckige Haut damit morgens und abends längere Zeit hindurch eingerieben, bringt eine sichtliche Gleichmäßigkeit des Teints.

Bei auffallend großen Tränensäcken: 1 rohe *Kartoffel* reiben. 1 Teelöffel frischen Topfen dazurühren und in einer Schale erwärmen. Ziemlich warm auf die Tränensäcke streichen. Nach Schwinden der angenehmen Temperatur erneuern. 20 bis 30 Minuten lang durchführen.

Kopfschmerzen oder Abgespanntheit lassen sich vermindern oder sogar beseitigen, wenn man mit beiden Handflächen die Stirne umfängt und von dort beginnend Richtung Nacken hin leicht ohne Druck über den Kopf streicht.

Zinnkrautpulver unter das Essen gemischt: Vorbeugungsmittel gegen Warzen.

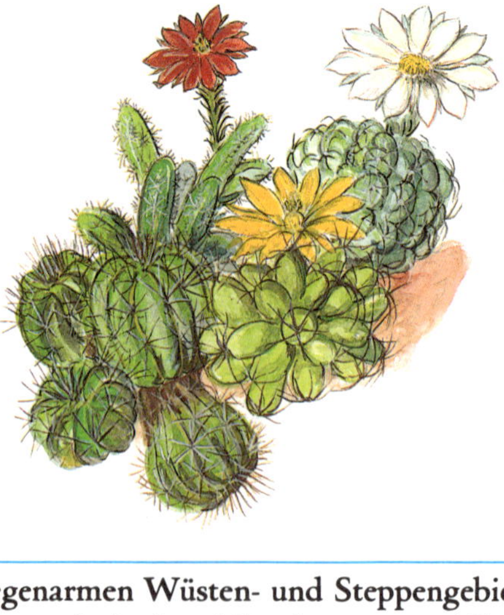

Kakteen

Heimat der Kakteen in regenarmen Wüsten- und Steppengebieten Mittel- und Südamerikas. Missionare brachten sie in den Mittelmeerraum. Heute Liebhaberpflanzen.

GOTTES SEGEN LENKT ALLES ZUM GUTEN

An das Wirken Gottes in uns muß man sich gewöhnen. Damit „vertraut" werden. Damit umgehen können. ER, der uns geschaffen hat und haben will, sorgt sich um uns. Um unsere „Entwicklung". Macht uns fähig, SEINE Werke zu vollbringen. Wenn wir uns als SEIN Werkzeug IHM zur Verfügung stellen. – Konzentration. Besinnung. Freudige Hingabe. Innerlichkeit. Gebet. All das ist lebendiger Ausdruck unseres Vertrauens auf die zu erwartende Fülle des Lebens. Dann kann es gar nicht anders sein, als daß Gottes Gnadenwalten in uns sichtbar wird. Zu SEINER Ehre und Verherrlichung.

Die letzte blühende *Rose* im Herbst in deinem Garten? Schenk sie jemandem. Trägst damit Freude in ein Herz. – Oder? Übergieße die Blütenblätter mit kochendem Wasser. 20 Minuten stehen lassen. Das Gesicht damit langsam und gründlich abwaschen. Nach dem Einziehen abtrocknen. Ein gutes Hausmittel gegen Gesichtsröte oder Kupferfinne.

Echtes Rosenöl gibt es kaum mehr im Handel. Ist aber in Bulgarien frei erhältlich, weil dies das gegenwärtig einzige Erzeugerland echten, reinen Rosenöles darstellt. Das nicht synthetisch, sondern natur produziert wird. Dies sollte man wissen, wenn man nach Bulgarien reist. – Um 1 kg Rosenöl herzustellen, benötigt man 3000 kg bulgarische Rosenblütenblätter. – Ein einziger Tropfen dieses Öles genügt jedoch schon, damit man die wohltuende Wirkung auf der Haut und durch die Nase verspürt.

Dinkelbrei ist qualitativ hochwertig und von kerniger Natur. Man hat das Gefühl einer natürlichen Sättigung nach einem Dinkelbrei-Frühstück. Und hält auch bei schwerer Arbeit ohne Hungergefühl bis Mittag durch.

In der Übergangszeit im November kann man dem Schnupfen vorbeugen, wenn man kalte Getränke meidet und anstatt dessen angewärmten *Schwarzen-Johannisbeer-Saft* einnimmt.

Bei üblem Aufstoßen vom Magen schluckt man 1 Messerspitze voll *Zimtpulver* und trinkt einen Schluck Wasser nach.

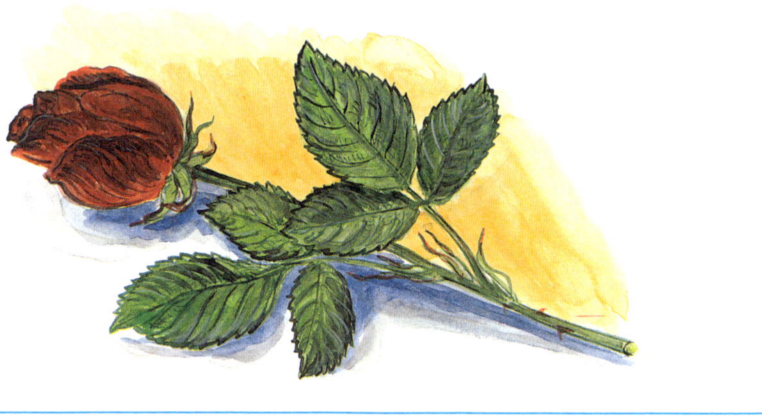

Rose

Salbeipflanzen, geeignet für Steingärten, können sogar noch unter Bäumen mit etwas Lichteinfall gezogen werden! Brauchen im Winter Frostabdeckung.

ES GEHT MIR BESSER UND BESSER

Inspiration und Eingebungen sind keine Einbildung. Sie werden uns geschenkt. In der Stille der Meditation, des Gebets, der Konzentration. Nur dürfen wir uns dabei nie auf unseren eigenen Intellekt, Verstand und Begabung allein stützen. Müssen uns demütig und offen dem Schöpfer überlassen. Dann erst geraten alle positiven Kräfte in uns in lebhafte Schwingungen. Es ist keine Seltenheit, ich erlebe es Gott sei Dank immer wieder, daß man es deutlich spürt, wie uns die Kraft Gottes unserem angestrebten Ziel entgegenträgt.

Als Zwischenwirt des gefährlichen Getreiderostes wird die *Berberitze* von der Landwirtschaft nicht gerne gesehen. Man soll sie deshalb nie in der Nähe von Weizenfeldern anpflanzen. – Von der gesundheitlichen Warte aus kann der Sauerdorn oder die Berberitze aber nicht genug empfohlen werden.

Die Volksheilkunde verwendet vor allem in Gebirgsgegenden die vollreifen Früchte der *Berberitze* für die Zubereitung eines sehr geschätzten und für die Gesundheit nicht minder wertvollen Hausschnapses: Eine feste Doppelhandvoll unter fließendem Kaltwasser gereinigter Früchte in eine Liter-Flasche füllen. Mit gutem Obstbrand-Luter übergießen. 14 Tage in die Sonne stellen. Abseihen, verschlossen, dunkel und kühl lagern. – Berberitzenschnaps schmeckt zwar säuerlich, ist aber erfrischend und sehr bekömmlich. Gilt als einer der besten Fruchtschnäpse. Gewinnt durch längere Lagerung an Qualität. In kleinen Portionen eingenommen, stärkt er den Lebensnerv.

Reiner oder mit Rohzucker eingekochter *Berberitzensaft* wird in der Volksheilkunde als vorzügliches Hausmittel bei Lungen-, Leber- oder Darmerkrankungen angesehen.

Beide Waden mit kaltem *Apfelessigwasser* gründlich abreiben, lindert beachtlich Kopfschmerzen. Leitet ab.

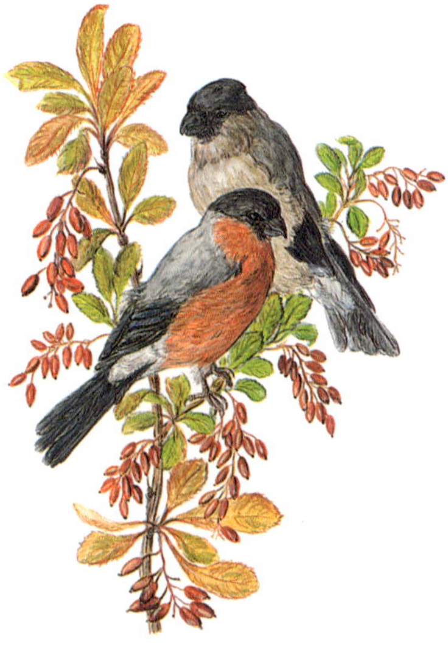

Dompfaff auf Berberitze

Berberitzen mit ihren feinen Dornen und den lange am Strauch verbleibenden Früchten bieten unseren gefiederten Gartenfreunden sicheres Quartier und Wohnung.

VIELES KÖNNEN WIR NICHT SEHEN

Da geht einer mit der Wünschelrute. Man schaut auf ihn. Hört auf ihn. Man gräbt und bohrt nach seinen Anweisungen. Und Wasser kommt. Ja kann das sein? Eines „Stäbchens" Kraft? – „Das Haselholz ist wie kein anderes ein ausgezeichneter Leiter für Energieströme. Es besitzt eine starke Durchlässigkeit und beschwingt sich, als Wünschelrute verarbeitet, über den gesuchten Kraftfeldern leicht ein."

Ein sommerliches Gewitter entladet sich in der Nähe eines Menschen, der splitternackt im Bademantel steckt. Das hier auf den menschlichen Organismus einwirkende Spannungsfeld ist nur ein Bruchteil dessen, was mit Kunststoff bekleidete Menschen in geschlossenen Räumen ertragen müssen. Hier sind die „Feldstärken" und die „Feldstärkänderungen" bedeutend höher als im Freien. – So „sinnlos" leben wir dahin. – „Was ich nicht weiß, . . ." Aber wahr ist es nicht.

Kardamomwein: 1 Teelöffel Kardamompulver in 1 l aufwallenden Rotwein geben. Von der Herdplatte nehmen. ½ Stunde ziehen lassen. 2 Eßlöffel echten Bienenhonig einrühren. In kleinere Flaschen abfüllen, dunkel lagern. – Mehrmals während des Tages davon 1 vollen Eßlöffel verabreicht, behebt Verdauungsschwäche und trägt zur allgemeinen körperlichen Stärkung bei.

20 *Haselnußkerne* genügen für einen Erwachsenen bereits, um ihm eine vollständige Mahlzeit zu ersetzen. Langsam und gut kauen. 1 Glas Schwarzen-Johannisbeer-Saft nachtrinken. Kein Brot dazuessen. Gibt dem Körper soviel Eiweiß und Fett wie eine „ordentliche" Mahlzeit.

Sauerdornfrüchte, obwohl von stark säuerlichem Geschmack, eignen sich mit Äpfeln, Birnen, Holunderbeeren, Zwetschken oder Kürbissen gemischt, vorzüglich zur Verarbeitung von Mus, Marmelade, Gelee und Saft.

Anistee – im Aufguß zubereitet –, einige *Pfefferminzblätter* beigefügt, behebt Verdauungsbeschwerden.

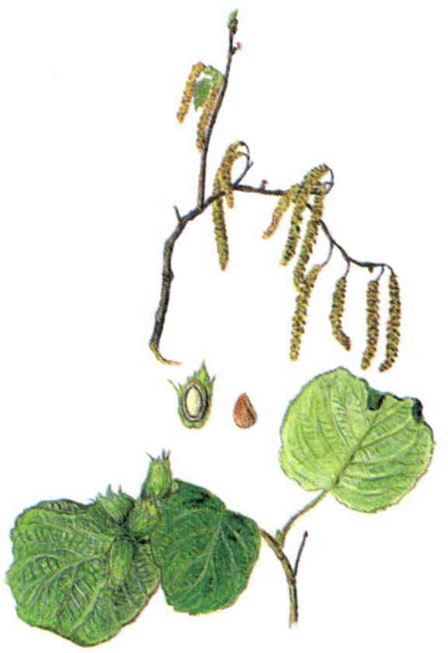

Haselstrauch

Einen Haselstrauch neben ein Haus gepflanzt, wirkt wie ein „Blitzableiter" für störende und krankmachende Strahlungen aus der Erde.

ECHTE FAMILIE TÄGLICH ERLEBEN LASSEN

Im trauten Familienkreis? Eine Vorstellung, die der Vergangenheit angehört? Nein. Familie ist keine „Tankstelle“ bei Tag und ein „Parkplatz“ bei Nacht. Daß das Heim zum Daheim wird, dazu müssen alle beitragen. Mithelfen. Arbeit abnehmen. Freuden und Sorgen ertragen helfen und teilen. Nicht immer alle Dienste, die in der Familie geleistet werden, einfach als selbstverständlich entgegennehmen. Ohne ein Wort des Dankes zu sagen. – Meine Familie darf nicht eine Dienstleistungsgruppe zu meinen Gunsten werden, sondern Liebe muß vorherrschen! Und lieben heißt eben dienen. Jeder seinen Teil!

Es gibt 2 Arten *Mispeln.* Apfel- oder birnförmige Früchte von brauner Farbe. Sie enthalten je 5 Kerne. Können erst nach den Frühfrösten oder nach 4wöchiger Lagerung im Stroh genossen werden. Wenn sie teigig sind, einen obstartigen Geruch bekommen und süßsäuerlich schmecken. – Sie wirken harntreibend, regen die Darmtätigkeit an und bauen Entzündungen ab.

Beinwelltinktur zur Einreibung bei Prellungen, Quetschungen, Bänderverletzungen, Krampfadern, Rheuma und Gicht: 250 g zerkleinerte oder pulverisierte Beinwellwurzel in 1 l 90%igem Weingeist 14 Tage ansetzen, abseihen. In Flaschen füllen. Dunkel und kühl lagern. Erst bei der Verwendung 1:3 mit Wasser verdünnen. – Auflagen 2- bis 3mal täglich erneuern. Abreibungen 2- bis 4mal täglich durchführen.

Die *Mispel* besitzt wertvolle diätetische Eigenschaften, die von altersher bekannt waren. Treiben den Harn und wirken mit Erfolg Harnstockungen entgegen. Eignen sich so bestens, vorbeugend angewandt zu werden.

Mispelfrüchte roh genossen, regulieren nicht nur die Darmtätigkeit, sondern halten Verkalkungen auf Langzeit hintan.

Salbeiblätter dürfen in keiner Hausapotheke und in keinem Gewürzschränkchen fehlen. Sind unersetzbar.

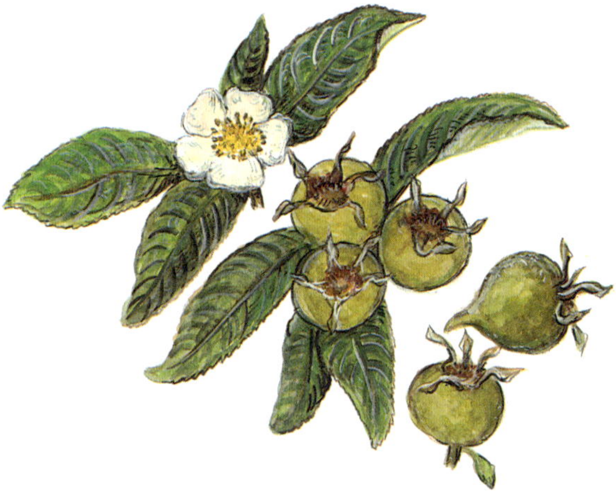

Mispeln

Knollen der Gartensellerie werden von Mitte September bis Mitte November gegraben. Im Keller bei +5 bis höchstens +10° C lagern. Haltbar bis in den Sommer hinein.

LICHT INS DUNKLE WILL ICH TRAGEN

Der „Nebelung" und „Windmond". Nach alter Zeitrechnung der „Neunte" im Jahr. Der November. Ist fürwahr der Monat des Nebels und des Windes. Aber auch der Monat der Armen Seelen und die Zeit der Trauer, die uns an die Vergänglichkeit alles Irdischen erinnert, vor allem an den Verlust teurer Menschen, die „heimgegangen" sind. Gleichzeitig tritt uns heute der Herold der Liebe, der heilige Bischof Martin entgegen. Der mit dem „Mantelteilen" auf die Not der Mitmenschen aufmerksam macht. Unendlich viele Legenden ranken sich um diesen Heiligen. Die „Martini-Gans" und das „Ganslessen" sind auf die „schnatternden Gänse" zurückzuführen. Symbolisch für den caritativen Charakter des heutigen Heiligen ist das „Laterndlfest". – Scheue nicht davor zurück, in die dunklen Gassen deiner Umgebung das Licht der Liebe zu tragen!

Herzkranke registrieren ein verzerrtes Zeitgefühl. Als Menschen, die unter den Ausdrucksformen des Herz-Kreislauf-Komplexes leiden, mit den Symptomen einer beschleunigten Herzfrequenz, eines erhöhten Blutdruckes, eines zu hohen Cholesterinspiegels, einer Muskelverspannung, eines beschleunigten Atemrhythmusses. Sie nehmen Zeit verkürzt und gedrängt wahr. Empfinden sehr häufig, „keine Zeit" zu haben. Sie erfahren Zeit als etwas, das schnell verrinnt. Meist viel zu schnell. – Herzleidende also, aber auch um solchen Leiden vorzubeugen, sollten sich um Eindrücke bemühen, die ihnen die Dimensionen von Zeitlosigkeit vermitteln können. Das sind vor allem die tägliche Meditation und das betrachtende Gebet.

Tee aus getrockneten *Weißdornblüten* und *Weißdornblättern* hilft hervorragend bei überlastetem Herzen. Ihn regelmäßig trinken, 2mal täglich 1 Tasse, gilt als Vorbeugung gegen Herzinfarkt. Will man Geschmack und Wirkung erhöhen, fügt man pro Tasse Tee 2 Eßlöffel Sanddornsaft hinzu.

Zum Eintagfasten eignen sich *Melonen*-Essen und *Fencheltee*-Trinken.

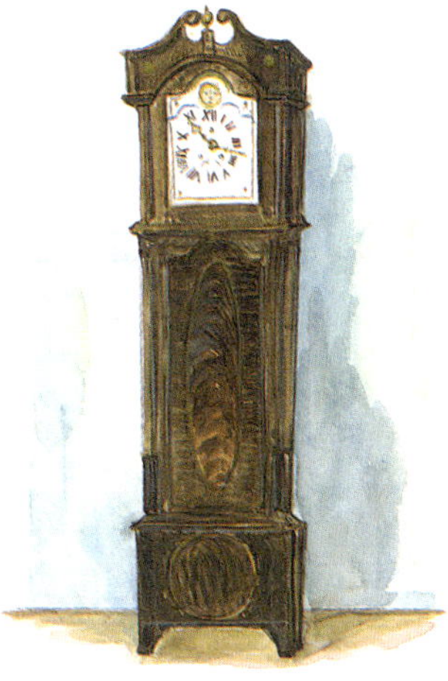

Standuhr

Besser ist es, Vögel gar nicht zu füttern, als sie falsch zu füttern. Kein Brot und keine gesalzenen Essensreste. Sie verursachen Durst.

ENTSPANNEN-KÖNNEN, EINE KUNST

Die Krankheit, ein Notschrei unserer Seele. Die Seele drückt sich in der Körpersprache aus. Doch wir verstehen diese Sprache oft nicht. Deswegen müssen wir lernen, uns selbst zu erkennen. Erst was uns klar und bewußt wird, können wir verändern. Nur über den Weg der Selbsterkenntnis, unseren inneren Weg, unsere innere Entwicklung, können wir Fehlhaltungen zielstrebig korrigieren.

„Gut gekaut ist halb verdaut". – Sehr wichtig für die Gesundheit. Denn was die Zähne nicht kauen, das kann der Magen nicht zerkleinern und nur schwer verdauen. Jedoch bloß gute und gesunde Zähne vermögen die verlangte Arbeit zu leisten. Deshalb regelmäßige und frühzeitige Zahnpflege.

Der intensivste Pflanzenduft, den wir kennen, mit einer dumpfbitteren Beinote, ist das *ätherische Patschuliöl.* Einige Tropfen davon auf einen Lappen gegeben, in den Wäsche- und Kleiderkasten gelegt, vertreibt zuverlässig die Motten. Wirkt gleichzeitig keimtötend. In Duftschalen im Wohnraum aufgestellt, greift es in unserem feinstofflichen Bereich an. Stabilisiert im Grenzbereich der seelischen und energetischen Kräfte die vitalen Energiereserven in uns. Ähnlich wie die Akupunktur. Hilft auch, das gestörte Gleichgewicht wiederherzustellen, indem es für eine Ableitung sorgt, eine „Erdung" schafft. – Die Patschulipflanze ist eine mehrjährige tropische Minzenart und im Fernen Osten, in Indonesien und China beheimatet.

Die Ursache von „schlechten Zähnen", Anfälligkeit auf Zahnkaries, kann in einer schlechten Verdauung liegen. In solchen Fällen mische man *Pfefferminzblätter* mit *Schafgarbenblüten* zu gleichen Teilen und bereite im Heißaufguß einen Tee. Täglich in der Früh und am Abend je 1 Tasse trinken.

Müde Füße, schmerzende Venen abends vor dem Schlafengehen mit *Arnika-Ölansatz* einreiben.

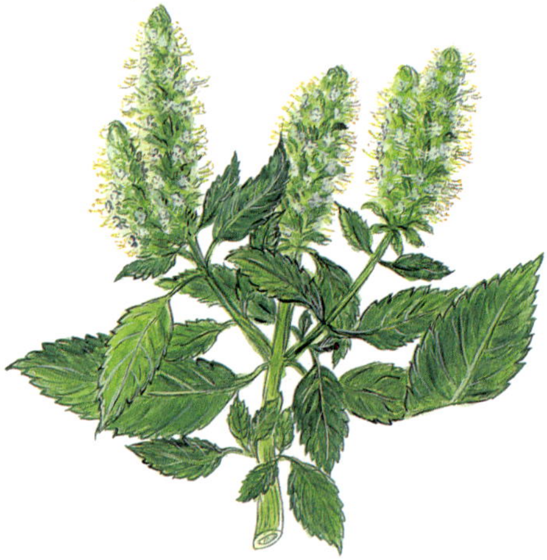

Patschuli

Pflanzt man Nadelgehölze im Garten, beachten, daß die Bäumchen größer werden. Sich dichter zusammenschließend. Den Boden beschatten. Der Unterwuchs stirbt ab.

13. November

GEDANKE AN GOTT, BESTER BEGLEITER

Verzage nicht, wenn du wieder einmal schwach geworden bist. Verliere keinesfalls die Geduld mit dir selbst. Schätze dich vielmehr richtig ein. Dann wundere dich nicht, daß die Kraftlosigkeit ohne Kraft ist. Die Schwäche in dir schwach wird. Das Elend, das du im Grunde genommen bist, armselig ist. – Erneuere bei solchen Zwischenfällen immer wieder dein Vertrauen auf die Barmherzigkeit Gottes.

Sorge um die Gesundheit. Darf keine momentane kurzlebige Anwandlung sein. Muß zur Lebenseinstellung werden. Weil Gesundheit uns echte Lebensfreude sichert. Und damit auch Arbeitsfreude und Arbeitskraft. – Jede Krankheit verursacht „Kosten". Bringt Schmerzen und Sorgen mit sich. Nicht selten folgen dann Angst und Not. – Ein „Gesundheitsdenken", rechtzeitig damit begonnen und konsequent durchgeführt, ist unbedingt notwendig. Wir sind dies unserem Geschenk Leben schuldig.

Die *Nelkenwurz*, Geum urbanum, hat's in sich. Neben dem ätherischen Öl enthält die Wurzel, die ja medizinisch verwendet wird, Gerb- und Bitterstoffe. Gerade letztere machen sie zu einem hervorragenden Heilmittel bei Magenleiden, Durchfall, Ruhr, Leber- und Gallenentzündungen, aber auch als Stärkungsmittel für das Herz.

Nelkenwurztee ist ein kräftiges Aufbaumittel während und nach einer Krankheit. Mit Honigbeigabe wird die Wirkkraft noch erhöht. Zitronensaft gilt zusätzlich als Vitaminzufuhr und fördert den in der Rekonvaleszenz notwendigen Appetit.

So wertvoll ätherisches *Eukalyptusöl* zum Inhalieren bei Verkühlungen, Schnupfen und Heiserkeit auch ist, muß vor Übermaß in der Anwendung gewarnt werden, weil ein Zuviel davon Leber- und Harnwege ungünstig beeinflußt.

Männer mit Potenzschwierigkeiten sollen als Kur 3 Wochen lang täglich 3 Tassen *Bärenklauwurzel-Tee* trinken. In Abkochung zubereitet.

Viel *Obst* und *Gemüse*, vor allem Äpfel essen, hilft abzumagern.

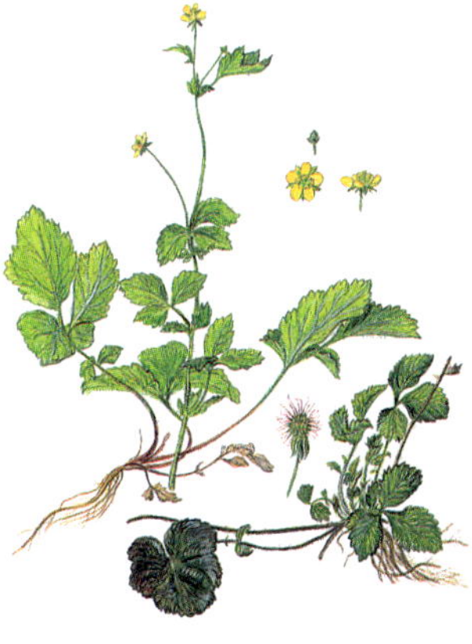

Nelkenwurz

Um die Nelkenwurz nicht mit der Blutwurz zu verwechseln, achte man auf die Blütenblätter-Anzahl der beiden Rosengewächse. Erstere 5, zweite 4 Blütenblätter.

EIN KLIMA DER FREUDE SCHAFFEN

Brücken zu anderen Menschen wachsen nicht von selbst. Sie müssen bewußt und entschlossen gebaut werden. Nur wer dafür viel Kleinarbeit leistet, der wird es schaffen, Abgründe zu überbrücken. Und wertvolle Verbindungen herzustellen.

Dann stand ich oben auf der Almwiese. Schaute nicht sehr geistreich drein. Zum Glück beobachtete mich niemand. Der Almabtrieb war schon Wochen zuvor gewesen. Kühe waren keine mehr da, die mich hätten auslachen können. Sosehr hatte ich mich darauf gefreut, in Osttirol den Gelben Enzian zu finden. Ich fand ihn nicht. Hingegen Nelkenwurz und Blutwurz genug. – Die „Wurzel-Seppe" von damals wußten, wie und wann man Wurzeln sucht, findet und ausgraben kann.

Feigensirup gegen Heiserkeit und Erkältung: 5 getrocknete Feigen in ganz kleine Stücke zerschneiden, in ¼ l kaltem Wasser zustellen und langsam so lange kochen, bis Sirup entsteht. Den Saft einer ganzen Zitrone hinzufügen, nochmals kurz aufkochen lassen. Vom Feuer wegnehmen. Auf 40° C temperieren und 1 Eßlöffel echten Bienenhonig beimischen. – Teelöffelweise einnehmen. Gut mit Speichel vermischen und sehr langsam und bedächtig schlucken.

Öfter als man meint, leiden Menschen, vor allem Jugendliche, an Nickelallergie. Die häufig durch Hautkontakt mit einem Knopf, eventuell einem Jeansknopf, hervorgerufen wird. – Den Metallverschluß mit klarem *Nagellack* bepinseln. Die Nagellackschicht muß aber nach jeder Wäsche wieder erneuert werden.

Bei verstopfter Nase ebenso wie bei Schnupfen oder Nasenkatarrh hilft *Lavendelblüten-Pulver.* Getrocknete Blüten ohne Blätterteile werden pulverisiert. Gut verschlossen und trocken aufbewahren. 3mal täglich 1 Prise davon aufschnupfen.

Ein altes Volksheilmittel gegen Fraisen der Kinder ist das Verabreichen von mehrmals täglich je 1 Teelöffel voll *Rotem-Rüben-Saft.*

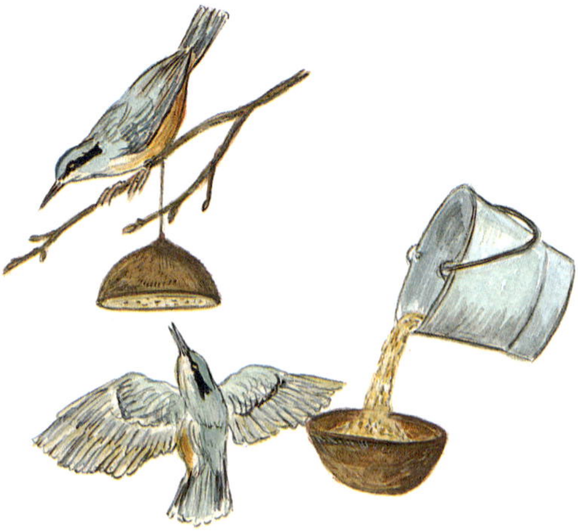

Vogelfütterung

Unbehandelter Rindertalg ist billig. Kleinschneiden, auslassen. Mit Sonnenblumenkörnern in hohle Kokosnußschalenhälften gießen. Deckt den Energiebedarf der Vögel.

ADEL MEINER SEELE VERLEIHT WÜRDE

Auf die Haltung eines Menschen kommt es im Grunde genommen an. Sie, diese geistige Einstellung, bestimmt Quantität und Qualität unserer Leistungen. Der Patron der Naturwissenschaftler, Albert der Große – heute ist sein Gedenktag –, verrät uns das Geheimnis seines Schaffens und seiner Tatkraft, die auch seine innere Haltung Gott gegenüber kennzeichnen: „Herr, ich wollte, daß ich wäre ein Mensch nach Deinem allerliebsten Willen." – „Geh selber zu Gott. Das ist dir nützlicher, denn daß du alle die Heiligen hinsendest, die im Himmel sind."

Was erzielt man durch Bürsten und Abreiben? Durch richtiges und kräftiges Frottieren und Bürsten der Haut wird diese reichlich durchblutet. Dadurch wieder werden die inneren Körperorgane entlastet und die Ausscheidung der Stoffwechselgifte stark vermehrt. Fachleute haben nachgewiesen, daß die Haut über 800 verschiedene chemische Stoffe ausscheidet.

Bei Gehörschwäche bereite man jede Woche von einem der 3 Kräuter im Aufguß einen Tee zu. Lasse 15 Minuten ziehen, seihe ab. Mit echtem Bienenhonig süßen. Zitronensaft beifügen. Erste Woche *Gundermann,* Erdefeu. Zweite Woche *Lavendel.* Und dritte Woche *Melisse.* – Der beste Beginntermin ist der Tag nach dem Vollmond. Die letzte Vollmondwoche aussetzen. Dann wenn notwendig, wiederholen.

Stockrosenblüten fügt man gerne Teemischungen bei. Die bunten Blüten wirken auch getrocknet recht ansehnlich. Mildern wegen ihres hohen Schleimstoffgehaltes den Reiz in den oberen Luftwegen.

Bei aufgesprungener Haut an den Händen vergönne ihnen vor dem Schlafengehen ein „ruhiges", warmes *Kamillenbad* ohne jede Hast und Hetze.

3mal täglich ein Kopfdampfbad mit *Majorantee* nehmen, großartig bei Stirnhöhlenentzündung, Kopfschmerzen und Schlaflosigkeit.

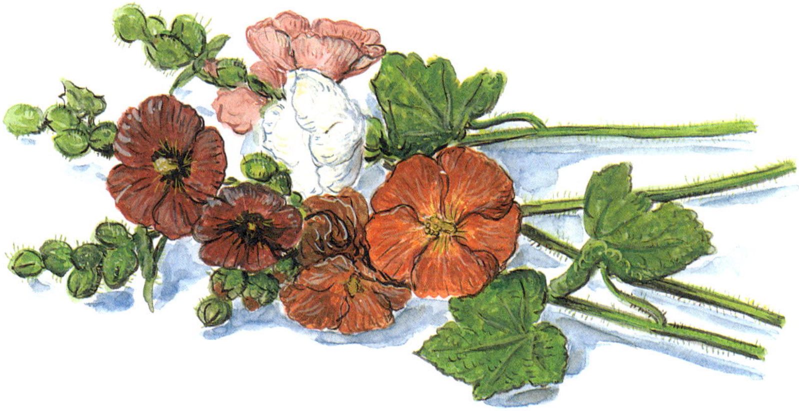

Stockrosen

Tee aus Farnkrautblättern oder Kapuzinerkressenkraut eignet sich im Spätherbst zum Ausbürsten der Baumstammrinde. Tötet Blutläuse.

MEIN LEBEN AN DER EWIGKEIT MESSEN

Im Gespräch sagte mir ein Mann, der in der Öffentlichkeitsarbeit tätig ist: „Bevor ich mein Haus verlasse, stelle ich mich ans Fenster im dritten Stock meiner Stadtwohnung, blicke zuerst in das Unendliche des Himmels. Von dort schaue ich hinunter aufs Trottoir. Wo sich die Menschen wie Punkte bewegen. Danach erst gehe ich fort zu meiner Arbeit. Es fällt mir leicht, während des Tages an diesen Unterschied zu denken. Die Unendlichkeit ‚oben', die Beschränktheit-Begrenztheit ‚unten'."

Die Managerkrankheit betrifft weniger Personen in leitender Funktion, denn sie können durch Entscheidungen den auf sie einstürmenden Druck abbauen. Opfer der Managerkrankheit und der damit verbundenen Gefahr eines Herzinfarktes sind Menschen, die zuviel Pflichten und zuwenig Rechte haben. Die viel Verantwortung tragen, aber nicht selbst entscheiden dürfen. Die immer wieder kritisiert werden, selbst aber kaum Anerkennung finden. Dazu gehören auch die Hausfrauen. – Abhilfe schafft regelmäßiges Trinken von *Herzgespanntee* und *Weißdorn-Blüten-Blätter-Tee*. Beide im Aufguß zubereitet. Abwechselnd 1 Woche lang einnehmen. Dies soll längere Zeit hindurch praktiziert werden. – Nicht zu unterschätzen ist ein ruhiger Urlaub ohne Kilometerjagd.

Illicium anisatum, *Sternanis,* wirkt sich anregend auf die Magenschleimhaut aus, beeinflußt günstig die Nerven. – In China heimisch. Bekannt als asiatisches Küchengewürz. Süßaromatisch. Von fenchel-anisähnlichem Geschmack. Gut geeignet für Wurzelgemüse, Backwerk, Liköre, Süßspeisen und Pflaumenmus.

Holunderblütentee, in Erkältungszeiten imstande, die Abwehrkräfte gegen Krankheitserreger zu stärken. Man trinkt pro Tag 1 Tasse lauwarmen Tee schluckweise.

Bei hartnäckigem Halsschleim kann das täglich mehrmalige Gurgeln mit sehr warmem *Salbeitee* durch nichts ersetzt werden.

Husten schwindet oder bessert sich durch täglichen Spaziergang.

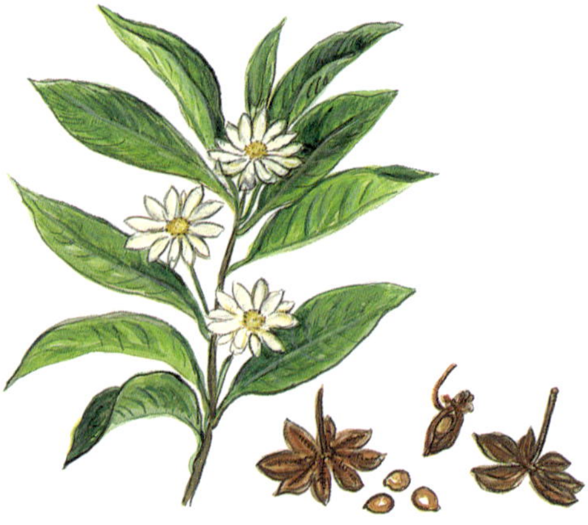

Sternanis

Winterabdeckungen im Garten bei Rosensträuchern, Salbei, Lavendel und anderen frostempfindlichen Stauden sollen jetzt angebracht werden.

GOTTES REICH IN MIR, DIE FREUDE

Für nichts anderes möchte ich leben ... Als Menschen zur Freiheit der Freude zu führen. Geistige Freiheit erlange ich nur dann, wenn ich geistig selbständig werde. Seelisch Gefangene sind niedergedrückt. Traurig. – Jeder Herzschlag meines Lebens muß „Goia" heißen. Das ist Freude. Ich strebe nichts anderes an. Als das zu verkünden.

Wenn wir Holz beim Bauen ausschließen, bauen wir lebensfeindliche Bauten. Vor allem aber lebensfeindliche Wohnungen. Der natürliche Baustoff Holz ist antistatisch, atmet und reguliert die Luftfeuchtigkeit im Raum selbst. Bei zu großer Feuchtigkeit nimmt er einen Teil davon auf, um ihn bei trockener Luft wieder abzugeben. Zu trockene Luft im Wohnraum verursacht vielerlei gesundheitliche Schäden.

Lavendel steht in der Volksheilkunde hoch in Kurs. Bei Störungen der Verdauungsorgane, bei Aufregungszuständen, Blutandrang zum Kopf und nervösen Herzbeschwerden. – 5 frische oder getrocknete blühende Lavendelzweige in 1 l gutem Apfelessig 8 Tage lang im warmen Raum ausgezogen, dient als wertvoller Badezusatz. ⅛ l davon genügt für ein Vollbad. – 1:10 mit lauwarmem Wasser verdünnt, ergibt es ein unersetzbares und rasch wirkendes Deodorant für jene Hautbereiche, wo man übermäßig transpiriert. – Einen Schuß Lavendelessig fügt man dem letzten Schwemmwasser bei Feinwäsche hinzu.

Mitgekochte *Lorbeerblätter* verleihen einen würzig-bitteren Geschmack. Verfeinern Bratensoßen, Wildbeize, Fischsud, Rotkraut. Werden auch zum Gurkeneinlegen, zu Kräuteressig und für Wurstgewürzmischungen herangezogen. – Dienen der Selbstreinigung der Darmschleimhäute.

Reizhusten auf nervöser Grundlage: 3mal täglich 10 bis 20 Tropfen des Homöopathikums „Thymus vulgaris D4–D6", *Thymian,* auf einem Eßlöffel voll lauwarmem Wasser verabreichen. Bringt auch bei Gastritis, Blähungen und Durchfall Heilerfolge.

Bei Wetterfühligkeit: Täglich 3mal 1 Eßlöffel *Zwiebelsaft* einnehmen und 1 Tasse *Goldrutentee* nachtrinken. 3 Wochen lang.

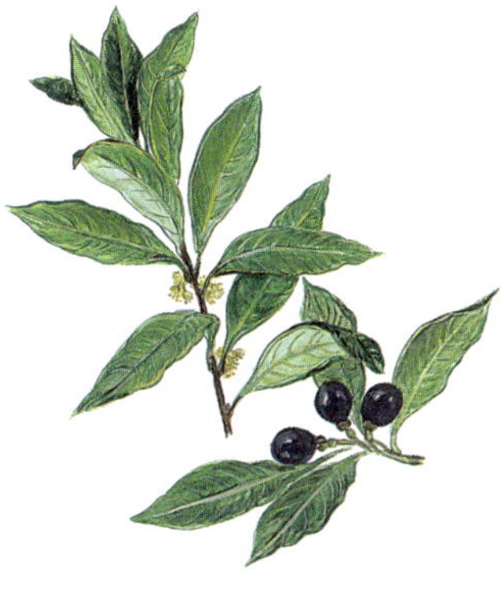

Lorbeer

Hauswurz oder Dachwurz in der Nähe von Wohnungen gepflanzt, hilft Kreuzungen von Störzonen aufzulösen. Ist gleichzeitig eine wertvolle Heilpflanze.

WOLLEN, EINE ENTSCHEIDENDE KRAFT

Gräben müssen nicht nur in Erde gegraben sein. Auch Egoismus und Hartherzigkeit gegenüber unseren Mitmenschen können tiefe Gräben graben. Quer durch die Welt laufen. Die reichen von den hungernden Völkern trennen. Zur Kluft des Unrechts werden. Terror, Revolution und Gewalt zeugen. – Denn das Unrecht ist ein Feuer, das jeden verbrennt, der ihm zu nahe kommt. – Gerechter Gott, mache mich zu Deinem Werkzeug!

Die chinesische Medizin anerkennt als beste Heilzeit für Bettlägrige von 5 Uhr früh bis 10 Uhr vormittags. Dies wieder ist eng verbunden mit der Kraft der Erde und der Kraft des Himmels. Dem „sonnenbeschienenen, männlichen, hellen, himmlischen, angreifenden, warmen, beherrschenden Yang", dem werdenden Tag. Und „Yin, dem Schattigen, Weiblichen, Dunklen, Irdischen, Zurückweichenden, Kühlen und Unterwürfigen", der zweiten Tageshälfte, dem sterbenden Tag. Yin und Yang, vergleichbar mit negativer und positiver Elektrizität. – Einleuchtend also ist, daß Kräutertees und Medikamente, am frühen Morgen und vormittags verabreicht, am wirksamsten sind.

Salbei-Hautwasser: 5 Eßlöffel voll getrocknete Salbeiblätter in ¾ l Apfelessig kurz aufkochen, 1 Stunde ziehen lassen, abseihen. ¼ l 70%igen Obstbrand hinzufügen. – Zur Brust- und Rückenabreibung in den Wechseljahren. Bei Schweißhänden und Schweißfüßen. – Bei Verwendung 1:1 mit Wasser verdünnen.

Bei Durchfällen Erwachsener: *Wermuttee* oder *Rotwein* mit *Zimtrinde- oder Muskatblüte-Beigabe* ziemlich warm und schluckweise einnehmen.

Schlüsselblumentee wirkt bei streßgeplagten Menschen rasch und stark beruhigend. Honigzugabe verstärkt diesen Effekt.

Abends nach dem Essen in kleinen Schlucken 1 Glas *Apfelwein* getrunken, stärkt den Magen und hält ihn warm.

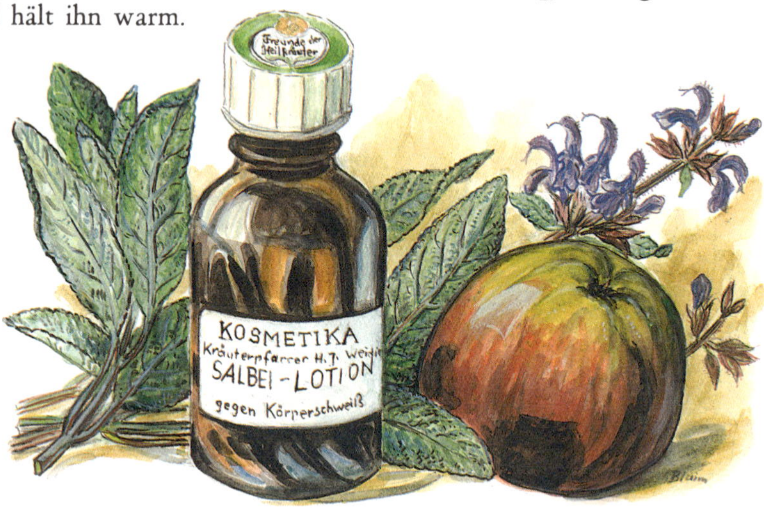

Salbei-Hautwasser

Will man einem Obstbaum ein Wintergeschenk machen, dann breitet man unter ihm Fichtenreisig aus. Darunter arbeiten die Regenwürmer auch im Winter weiter.

SICH SCHENKENDE LIEBE WIRD ERLEBT

Zustände, die um dich herum schon immer existieren. Denke sie einmal durch. Heute, am Festtag der heiligen Elisabeth von Thüringen, der Beschützerin der „Werke der Nächstenliebe, der Caritas". Geh auf Entdeckung! Nein. Bleibe bei der Wirklichkeit. Und die ist um dich herum. – Ein alter Mensch wartet auf jemanden, der ihn reden läßt und ihm zuhört. Geduldig. – Junge Menschen möchten so gerne mit älteren sprechen. „Wenn diese doch Zeit hätten." – Kinder freuen sich, wenn ihnen jemand zuwinkt. – Neuzugezogenen würde Kontakt ganz gut tun. – Der Kranke dort in seinem Bett oder die alte Frau im Altersheim? Die würden sich zwar wundern, wenn du auf Besuch kämest, aber freuen würden sie sich auch.

Einfach zum „Auskundschafter" werden. Bei dir daheim. Schärfe deinen Blick. Durchbreche damit Mauern. Schau hinein in die Herzen. Gezielt. Denke und überlege, was denen fehlt. Dann geh. Tue ein wenig etwas in diese Richtung. – Ich wette, daß du dich dann gesünder und wohler fühlst. Viele Menschen sind krank, weil sie nur „sich selber sehen".

Galgant-Pulver, ein ingwerähnliches Gewürz, wird aus dem Wurzelstock hergestellt. Ein leider viel zu wenig benütztes, ganz großartiges Gewürz mit scharfaromatisch-bitterem Geschmack und angenehm-würzigem Duft. Ist gleichzeitig ein gutes Heilmittel aus dem Pflanzenreich. Man verwendet es bei Reformkost. Für Gemüseeintöpfe und Kartoffelsuppen. Aromatisiert den Atem. Fördert die Verdauung. Nimmt Blähungen. Bringt „müde" Galle wieder in Bewegung. Begünstigt die Fermentproduktion im Darm.

Galgant-Tee: 10 g zerkleinerte Wurzel 15 Minuten im Aufguß ziehen lassen. Abseihen. 1 Tasse ½ Stunde vor der Hauptmahlzeit 3 Wochen lang trinken.

Für Sportler, und nicht nur für sie, die richtige Nahrung: kleine Mengen gemahlener *Nüsse* zu Frischobst, Äpfel, essen.

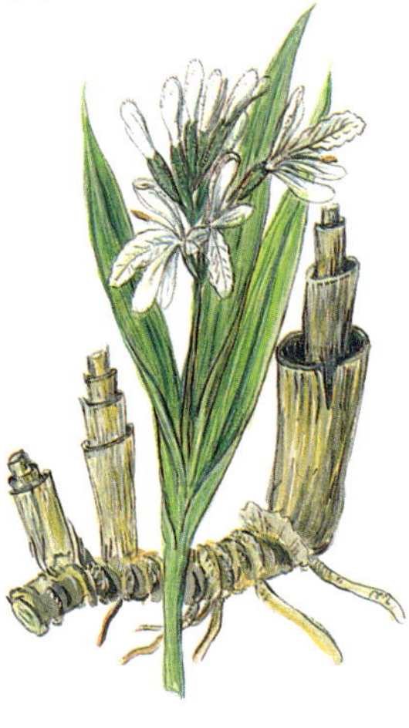

Galgant

Kartoffellager werden gerne von Asseln befallen. Einen Kohlrabi aushöhlen. Aufstellen. Die Asseln sammeln sich dort an. Man kann sie auf diese Weise ausquartieren.

UMGANG MIT MENSCHEN MACHT REIF

Täglich begegne ich einer Vielzahl von Menschen. Manche kenne ich. Nicht wenige sind mir fremd. Dürfen sie mir fremd bleiben? Ist nicht jede Begegnung eine klare, eindeutige Herausforderung? Wie könnte ich mich ihr verschließen? – Schreibt mir heute eine Dame: „Das Schönste im Leben sind Begegnungen! Es ist schön, Ihnen damals im ORF begegnet zu sein." Nicht nur der handschriftliche Text dieses Schreibens spricht zu mir, sondern auch das Billett mit dem Bild. Bilder „bilden" eben. Prägen sich ein.

Für mich ist die größte Helferin des Gemeindearztes die Hausfrau und Köchin. Weil man Kräuter nicht nur als „Heil"-Tee verwenden, sondern sie auch fleißig in der Küche einsetzen kann. Eine gesunde Küche ist das Erste und Wichtigste, wenn es um die Gesundheit geht. Dann erst zieht man Heilkräuter heran.

Bei Husten wird 1 größere *Zwiebel* in Stücke geschnitten, weichgekocht, breitgedrückt und über Nacht um den Kehlkopf gebunden. – Gleichzeitig im Aufguß *Käsepappeltee* zubereiten und tagsüber 3 Tassen warm trinken. Mehrere Tage lang durchgeführt, behebt dies Heiserkeit, löst trockenen Husten und stärkt die Lungentätigkeit. Besonders in der nebeligen Herbstzeit zu empfehlen.

Augentrost-Tee, wertvolle Hilfe bei hartnäckigen „Stirnkopfschmerzen". – 2 Teelöffel des frischen oder getrockneten zerkleinerten Krautes mit 1/4 l kochendem Wasser übergießen, 15 Minuten ziehen lassen, abseihen und 2mal täglich je 1 Tasse vor den Mahlzeiten schluckweise einnehmen.

Weißdorntinktur-Einreibung bei Wallungen in den Wechseljahren. Die Fußsohlen, Waden, Kniekehlen und Innenseiten der Oberschenkel bis 2 Finger breit vor den Leisten 2mal täglich mit Weißdorntinktur einreiben.

Bei starker Übermüdung der Augen helfen kühle Umschläge mit etwas *Apfelessigbeigabe* auf Augen, Schläfen und Nacken.

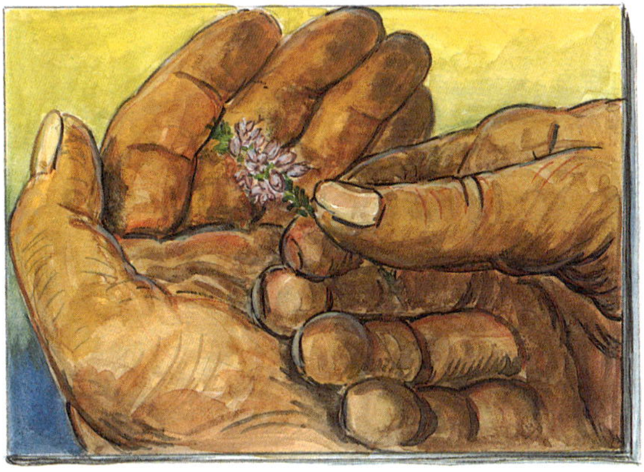

Billettgruß

Alle Stauden im Garten sollen im Spätherbst noch mit eingesätem Halbkompost versehen werden. Ist Frostschutz und Vorratsdüngung zugleich.

ERHEBE FROH DICH ÜBER DIE WELT

Heiter sein. Die Heiterkeit bewußt zeigen. Aus innen heraus. Und sie dann ins Gesicht geschrieben haben. Diese Offenheit. Die nach innen und nach außen blickt. – Das Schlechte vergessen. Das Schöne behalten. Solange man kann. Dann wird das Leben leichter. Leichter genommen. Mit allen seinen Situationen. Man findet auf einmal Zeit. Mit dem Nächsten zu plaudern.

Als „Engpaß" oder „Tote Jahreszeit" bezeichnet man den Spätherbst und die Wintermonate. Die sich vor allem auf die Küche auswirken. Die Zeit „aus dem Garten auf den Tisch" ist vorbei. Die für unsere Gesundheit so wichtige Ernährung muß trotzdem vielseitig sein. Gerade da ist bewußtes und richtiges Würzen unentbehrlich.

Sonnenblumenöl nur als kaltgepreßtes kaufen und verwenden. Es wird erst zu Gemüsen gegeben, nachdem diese vom Feuer genommen sind, damit der Gehalt an ungesättigten Fettsäuren nicht vermindert wird. Dieser beträgt 65% an Linolsäure. – Vorzügliches Nahrungs- und Diätmittel bei Ekzemen, Furunkulose, offenen Beinen und Milchschorf. Aber auch bei Leber-Gallen-Leiden und Stoffwechselerkrankungen. Nicht zuletzt bei Diabetes, Epilepsie und Geschwulstleiden.

Die Füße täglich zuerst heiß, dann kalt waschen. Abtrocknen. Abwechselnd einmal mit verdünnter *Arnikatinktur* einreiben, das nächste Mal *Johanniskrautöl* gut einmassieren. Dies fördert den Kreislauf und stärkt die Hautfunktion. Hebt so das allgemeine Wohlbefinden.

Um Eierspeisen würziger zu machen und besser zu vertragen, bereite man sich folgende pulverisierte *Gewürzmischung:* Quendel 5 g, Beifuß 3 g, Ysop 3 g, Rosmarin 2 g und Salbei 2 g.

Zur Hebung der Verdauungskraft des Magens ißt man vor jeder Mahlzeit 1 *Ananasscheibe.*

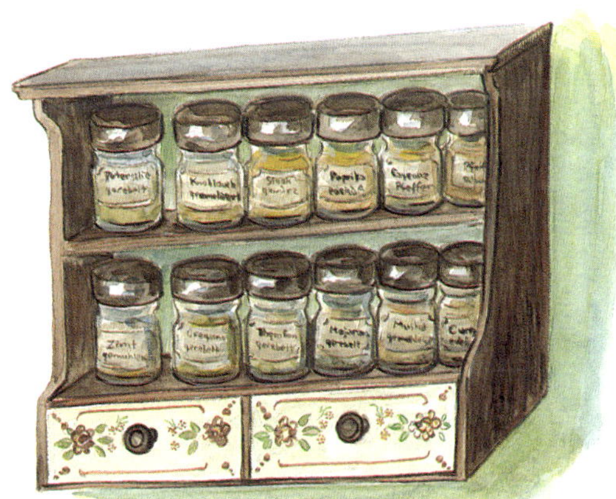

Gewürzschrank

Was ist Halbkompost? Reifer, gut durchgesiebter Kompost, der mit ¼ Gartenerde und ¼ feinem Sand vermengt wurde.

22. November

FREUDIGER KÜNDER DER LIEBE SEIN

Tief drinnen. Da sitzt es. In uns. Das Gefühl. Wir spüren es. Wenn wir darüber nachdenken. Dann ist es da. Rührt sich. Wird auf einmal wach. Obwohl es doch kurz vorher noch schien, als würde es schlafen. – Tut uns einer weh, dann meldet es sich spontan. Fühlt sich verletzt. Und wir werden traurig. Sagt uns einer hingegen ein gutes Wort, so wird es mollig-warm. Durchströmt unseren ganzen Körper. Läßt unsere Augen leuchten. Die Wangen anfärben und das Herz freudig pochen. – Würd' ich doch öfter daran denken, wenn ich herzlos und gefühllos an einem Menschen vorbeigehen möchte.

Die Ärztezeitschrift „Medical Tribune" hat festgestellt, daß in chinesischen Restaurants Gerichten in großer Menge Natriumglutamat zugesetzt wird. Dieser Geschmacksverstärker kann jedoch schwere, mitunter lebensbedrohliche Asthma-Attacken auslösen. Deshalb sollen Asthma-Kranke „Chinesisches Essen" meiden.

Wenn Sie meinen, es geht nicht mehr, weil Ihnen der traurige Novembernebel den Tag noch trauriger macht und Sie nicht einfach alles hinschmeißen können, so geben Sie in einen Topf 2 bis 3 Handvoll getrockneter *Pfefferminzblätter.* Gießen 1 l kochendes Wasser darüber. Lassen es 15 Minuten ziehen. Seihen ab, fügen es dem Badewasser bei. Darin nun ein 10 Minuten langes Bad von normaler Körpertemperatur nehmen. Kalt nachduschen. Anziehen und sich im Zimmer oder im Haus einige Minuten lang flott bewegen. – Sie werden staunen, wie dies „das Getriebe wieder in Gang bringt".

In der Spätherbst- und Winterszeit trägt die tropische *Ananasfrucht* viel zur Abwechslung auf dem Speisezettel bei. Sie ist heilende und nährende Frucht zugleich. Bei hohem Wassergehalt besitzt sie wenig Kalorien.

Ananassaft behebt Mangel an Magensaft und Magensäure. Schont die Magenschleimhaut. – Wirkt entschlackend und wassertreibend.

Himbeerblätter getrocknet, eignen sich als Zusatz zu Blutreinigungstees.

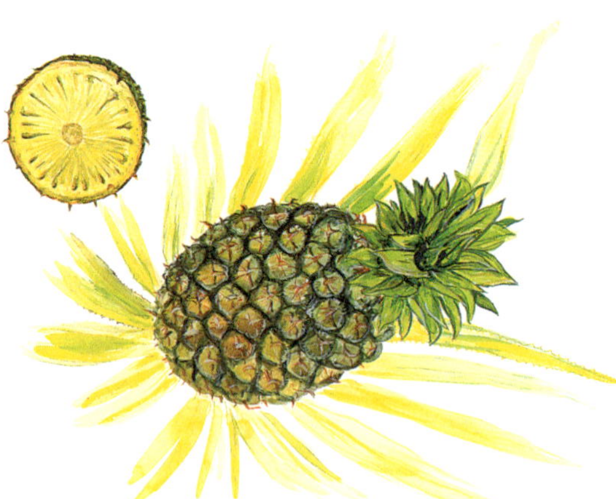

Ananas

Den Gartenrasen im Herbst mit im Wasser aufgelöster feiner Komposterde gießen. Bereichert den Rasen. Wird im Frühjahr rascher saftig-grün.

UNSCHLÜSSIGKEIT VERABSÄUMT VIELES

Langeweile kann zur Müdigkeit führen. So eigenartig es auch klingen mag. Es ist aber Tatsache. Wer aus Langeweile zu den stets müden Menschen zählt, der sollte sich eine Aufgabe suchen, die ihn körperlich oder geistig in Anspruch nimmt. Es gibt da nichts Besseres, als anderen Menschen, die auf der Schattenseite des Lebens stehen, zu helfen. Hier sind Möglichkeiten und Gelegenheiten fast ohne Grenzen vorhanden. Einsatz zu leisten. Den Wert der Zeit und des Lebens wieder zu erkennen. – Indem man anderen hilft, hilft man sich selbst.

Viren und Bakterien wirken in uns nicht schlagartig. Sie brauchen Zeit. Zur Entwicklung. Zur Vermehrung. Es hängt jetzt von unserer gesunden oder ungesunden Lebensweise ab, wer Sieger wird! Unser Körper? Oder die Eindringlinge?

Kochen mit *Bohnenkraut:* Bohnenkraut paßt mit seinem pfeffrigen Aroma besonders gut in die „Tote Jahreszeit" hinein. Bohnen, Erbsen und Möhren schmecken besser und werden leichter verdaut, wenn man sie ein wenig mit Bohnenkraut würzt. 2 bis 3 getrocknete Stengel mitkochen lassen. Man mischt die feingehackten Blättchen auch ins Gemüse, in den Salat oder streut sie auf die Eierspeise.

3 volle Eßlöffel getrocknete *Schwarze Holunderblüten* mit 1 l kochendem Wasser übergießen, zugedeckt 15 Minuten ziehen lassen, filtrieren. Temperieren und mit Honig süßen. In eine Thermosflasche füllen und pro Tag aufgeteilt auf 3 Etappen einnehmen. – Hilft bei Leiden der Luftwege, bei Grippeerkrankungen und gilt als ausgezeichnetes schweißtreibendes Mittel.

Geröstete Maronen oder *Edelkastanien* können roh verzehrt oder Maronenpastete als köstlicher Brotaufstrich verwendet werden. Besonders in den Wintermonaten zu empfehlen. Wirkt sich sehr günstig für Gicht- und Rheumakranke aus.

Kartoffeln haben jetzt Saison. Mit wenig Wasser und viel Dampf gekocht, sind sie am gesündesten.

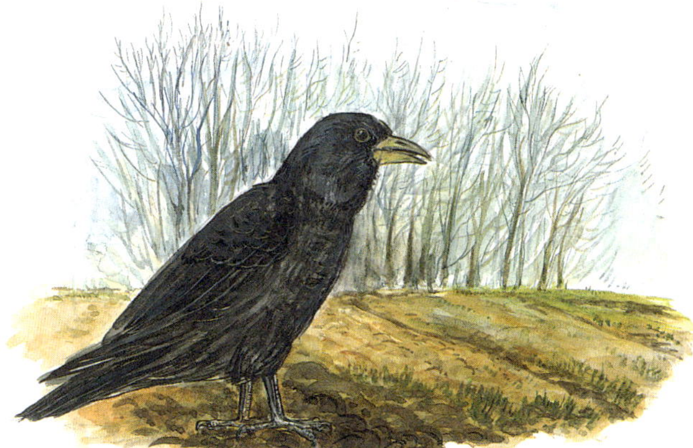

Saatkrähe

Wir treffen den Wintergast Saatkrähe in Parkanlagen und auf Plätzen in der Stadt. Gefieder: blauschwarz-schillernd. Schnabel: grau. Am Grunde nackt und grindig.

24. November

DEINE GOTTESBINDUNG FESTER KNÜPFEN

Du wirst es kaum in der „Gewerkschaftszeitung der Schaffenden" lesen, denn dort liebäugelt man ja mehr mit „Recht", „Forderung", „Anspruch" als mit „Pflichterfüllung" und „Leistung". Also dort wirst du es nicht finden. „Wetten, daß . . .?" man niemals einen auffordern oder zumindest anraten würde, für seine Arbeit zu beten. – Tue es dennoch! Bete für deine Arbeit. Dadurch wirst du neue Kraft gewinnen.

Die Indianer Nordamerikas kauen an kalten und stürmischen Tagen, an denen sie gegen Katarrhe der Luftwege unempfindlich werden wollen, frische Blätter und Wurzeln des *Roten Sonnenhutes,* der Echinacea-Pflanze. Auf diese Weise erlangen sie eine bestimmte Widerstandsfähigkeit gegen alles, was wir Weißen als Infektionskrankheiten bezeichnen. – „Echinacea-Homöopathikum D4–D6", 3mal täglich 15 bis 20 Tropfen.

Um alternde, erschlaffte Haut wieder aktiv und ansehnlich zu machen, haben sich tägliche Ganzkörperwaschungen mit *Salbeitee* bestens bewährt: Waschlappen darin eintauchen und damit den Körper abreiben. Nicht abtrocknen, sondern einziehen lassen. Besonders zur Winterszeit, wo man keine Sonnenbäder nehmen kann, sehr zu empfehlen. 3 Wochen ohne Unterbrechung einmal pro Tag durchführen.

Der Genuß von *Grapefruits* oder Pampelmusen verdünnt das Blut, begünstigt die Ausscheidung giftiger Säuren, die von Bakterien produziert werden, wie Harnsäure und Toxine. Entlastet die Krampfadern, verringert Schmerzen bei Venenentzündung sowie bei rheumatischer und gichtischer Arthritis.

Ein altes, bewährtes Hausmittel bei geschwollenen Gliedern, deren Ursache rheumatische Leiden sind: Heiße Wickel mit *Heublumen* oder *Kamillenblüten.* ½ Stunde obenlassen. Anschließend Bettruhe. 1 Schale Johanniskraut-Tee trinken.

Quendel-Gewürz duftet aromatisch und schmeckt leicht nach Zitrone. Man verwendet es gerne zu Salaten, auch zu Obstsalaten, die man aber vorsichtig damit aromatisiert.

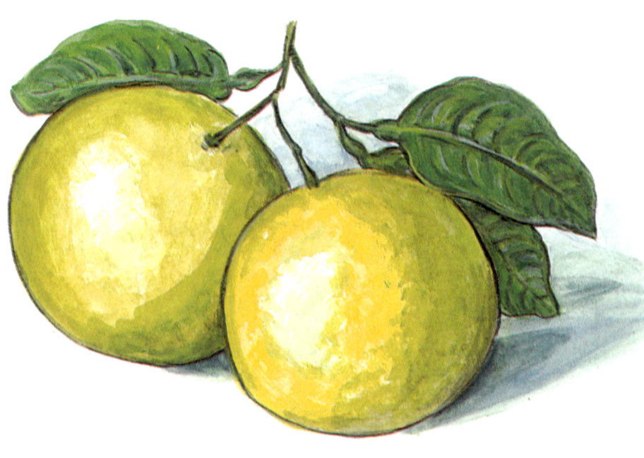

Grapefruits

Eine Spritzung mit Schachtelhalm-Absud in das Lagerobst hinein tötet Pilzsporen und hält das Obst länger gesund, schmackhaft und frisch.

ETAPPEN SETZEN, ETAPPEN BEWÄLTIGEN

„Sankt Kathrein stellt den Tanz ein." Bezogen auf die heilige Katharina von Alexandrien, ihren heutigen Gedenktag und die bevorstehende Adventzeit. Die große Gelehrte des 4. Jahrhunderts. Eine der 14 Nothelferinnen. Beschützerin der Philosophen, Theologen, Studenten und Müller. – Die Vorbereitungszeit auf Weihnachten steht kurz bevor. Zu sich selber finden. In sich gehen. Abschnitte im Leben setzen. Und sie halten. Selbstdisziplin, Selbsterziehung sind wir uns selber schuldig.

Tanz ist Bewegung mit Rhythmus. Etwas Herrliches, sich nach den Klängen der Musik zu bewegen. Herr und Gebieter über seinen Körper zu sein. – Alles im Leben kann „so oder so" gebraucht werden. Auch mißbraucht . . . Überfüllte Säle? Mit Nikotinrauch geschwängerte Luft? Lichtorgeln? Trommelfell-zerschmetterndes „Musikgebrüll"? – Gesundheitsdenken muß sehr breitspurig sein.

Bei Schwächezuständen und Neurosen, bei Leberfunktionsstörungen, leichten Leberschäden, Blutarmut und Stuhlträgheit lassen sich *Datteln* vorzüglich in die Diätkost einplanen. Ihr diätetischer Wert liegt im hohen natürlichen Fruchtzuckergehalt und im Reichtum an Faserbestandteilen und Zellulose.

Brauchst du rasch Kraft und Energie? Dann 1 vollen Eßlöffel geriebene *Haselnüsse* mit 2 Teelöffeln echtem Bienenhonig und 1 Teelöffel Rahm gut vermengen. Langsam einnehmen. Und 1 kleines Gläschen Schwarzen-Johannisbeer-Saft nachtrinken.

Getrocknete *Aprikosen-Fruchtscheiben* besitzen beachtlichen Energiegehalt. Unter den Mineralstoffen fällt der hohe Eisen- und Kaliumgehalt ins Auge. Eingeweichte Trocken-Aprikosen-Fruchtscheiben gehören zur Diät der Blutarmen.

Wer muß die süßen *Dattelfrüchte* meiden? Der Diabetiker, Fettsüchtige und Magenleidende. Denn für sie sind die hohen Werte an Säuren ungeeignet, ja sogar schädlich.

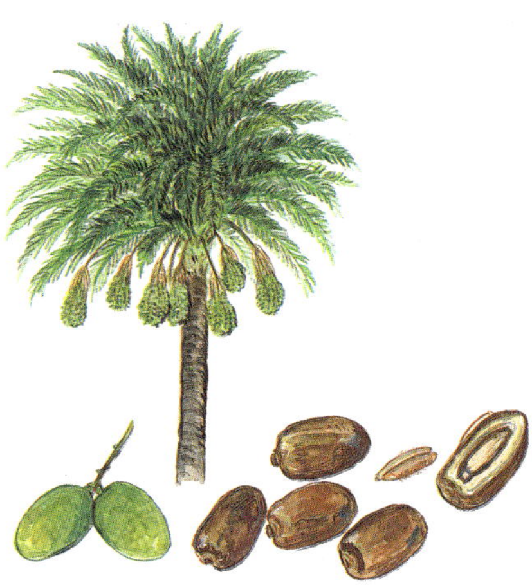

Dattelpalme

Der Kleine Fuchs und das Tagpfauenauge geraten im Spätherbst in die Wohnung. – Nicht füttern. Im Dachboden aussetzen. Verfallen erneut in die Kältestarre.

26. November

KEIN IRDISCHES LEIDEN IST ENDLOS

Kurzsichtigkeit vereitelt den Blick in die Ferne. Engt den Bewegungsradius ein. Schneidet alle Urteile und Entscheidungen vom „zugestutzten“ Blickwinkel aus zu. Dieses „Kurzsehen“ existiert auch auf geistig-seelischem Gebiet. – Umstellen! Umdenken! Schnell geht alles Leid vorüber. Alles Meßbare trägt die Zeit mit sich. Treu sein im kleinen. Den Blick auf die zeitlose Ewigkeit hin ausgerichtet. Eine solche Einstellung ist lebenswert. Trostreich.

Yang, das männliche Prinzip, wird in China mit der *Ginsengwurzel* in Verbindung gebracht. Man schätzt ihre lebensverlängernden Kräfte hoch ein. Der chinesische Name der Pflanze heißt deshalb „lebender Mensch“, „Kraut des ewigen Lebens“, „Menschenwurzel“. Und sie genießt legendären Ruf.

Natürliche Vorbeugung und Behandlung von Erkältungskrankheiten, leichten Allgemeininfektionen, Katarrhen der Stirn- und Rachenhöhlen sowie zur innerlichen Unterstützung bei Hautleiden, Eiterungen, Hautausschlägen, Abszessen, Karbunkeln und schlecht heilenden Wunden: Als Heilmittel auf rein natürlicher Basis weist das Frischpflanzen-Präparat *„Echinaforce“* keine schädlichen Nebenwirkungen auf. Darf Erwachsenen und auch Kleinkindern verabreicht werden. – Frag deinen Hausarzt danach.

Rollgerstenkörner stark gekocht, bilden den Gerstenschleim. Ein wertvolles Diätmittel für Hals- und Magenkranke. – Als Auflage zum Zeitigen von Geschwüren und Geschwülsten nicht zu verachten.

Bucheckernöl läßt sich zum Kochen und Backen so wie jedes andere Pflanzenöl verwenden. Außerordentlich hoch aber ist sein Eisengehalt, 25mg%, und dient der natürlichen Anregung der Blutbildung.

Kaum anderes wird sosehr von „Geschäftemachern“ ausgenützt wie „die Heilkraft der Ginsengwurzel“. *Ginseng-Präparate* nur aus der Apotheke.

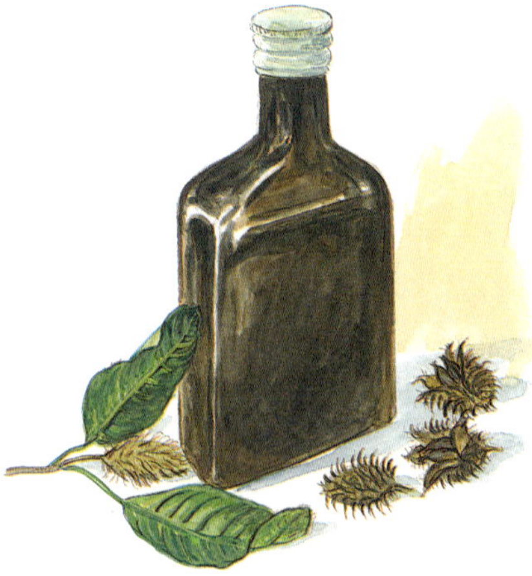

Bucheckern

Bloß alle 10 Jahre fruchten die Buchen. Die dreikantigen, rotbraunen Nüßchen bilden eine beliebte Nahrung für viele Tiere des Waldes.

HOFFNUNG, EINE POSITIVE ERWARTUNG

„Rorate". Ankunft des Herrn. Mit dem Sonntag nach dem 26. November beginnt der „Advent", die Ankunft. Vorbereitung auf die weihnachtlichen Hochfeste, Geburt und Erscheinung des Herrn. Werktägige Gottesdienste, „Rorate" genannt, vereinen die Gemeinde auch außerhalb der Sonntage im Gotteshaus. Und daheim versammelt sich die Familie um den Adventkranz, der Zusammenhalt und zuversichtliche Erwartung ausdrückt. In manchen Gegenden beginnt jetzt die „Herbergssuche". Oder ein Bild der Gottesmutter wird jeden Tag zu einer anderen Familie gebracht. Das „Frauentragen".

Alle Schleckereien und Genußmittel auf ein Mindestmaß einschränken. Nikotin, Koffein, Thein und Alkohol stellen gefährliche Herz- und Gefäßgifte dar. Sie sind zum Großteil für Arterienverkalkung und Herzinfarkt verantwortlich. Das gleiche gilt von allen starken Gewürzen, vor allem vom Salz. – Auch vom geistig-seelischen Gesichtspunkt aus gesehen sind Genußmittel „Sklaventreiber", die uns abhängig machen. Uns die persönliche Freiheit und Entscheidungsgewalt nehmen oder zumindest schmälern. Die „geschlossene Zeit" des Advents soll uns helfen, „frei zu werden".

Durch das Schwitzen im Bett wird die verstärkte Verbrennung von Schlacken im Blut gefördert und das Säure-Basen-Gleichgewicht wieder hergestellt. Schweißfördernde *Kräutertees:* Acker-Stiefmütterchen, Angelikawurzel, Bibernellwurzel, Holunderblüten, Kamille, Lindenblüten, Meisterwurz, Pfefferminze, Wohlriechendes Veilchen, Weidenkätzchen oder -rinde.

Ein *Birnentag* – wobei nur 1½ bis 2 kg rohe oder gekochte Birnen gegessen werden – hilft mit, sich von überflüssigem Fett zu befreien oder wassersüchtige Anschwellungen loszuwerden. Man könnte Sauermilch, Buttermilch oder Joghurt dazutrinken und eventuell etwas Vollkornbrot dazuessen.

Leinöl zu Topfen gemischt, mit Beigabe von Schnittlauch und etwas Paprika, als Brotaufstrich, wirkt der Abmagerung entgegen.

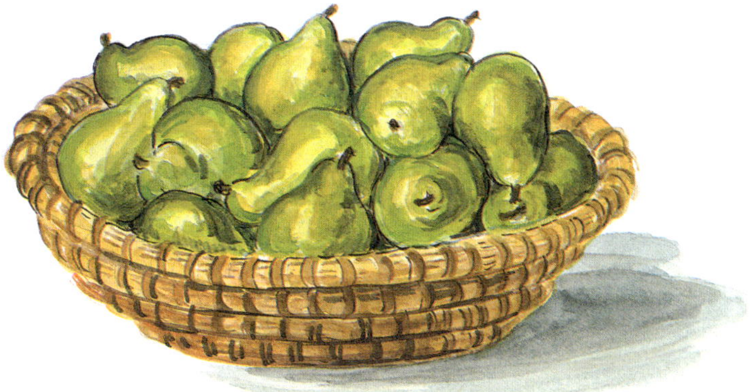

Winterbirnen

Winterbirnen und Winteräpfel sollen nicht gemeinsam mit Kohl, Rüben, Kartoffeln und Sauerkraut gelagert werden. – Das Obst nimmt modrige Gerüche an.

DER SONNE NICHT ZU NAHE KOMMEN

Die Frage nach dem Ursprung des Lebens hat den menschlichen Geist von den Anfängen der Menschheit bis heute ohne Unterbrechung beschäftigt und in Atem gehalten. Leben ist eben etwas Großes-Geheimnisvolles. Im gleichen Maße, in dem der Mensch seine Herkunft aus dem Dunkel im grellen Lichte erscheinen lassen will, wird er es auf Dauer gefährden. Zu grelles Licht blendet und macht blind!

Anforderungen an eine gesunde Kleidung: Sie muß der Jahreszeit gerecht werden. Und den Witterungsschwankungen angepaßt werden können. Muß vor allem luftdurchlässig sein. Darf nicht zu eng und einschnürend sein, hingegen locker und nicht zu dick. Muß der Aussage eines altbewährten Sprichwortes entsprechen: „Kopf kühl und Füße warm, macht den besten Doktor arm." Deswegen kann nicht genug auf ein gutes und kräftiges Schuhwerk hingewiesen werden. Für den Winter, für Wanderungen und zum Bergsteigen müssen Schuhe besonders kritisch ausgewählt werden.

Sitzbad zur Abhärtung und Pflege des Afters, in der Herbst- und Winterszeit überaus zu empfehlen: 50 g getrocknete und feingeschnittene blühende *Heidekrautspitzen* werden mit 1 l kochendem Wasser übergossen. 15 Minuten ziehen lassen, abseihen. Dem Badewasser, das zwar gut warm, aber nicht heiß sein darf, beifügen. Dauer 15 Minuten. Gut abtrocknen, die Aftergegend mit Roßkastanienöl bestreichen.

Wacholderbeeren einige Zeit hindurch täglich 3 bis 5 Stück genommen, dann pausiert, wirken wie „kleine Wunderbeeren". Beleben den Stoffwechsel. Steigern die Aktivität. Rufen eine bessere Reaktionsfähigkeit des Gesamtorganismus hervor.

Pulverisierte *Bertramwurzel* gilt als wertvolles Gewürz bei Reduktionskost. Dient der Anregung des Speichelflusses und als wirksames Tonikum bei Verdauungsschwäche.

Sonnenblumenkerne besitzen mehr Vitamin B_1 als das Weizenkorn.

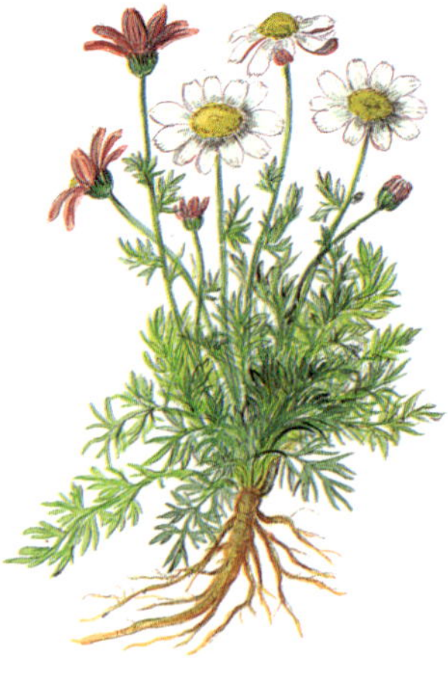

Bertram

Gartenzäune und Umfriedungen vor Wintereinbruch rechtzeitig nachkontrollieren, um Bäume und Sträucher vor Wildfraßschaden zu bewahren.

BEGEGNUNGEN IM LEBEN: GESCHENKE

Auf Distanz bleiben. Dort wo die Selbstsicherheit fehlt, gibt es Kontaktschwierigkeiten. – Nur mehr auf drei Plätzen Europas findet man die Großtrappe. Sie gehört zur Ordnung der Kranichvögel. Kräftige Vögel mit langen, dreizehigen Beinen und gut entwickelten Flügeln. Fliegen aber nur wenig und halten sich in Graslandgebieten Schwedens, des Marchfeldes und hauptsächlich im Seewinkel des Burgenlandes auf. Sind sehr scheu. Halten Abstand vom Menschen. – Kontaktschwierigkeiten unter Menschen sind Anzeichen fehlender Selbstsicherheit. Anderen auf halbem Wege entgegenkommen. Das führt zusammen.

„Wechselbeschwerden bei Männern" machen sich zwischen dem vierzigsten und fünfzigsten Lebensjahr bemerkbar: leichte Senkfüße, allgemeine Abgeschlagenheit, Mattigkeit, Müdigkeit und gesteigerte Nervosität. – In einem solchen Falle täglich für guten Blutumlauf sorgen. Abwaschungen mit verdünnter *Arnikatinktur* vornehmen. Täglich 2 Gläschen *Rosmarinwein* trinken.

Eng verbunden war die Volksheilkunde immer schon mit der *Baldrianwurzel*, die man im Herbst sammelt: „Der Geruch ist etwas unangenehm. Der Baldrian aber wirkt bei Fieberzuständen, Nervenüberreizungen, Unterleibskrämpfen, wenn die Winde nicht gehen, und bei Kolikschmerzen leistet die Wurzel vorzügliche Dienste, verzehrt die Blähungen, stillt das Seitenweh, treibt den Harn und die Monatszeit. Ein Eßlöffel voll gekocht und täglich eine Tasse getrunken."

2 Händevoll getrocknetes, zerkleinertes *Schafgarben-Blüten-Blätter-Gemisch* werden mit 1 l kochendem Wasser übergossen. 20 Minuten ziehen lassen, abseihen. Dem Badewasser beifügen. Stärkt beachtlich.

Schwächlichen Kindern soll man 2- bis 3mal in der Woche ein *Schafgarbenbad* nehmen lassen.

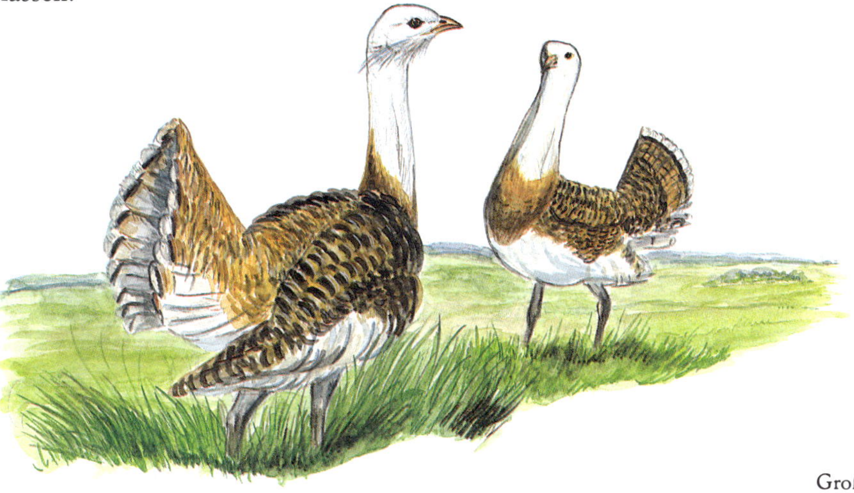

Großtrappe

Leben baut auf Sterben auf. Abgestorbene Pflanzenteile, abgefallene Blätter, das alles wird zu fruchtbarem Humus, der wieder neues Leben ermöglicht.

NATURVORGÄNGE VERSTEHEN LERNEN

Lao Tses „Tao te king" wird die erste ausgesprochene „Philosophie der Tarnung" in der Welt genannt. Was lehrt dieses Buch? – 1. Die Weisheit des Närrischseins. – 2. Den Nutzen des scheinbaren Versagens. – 3. Die Kraft der Schwäche. – 4. Den Vorteil des Darniederliegens. – 5. Den Wert des Nachgebens gegenüber einem Gegner. – 6. Die Vergeblichkeit des Strebens nach Macht. – Hier werden alle starren Formen verworfen. Die Tugend der Individualität verkündet. Alle Formen der Verzerrung, des Zwanges und der Künstlichkeit abgelehnt. – Der Taoist findet Zugang zum Ewigen Leben. Das aber nicht in täglicher Mühsal, sondern im Verstehen der geheimen Naturvorgänge.

Wanderungen, Turnen, Sport und Schwimmen sind Bewegung. Sie dienen dem Ausgleich und fördern die Gesundheit. Vor allem dann, wenn man sich vor jeder Übertreibung hütet.

Sorgfältig getrocknete *Wegwartewurzel* enthält 50% Inulin, wogegen die frischen Wurzeln davon nur 18% aufweisen. So daß man für Zuckerkranke aus getrockneten Wegwartewurzeln einen Tee zubereitet: 2 volle Eßlöffel der zerkleinerten Droge werden in 1 l kaltem Wasser über Nacht angesetzt. Morgens kurz aufgekocht. Abgeseiht und schluckweise während des Tages zum Löschen des Durstes getrunken.

1 Eßlöffel voll gehackter *Zwiebel* mit ¼ l heißer Milch übergießen, 15 Minuten ziehen lassen, abseihen. 1 Eßlöffel Honig dazugeben und Kindern bei Erkältungskrankheiten, bei Husten und ganz besonders bei Keuchhusten 2mal täglich, früh und abends, verabreichen. Oftmals schon erfolgreich angewandt.

Pickeln und Akne im Gesicht lassen sich durch wiederholte Gesichtswaschungen mit *Sanikelkraut-Tee* behandeln. – 2 Teelöffel des Krautes für ¼ l Wasser, überbrühen.

Sanikeltee ergibt auch ein desinfizierendes Gurgelwasser bei Parodontose.

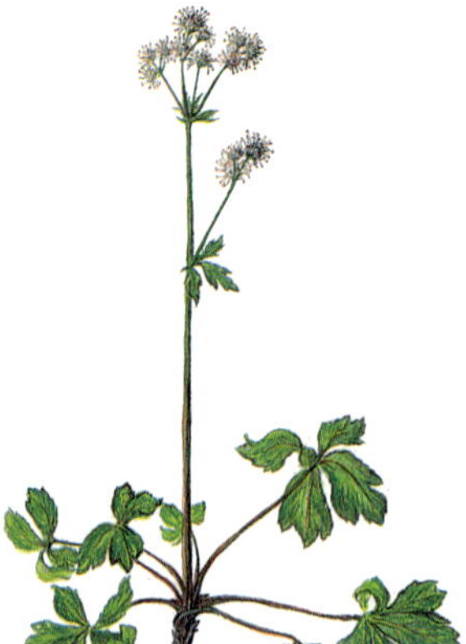

Sanikel

Der Winterschnitt der Bäume muß in der Saftruhe durchgeführt werden. Das sind die Monate ab November bis einschließlich Februar.

Des Ofens Warm tut wohl den Gliedern

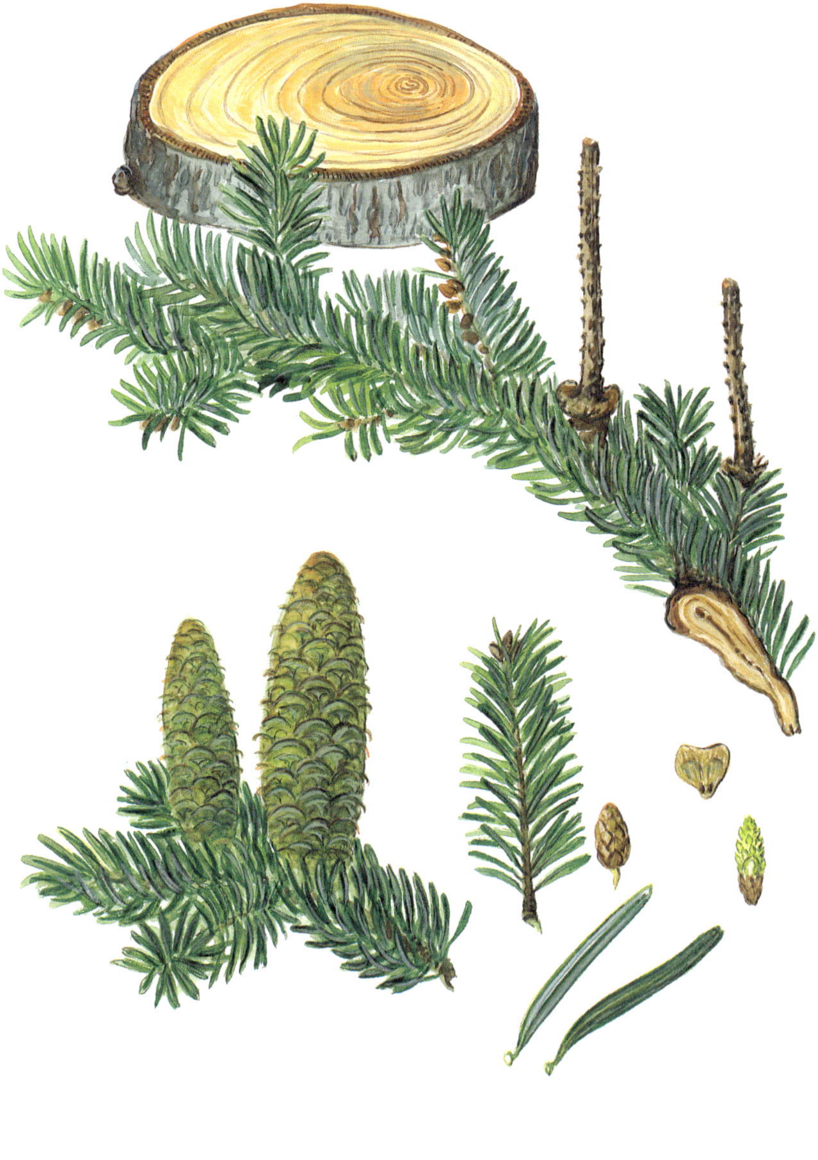

Tanne

Eisblumenerblühen.

An den Fensterscheiben.

In der heimeligen Zeit. Vor Weihnacht.

Zwingen den Menschen, seinen Blick nach innen zu richten. Das Kleine zu betrachten, das er so gerne im Hasten nach vorne übersieht.

Draußen ist es ruhig geworden.

Stürme erschüttern nicht mehr die Natur.

Die ansonsten ansteckende Lebendigkeit der Pflanzen und Tiere. Wo ist sie?

Die Blumen verblüht. Das Kraut verwelkt. Die Bäume kahl.

Das Getier verkroch sich. Hat nur eines im Sinn. Zu überleben.

Der Mensch? Kann und darf nicht stehenbleiben. Denn Mensch sein heißt Mensch werden.

Der Advent ist Wendezeit. Alle Kreatur erfaßt die Sehnsucht nach dem Licht. Das Wunder der Geburt beeindruckt jetzt besonders. Der Dank an den Schöpfer aller Lebewesen drängt sich förmlich auf unsere Lippen.

Sechsstrahlige Eissterne. Feine Schneekristalle. Rieseln hernieder. Bedecken die Erde. Bezaubernd wirken sie auf den Menschen. Üben eine besondere Kraft auf die Innerlichkeit von alt und jung aus. Sie erleben ihr Zuhause. Beim knisternden Ofen, der Glut Röte und wohltuender Wärme.

Das alles vereint sich. Erwärmt Leib und Gemüt.

Die Tanne. Erfreut sich großer Beliebtheit.

Sie strebt nach oben. Läßt tägliche Trübsal unten zurück.

„Tannenwipferltee" ist beim Volke fast legendär geworden. Mit Honig gesüßt.

Löst Katarrhe und Verkrampfungen.

Macht frei. Für das Licht. Das Licht der Weihnacht.

MEHR MUT ZUR TAT MÜSSEN WIR HABEN

„Teilen" ist mehr als eine „Gabe geben". Zum Teilen bedarf es einer persönlichen Grundhaltung. Wobei die Grenze des Besitztums freiwillig verschoben wird. Ohne Kalkulation, ohne Gewinnbeteiligung. Einfach aus „christlich-liebendem Tun" heraus. – Mut zur Tat haben.

Die *Edelkastanien,* Maronen oder Maroni, sind bei vielen Völkern der Erde ein Volksnahrungsmittel. In China werden sie symbolisch mit dem Osten und mit dem Herbst in Verbindung gebracht. Da ihre Frucht im Herbst gesammelt und im Winter verzehrt wird, gilt die Edelkastanie im Orient als sichtbares Zeichen „kluger Vorausplanung" und „weiser Vorsorge".

Selbstzubereitete *Tinktur,* wirksam bei nervöser Schlaflosigkeit, allgemeiner Nervosität, verschiedenartigen Erregungszuständen, Epilepsie, Herzneurosen, Unregelmäßigkeit des Kreislaufes und erhöhtem Blutdruck: Passionsblume 50 g, Baldrianwurzel 35 g, Hopfenzapfen 35 g, Johanniskraut 25 g und Melisse 25 g. Mit 1 l 70%igem Obstbrand übergießen, 14 Tage lang in einem verschlossenen Gefäß in die Sonne stellen. Täglich schütteln. Abseihen, dunkel und kühl lagern. Nach Bedarf 1 Likörglas davon trinken.

Wie kann man sich *Maroni-Mehl* selber herstellen? Die festen, braunen Schalen mit einem Messer entfernen. Die Früchte kurz in heißes, aber nicht kochendes Wasser legen. Nun läßt sich die Fruchthaut ohne Schwierigkeit ablösen. Kalt abwaschen. Trocknen. Wie Nüsse oder Getreide schroten oder mahlen.

Bei Erkältungskrankheiten, Husten und Heiserkeit *Zitronensaft* leicht verdünnen, erwärmen und einnehmen. Ein altbewährtes Hausmittel. Das auch unsere Zeit brauchen kann, allein schon seines hohen Vitamin-C-Gehalts wegen.

Maroni-Mehl ist besonders gut verdaulich und deswegen, verarbeitet, als Kost für Kranke, Kinder und alte Menschen sehr gut geeignet.

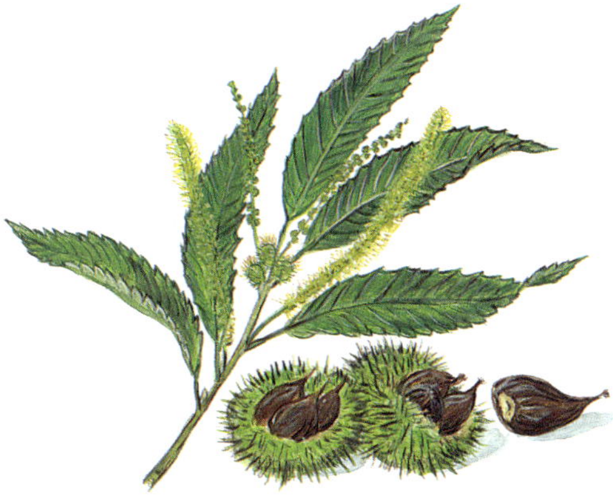

Edelkastanie

Bodenmikroorganismen. Sind notwendig. Müssen mithelfen, Tier- und Pflanzenleichen zu zersetzen. Sonst würden diese liegenbleiben. Sich ansammeln.

2. Dezember

ADVENTKRANZ EINT UND VERBINDET

Genesis. Die Geschichte des Werdenden. – Das Schönste im Leben ist die Erwartung. Sie gleicht einem Weg, mit grobklotzigen Steinen ausgepflastert, über den man nur mühselig weiterkommt. Dahinstolpernd. Da und dort ein Loch im Boden. Auf das man achten muß. Das Ziel im Auge, überwindet man sie aber. Die Hindernisse. Dann ist es erreicht . . . So hat jedes Unternehmen seine Entstehungsgeschichte. Die es erst im Rückspiegel interessant macht. Daran denke ich jedes Jahr, wenn ich im Advent in den Familien den Adventkranz sehe. – Wegweiser in die Zukunft.

Als unheimlich und unwirtlich wird die lichtlose Nacht empfunden. Und als kalt noch dazu. Herdstätten werden Heimstätten des häuslichen Feuers. An ihnen wärmte man sich. Drängte sich heran. Das Essen wurde gekocht. Kienspäne und Pechfackeln wurden zu Leuchten. Die das Heim erhellten. – So war es einmal. Trotz Veränderung ist der Sinn geblieben. Der richtige Umgang mit dem „Herdfeuer“, von dem die Erhaltung unseres Lebens abhängt, ist einer Überlegung wert.

Das einfachste Mittel, Hornhaut- und Schwielenbildung an den Fußballen und Fersen wegzubringen, ist ein *heißes Fußbad* mit starker *Kochsalzbeigabe* und anschließend alle stark strapazierten Stellen der Fußsohle mit Bimsstein abreiben. Kalt nachwaschen. Mit verdünnter Arnikatinktur einreiben. – Genügt einmal in der Woche.

Die in Reformgeschäften erhältliche *Rollgerste* stellt ein ausgezeichnetes pflanzliches Lebensmittelprodukt dar. Sie enthält bis zu 35% an ungesättigten Fettsäuren. Ihr Genuß bewirkt den Rückgang des Cholesterinspiegels im Blut.

Weinblättertee eignet sich bestens zu Fuß- und Handbädern bei Frostschäden: Frostbeulen, aufgesprungenen Händen und Füßen durch Kälteeinwirkung.

Maronen dürfen von Zuckerkranken nur mit Vorsicht genossen werden. Aufgrund des hohen Gehalts an Kohlenhydraten.

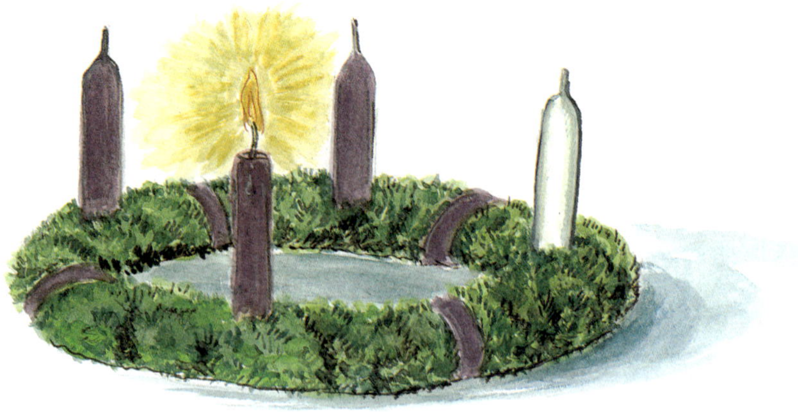

Adventkranz

Energiesparen bedeutet Umweltschutz im engsten Sinne des Wortes: Du sparst Geld und Rohstoffe. So daß diese noch länger vorhanden sein können.

3. Dezember

SUCHEN NACH GOTT LOHNT SICH IMMER

„Was nützt es dem Menschen?“ Eine Frage, die mit unserem „Mensch-Sein“ eng verwoben ist. Mit unserem „Sinn-Denken“. Auf eine Weiterführung wartet. Und die da heißt: „Wenn er die ganze Welt gewinnt.“ Dies aber auf Kosten seiner Seele. „Und die Seele dabei Schaden leidet?“ Diese Worte Jesu Christi haben das Leben des heiligen Franz Xaver geprägt. Ihn zum Apostel des Orients gemacht. – „Was nützt es . . . ?“ Eine Frage, die ich mir öfter stellen sollte. Mein Leben muß die Antwort darauf geben.

Auf der Insel Sancian. In der Nähe von Kanton. Eine zerfallene Bambushütte. Einige vom Taifun, dem „großen Winde“, zerzauste Kokospalmen. So habe ich sie kennengelernt. Diese Insel. Auf der am 3. Dezember 1552 einsam, nur von einem Kuli begleitet, der Verkünder des Evangeliums Franz Xaver auf dem Weg nach China starb. – Unser Gesundheitsdenken muß neue Wege gehen. Heißt „gesund-sein“ nicht „heil-sein“? Für immer. Und nicht nur die kurze Spanne irdischer Wanderschaft?

Schneetreten! Im Winter, wenn frischer Schnee liegt, ist diese Anwendung sehr zu empfehlen. Es muß einem gut warm sein, man darf nicht frösteln. Dann Schuhe ausziehen und 45 Sekunden – nicht länger – im Schnee laufen. In die Pantoffeln schlüpfen und hinein ins Haus. Gut abtrocknen, mit Arnikatinktur nachreiben. – Man kann sich auch Schnee ins Badezimmer tragen, Hände und Füße damit abreiben.

Zu wem paßt *Lavendelblütentee*? Dieser Tee paßt zu gemütvollen und empfindsamen Typen. Früh und abends 3 Wochen lang, vor allem in der Winterszeit, 1 Tasse Tee getrunken, stellt einen guten Ausgleich gegen die von außen kommenden Härten dar. Man erträgt das rauhe Leben leichter.

Bei Übergewicht das Essen einschränken. Hingegen pro Tag 2 bis 3 l *Fenchel-* oder *Salbeitee* trinken, um den Appetit zu zügeln.

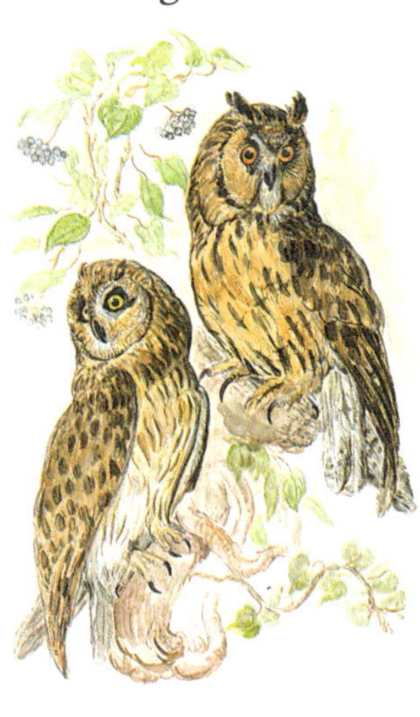

Waldohreule
und Sumpfohreule

In kalten Winternächten ertönt das stöhnende „U-u-u“ der männlichen Waldohreule, die nach einer Gefährtin ruft. Ihre Paarungszeit fällt in den Winter.

4. Dezember

SÜNDE: KEIN ZEICHEN VON TAPFERKEIT

Wie verhalte ich mich Fremden gegenüber, die „in mein Revier" kommen? Sind sie „Ausländer"? Oder „Zugereiste"? „Zugewanderte"? „Ansiedler"? – So erging es der legendären Barbara, der „Barbarin", die keine Griechin war. Ein Mädchen, das man nicht hoch einschätzte. Warum? Weil sie aus der Fremde kam. Aber sie war mutig und standhaft in der Verteidigung ihres Glaubens. – ER gibt mir Kraft, Verfolgung und Verleumdung mit Mut zu bestehen und mich nicht der Zeitströmung anzupassen.

Die Lippenpflege darf nicht übersehen werden. Wenn sich feine Risse an den Lippen bemerkbar machen, müssen diese besonders gepflegt werden. – Das kommt häufig im Winter, nach längerem Aufenthalt in zentralgeheizten Räumen vor, wo zu wenig gelüftet und kein Frischwasser zur Verdunstung aufgestellt wird.

Gegen Heiserkeit, Verschleimung und Keuchhusten nimmt man 3mal täglich 10 Tropfen *Sonnentautinktur* auf 1 Teelöffel Honig abgerührt ein. – Zubereitung der Tinktur: 200 g getrocknete Sonnentaudroge wird mit 1 l 75%igem Alkohol 8 Tage lang im mäßig warmen Raum angesetzt. Täglich schütteln. Durchfiltrieren, mit destilliertem Wasser auf 40% verdünnen. Dunkel lagern.

Waschungen mit *Wermuttee* haben sich besonders an den Füßen bewährt. Und vor allem dann, wenn man gezwungenermaßen zuwenig Bewegung machen konnte. Nicht abtrocknen, sondern im warmen Raum von selbst einziehen lassen.

Sahne oder *Milchrahm* ebenso wie *ungesalzene Butter* oder 1 Tropfen *kaltgepreßtes Olivenöl* gelten als einfaches Hausmittel zum Einfetten der Lippen.

Bei der Lippenpflege soll man jedoch den heilenden und vorbeugenden Wert des frischen *Karottensaftes* nicht übersehen. Der ja gleichzeitig ein wertvoller Vitamin-A-Spender ist. Trinken. Und einreiben.

Kornblumentee, als heißer Aufguß, hilft bei Verdauungsstörungen.

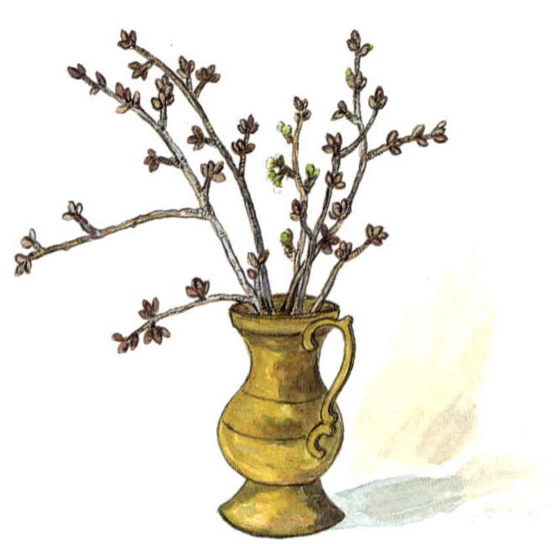

Barbarazweige

Barbarazweige schneiden. Damit sie zu Weihnachten erblühen. An den Sproß aus der Wurzel Jesse, den Sohn Gottes, erinnern.

LIEBEN HEISST GLAUBEN, VERTRAUEN

War das eine Freude mit meinem ersten Pferdchen. Ein „weißer" Schimmel war es. Ein „Apfelschimmel", sagte mein Vater. Weil er, der Schimmel, so viele kleine apfelwangige rotbraune Flecken trug. Stolz war ich auf mein Roß. Wenn es auch nur ein „Schaukelpferd" war. Das mir das Christkind brachte. 3 Jahre hindurch holte es der Nikolaus ab. Und das Christkind brachte es mit frisch bemaltem, lackiertem Holzleib zurück. Nach Jahren erst kam ich dahinter, daß die „Schimmelwerkstatt" beim Zimmermann Steinbrecher, hinten im Ausgedinge-Stüberl, lag. – Heimliche Zeit. Der Advent, wo die Liebe in Wehen liegt und liebenswürdige Menschlichkeit gebiert.

Das „Selbermachen" mit seinem psychosomatisch-therapeutischen Wertgrad hat man, „Gott sei's gedankt", in den letzten Jahren wieder neu entdeckt. – Aus der Verstricktheit der Ich-Gefangenschaft heraussteigen. Die vorweihnachtliche Zeit gibt Gelegenheit genug dazu.

Kommt man in eine bedenkliche Verfassung des Geistes und des Gemütes: aufbrausend, zornig, mißmutig, lebensüberdrüssig. Wo man die Einsamkeit sucht und sich vor der Nacht fürchtet. Wo Menschenhaß ins Herz einzieht. Im allgemeinen die nötige Lebenswärme fehlt. So nimmt man 15 Tropfen des Homöopathikums „Ledum palustre D4", *Sumpfporst,* 3mal täglich ein, 6 Wochen hindurch.

Auch in der vegetationsruhigen Zeit des Spätherbstes und des Winters kann man zur Entschlackung des Körpers und somit zur Klärung der Haut etwas beitragen: Längere Zeit hindurch morgens 1 Tasse Kräutertee aus getrockneten *Löwenzahnblättern* zubereiten und trinken.

Kieselerde, in Apotheken erhältlich. Davon täglich 1 Teelöffel voll den Speisen oder Getränken zusetzen. Kräftigt Haut und Fingernägel.

Nüsse für Diätkost verwenden. Bei Nieren-, Leber-, Kreislauf- und Gichtleiden.

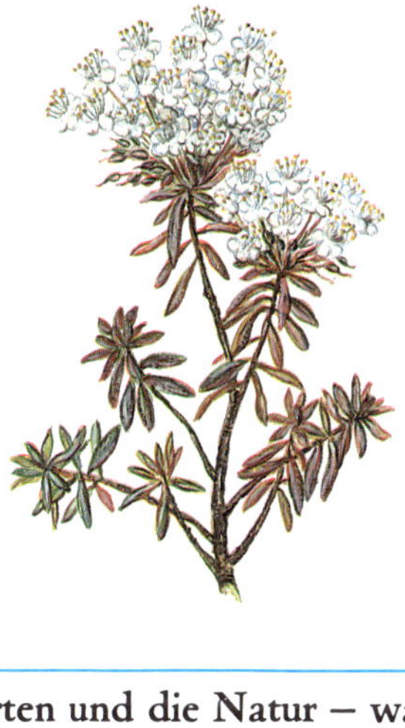

Sumpfporst

Hältst du etwas auf deinen Garten und die Natur – warum sollst du es auch nicht tun? Dann meide jeden Streusalzeinsatz.

MILD, GÜTIG, SANFT WILL ICH SEIN

Der Bischof zu Myra in Kleinasien, aus dem 4. Jahrhundert, wurde nach seinem Tode bald als „Thaumaturg“, Wundertäter, bekannt. Er ist auch heute noch der Schutzherr der Kinder und Schüler. „Der Nikolaus kommt“, trägt viel zur vorweihnachtlichen Freude bei. – Über die Gaben des Geistes nachdenken, die uns der HERR gegeben hat. Sie für unsere Mitmenschen einsetzen. Kann zur Stufenleiter des Weihnachtsfestes werden.

Was bringt Sankt Nikolaus? Von jeher Äpfel und Nüsse. Letztere sprechen eine sehr sinnvolle Sprache. Nach dem heiligen Augustinus sind die Nüsse als Symbol Christi aufzufassen. Die bittere Fruchthülle, die bei der Ernte entfernt wird, bedeutet Christi bitteres Leiden auf Erden. Die hölzerne Schale hingegen weist auf das Holz des Kreuzes hin. Der darin verborgene süße Kern besagt soviel wie die göttliche, lebensspendende Natur Christi. Die Äpfel gelten als Zeichen der Fruchtbarkeit und der Unsterblichkeit. – So steckt im christlichen Volkstum viel Aussagekraft und Symbolik.

Kletzenbrot essen und das Kauen nicht eingeweichter Trockenfrüchte regen die Speicheldrüsen an. Fördern nicht nur die Durchblutung der Kiefergelenke, sondern der ganzen Gegend um das Ohr herum. Sind somit gewissermaßen ein Vorbeugen gegen frühzeitige Altersschwerhörigkeit, aber auch gegen das lästige Ohrensausen. Ein weiterer Aspekt darf nicht außer acht gelassen werden: Kletzenbrot und Trockenfrüchte begünstigen gleichzeitig die Verdauung.

Bratäpfel, warm serviert, etwas echten Bienenhonig darübergeträufelt, 1 Teelöffel geschrotete Walnüsse, ½ Teelöffel Nährhefeflocken darübergestreut und 1 Glas Milch dazugetrunken, ergeben eine köstliche Nachspeise von hohem biologischen Wert. Besonders geistig Schaffenden sehr zu empfehlen.

Körperabreibungen mit Tee aus grünen getrockneten *Walnußschalen* stärken die Haut und somit ihre Widerstandskraft.

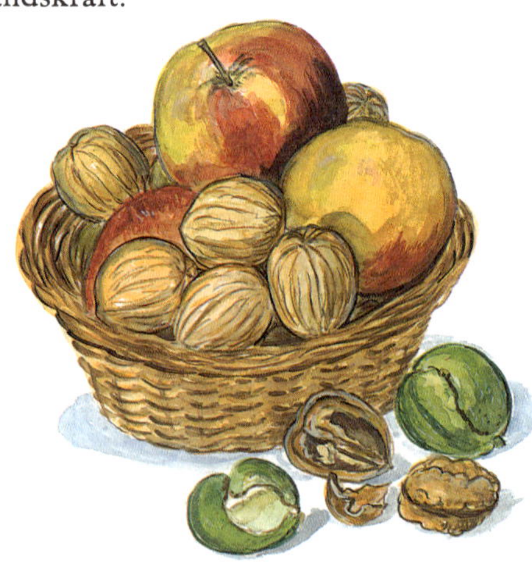

Äpfel und Nüsse

Umweltschutz muß bereits daheim hinter den eigenen vier Wänden beginnen. Du erfüllst dabei zwei Aufgaben: Deine schöne Welt erhalten und dabei gesund bleiben.

LASS BRÜCKENPFEILER IMMER STEHEN

Wir verflachen heute in erschreckender Weise im Einerlei der Konsumgesellschaft. Verlieren und verlernen jede Kenntnis, Empfindsamkeit und Bildung von Geruchsnoten bestimmter Pflanzen oder besonderer Harze. So brechen wir Brückenpfeiler ab, die uns zu einer höheren Stufe menschlicher Erkenntnis führen könnten.

Das letzte Ziel eines jeden Taoisten ist und war es immer schon, die Unsterblichkeit zu erlangen, sein irdisches Leben so lange wie möglich zu verlängern. Sie lebten deshalb in abgelegenen Gebirgsgegenden. Aßen nur Pinienkerne und duftende Pilze und genossen den „Chi", die Atem- und Lebenskraft.

Bettruhe ist eines der wertvollsten Heilmittel! Wir schätzen sie aber viel zuwenig. – 1 Tasse *Thymiantee* trinken. Auf Brust und Rücken einen *Schweineschmalz-Fleck* auflegen. Um den Hals einen Wollschal wickeln. Einige Stunden ins Bett legen. Stellt das beste Heilmittel bei Erkrankungen der Atmungsorgane dar.

Schlankheitskost-Gewürz-Empfehlung: Mit einer Messerspitze geriebener *Muskatnuß* verfeinert man Gerichte, die sonst als „ganz gewöhnlich" bezeichnet werden. Regt die Gallenproduktion in der Leber an, fördert somit den Stoffwechsel. – Mäßig anwenden, nicht übertreiben.

Gebrannte, das sind geröstete *Süßmandeln,* von hohem Öl- und Eiweißanteil, entwickeln einen kräftigen Geschmack. Eignen sich wegen ihres guten Aromas für Süßspeisen und Lebkuchen, aber auch für Fisch und Geflügel.

Nach Spitalsaufenthalt und zur Medikamenten-Entgiftung: Frische *Muskatnuß* reiben. 3mal täglich 1 Messerspitze voll einnehmen. 1 Schluck Schwarzen-Johannisbeer-Saft nachtrinken. 1 Woche lang. Nach 1 Woche Pause wiederholen.

Der Duft gerösteter *Süßmandeln* trägt zum bestimmten „Etwas" der Volksfeste oder Weihnachtsmärkte bei.

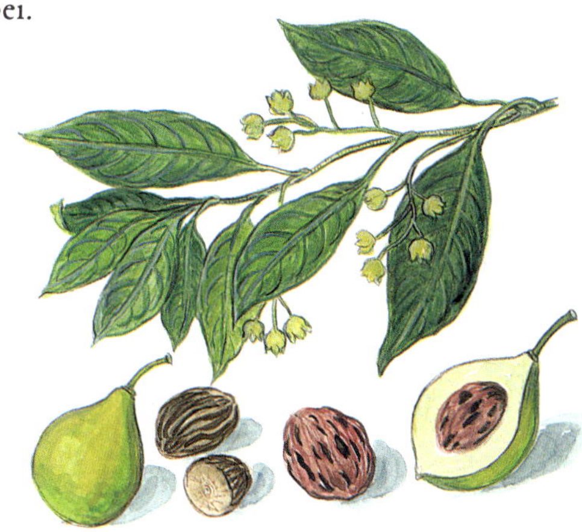

Muskatnuß

Triffst du im Spätherbst oder Winter schlafende Fledermäuse an, dann laß sie in Ruhe. Jede Störung des Winterschlafes kostet ihnen das Leben.

NOT NICHT SEHEN, VERBESSERT NICHTS

Ich träume vom Weihnachtsfrieden. Verfolge das Wachsen der Eisblumen am Außenfenster. Segle mit meinem geistigen Äther-Leib durch die Lüfte und falle irgendwo als Schneeflocke zurück zur Erde. Traum und Phantasie. – Am Abend im Fernsehen. Schaue ich ein Blut-Gemetzel. Erschaudere. Haß gebiert den Krieg. Waffen führen ihn. – Friedenstraum. Vor Weihnacht: „Kampf den Waffen, Kampf dem Krieg." Mein vorweihnachtliches Gebet. Zugleich.

Das Gewürz *Ingwer* gilt nicht nur als geschmackliche Bereicherung der Speisen, sondern bringt sehr wohl auch gesundheitliche Vorteile mit sich. Menschen mit schwachem und nervösem Magen, die zu Blähungen neigen, denen nichts so recht schmeckt, ist dieses Gewürz zu empfehlen. Ebenso bei Magengeschwüren erlaubt. – Das duftende, erfrischend-scharfe Aroma des Ingwers hebt den Geschmack von Suppen, Saucen, Geflügel, Wild und Reisspeisen verschiedenster Art. Stellt aber auch ein geschätztes Einmachgewürz für Früchte, besonders Kürbisse und Gurken dar.

Mit Recht wurde in früheren Zeiten der *Engelwurz* der Volksname „Brustwurz" gegeben. Weil die zerkleinerte und getrocknete Wurzel günstig auf Brust-, Magen-, Lungen- und Luftröhrenverschleimung einwirkt. – 2 Teelöffel der Wurzel für ¼ l Wasser im Kaltansatz über Nacht. Dann kurz aufkochen, abseihen, schluckweise trinken.

Pulverisierte *Ingwerwurzel,* 3mal täglich 1 Messerspitze voll auf 1 Teelöffel Honig eingenommen, 1 Schluck Schwarzen-Johannisbeer-Saft nachgetrunken, ein vorzügliches Verdauungsmittel. Günstig auch bei Blähungen.

Ingwertinktur, in der Apotheke erhältlich. 3mal täglich 20 Tropfen. Zur erfolgreichen Behandlung von Magengeschwüren, Verdauungsstörungen und Magenbeschwerden.

Knoblauch reinigt den Darm von bakteriellen Infektionen. Die Darmflora wird dabei, im Gegensatz zu Antibiotika, nicht zerstört.

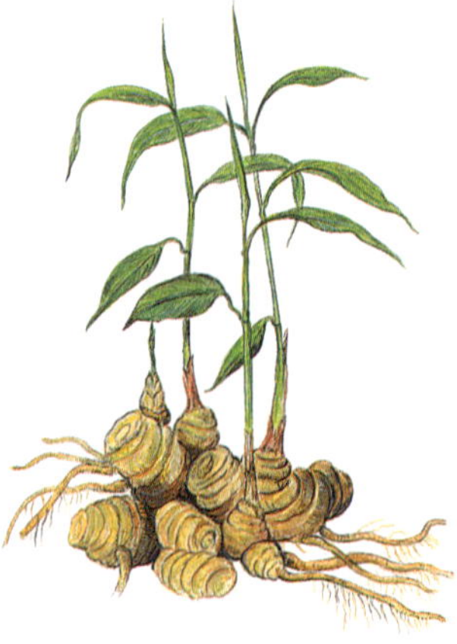

Ingwer

Trauter Abend. Heimelige Wärme. Knisternder Ofen. Tränende Kerze. Werden zum Hintergrund und Träger, Märchen im Erzählen wieder erleben lassen.

GUTE TATEN WERDEN ZUM LEUCHTTURM

„Alles zu seiner Zeit." Die Zeit des Jahres leben. Von der Dunkelheit des Advents in das Licht der Weihnacht treten. Diesen Weg gehen. Bewußt. Und dabei das „Licht im Dunkel" sehen. Suchen. Den Sinn des Adventkranzes sehen. Die Abrundung. Wo keine Ecken sind. Da frage ich mich: Mache ich nicht so oft im Denken bei mir bereits Schluß? Schaffe eine scharfe Kante. Eine Ecke. Verpasse den Anschluß. – Der Adventkranz ist grün. Hoffnung. Ein Ausweg. Immer. Und das Lichtlein, das zeigt den Weg. Nach vorne. In die Zukunft. So gehe ich in den Advent. Ein Weg mit Hoffnung und Licht.

Getrocknete *Feigenfrüchte* haben einen hohen Gehalt an größtenteils nicht verdaulichen Zellstoffen. Weiters macht der große Anteil an Fruchtsäure den Genuß von Feigen zu einem wertvollen Hausmittel, das den Stuhl fördert, den Gallenfluß anregt und den Schleim löst.

Gegen Zuckungen, die öfters im Gesicht, an den Händen oder an den Beinen auftreten, hat sich vielfach bewährt: 5 kleingeschnittene, getrocknete *Feigen* werden mit ½ l kochendem Wasser abgebrüht. ½ Stunde stehen lassen, einige Male umrühren. Abseihen. Den Rest auspressen. Der ersten Flüssigkeit beifügen. Tagsüber schluckweise trinken. Wirkt gleichzeitig auch stuhlfördernd.

250 g *getrocknete Feigen* werden in ½ l Wasser 24 Stunden lang zugedeckt angesetzt, morgens nüchtern oder als Abendmahlzeit verzehrt, hilft bei Verstopfung, Leberleiden und Gallenerkrankungen.

In kaltem Wasser eingeweichte *Trockenpflaumen* und *Feigen* sind kalziumhältig, fördern den Stuhlgang und bringen die Verdauung zum Funktionieren.

Pulverisierte *Quendel-Würze* macht Bratkartoffeln, Rühreier, Suppen und Topfenkäse sehr schmackhaft, gut bekömmlich.

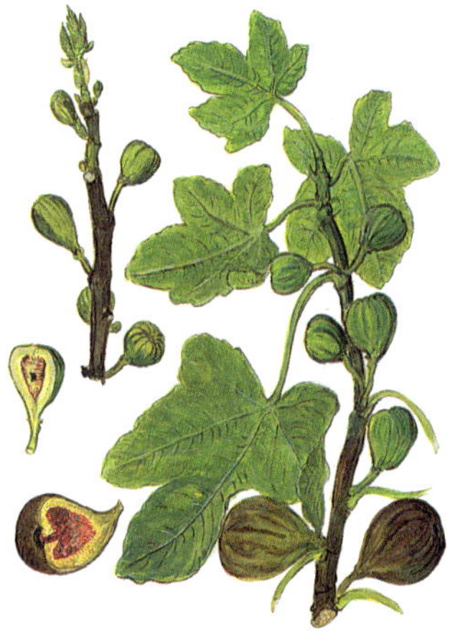

Feigen

Gehst du über Wiesen im „nackten" Spätherbstkleid, denke daran, daß das Leben unter dem Boden pulst. Und bald die Nacktheit zur Buntheit wird.

UNSER LEIB IST DAS ZELT DER SEELE

Der Brennende Dornbusch. Hat so wie alles in der Bibel seine zeitlose Bedeutung. Jetzt genauso wie einst. Er besagte in der Geschichte des Mose dessen Berufung durch Gott. – Im übertragenen Sinne ist der Brennende Dornbusch ein mahnendes, hehres Zeichen meiner Auserwählung. Ein Kind Gottes zu sein. In der Welt von heute. Dem Menschen um mich herum ein Zeichen sein.

Ein brennender Busch. Mitten im Sommer. Ein Phänomen, welches es gibt. Im pannonischen Raum kann man bisweilen an sonnigen trockenen Orten, in lichten Gebüschen und auf Lichtungen im Robinienwald, nicht selten neben dem Adonisröschen, den *Diptam* in großen Beständen antreffen. Die Blüten duften sehr stark zitronenähnlich und enthalten besonders viel ätherisches Öl. In schwülen Sommernächten kann sich das ausströmende ätherische Öl selbst entzünden. Dann erweckt die ganze Staude den Eindruck, als brenne sie. Deswegen wird der Diptam gerne „Brennender Busch" genannt.

Frauentee bei Regelschwierigkeiten: 1 Teelöffel der zerkleinerten, getrockneten *Diptamwurzel* wird mit ¼ l kaltem Wasser übergossen, kurz aufgekocht. 15 Minuten ziehen lassen, abseihen. Nach Abklingen der Regel bis kurz vor Beginn der nächsten tagsüber 2mal je 1 Tasse langsam, schluckweise und mäßig warm trinken.

Je 1 Teelöffel *Weizenkeimöl* 6 Wochen lang 2mal täglich eingenommen und einen Schluck *Schwarzen-Johannisbeer-Saft* nachgetrunken, ändert trockene und spröde Haut zu ihrem Vorteil. Macht sie wieder zart und geschmeidig.

Die gelben Strahlenblüten der *Sonnenblume* besitzen fiebersenkende Eigenschaften. Sind daher ein beliebter und wirksamer Zusatz für Grippe- und Erkältungstees.

Einen Tee aus *Wundkleeblüten* als warm-feuchten Umschlag bei Frostschäden verwendet, hat sich als sehr nützlich erwiesen.

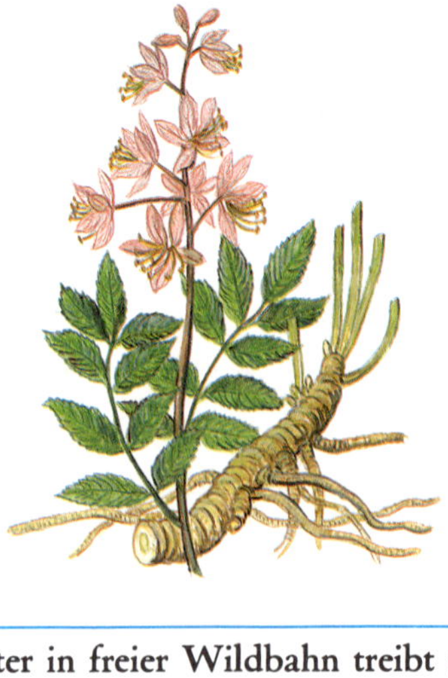

Diptam

Das Stören der Tiere im Winter in freier Wildbahn treibt sie in die Flucht und kostet sie Kraftaufwand bei magerem Futterangebot.

11. Dezember

IN GOLDENER MITTE SICH FINDEN

„Noli me tangere." Rühr-mich-nicht-an. Die Überempfindlichen. Die „Mimosen". Sinn-Pflanzen. Eine eigene Gattung. Pflanzen, die bei jedem Druck, jeder Erschütterung, Berührung von außen „zusammenklappen". – Mimosen-Menschen? Ja! Denen das „Rückgrat" fehlt. Die innere Überzeugung, daß auch „Ertragen" Adel verleiht. Auch wenn das Feinfühlige, das sie besitzen, zweifellos etwas Positives, in ihnen darunter leidet.

Mitten im Winter. Mimosenzweige, blühend und duftend. Aus dem Blumenladen. Vom Gewächshaus dorthin gebracht. Weil die Pflanze sehr kälteempfindlich ist und bei –6 Grad Celsius bereits erfriert. Mimosen blühen vom Herbst bis in den Frühling hinein. Sind sehr anspruchsvoll. Brauchen subtropisches Klima. – *Mimosenöl* ist eines der kostbarsten und teuersten Naturöle. Zur Herstellung von 9 g Mimosenöl benötigt man 5 kg Blüten. Einer der edelsten Duftstoffe für die Parfümerzeugung. Wird leider von synthetischen Erzeugnissen verdrängt.

Innere Verkühlungen des Magens können zur Gastritis führen. Wie erkenne ich sie? Gastritis zeigt sich vorerst durch Völlegefühl nach jedem Essen und Trinken. Begleitet von Aufstoßen oder Sodbrennen, Kopfschmerzen, Mundgeruch, Stuhlverstopfung oder durch das Auftreten von Hämorrhoiden. – Wirksame Behandlung mit *Brennesseltee, Salbei-* oder *Schafgarbentee.* Warm trinken.

Nach der Hausarbeit kann die fleißige Hausfrau bald wieder den Eindruck rauher Hände verlieren, wenn sie diese in sehr warmem *Kamillen-* oder *Thymiantee* gründlich badet. Dann kalt nachwäscht.

Bei Gastritis Schweinefleisch, Räucherfleisch und Wurstwaren weglassen. Nur zimmerwarme Getränke zu sich nehmen.

Mimosenöl strömt einen intensiven Blütenduft aus. Ist sehr angenehm, veilchenähnlich. Beruhigt. Macht heiter.

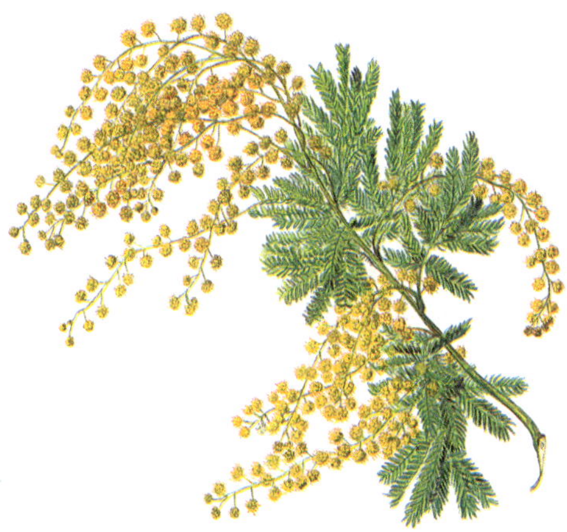

Mimose

Blattpetersilie kann mit Erfolg im Blumentopf gezogen werden. Sie gedeiht darin auch in den Wintermonaten prächtig. Es gibt ein- und mehrjährige Arten.

JESUS CHRISTUS, UNVERLIERBARES ZIEL

Christus stirbt immer noch unter denen, die keine Stimme und keine Rechte haben. Wie in den ersten Jahrhunderten der Kirche wiederholt sich irgendwo auf der Welt die Tragödie der Märtyrerkirche. Wir lesen es. Hören es. Und . . .? Schweigen. Priester, Schwestern, Katecheten, Studenten, Arbeiter, Bauern, Bischöfe und Journalisten. Sie sterben. Weil sie sich für Gerechtigkeit einsetzen. – Kann mich das ruhig schlafen lassen? Meine Unruhe lege ich in die Hände des „Friedensfürsten".

Schnellwüchsig ist der *Eukalyptus-* oder *Blaugummibaum.* Formt Wälder mit wenig Schatten. Wegen der senkrechten Stellung der Blätter. Eine seiner Arten, der Pfefferminzbaum, Eucalyptus amygdalina, gilt als größter Baum der Erde. Erreicht eine Höhe von 160 m. Aus den Eukalyptusblättern gewinnt man das medizinisch so wertvolle *ätherische Eukalyptusöl* durch Destillation.

Das *ätherische Eukalyptusöl* wird durch die Lunge abgeatmet und entfaltet dadurch als schleimlösendes und antiseptisch wirkendes Mittel bei Asthma sowie bei Entzündungen und Katarrhen der oberen Atemwege seine Wirkung. Ein vorzügliches und bekanntes Inhalationsmittel.

Topfen, eines unserer wertvollsten Milchprodukte, ohne Zusatz von Rahm verarbeitet oder frisch verzehrt. Zur Gewichtsreduktion. Mit Kräutern und einigen Tropfen Milch streichfähig gemacht, auf Vollkornbrot oder gekochten Kartoffeln eingenommen, fördert er die Darmtätigkeit. Nimmt Einfluß auf ein ruhiges Wesen und die Bildung eines reinen Teints.

Königskerzenblüten, gegen Husten eingesetzt, vertragen sich als Mischung zu gleichen Teilen sehr gut mit Huflattich- und Spitzwegerichblättern, Veilchenwurzeln und Stockrosenblüten.

Eukalyptus-Pastillen, ein beliebtes, therapeutisches Lutschmittel in krankheitsträchtigen Jahreszeiten. Gegen Erkältungen.

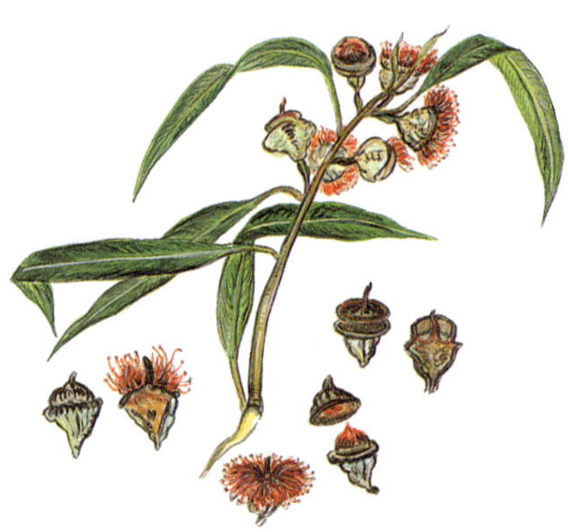

Eukalyptus

Es ist nicht überheblich, wenn du bewußt „Naturforscher" werden willst. Und das Tag für Tag. Gelegenheiten bieten sich immer wieder an. Zum „Natur-Beobachten".

OHNE „INNENLEBEN" GÄHNENDE LEERE

Die Araber wünschen sich den Mannes-Charakter und -Typ wie einen Granatapfel: „Bittersüß, mild und liebevoll mit seinen Freunden in Sorglosigkeit, jedoch erfüllt von gerechtem Zorn in jenen Zeiten, in denen er seine Sippe oder seine Nachbarn verteidigt."

90% aller Krankheiten der Nerven, der Haut, der Leber, der Muskeln, der Eingeweide, des Herzens, des Blutes und der Nieren ließen sich vermeiden, wenn der weiße Zucker aus unserer Nahrung vollständig wegbliebe. Zucker macht nämlich saures Blut! Das gilt jedoch nicht vom *Fruchtzucker.* Obwohl man auch hier nicht übertreiben darf. Kindern gebe man anstatt „Zuckerln" *Dörrfrüchte* wie Dörrpflaumen, Apfelspalten, Marillen, Pfirsiche, Rosinen, Datteln oder Feigen. Dies sind keine Vitaminräuber.

Frauen nach der Geburt oder bleichsüchtige Mädchen leiden im allgemeinen an Eisenmangel. Hier hilft ein altbewährtes *Hausmittel:* 2 volle Eßlöffel Birnkletzenspalten mit ¼ l gutem Rotwein und ⅛ l kaltem Brunnenwasser über Nacht ansetzen, weichkochen. Zugedeckt temperieren lassen. Mit 1 Eßlöffel echtem Bienenhonig süßen. Kühl stellen und aufgeteilt auf 3 Tagesportionen im Laufe des Tages auslöffeln. Die Kur dauert 3 bis 6 Wochen an.

Granatäpfel-Früchte werden frisch verzehrt. Indem man sie weichknetet, ein Loch in die Schale schneidet und den Saft mit einem Strohhalm aussaugt. Diesen Saft nennt man „Grenadine". Er schmeckt süßsäuerlich, ist erfrischend und durststillend.

Durch Zerkleinern und Pressen wird aus den *Granatäpfel-Früchten* der Saft gewonnen. 1 kg Granatäpfel ergeben einen ¾ l Saft. Medizinisch seiner adstringierenden Wirkung wegen gegen Durchfall eingesetzt.

Bei Brustschmerzen: Den Rücken zuerst mit *Apfelessigwasser* abwaschen. Einziehen lassen. *Johanniskrautöl* einmassieren.

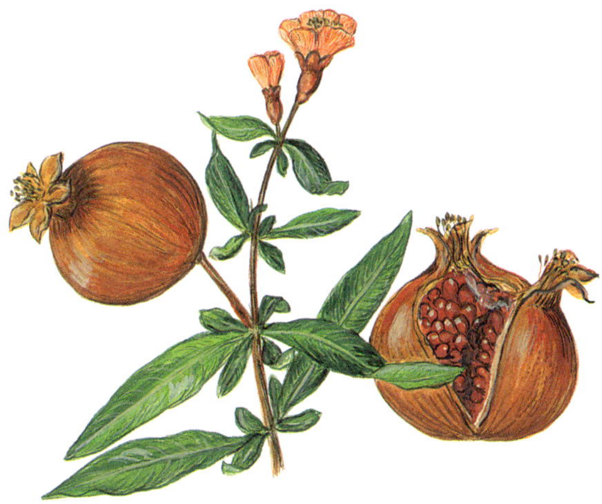

Granatapfel

Um alte Möbel, die von Holzwürmern befallen sind, zu retten, kann man ein bewährtes Mittel anwenden: Öfter mit halbierter Zwiebel abreiben.

14. Dezember

ALLABENDLICH IN-DIE-STILLE-GEHEN!

Die Gedanken des Herrn brauchen oft lange Zeit zum Keimen in uns. Bis sie endlich eine Form annehmen, die wir erfassen können. Und bis sie in unser Bewußtsein vordringen. Nicht selten zeigen sie sich plötzlich gerade in dem Augenblick, da man sie am wenigsten erwartet, in ihrer ganzen Klarheit.

Rosenkohl, ein Gemüse mit hohem Vitamin-C-Gehalt. In milden Gebieten winterhart. Kann je nach Aussaat auch noch im Herbst und Winter geerntet werden. Besser ist es, eine einzige Ernte vorzunehmen und den Überschuß einzufrieren. Dies geschehe dann, wenn die Röschen so groß wie Walnüsse sind. Dieses Qualitätskriterium ist auch beim Einkauf zu beachten.

Rosenkohl-Zubereitung: Die äußeren, möglicherweise beschädigten Blättchen entfernen. Den Stiel nur wenig kappen. Die Röschen in reichlich Wasser waschen. Dann in gesalzenem Wasser fast gar kochen. Sie müssen aber noch „Biß" haben. – Rosenkohl schmeckt am besten, wenn man ihn nur 5 Minuten blanchiert. Abgießt und weitere 5 Minuten im zugedeckten Topf in Butter und etwas Brühe dünstet.

Durch Einreibungen rund um die Herzgegend mit stark verdünnter *Arnikatinktur* können entzündliche Gefäßerkrankungen, Gefäßstauungen, versteckte Blutungen und Blutansammlungen günstig beeinflußt werden. Längere Zeit hindurch früh und abends bei entblößtem Oberkörper im mäßig warmen Raum sachte, aber beharrlich durchführen.

Rote Hände werden wieder weiß und zart, wenn man feingesiebte *Holzasche* mit lauwarmem Wasser zu einem Brei anrührt und die Hände damit gründlich massiert. Eintrocknen lassen. Abwaschen, kalt nachspülen. Mit *Milchrahm* einreiben.

Hagebuttentee mit Honig und Zitronensaft stärkt die Schleimhäute, macht sie gegen Wetterschwankungen unempfindlicher.

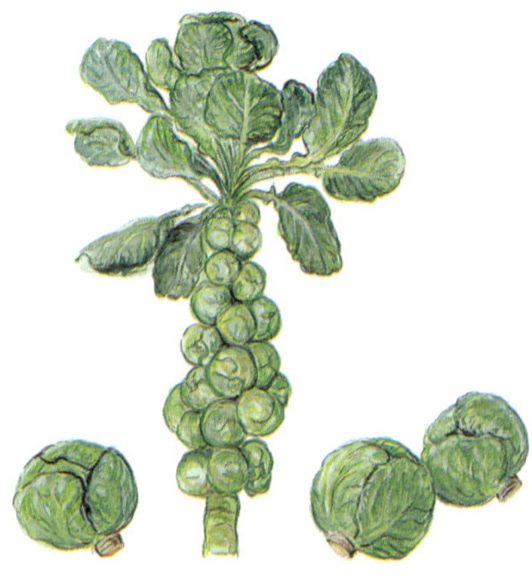

Rosenkohl

Ruhe im Walde. Auch am Ameisenhaufen. Stochere nie mit einem Stock darin herum! Schütze die Schwarze Ameise. Den Helfer der Wälder.

SEHNSUCHT NACH WEISHEIT FÖRDERN

Lebensweisheit. Kommt nicht auf einmal auf uns zu. Sie verlangt ein Suchen. Eine Begierde danach. In der Bibel entdecken wir vieles davon. Breit gefächert. Von der Welt. Vom Menschen. Von seinem Alltag. Aber auch von Tieren und Pflanzen. Gott hat uns als Seinen Geschöpfen die Fähigkeit gegeben, sich in Seiner Welt zurechtzufinden. Unseren Aufgaben gerecht zu werden. – Alles, was mithilft, das Geschöpf zu Seinem Schöpfer hinzuführen, ist Lebensweisheit. Und soll gefördert werden.

Äpfel, in Alufolie eingehüllt und im Rohr gebraten, verlieren nichts an ihren kreislauffördernden Inhaltsstoffen. Sind vor allem älteren Menschen mit Kauschwierigkeiten zu empfehlen und dem Rohgenuß vorzuziehen. – Mein Tip: Damit der Apfel beim Braten nicht willkürlich „zersprengt“ wird, ritze man die Schale an zwei gegenüberliegenden Stellen leicht ein.

Altbewährtes *Hausmittel* bei Nasennebenhöhlenentzündung: Bei verstopfter Nase sauge man jeden Morgen durch beide Nasenlöcher eine lauwarme Salzwasserlösung auf und kaue nach jeder Mahlzeit ein Stück Wabenhonig 15 Minuten lang durch. Das zurückbleibende leere Bienenwachs nicht schlucken, weggeben. Die Kur dauert 14 Tage an. Dann setzt man 1 Woche aus. Nach Bedarf wiederholen. Hat bis jetzt sehr gute Erfolge gezeitigt.

Vorbeugend gegen Prostata das *Kleinblütige Weidenröschen,* Epilobium parviflorum, im Aufguß zubereiten und als Tagestee 3 Wochen lang mit 1 Woche Pause verwenden. Bei dieser Kur werden täglich 3 Tassen davon getrunken.

Weidenröschentee reinigt Harnwege, tut den Nieren gut, kann nicht nur Männern, sondern auch Frauen als vorbeugendes Mittel, gesund zu leben, empfohlen werden.

Butter enthält das Schönheitsvitamin A. Ungesalzen ist sie ein wertvolles Pflegemittel von Lippen, Nägeln und bei zu rauhen Händen.

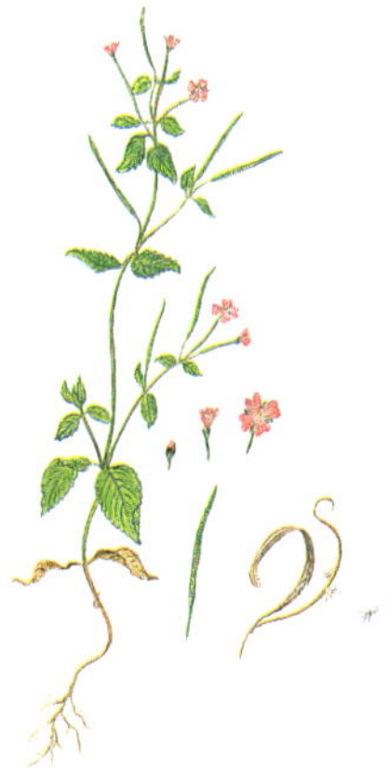

Kleinblütiges Weidenröschen

Das Kleinblütige Weidenröschen liebt Halbschatten und mäßige Feuchtigkeit. Kann den ganzen Sommer über geerntet werden. Am besten bei Blütebeginn.

HAST IMMER GRUND, GLÜCKLICH ZU SEIN

Der Herbst geht zur Neige. Der Winter löst ihn bald ab. Herbstwinde haben das Land kahl gefegt. Fast um die Nacktheit zu verbergen, fielen die Nebel ein. Die Temperatur sank während der Nacht. Dann neigten sich die überzuckerten Zweige vom Rauhreif gebogen nieder. Es schien, als würde die Natur zugeben, daß sie im Kampf mit den Elementen verloren hat. – Rauhreif ist nicht so rauh, wie der Bursche nach außen hin tut. Er deckt nur zu. Schützt Rinde und schlafende Knospen. Damit im nächsten Frühling das Leben wieder erwachen, weitergehen kann.

Rohwolle vom Schaf, durch ihren Gehalt an Lanolin ein uraltes bewährtes Hausmittel bei Gelenk- und Nervenentzündungen und Rheuma-Gicht-Leiden. Ihrem gesundheitlichen Wert nach nur mit Naturseide vergleichbar. – Vorzügliches Polsterfüllmaterial.

Spröde und rissige Haut an Händen oder Füßen bringt man am leichtesten dadurch weg: Mit heißer fetthaltiger *Milch* einen Waschlappen befeuchten, Hände oder Füße gründlich damit abwaschen. Ohne abzutrocknen sofort mit *Hirschtalg,* Hammelfett oder Ziegenfett gut einreiben. Mehrere Tage hintereinander abends vor dem Schlafengehen durchführen.

Einer Tasse Kräutertee 2 Stamperl „gebranntes Zwetschkenwasser" oder *Slibowitz* beigegeben und von Erwachsenen schluckweise eingenommen, gilt als vorbeugendes Mittel in Grippeepidemiezeiten, bei aufkommender Erkältung, verbunden mit Schnupfen, Fieber, Frösteln, Halsweh oder Kopfschmerzen.

Im Winter einmal in der Woche *Kraut, Linsen, Kohl* oder *Bohnen* essen. Das bringt eine bessere Peristaltik der Verdauungsorgane. Regelmäßig Vollkornbrot und Leinsamen verzehren.

Eukalyptussalben aus der Apotheke haben sich vielfach gegen rheumatische Schmerzen und gegen Brustspannung bewährt.

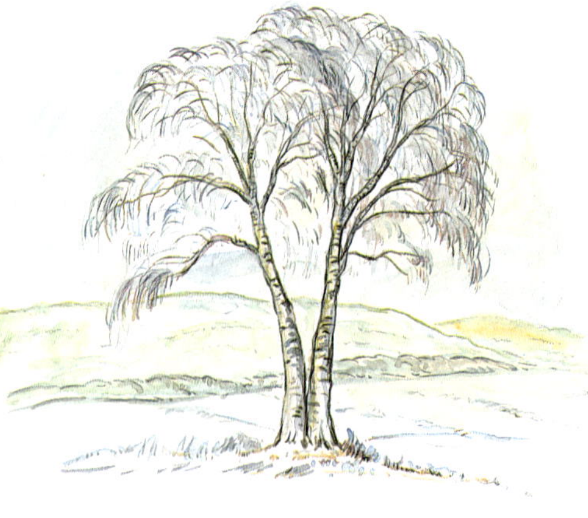

Birke im Rauhreif

Gib deine Geschenke ohne Verpackungsmittel weiter. Füge nett hinzu: „Ich spare mit Verpackungsmaterial, damit die Welt noch lange für Sie schön bleibt."

KRAFT UND FREUDE WEITERGEBEN

Kirschenzweige. Am Barbaratag geschnitten. In einen Krug gestellt. Ein alter sinnvoller Brauch. Gleichzeitig aber mehr. Ein Weg der stillen Besinnung. Ein Weg zur Krippe. Ein Weg zum Lichte. Noch bevor Äpfel-, Birnen- oder Zwetschkenbäume blühen, steht der Kirschbaum da und prangt im weißen Festkleid. Blühende Kirschenzweige sprechen. In Japan ein Symbol der Reinheit, der Schönheit, des Glückes und des idealen Todes. – Der Legende nach „an dem Tag, an dem der Kirschenzweig erblühte, wurde Barbara zum Tod verurteilt". Ob der Gedanke an unseren Tod nicht doch ein „Neugeboren-Werden" in Christus ist? Barbarazweige erheben die Gedanken zum wahren Leben.

Üppige Festtafeln mit reichlichem Alkoholkonsum können Herzbeschwerden und auch Herzinfarkt auslösen. Einmal richtig „über die Schnur hauen" hat schon manchem das Leben gekostet. Man müßte ihm, um ehrlich zu sein, auf den Grabstein schreiben: „Der Tisch war sein Mörder."

Gut bei Husten und Heiserkeit: Ziemlich warmen *Klettenwurzeltee* mit echtem *Bienenhonig* vermischen, 2 Eßlöffel für 1/4 l. Den Saft 1/2 *Zitrone* dazugeben. Langsam und schluckweise trinken, früh und abends je 1 Tasse. Hilft bei chronischem Husten, bei Heiserkeit, belegter, rauher Stimme und bei Schwierigkeiten, zähen Schleim zu lösen und abzuhusten.

Wenn eine gewisse unsichere und undefinierbare Schwere in der Brust sitzt: 1 Eßlöffel voll echten *Bienenhonig* im Wasserbad auflösen. 1 Teelöffel voll *ungesalzene Butter* dazugeben. Flüssig machen, gut abrühren. Einnehmen, 1 Schluck zimmerwarmen Schwarzen-Johannisbeer-Saft nachtrinken.

Lebkuchen ist Medizin für den gesamten Verdauungstrakt, aber auch für unsere Nerven, wenn er ohne Zuckerguß genossen wird.

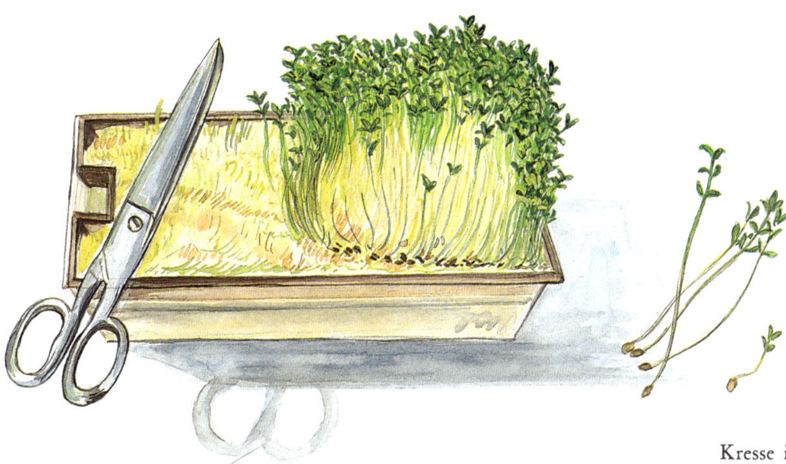

Kresse in Keimschale

Die Kresse ist eine beliebte Salatzugabe und Suppenwürze, die Sie im Winter leicht auch in der Keimschale am Küchenfenster ziehen können.

18. Dezember

GOTT IST WOHLTUENDE LEUCHTE IN MIR

Schneeflocken fallen. Ich erspähe sie. Und falle dabei aus allen Wolken. Aus den Wolken kommen auch die Schneeflocken. Schneekristalle in Filigranstruktur. Werden zur Einheit. In weißer sanfter Decke. Um einzuhüllen das Mysterium aller Geheimnisse. Die Heilige Nacht. Wo mitten in der Nacht die Sonne aufging auf dunkler Erden. In des Menschen Elend Licht brachte. In die Krippe legte. Damit totes Stroh zu grünen begann und beginnt.

Der *Spargelwurzelstock* ist ausdauernd. Im Frühjahr treibt er fingerdicke weiße Sprossen, fleischig-schuppig. Spargelsprossen werden 20 bis 25 cm lang abgeschnitten. Bilden so das bekannte Spargelgemüse. In der Küche tiefgefroren, das ganze Jahr über zur Verwendung parat.

Spargel ist zwar keine offiziell anerkannte Heilpflanze, steht aber an seinen heilenden Eigenschaften kaum herkömmlichen Heilkräutern nach. Spargelverzehr steigert sichtlich die Tätigkeit der Nierenzellen, und dadurch wird auch die Wasserausscheidung erhöht. Spargel ist mehr als bloß eine Diätkost für Nierenkranke. Ist Heilkost. Ein Therapeutikum. Muß jedoch bei Nierenentzündung gemieden werden. Spargel hat auch eine leicht abführende Eigenschaft. Vermittelt dem Darm beachtenswerte Ballaststoffe, vermehrt somit die Stuhlmenge und übt eine eröffnende Wirkung auf den Dickdarm aus.

Schwarzer-Johannisbeer-Blätter-Tee, Familientee für die Wintermonate. 2mal pro Woche früh und abends 1 Tasse pro Person servieren. Mit Honig und Zitronensaft. Schmeckt sehr gut. Stärkt die Abwehrkräfte.

Spargel, hilfreiche Rekonvaleszenten-Kost. Appetitanregend. Bei abgemagerten, unterernährten, schwachen Genesenden zu empfehlen.

Ab dem vierzigsten Lebensjahr sollte die wöchentliche *Sauna* obligat sein.

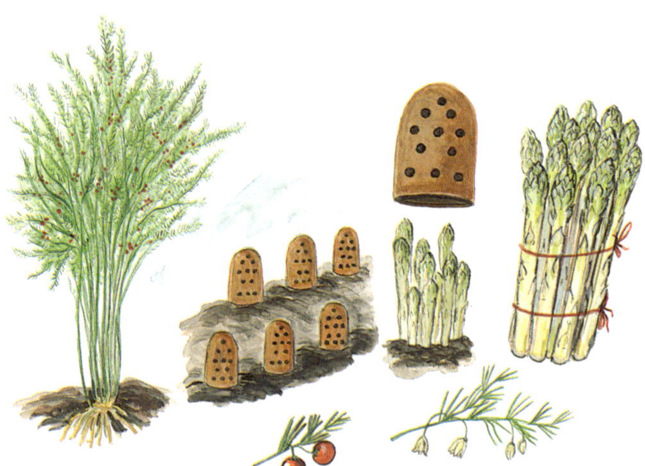

Spargel

Spargelgemüse muß vor Licht geschützt heranwachsen. Das erreicht man im Garten durch rechtzeitiges Anhäufeln im Frühjahr oder durch „Spargeltopfbedeckung".

19. Dezember

VIELE WEGE FÜHREN DICH ZUR KRIPPE

Am Feldrain steht eine Heckenrose. Gestern war Schnee gefallen. Heute früh ging ich quer über das Feld darauf zu. Ein Stieglitz fliegt auf. Dabei bewegt sich die Hagebuttenstaude. Der Schnee fällt zu Boden. Der Vogel hat dort Mahlzeit gehalten. – Stauden, Gebüsche, Disteln und Dornen. Passen sie noch hinein in die „Kulturlandschaft" von heute? Der Weihnachtsstern zieht herauf. Er wird für alle erstrahlen. Für alle Geschöpfe. Nicht nur für die Menschen. Ebenso für die Tiere. Ein Plätzchen für sie in unserem Herzen haben. Auch ein Weg im Advent. Zur Krippe.

Sonne und Luft sind Quellen der Gesundheit. Kein Tag ohne kurzen Dauerlauf im Freien. Schickt sich keine andere Möglichkeit, dann wenigstens im Kreise laufen. Vor und nach dem Dauerlauf den Körper gut warmhalten. Wenn der Winter anbricht und das Wetter rauher wird, behält man diese gute Gewohnheit bei.

Zur besseren Durchblutung der Gesichtshaut: 1 Teelöffel *Bäckerhefe* und 1 Eßlöffel *Leinsamenschrot* mit der Beigabe von soviel warmer *Milch* vermischen, daß ein streichfähiger Brei entsteht. Auf Gesicht und Hals auftragen. 30 Minuten einwirken lassen. Dann mit angefeuchteten Händen vorsichtig in kreisenden Bewegungen abreiben. Anschließend das Gesicht ausgiebig mit lauwarmem Wasser nachspülen. Mit verdünnter Arnikatinktur betupfen. Eine Behandlung, die sich bei trockener, empfindlicher Gesichtshaut mehrmals im Jahr lohnt.

Durch Rösten oder Kochen werden die *Edelkastanien* genießbar. Weich, mehlig und schmackhaft. Obendrein sehr bekömmlich. Mit Recht werden sie das „kleine Naturbrot" genannt.

Getrocknete *Brennesselblätter* zu Pulver zerrieben, ergeben ein wertvolles Gewürz für den Winter. Für Suppen, Eintöpfe, Soßen, Salate und Sauermilch.

Bei Magen- und Zwölffingerdarmgeschwüren soll man vor jeder Mahlzeit warmen *Leinsamentee* trinken.

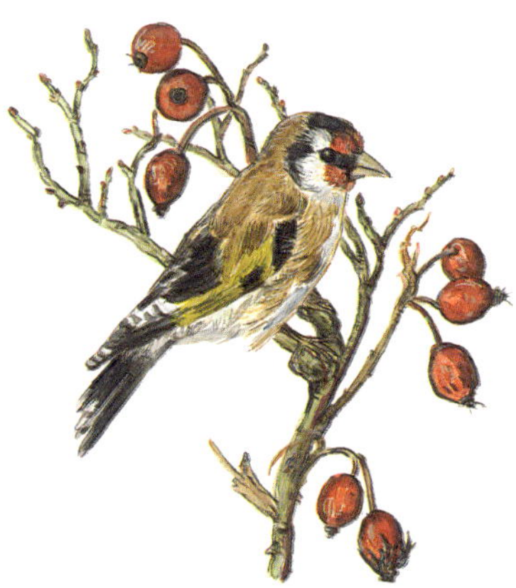

Stieglitz auf Hagebutte

Überlegen: Viel wertvoller als aufgestellte Futterhäuschen für Vögel im Winter sind nichtabgeerntete Wildbeerenstauden und Wildkräuter-Samenbestände.

20. Dezember

ALLE TIERE SIND GESCHÖPFE GOTTES

„Ein kleines Hunderl für Burli." Und das Burli war 12 Jahre alt. Nach 3 Jahren konnte ich für den schönen Tricolor-Rüden einen sehr tierliebenden Reitstallbesitzer finden, der den nun weggegebenen Collie jetzt gerne nahm. Ihm auch eine Betätigung gab. Die Pferde auf die Weide zu begleiten. Sie mochten sich. Der Hund und die Rosse. Aber aus dem „Burli" war ein „Strolchi" geworden. Und er hatte andere Interessen als das „Hundi". – Keine Tiere zu Weihnachten schenken. Sie brauchen ein Daheim. Wollen Familienanschluß haben. Tierankauf muß gut und gründlich überlegt sein. Keine Panikaktion. Es geht hier nicht um „Ware". Es geht um Leben.

Pflanzen, Obst und *Gemüse* im frischen Zustand genossen, geben in unserem Körper die Wertkräfte des Sonnenlichtes ab. Das sind die von der Sonne her aufgenommenen und gespeicherten Energien, die unser Körper besonders in der lichtarmen Winterszeit dringendst benötigt. – Kein Tag ohne Obst und Gemüse!

Hauhechelwurzeltee: 2 Teelöffel der getrockneten und kleingeschnittenen Wurzel 8 Stunden lang in ¼ l kaltem Wasser ansetzen, kurz aufkochen und sofort abseihen. Täglich früh und abends 3 Wochen lang kurmäßig ohne Zuckerzusatz schluckmäßig und warm getrunken, wirkt es sich sehr günstig auf die Anregung der Verdauungsdrüsen aus. Beugt so einer eventuellen Darmträgheit vor. Fördert Wasserausscheidung, reinigt Nieren und Harnwege. Hilft mit, daß Bronchialleiden rascher abgeheilt werden.

Hauhechelwurzel-Abkochung in Rotwein: 3 volle Eßlöffel zerkleinerter und getrockneter Wurzeln in ½ l Rotwein aufkochen. Nach dem Abkühlen abseihen. – Ein altes Hausmittel zum Einreiben bei Wadenkrämpfen und Fingerkrämpfen.

Fette und Öle sind in erster Linie energiereiche Nahrungsmittel. Das ist zu bedenken, wenn man sein Gewicht in „Schranken" halten will.

Pulverisierte *Salbeiblätter* als Suppenwürze begünstigen durch ihre Gerbbitterstoffe die Absonderung von Verdauungssäften.

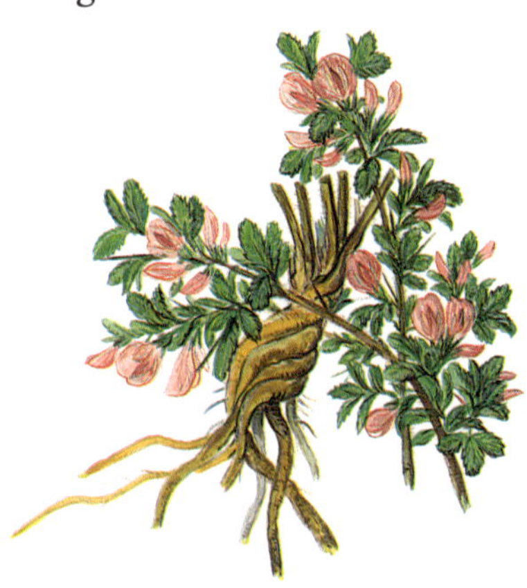

Hauhechel

Der rosarotblühende, stachelige Schmetterlingsblütler Hauhechel liebt kalkhaltigen Lehmboden. Paßt als Dauerpflanze herrlich in den Steingarten.

AUF JEDE NACHT FOLGT EIN NEUER TAG

Anfang und Ende. Ende ist Anfang. Das erleben wir jetzt. Heute. Am Tag der Winter-Sonnenwende. Am 21. Dezember. Dem kürzesten Tag und der längsten Nacht des Jahres. Das Sonnenjahr ist zu Ende gegangen. Ein Fruchten ist voll-endet. Ein neues Werden im Kommen. Die Finsternis hat den Kampf verloren. Das Licht den Sieg errungen. Rüstet sich zum neuen Anlauf. Dann. Mit dem Stern über Bethlehem.

Die Rittersleute kannten es bereits und blieben gesund dabei: Zur Zeit des Jahreszeiten-Wechsels täglich 3 *Wacholderbeeren* und 3 *Hagebuttenschalen* kauen, hilft manche Krankheit im Keime abzuwenden, gesund zu bleiben. – Tu das, egal ob du gesund oder krank bist. Gilt als altes „Burggeheimnis"!

Vorbeugend gegen Arterienverkalkung wirkt ein abendliches Fußbad mit *Wacholderbeeren.* 2 Eßlöffel voll Beeren werden zerquetscht, mit 1 l kochendem Wasser übergossen. 15 Minuten ziehen lassen. Dem Fußbadewasser beifügen. Dabei die Füße durch gegenseitiges Reiben fleißig aktivieren. Badedauer: 20 Minuten. Kalt abwaschen. Abtrocknen. Bettruhe. – 3 Wochen lang. 1 Woche aussetzen. Wiederholen. Pünktlich zu Beginn jeder neuen Jahreszeit. – Diese Praxis übt einen tiefgreifenden Einfluß auf die Durchblutung der ganzen unteren Körperregion aus. Von den Zehenspitzen angefangen bis hinauf zu den Nieren, der Leber und allen Organen unterhalb des Zwerchfelles.

Edelkastanien enthalten viel Kalium und wenig Natrium. Gerade wegen ihrer Kochsalzarmut können sie Herz-, Kreislauf- und Nierenkranken nur aufs wärmste empfohlen werden.

Knoblauch regelmäßig verwendet – dabei ist die beste Art die des fleißigen Einsatzes in der Küche –, drängt den Alterungsprozeß zurück.

Bei innerer Schwäche und Erschlaffung der Organe ist *Schafgarbentee* richtig am Platz. Er bringt wieder Schwung ins Getriebe.

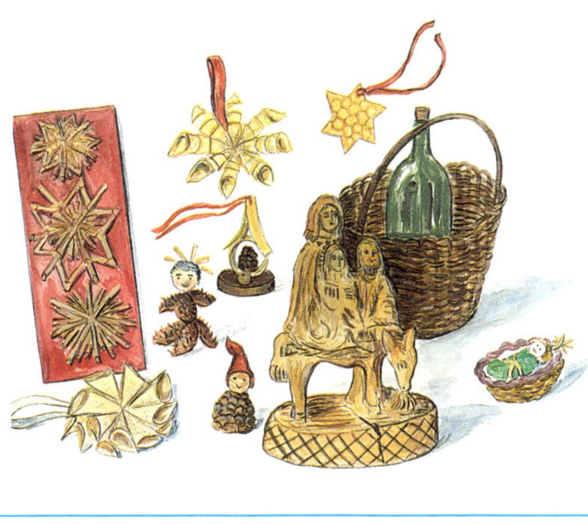

Weihnachtsbasteln

Weihnachtsmärkte haben manch Gutes an sich. Regen dich an zum Basteln mit „Urmaterial": Holz, Stroh, Rinden, Bogerl, Wurzeln, Ruten . . .

22. Dezember

IST ALLES GUTE SELBSTVERSTÄNDLICH?

Das Leben um uns herum steht still. Aller Odem scheint erloschen. Ausgelöscht. Die freie Natur ruht. Der Gedanke an die Geburt Christi drängt sich vor. Somit auch die Erinnerung an meine Geburt. Jedes Geboren-Werden ist ein Wunder. Das Wunder aller Wunder aber? Die Geburt Christi. Der wir uns im Erleben nähern. Und verbinden damit den Dank an den Schöpfer für alles, was lebt.

Die *Erle* ist der typische Baum, wo Wärme und Feuchtigkeit miteinander Zweikampf führen. Der Baum bevorzugt Standorte mit viel Sonne von oben und feuchten bis sehr feuchten Boden von unten. Pflege bedarf der Baum keiner. Die Vermehrung geschieht durch Selbstaussaat der Erlennüßchen. – Das Erlenholz ist stark wasserabweisend. Deswegen werden Holzschuhe oder Holzpantoffel aus Erlenholz geschnitten. In meiner Jugend wurde der Stand der Pferde im Stall mit „Stöckelpflaster" aus Erlenholz ausgelegt.

Im Herbst oder im Frühjahr gesammelte *Erlenrinde* getrocknet, zerkleinert, zur Teebereitung in Abkochung verwendet, nimmt man mit Erfolg als Hausmittel zum Gurgeln und für Hautabreibungen. Die Wirkung ist zusammenziehend, stärkend und narbenausheilend.

Altbewährtes Hustenmittel: Je 100 g *Äpfel* und 100 g *Zwiebel* klein schneiden, in ¼ l kaltem Wasser zustellen, gut aufkochen, 15 Minuten ziehen lassen. Abseihen. 50 g echten *Lindenblütenhonig* beimischen. Kühl stellen, bleibt so einige Tage haltbar. 3 bis 4 Teelöffel davon täglich zimmerwarm einnehmen.

Gelbe *Ananas-Frischfrüchte* sind den eingelegten vorzuziehen. Die Scheibe zerschneiden, gut kauen und tüchtig einspeicheln, bevor man schluckt. Dann erst kommt die Wirkung zur Verbesserung der Magensäfte so richtig zur Geltung.

Angorawäsche ist ihren Preis wert. Gesund, schmerzlindernd und wohltuend.

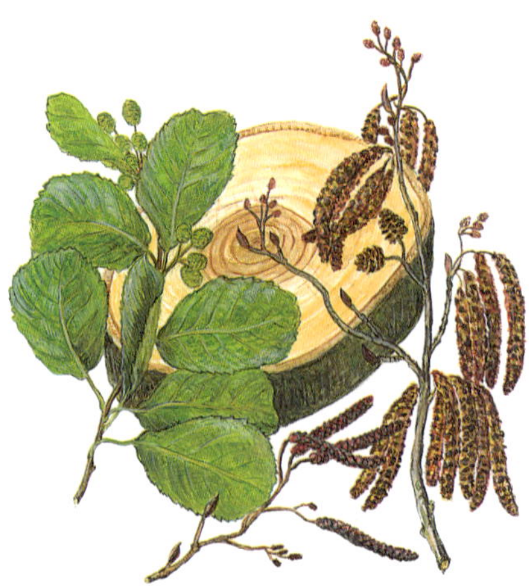

Erle

Horch hinein in die Natur. Selbstlos. Aber verliebt in sie. Höre doch ihr Seufzen zur Zeit des „Friede dem Menschen auf Erden".

23. Dezember

ICH WILL DAS BLEIBENDE AUFRICHTEN

Beständigkeit des Lebens. Versinnbildlicht im Grün der Nadel. Von Tanne, Fichte und Föhre. Das Nadelkleid wird zum Gleichnis. Zum Vergleich. – Und dann verblaßt das Eigengrün. Einen Lichterglanz deckt man ihm auf. Der hinausleuchtet. Hineinleuchtet. Wir sehen schon den Sonnenbogen am Himmel zunehmen. Neues Leben ermöglichen. – Zeichen, die der großen Wende vorausgehen. Vom Fruchten zum Neuen-Werden.

Wenn man entschlossen ist, eine Lebensreform durchzuführen, so darf man nicht mehr zaudern, es zu tun. Vorher gut überlegen. Sich beraten lassen. Planen. Dann aber mutig an die Sache herangehen. Denn „wer auf alle Winde will sehen, der wird nicht säen und nicht mähen".

Johanniskrautöl-Kur, innerlich angewandt: 3 Wochen lang täglich morgens nach dem Aufstehen und abends vor dem Schlafengehen 1 Eßlöffel voll Johanniskrautöl einnehmen. Um den öligen Geschmack im Munde wegzubringen, trinkt man einen Schluck zimmerwarmen Schwarzen-Johannisbeer-Saft nach. – Am Morgen nimmt diese Kur-Praxis Migräne und Kopfschmerzen, kräftigt die Nerven und vermittelt Lebensfreude. Am Abend schenkt sie einen guten Schlaf und fördert das Träumen. Träumen wieder baut Nervosität ab und stärkt das Unterbewußtsein.

Alle *Reisigarten,* Fichte, Föhre, Tanne, Zirbel, Latsche, können bei Winterschlägerungen gesammelt und mit Erfolg als *Badezusatz* bei Nervenerkrankungen, rheumatischen und neuralgischen Zuständen verwendet werden.

Kindern, die allergisch sind, soll man *Honig* in *Milch* aufgelöst verabreichen. – Honig darf man nie kochen! Nur zu einer Flüssigkeit geben, wenn sie nicht über 40° C heiß ist. Sonst wird seine Kraft zerstört und ist bloß mehr ein Genußmittel.

Getrocknete *Walnußblätter* im Aufguß als Tee zubereitet: Zum Baden und Abwaschen von hartnäckigen Ekzemen und Geschwüren.

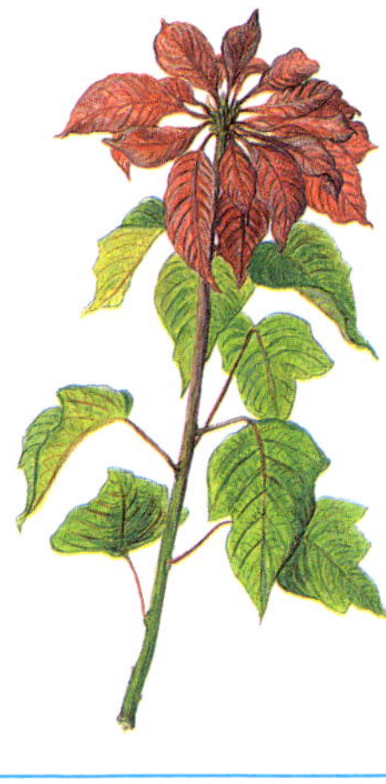

Weihnachtsstern

Weihnachtsstern, Topfpflanze, 60–80 cm. Sternförmige Hochblätter rot, cremeweiß oder rosa. Blütezeit Dezember. Wärmeanspruch mindestens 1° C. Stets feucht halten.

DAS WESEN DES BAUMES ERFASSEN

Der Baum. Sinnbild des Lebens. – Im Glauben unserer Ahnen trug einst ein übergroßer Baum das Weltall mit Sonne, Mond und Sternen. In Sagen, Märchen und Liedern finden wir denselben als „Stammbaum". Im Glauben des auserwählten Volkes stand ein Baum im Eden. Wurde zum Baum der Entscheidung. – Der Stammbaum Christi wird zum „Christbaum". Seine strahlenden Lichter erhellen die Geburt des Herrn. Auch so kann ich den Weihnachtsbaum in der Heiligen Nacht sehen.

Eine eigene Weihe liegt auf dem heutigen Tag. Ein langer Abend. Der 24 Stunden währt. Der Heilige Abend. Ein verschlossenes Tor. Das sich auftut. Zu Weihnacht. Und zum Glück. – Geheimnisvolles Erwarten. Für Kinder. Auch für Erwachsene. Ein Fasten bis zum Abend macht gesund. Ein Therapeutikum. Oder ein Weg zur Krippe?

Weihrauch oder Olibanum wird aus dem eingetrockneten Milchsaft der Boswelliabäume im Somaliland und in Südarabien gewonnen. Gilt als Inbegriff heiligen Räucherwerkes. Von reinigender, heilender Wirkung. Im Orient wird heute noch das Weihrauchkorn zur Kräftigung des Zahnfleisches gekaut.

Weihrauchduft wirkt reinigend-desinfizierend. Fördert das Denken und regt zur geistigen Arbeit an. Vermittelt eine Atmosphäre des Friedens. Und der inneren Ruhe. Drängt die Sorgen in den Hintergrund. Erleichtert das Umsetzen von Ideen in die Wirklichkeit. – Lege doch einige *Weihrauchkörner* vorsichtig auf eine brennende Kerze oder die Herdplatte.

Zu mineralstoffarmen Weißmehlspeisen bilden *Birnen* eine nicht nur wertvolle, sondern sogar notwendige Ergänzung. Sie können roh, gekocht oder gedörrt verzehrt werden. Besitzen in jeder Form einen hohen Reinigungswert.

Korianderkörner sparsam gekaut, vermehren die Verdauungstätigkeit.

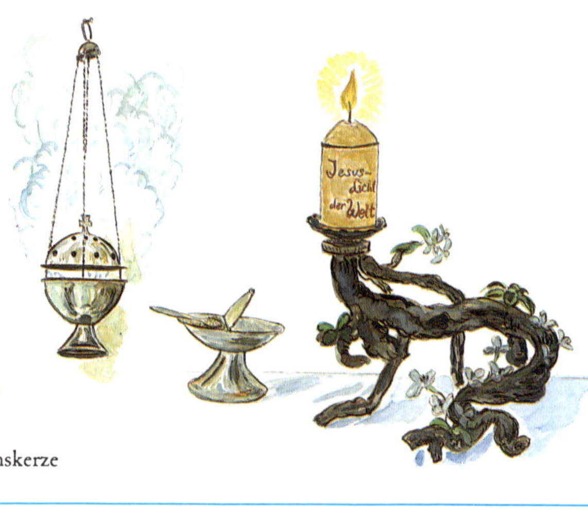

Weihrauch und Friedenskerze

Das Beräuchern am Heiligen Abend, betend durch das Haus gehen, im Fenster eine brennende Kerze für den Frieden der Welt, ist bei weitem keine Sentimentalität.

Alles auf einen Blick

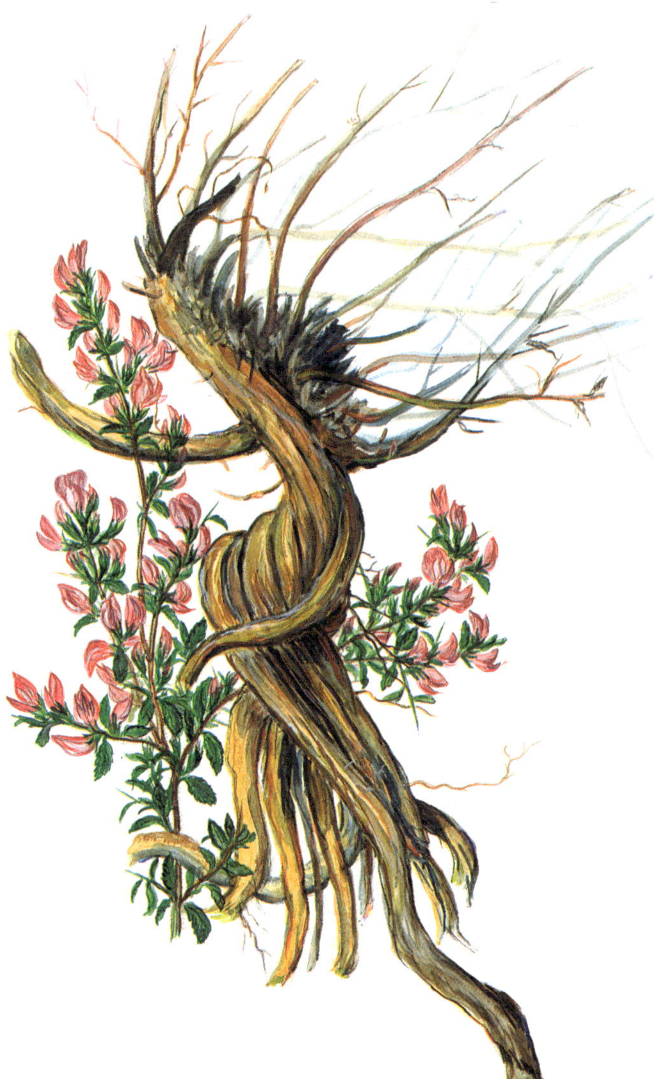

Dornige Hauhechel

KRÄUTERTEES

Allgemeine Richtlinien

Aufguß, „Infus“:

Blätter, Blüten und *Samen,* frisch oder getrocknet und zerkleinert.

Samen vorher leicht anstampfen.

2 Teelöffel davon mit ¼ l kochendem Wasser abbrühen. 15 Minuten im zugedeckten Gefäß ziehen lassen, abseihen, wenn nötig filtrieren.

Porzellan- oder Steinguttöpfe emailliertem, unbeschädigtem Geschirr vorziehen, Aluminium meiden.

„Teegeschirr“ für keinen anderen Zweck verwenden. Nach dem Gebrauch nur ausspülen, nicht ausschrubben. Der grau-schwarze Belag verbessert die Teequalität.

Abkochung, „Dekokt“:

Rinden, Wurzeln und *Hölzer,* frisch oder getrocknet und zerkleinert.

2 Teelöffel davon mit ¼ l kaltem Wasser aufsetzen, langsam erwärmen, dann je nach Angabe:

a) *Kurz* aufkochen, nur einmal aufwallen lassen.
b) *Normal,* 5 Minuten kochen.
c) *Stark,* so lange kochen, bis die Hälfte des Wassers verdunstet ist. Durch heißes Wasser ergänzen.

Kaltauszug, „Mazeration“:

Vorwiegend *schleimhaltige Drogen,* wie *Leinsamen, Eibischwurzel, Beinwell, Isländische Moosflechte, Sennesblätter, Baldrian, Faulbaumrinde, Mistel, Bockshornklee.*

2 Teelöffel zerkleinerte Pflanzenteile mit ¼ l kaltem Wasser übergießen. Unter öfterem Umrühren bleibt die Zubereitung bei Zimmertemperatur 1 bis 12 Stunden stehen. Die gebräuchlichste Art ist über Nacht. Als Minimum zwischen 5 bis 8 Stunden. Ohne Auspressen abseihen und leicht erwärmen.

Kombination:

Abgeänderte Form von Aufguß oder Kaltauszug. Bei *Teemischungen,* deren Bestandteile verschiedenartige Zubereitungen hätten. Gilt auch in Sonderfällen, wie beim *Zinnkraut.*

Im Text sind die nötigen Hiweise gegeben.

Teetrinken:

Immer mit Ruhe, langsam und schluckweise, ohne jede Hast. Nie „im Vorbeilaufen“.

Tagesmenge und Kurdauer:

Erwachsene normalerweise 3mal täglich ¼ l früh, mittags und abends trinken, Kinder nur die Hälfte. 3 Wochen lang, 1 Woche aussetzen und wiederholen. – Kurbeginn bei abnehmendem Mond, Mädchen und Frauen aber nach Beendigung der Menstruation bis zum Beginn derselben.

GESUNDHEITSTIPS